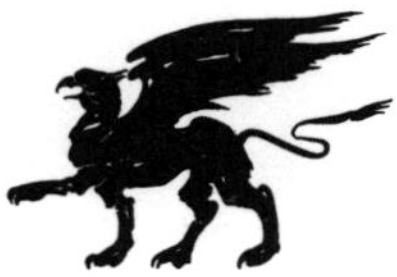

Allan N. Schore

Affektregulation und die Reorganisation des Selbst

Herausgegeben, mit einem Vorwort versehen
und aus dem Amerikanischen übersetzt von Eva Rass

Klett-Cotta

Die Übersetzung wurde durch die Köhler-Stiftung im Stifterverband
für die Deutsche Wissenschaft gefördert.

Klett-Cotta
www.klett-cotta.de
Die Originalausgabe erschien unter dem Titel »Affect Regulation and the Repair of the Self« im Verlag W. W. Norton & Company, New York, London 2003.

Printed in Germany
Schutzumschlag: Klett-Cotta-Design
Gesetzt aus der Minion von Kösel, Krugzell
Auf säure- und holzfreiem Werkdruckpapier gedruckt und gebunden von
fgb-freiburger graphische betriebe
ISBN 978-3-608-94439-6

Zweite Auflage, 2009

Bibliografische Information der Deutschen Nationalbibliothek
Die Deutsche Nationalbibliothek verzeichnet diese Publikation in der Deutschen Nationalbibliografie; detaillierte bibliografische Daten sind im Internet über <http://dnb.d-nb.de> abrufbar.

Für Beth, David, Suzy und Amanda

Inhalt

Eva Rass: Einleitung

Im Mai 2006 jährte sich zum 150. Mal der Geburtstag Sigmund Freuds, der seit seinen ersten Veröffentlichungen sowohl heftige Anfeindungen als auch große Anerkennung erlebte; für das naturwissenschaftliche Verständnis der Psyche ist sein Denken aktuell von größtem Interesse. In der modernen Hirnforschung gilt als ausgemacht, dass drei seiner Annahmen zutreffend sind: »Das Unbewusste hat mehr Einfluss auf das Bewusste als umgekehrt; das Unbewusste entsteht zeitlich vor den Bewusstseinszuständen; und das bewusste Ich hat wenig Einsicht in die Grundlagen seiner Wünsche und Handlungen« (Roth 2006). Wenn sich die heutige Hirnforschung nicht nur als Naturwissenschaft, sondern auch als eine Sozialwissenschaft versteht – »das Gehirn als soziale Konstruktion« (Eisenberg 1995) –, dann ist auch dies Sigmund Freud zu verdanken. Er ahnte, dass die Geheimnisse der Psyche in den Verschaltungen des Gehirns verschlüsselt sind; und wie weit er mit seinen Ideen seiner Zeit vorauseilte, zeigt sein *Entwurf einer Psychologie* (1895).

Der am Ende des 19. Jahrhunderts angestrebte Brückenschlag zwischen Psychologie und Neurobiologie scheiterte zwangläufig an den damals vorhandenen Forschungsmöglichkeiten; dafür kann die Arbeit Freuds aber heute nahezu nahtlos an jenen Punkten fortgesetzt werden, an denen er sie einstmals unterbrochen hatte. Die revolutionäre Einsicht der Neurowissenschaft liegt darin, dass Kommunikation und Interaktion das Netzwerk des Gehirns eines jeden Menschen in Minutenschnelle verändern: Das heißt, dass ein interdisziplinärer Zugang notwendig ist, um diese vielschichtigen Prozesse zwischen den verschiedenen Disziplinen zu erfassen.

Und gerade dieser Herausforderung stellt sich Allan Schore, der herausragend in einem ungewöhnlichen Kraftakt eine Annäherung zwischen der Psychoanalyse und den angrenzenden Wissenschaften versucht, um aussagekräftigere Konzepte des Bewusstseins zu entwickeln. Zur Begründung führt er Beweise aus dem entwicklungsbiologischen Feld der Mutter-Kind-Beobachtungen bis hin zur Molekularbiologie an, welche diese These belegen. Das daraus entstandene Modell erklärt mit erstaunlicher Genauigkeit die Wirkweisen, durch die das kindliche Gehirn die affektregulierenden Funktionen der Mutter in umschriebenen Bereichen des Nervengewebes und zu bestimmten Zeiten seiner epigenetischen Entwicklung internalisiert und ihre (der Mutter) Strukturen verinnerlicht (Kaplan-Solms & Solms 2000, S. 219).

Beginnend mit den Freud'schen Studie *Zur Auffassung der Aphasien* aus dem Jahr 1891 verfolgt A. Schore bis heute (2006) die Erforschung der Frage, wie die frühen Interaktionen des Kindes mit seinen wichtigen Bezugspersonen seine Entwicklung prägen und wie ein zunächst primitiver Organismus sich zu entwickeln anfängt, um dann mehr und mehr komplex zu werden, wobei er in seiner Entwicklung sowohl diskontinuierlich als auch kontinuierlich sein kann.

Freud, der seinen *Entwurf einer Psychologie* zu einer Zeit ausarbeitete, in der auch die Arbeit an seinem Meisterwerk *Die Traumdeutung* im Wesentlichen abgeschlossen war, verwarf vermeintlich seinen *Entwurf*, um die neu entstandene Disziplin der Psychoanalyse nicht durch eine zu frühe Integration des Biologischen und des Mentalen zu gefährden; denn – so schrieb Jones – der *Entwurf* »stellt an den Leser höhere Anforderungen als irgendeine andere seiner Arbeiten. Die wenigsten werden ihn schon beim ersten Durchlesen verstehen …« (Jones 1953, dt. 1978, S. 442). Und später schrieb Sulloway: »Kein anderes Dokument hat in der Geschichte der Psychoanalyse einen solchen Wust an Auseinandersetzungen mit einem derartigen Minimum an Zustimmung nach sich gezogen wie der *Entwurf*« (1979, dt. 1982, S. 176). Dennoch durchziehen diese anfänglichen Gedanken Freuds gesamtes theoretisches Werk.

Nun ist es Allan Schore, der den Mut hat – und es deshalb auch »zumutet« –, den heutigen Leser mit dieser hohen Anforderung zu konfrontieren, denn er integriert Psychoanalyse und angrenzende Wissenschaften, die ihre jeweils eigenen Forschungsmethoden, sprachlichen Konstrukte und spezifischen Schlussfolgerungen haben. Eine »trans-theoretische« Betrachtungsweise fungiert als Fokus, um grundlegende adaptive Selbstfunktionen und menschliches Verhalten zu verstehen (Schore 2006). In einem ungeheuer kreativen Akt gelingt ihm mit seiner Affektregulationstheorie* diese Integration; sowohl eigene Forschungsergebnisse als auch die bedeutender verstorbener oder lebender herausragender Wissenschaftler werden angeführt, um ein neues Ganzes zu schaffen – »daß er Alles wie *ein* Ding umfasse« (Rilke 1905). Zweifelsohne resultiert daraus keine »leichte Kost« für den Leser, doch ist der Lohn für die Bemühung, sich durch dieses Buch hindurchzuarbeiten, groß, und er erfährt eine ungewöhnliche Bereicherung. Schore untersucht mit diesem

* *Affect regulation* wird in diesem Buch mit *Affektregulation* und nicht *-regulierung* übersetzt, da der Autor seine Theorie in der Psychobiologie und in der affektiven Neurowissenschaft verwurzelt sieht und die diesbezügliche Primärliteratur im Deutschen (vgl. Lexikon der Neurowissenschaft 2000) sowie bisherige Übersetzungen (vgl. Damasio 1995) meist den Begriff Regulation benutzen.

Konzept bestehende psychoanalytische Modelle – dieser rote Faden durchzieht alle Kapitel und lässt das Buch zu einer Einheit werden –, und er kommt zu dem Schluss, dass bei allen Psychotherapien, insbesondere bei psychodynamischen Verfahren, die psychotherapeutische Arbeit am Affekt und seine Regulation im Zentrum stehen.

Die vorliegenden Aufsätze sind Ausarbeitungen von Vorträgen zu jeweiligen Themenschwerpunkten, und so scheinen in den verschiedenen Kapiteln multiple Wiederholungen aufzutreten. Dies stimmt jedoch nur teilweise, da bei den angeführten, scheinbar gleichen Zitaten Hinzufügungen oder Weglassungen oder andere Hervorhebungen vorkommen, um sie dem jeweiligen Kontext anzupassen. Daher kommt es zu sehr feinen, gelegentlich kaum mehr erkennbaren Unterschieden, die erst beim aufmerksamen Durcharbeitungsprozess deutlicher wahrgenommen werden können.

Dieses Buch dürfte sowohl für den theoretischen Wissenschaftler als auch für den Kliniker von Bedeutung sein: Zum einen ist das Spektrum des zusammengetragenen Wissens sehr breit angelegt; zum andern wird Allan Schore nicht müde, das umfassende Wissen und die Befunde zur frühen Entwicklung, die in der Mutter-Kind-Dyade stattfindet und die die Gehirnentwicklung unausweichlich prägt, mit der Patient-Therapeut-Dyade zu vergleichen, wo durch die fortwährende sozioemotionale Beeinflussung des Gehirns neue Verarbeitungsmöglichkeiten entwickelt werden können und durch den Einfluss dieser Beziehung ein neuer und reiferer Umgang mit sich selbst und anderen erreicht werden kann. Gründlich wird herausgearbeitet, dass Erinnerung und Verbalisierung alleine keine Heilung und Überformung einer Störung erreichen können, dass es daher ganz besonders auf die eigenen Regulationsfähigkeiten des Therapeuten ankommt, um sich quasi als »Resonanzkörper« für die mimisch, prosodisch und gestisch vermittelten Signale des Patienten zur Verfügung zu stellen, der keine anderen Möglichkeiten hat, um frühes, noch gar nicht verbalisiertes Erleben zu kommunizieren. Dies stellt höchste Anforderung an die fachliche und menschliche Kompetenz des Therapeuten bzw. der Therapeutin.

Und so bleibt zu hoffen, dass die vorliegende deutschsprachige Ausgabe der Bedeutung dieses Buches in Ansätzen gerecht werden kann und dass auch in diesem Sprachraum dieses in der Tat nicht leicht zu verarbeitende Wissen seine Verbreitung finden wird. Immerhin spricht die anglo-amerikanische Fachöffentlichkeit – so auch in Buchbesprechungen – von der Affektregulationstheorie Allan N. Schores als von der Grundlage einer »Psychoanalyse des 21. Jahrhunderts«.

Ich danke Allan Schore für das Vertrauen, das er in mich setzte, als er mich – nachdem ich seine Forschungs- und Arbeitsweisen in seiner Study Group in Los Angeles erleben durfte – mit der herausgeberischen Bearbeitung und Übersetzung dieses Buches betraute. In Absprache mit ihm kam es zu erweiterten Übersetzungsformulierungen, um mit Blick auf den Leser dem schwierigen Text in einer ästhetischen Weise Evidenz und Sinn zu verleihen, was gleichzeitig aber auch Straffungen (Auslassung des Kapitels 5 in der Originalfassung) als sinnvoll erscheinen ließ. Auch kamen wir überein, das Wort *repair* mit *Reorganisation* zu übersetzten, da dieser Begriff nicht nur einen reparativen und stützenden, sondern einen heilenden und wiedergutmachenden Prozess beschreibt. Danken möchte ich auch meinen Lehrern und Freunden Anna und Paul Ornstein, die den Bearbeitungsprozess von Anfang an mit großem Interesse begleiteten. Obwohl in der englischen Sprache zu Hause, fiel ihnen – ähnlich wie anderen amerikanischen Kollegen – der Zugang zu diesem interdisziplinären und hochkomplexen Text nicht leicht, und umso mehr stellte ihr ermunternder Zuspruch eine große Hilfe für mich dar. Mein Dank gilt auch Frau Lotte Köhler für ihre Unterstützung und der Köhler-Stiftung für die finanzielle Hilfe, die die deutschsprachige Verlegung ermöglichte. Ohne das unermüdliche Engagement meiner beiden Mitarbeiterinnen Elke Wieland und Heike Scheuermann wäre eine Ausarbeitung wie die vorliegende bei einem vollen Praxisbetrieb nicht möglich gewesen.

Literatur

Damasio, A. R. (1994). *Descartes' error*. New York: Grosset/Putnam. Dt.: *Descartes' Irrtum. Fühlen, Denken und das menschliche Gehirn*. Übers. v. H. Kober. Berlin: List 2006.

Eisenberg, L. (1995): The social construction of the human brain. *American Journal of Psychiatry*, 152, S. 1563–1575.

Freud, S. (1895): Entwurf einer Psychologie. In: GW, Nachtragsband, S. 387–486.

Freud, S. (1887–1902): *Aus den Anfängen der Psychoanalyse*. Frankfurt am Main: Fischer 1962.

Freud, S. (1891): *Zur Auffassung der Aphasien. Eine kritische Studie*. Leipzig: F. Deuticke.

Jones, E. (1953): *The life and work of Sigmund Freud*. Bd. 1. New York: Basic Books. Dt.: *Das Leben und Werk von Sigmund Freud*. Bd. 1. Bern, Stuttgart, Wien: Hans Huber 1978.

Kaplan-Solms, K. & Solms, M. (2000): *Neuro-Psychoanalyse*. Stuttgart: Klett-Cotta 2003.

Lexikon der Neurowissenschaft (2000). 4 Bde. Heidelberg, Berlin: Spektrum Akademischer Verlag.

Rilke, R. M. (1905): *Das Stunden-Buch*. Frankfurt am Main: Insel Verlag (insel taschenbuch) 1976.

Roth, G. (2006): »Die Seele gehört nicht mir«. Gespräch mit G. Roth und H. Weber zum 150. Geburtstag S. Freuds. In: DIE ZEIT, 23.02.2006, S. 36 f.

Schore, A. (2005): Attachment, affect regulation, and the developing right brain: Linking developmental neuroscience to pediatrics. In: *Pediatrics in Review*, Bd. 26, Nr. 6.

Schore, A. (2006): The science of the art of psychotherapy: Confer-Workshop 25./26. Mai 2006, Universität London.

Sulloway, F. S. (1979): *Freud, biologist of the mind: Beyond the psychoanalytic legend.* New York: Basic Books. Dt.: *Freud, Biologe der Seele. Jenseits der psychoanalytischen Legende.* Köln-Lövenich: Edition Maschke 1982.

Danksagung des Autors

Seit zwei Jahrzehnten bin ich als theoretischer Wissenschaftler aktiv; meiner Tätigkeit als Psychotherapeut gehe ich jedoch seit mehr als 35 Jahren nach. Dabei beschäftigten mich intensiv jene allgemeinen Mechanismen, die es erlauben, im menschlichen Bewusstsein und im unbewussten mentalen System Veränderungen herbeizuführen; immer noch stehe ich erstaunt und fasziniert vor den sich eröffnenden Möglichkeiten, die im Kontext einer persönlichen psychotherapeutischen Exploration erfasst werden können. Ich habe viel aus diesen Beziehungserfahrungen mit meinen Patienten gelernt, und ich danke ihnen, dass sie es mir ermöglichten, an diesem Reichtum an subjektivem Wissen über sich selbst und über andere teilzuhaben.

Andere Beziehungen – die mit meinen Kollegen – dienten ebenfalls als wichtige Quellen klinischer Erfahrungen. Als ich zu schreiben anfing, waren es Gespräche mit Henry Krystal, mit dem mittlerweile verstorbenen Michael Basch, mit Calvin Settlage, John Gedo, Ernest Wolf, Stanley Greenspan, Paul Gilbert und insbesondere Jim Grotstein, die mir bei meiner interdisziplinären Vorgehensweise hilfreich waren. Über die Jahre hinweg führte ich fortwährend bereichernde Diskussionen mit Peter Fonagy, Anne Alvarez, Miriam Steele, Ed Tronick, Jim Masterson, Frank Putnam, Althea Horner, Bob Stolorow, Beatrice Beebe, Lou Sander, Colwyn Trevarthen, Steve Seligman, Mary Sue Moore, Susan Coates, Liz Muir und dem inzwischen verstorbenen Roy Muir, mit Phil Mollon, Jeremy Holmes, Pat Sable, Nicola Diamond, Mario Marone, Suze Orbach, Anni Bergman, Lotte Köhler, Diana Fosha, Graeme Taylor, Jaak Panksepp, Russell Meares, Ellert Nijenhuis, Onno van der Hart, Kathy Steele, Paul Valent, Francine Shapiro, Dan Stern, Joe Lichtenberg, Bessel van der Kolk und Dan Siegel. Insbesondere möchte ich Sir Richard und Lady Xenia Bowlby meinen herzlichen Dank aussprechen.

Ich weiß auch die vielen Möglichkeiten zu schätzen, die mir zahlreiche Herausgeber gewährt haben – Leo Goldberger, Arnold Richards, Michael Moskowitz, Catherine Monk, Carol Kaye, Steve Ellman, Howard Steele, Joy Osofsky, William MacGillivray, Judith Edwards, David Scharff, Shelly Alhanati, Jean Arundale, Vivian Green, Jean Carney und Mark Solms. Angesichts meiner Arbeit als ein integrierender Wissenschaftler bin ich zutiefst erfreut, dass ich zu den Herausgebern und/oder Rezensenten eines breiten Spektrums von 15 Fachzeitschriften gehöre, u.a. *Journal of Neuroscience, Behavioral and Brain Sciences, Neuroscience & Biobehavioral*

Reviews, Journal of Abnormal Psychology, American Academy of Pediatrics Pediatric Update, Development and Psychopathology, Infant Mental Health Journal, Neuro-Psychoanalysis, Psychologist Psychoanalyst und Analytical Psychology.

Ich danke auch Murray Brown, dem Direktor der klinischen Weiterbildung des UCLA/San Fernando Valley Psychiatric Training Program, und zahlreichen psychiatrischen Klinikärzten (in Ausbildung) für die bereichernden Diskussionen und dafür, dass sie mein Konzept in der klinischen Psychiatrie mit Kindern und Erwachsenen angewendet haben. Unzählige Gespräche mit den Dozenten und Doktoranden des California Institute for Clinical Social Work boten wertvolle Gelegenheiten, meine Vorstellungen zur wissenschaftlichen Grundlage der Psychotherapie und ihrer klinischen Anwendung zu erweitern. Die Zusammenarbeit mit so vielen talentierten Psychologen, Psychiatern, Psychoanalytikern, klinischen Sozialarbeitern und Ehe- und Familientherapeuten in meinen Study Groups zur Developmental Affective Neuroscience and Clinical Practice erlaubte Einblicke in reiches Fallmaterial und schuf die Möglichkeit für intellektuelle Herausforderungen und zur Erweiterung meiner theoretischen Konzepte. Und weiter spreche ich den Mitarbeitern meines Verlags W. W. Norton, Andrea Costella, Michael McGandy und insbesondere Deborah Malmud, der begabtesten und verantwortungsvollsten Lektorin, mit der ich je gearbeitet habe, meine tiefe Dankbarkeit aus.

Und schließlich, und immer wieder, von ganzem Herzen mein Dank an Judith.

Vorwort

Dieses Buch stellt den dritten Band einer Trilogie dar, die sich mit der grundlegenden Beziehung zwischen der Affektregulation und der Organisation des Selbst beschäftigt. In meinem ersten Buch *Affect Regulation and the Origin of the Self* (1994) entwarf ich die Grundsätze der Regulationstheorie. In jenem Band beschrieb ich die psychoneurobiologischen Mechanismen, mittels derer die Bindungsbeziehung die Entwicklung der wesentlichen selbstregulatorischen Strukturen im kindlichen Hirn ermöglicht; im Anschluss überprüfte ich diese entwicklungsorientierte Konzeption an Modellen der Psychopathogenese und des psychotherapeutischen Prozesses. Im zweiten Band, *Affect Dysregulation and Disorders of the Self* – der gleichzeitig mit dem vorliegenden dritten erschien – stellte ich Zusammenhänge zwischen der Regulationstheorie und der entwicklungsorientierten affektiven Neurowissenschaft sowie der entwicklungsorientierten Neuropsychiatrie her. In diesem Buch, *Affect Regulation and Repair of the Self,* biete ich weitere Aufsätze zur entwicklungsorientierten Psychotherapie und entwicklungsorientierten Neuropsychoanalyse an.

In jener Zeit, die man »die Dekade des Gehirns« nannte, erlebte die Neurowissenschaft einen ungeheuren Wissenszuwachs. Dieser Fortschritt – dank der neuen bildgebenden Verfahren – vollzog sich nicht nur in der kognitiven Neurowissenschaft, sondern auch auf dem sich erweiternden Gebiet der affektiven und sozialen Neurowissenschaft. Zahlreiche Befunde der neurowissenschaftlichen Forschung – so auch der Psychobiologie und Psychophysiologie – wurden mehr denn je für den Kliniker relevant. Zur gleichen Zeit kam es in der Psychiatrie zu bedeutsamen Fortschritten im Verständnis des Zusammenhanges zwischen Affektdysregulation und Trauma, und die Psychotherapeuten, die die emotionale Verarbeitung im Blick haben, entwickelten effektivere Behandlungsmodelle für früh entstandene Selbstpathologien. Gleichzeitig zu diesem Trend wandte sich die experimentelle und Sozialpsychologie ernsthaft einem Bereich zu, der lange Zeit als außerhalb ihrer wissenschaftlichen Zuständigkeit liegend angesehen wurde: dem Gebiet der Emotion. Aber auch in der Entwicklungspsychologie kam es durch das intensive Interesse an der Bindungstheorie zu einem enormen Forschungszuwachs zur sozialen und emotionalen Entwicklung in der menschlichen Säuglingszeit.

Was aber die Fortschritte in den letzten zehn Jahren im Bereich der biologischen Wissenschaften vielleicht am besten charakterisiert, ist die ungeheuere Zunahme an interdisziplinärer Forschung. Diese ermöglichte die Integration zahlreicher Befunde aus einem breiten Spektrum verschiedener Forschungsfelder, wo jedes Einzelne versucht, die *conditio humana* immer besser zu verstehen. Ein herausragendes Beispiel kann in der Tatsache gesehen werden, dass Affektregulation und Dysregulation sowohl für Forscher der psychologischen, biologischen, medizinischen und sozialen Wissenschaften als auch für die klinische Psychiatrie, Psychologie und Sozialarbeit zu einem gemeinsamen Gebiet intensivsten Interesses wurden.

Die Integration psychologischer und biologischer Befunde spiegelt sich in den gegenwärtigen Konzepten des Selbst wider; es gibt eine wachsende Übereinstimmung darüber, dass dessen Ursprung mit Begriffen der Komplexität von Entwicklungspsychologie und Entwicklungsneurowissenschaft erklärt werden muss. Die Ontogenese des menschlichen Bewusstseins umfasst mehr als nur das Auftauchen einer zunehmend komplexen Kognition. Affektive Prozesse scheinen dem Kern des Selbst zugrunde zu liegen, und dank der intrinsischen psychobiologischen Natur dieser körperlich basierten Phänomene bewegen sich die neueren Konzepte der menschlichen Entwicklung – von der Säuglingszeit über die ganze Lebensspanne hinweg – hin zu Gehirn-Bewusstsein-Körper-Konzeptualisierungen. Diese Modelle definieren jene wesentlichen Merkmale, die uns als spezifisch menschlich ausweisen, neu.

In den letzten 10 Jahren hat sich der der Fokus der Wissenschaft, ganz besonders was die *conditio humana* betrifft, verändert. In einer Ausgabe von Science kam Richard Davidson zu dem Schluss: »Das Selbst und die Persönlichkeit – mehr als das Bewusstsein – sind zum herausragenden Thema der Neurowissenschaft geworden. Vieles von unserem Verhalten taucht aus Prozessen auf, zu denen wir wenig bewussten Zugang haben« (2002, S. 268). Es besteht ein intensives Interesse an nicht bewussten Prozessen und grundlegenden Operationen des Gehirn-Bewusstsein-Körper-Systems, die sich schnell und automatisch ereignen – auf Ebenen weit unterhalb der bewussten Wahrnehmung. Dies betrifft vor allem behaviorale, kognitive und insbesondere emotionale Prozesse, die die grundlegende Fähigkeit zur Selbstregulation herbeiführen.

Die Selbstregulation der Emotion wird meist in Begriffen der bewussten Selbstregulation der Emotion beschrieben: eine Abfolge von Bewältigungsstrategien, durch die wir (bewusst und freiwillig) unsere Emotionen, die wir haben – wenn wir überhaupt welche haben –, und die Weise, wie wir sie erleben und veräußern, beeinflussen. Diese Konzeption, die besagt, dass wir die Art und Weise, wie wir fühlen, durch bewusstes Verändern im Denken verändern können, ist die herausragende logische Konsequenz des derzeitigen dominierenden Gebietes in der Psychologie: der kognitiven Psychologie. Ein zweites Postulat lautet, dass rationales Denken und die »Cool-sein-Strategie« der Ablenkung die wesentlichen Anpassungsmechanismen zur Bewältigung der »heißen« negativen emotionalen Konsequenzen schmerzlicher Erfahrungen darstellen. Die adaptive Funktion der Verstärkung der positiven Emotion und der grundlegend körperlich basierten Operationen, die dem emotionalen Prozess zugrunde liegen, werden meist nicht berücksichtigt.

Kontrastierend zu diesen Konzepten des »Herunterregulierens« der Emotionen durch bewusste Operationen beweisen zahlreiche Studien, dass die meisten der sich in jedem Augenblick ereignenden psychologischen Vorgänge nicht bewusst ablaufen. Die wesentlichen selbstregulatorischen Funktionen, die es uns erlauben, persönlich bedeutungsvolle Veränderungen in der Umgebung zu beurteilen, damit wir uns an sie anpassen können, geschehen weitgehend auf Ebenen unterhalb der bewussten Wahrnehmung. Und tatsächlich begegnen sich Forscher und Kliniker bei Befunden, die belegen können, dass schnell kommunizierte, nicht bewusste, sozialemotionale Informationen mittels primärer Prozesse auf einer mehr impliziten als expliziten Ebene verarbeitet und ausagiert werden. In ihrer klinischen Praxis legen Psychotherapeuten aller Richtungen ihren Schwerpunkt stärker auf negative und auf positive »heiße« und weniger auf »coole« Kognitionen und realisieren, dass Modifikationen im impliziten Beziehungswissen und unbewusste interne Repräsentationen die wesentlichen Veränderungen im psychotherapeutischen Prozess darstellen.

Forscher aus dem Bereich der Sozialpsychologie untersuchen die wichtigen Unterschiede zwischen implizitem und explizitem Lernen und auch die direkte Bedeutung des Ersteren für die spezifisch soziale Kognition. Kognition heißt, die Welt zu kennen; dies wird aber meist falsch interpretiert und meint dann nur das bewusste verbale Wissen. Der wesentliche Austausch an subjektiven Informationen in menschlichen Beziehungen geschieht nonverbal und schließt dynamische Veränderungen in der Mimik, im Klang der Stimme, in der Berührung, in der Geste und in der körperlichen Haltung ein. Diese Operationen gehören im Wesentlichen zu den Funktionen des impliziten (im Gegensatz zum expliziten) Selbst.

Diese Dichotomie zwischen den verbal-bewussten und den nonverbal-unbewussten Gebieten betrifft auch die neurowissenschaftliche Forschung der Selbst-Regulation. Derzeitige Studien in der kognitiven Neurowissenschaft konzentrieren sich im Wesentlichen auf die Erforschung des hirnorganischen Substrates, das in die bewusste und gesteuerte Kontrolle der emotionalen Zustände involviert ist; z. B. stellt diese Ausrichtung Nachforschungen im Bereich der verbalen Neubewertungsstrategien an, wo wir, um Angstzustände zu regulieren, mental zu uns selbst sprechen. Diese Operationen sind auf der verbalen linken Hemisphäre lateralisiert, insbesondere in präfrontalen Arealen. Die neurobiologische Forschung beweist aber auch eine andere Art der emotionalen Regulationsstrategie: eine, die keine interpretative, verbale Komponente mit einschließt. Dieser Mechanismus ist auf rechten präfrontalen Arealen lateralisiert, und auf ihn wird vor allem in Zuständen sehr hoher oder sehr niedriger Erregung, die mit intensiven Emotionen einhergehen, zurückgegriffen. Die Befunde, die in den folgenden Kapiteln angeführt werden, belegen, dass die rechte Hemisphäre bei der Affektregulation und Anpassung an Stress und Unsicherheit dominant ist; was zu grundlegenden Erscheinungen der menschlichen Existenz gehört.

Einer der wesentlichen Fortschritte in der »Dekade des Gehirns« war die Wiederentdeckung, dass ›das Gehirn‹ aus zwei Gehirnen besteht – d.h. aus zwei verschiedenen Prozessoren der externen und internen Informationen. Die Forschung verschiebt ihren Schwerpunkt vom vertrauten Gebiet der verbalen linken hin zur rechten Hemisphäre und versucht, deren einzigartige Funktionen zu erfassen. Trotz früherer Kontroversen zur affektiven Lateralität können zahlreiche in diesem Buch angeführten Forschungsergebnisse die allgemeine Überlegenheit der rechten Hemisphäre bei der Veräußerung und Aufnahme sowohl positiver als auch negativer Emotionen belegen. Ferner ist diese Hemisphäre in Bezug auf das implizite kognitive Verarbeiten mimischer, prosodischer und körperlicher Informationen, die in die emotionale Kommunikation eingebettet sind, dominant – somit für Aufmerksamkeit, Empathie und menschliche Stressreaktionen. Diese wesentlichen Prozesse – grundlegend für die Regulation der Homöostase und die Fähigkeit, flexibel die interne Umgebung zu verändern, um optimal mit externen Störungen umzugehen – finden sehr schnell auf Ebenen unterhalb der bewussten Wahrnehmung statt. Konvergente neuropsychologische und neurobiologische Befunde können belegen, dass die rechte Hemisphäre wesentlich in die Aufrechterhaltung eines kohärenten, kontinuierlichen und einzigartig impliziten Selbstgefühls involviert ist.

Zahlreiche Autoren weisen darauf hin, dass das Konzept der impliziten und expliziten Dimension des Selbst eine unmittelbare Analogie zu Freuds Konzept der Unterscheidung zwischen dem Unbewussten und dem Bewussten ist. Die gegenwärtige Neuropsychoanalyse bringt die spezifischen Funktionen des rechten und des linken Gehirns mit den bewussten und unbewussten linken und rechten mentalen Systemen in Zusammenhang. Die Psychoanalyse (die Wissenschaft der unbewussten Prozesse) war immer stark an den Operationen des Unbewussten interessiert: an der primärprozesshaften Kognition, an den körperlich verankerten Trieben und an den frühesten Ereignissen zu Lebensbeginn, die das sich entwickelnde Bewusstsein-Körper-System beeinflussen. Freuds wesentliche Entdeckung war, dass dieses unbewusste Reich die wesentlichen Systeme der menschlichen Motivation, die im Alltagsleben wirksam sind, beinhaltet und dass das Wissen über die funktionalen Fähigkeiten dieses unbewussten Systems ein umfassenderes Verstehen und Voraussagen zum offensichtlich gezeigten Verhalten erlaubt – mehr als durch die Überlegungen des bewussten Systems. Dieser Grundgedanke spiegelt sich in meiner Trilogie zur *Affektregulation* in der Behauptung wider, dass das implizite Selbst den Schlüssel für ein tieferes Verständnis der Persönlichkeit und der Probleme eines normalen oder anomalen Verhaltens liefert.

Ähnlich wie andere Wissenschaften hat sich auch die Psychoanalyse im letzten Jahrzehnt verändert. Obwohl es viele Wissenschaftler gibt, die von der Psychoanalyse eine veraltete Vorstellung haben – so wie sie sich zu Beginn des 20. Jahrhunderts darstellte –, wurde Freuds ursprüngliches theoretisches und klinisches Konzept substantiell und in einigen Fällen radikal verändert. Die Bindungsforschung, ein Abkömmling der Psychoanalyse, ist nur ein Beispiel dafür: Das Konzept der Zentralität des Unbewussten im Alltagsleben wurde in Bowlbys unbewusste innere Arbeitsmodelle inkorporiert. Aber auch Freuds Vorstellung der unbewussten inneren Welt erfuhr eine Veränderung. Anstelle eine Quelle archaischer, ungezähmter Leidenschaften und destruktiver Wünsche zu sein, wird das Unbewusste heute als eine kohäsive, aktive mentale Struktur angesehen, die fortwährend Lebenserfahrungen abruft und gemäß ihres Interpretationsschemas darauf reagiert. Und statt auf einen Hort voller unveränderlicher, tief vergrabener und zum Schweigen gebrachter Erinnerungen (»infantile Amnesie«) beziehen sich zeitgenössische intersubjektive Psychoanalytiker auf ein »relationales Unbewusstes«, wo ein unbewusstes mentales System mit einem anderen unbewussten System kommuniziert. In den folgenden Kapiteln lege ich dar, wie diese Kommunikation in den frühen Bindungserfahrungen beginnt, die das sich entwickelnde Gehirn prägen – das biologische Substrat des menschlichen Unbewussten.

Ich sollte darauf hinweisen, dass in diesem Buch der fachspezifische Begriff »psychodynamisch« den Ausdruck »psychoanalytisch« ersetzt. Auch kann »Psychoanalytiker« in »Kliniker« übergeführt werden. Der Leser wird bemerken, dass ich die klinische Behandlung, die schweren Selbstpathologien gerecht wird, als »entwicklungsorientierte Psychotherapie« beschreibe. Nicht nur die psychoanalytische Theorie, sondern auch die psychoanalytisch orientierte Technik hat sich geändert, um den Bedürfnissen optimal zu begegnen und die Defizite von Menschen zu behandeln, die früher als für eine Psychotherapie ungeeignet erschienen. Eine solche Behandlung – beeinflusst durch Erkenntnisse einer entwicklungsorientierten Psychoanalyse und ihres Abkömmlings, der Bindungstheorie – gelingt am besten in einem anderen als dem traditionellen klinischen Setting, nämlich im Gegenüber-Sitzen. Der Fokus liegt mehr auf dem Prozess als auf dem Inhalt und mehr auf dem psychobiologischen als auf dem mentalen Status.

Meine Identifikation mit der Psychoanalyse zeigt sich vor allem an meinem Interesse am Nicht-Bewussten, an der Veränderung der repräsentationalen Prozesse des Patienten und seiner internen Objektwelt, an der Stabilisierung der psychischen Struktur und der erweiterten Fähigkeit, Affekte zu organisieren und die impliziten und expliziten Selbstsysteme eigenständig zu regulieren. Diese Ziele gehören nicht länger nur zur Domäne der psychodynamischen klinischen Konzepte – sie wurden auch von anderen eklektischen Klinikern adaptiert. Ich selbst hege keine Identifikation mit einer spezifischen psychoanalytischen Schule. Die Aufsätze in diesem Buch durchleuchten die Arbeit einiger psychoanalytischer Pioniere, und die Themenbereiche erfassen viele Subdisziplinen der Psychoanalyse – mit dem Hinweis, dass alle das Konzept der Regulation betonen. Trotz all ihrer Unterschiede sind sie sich einig in der »Faszination der mysteriösen und wunderbaren verändernden Macht des dyadischen Austausches zwischen Menschen« (Auchincloss 2002, S. 502).

Aber auch über die Psychoanalyse hinausgehend gilt mein klinisches wissenschaftliches Interesse dem, was allen Psychotherapien gemeinsam ist: dem allgemeinen Veränderungsprozess selbst. Das Phänomen der Übertragung und Gegenübertragung, einst das Erkennungszeichen der Psychoanalyse, wird inzwischen von zahlreichen verschiedenen Psychotherapieverfahren als fundamental erachtet. Ebenfalls wird die grundlegende Bedeutung der therapeutischen Beziehung – zunächst von Freud erfasst (1913) – von der Grundlagenforschung weitgehend anerkannt. Die psychotherapeutische Beziehung (d. h. die Arbeitsbeziehung zwischen Patient und Therapeut) wird unter den generellen Wirkfaktoren der Psychotherapie als am wichtigsten für das psychotherapeutische Ergebnis gesehen. Es gilt als gesichert, dass der wesentliche Bestandteil dieser Beziehung aus dem emotionalen Band der Dyade von Patient und Therapeut besteht, und alle Therapierichtungen legen große Bedeutung auf die affektiven Aspekte dieser Beziehung. Alle Varianten klinisch deutender oder nicht-deutender technischer Interventionen werden durch diesen relationalen Mechanismus vermittelt.

Deshalb habe ich – als »roten Faden« das ganze Buch hindurchziehend – die zugrunde liegenden Mechanismen, mittels derer die therapeutische Beziehung die internen strukturellen hirnorganischen Systeme des Patienten verändern kann (die nicht-bewusst und bewusst externe und innere Information verarbeiten und regulieren), in den Mittelpunkt gerückt; dadurch werden nicht nur die negativen emotionalen Symptome des Patienten reduziert, sondern auch seine adaptiven Fähigkeiten erweitert. Gegenwärtige klinische Konzepte weisen darauf hin, dass die therapeutische Beziehung ein gemeinsames Element aller unterschiedlichen therapeutischen Verfahrensweisen ist, dass vor allem diese Beziehung den Unterschied im therapeutischen Ergebnis erklärt – und nicht die therapeutische Methode; dass zudem die Affektdysregulation ein grundlegender Mechanismus aller psychiatrischen Störungen ist und dass alle Psychotherapien sich darin ähnlich sind, dass sie die Affektregulation verbessern wollen. Diese Grundsätze, die in den folgenden Kapiteln dargestellt werden, gelten sowohl für Kurz- als auch für Langzeit-Behandlungskonzepte.

Wenn Entwicklung grundlegend einen Veränderungsprozess darstellt, dann ist Psychotherapie – im Wesentlichen – eine angewandte Entwicklungspsychologie. Die Befunde der entwicklungsorientierten affektiven Neurowissenschaft und der entwicklungsorientierten Psychoanalyse zeigen deutlich, dass sich das reifende menschliche Gehirn-Bewusstsein-Körper-System in den wichtigen frühen Lebensphasen im Kontext einer affektregulierenden Beziehung mit einem anderen Menschen zu größerer Komplexität entwickelt. Diese so bedeutsame zwischenmenschliche Komponente der wachstumsfördernden Entwicklungsmatrix weist klar darauf hin, dass psychotherapeutische Veränderungen durch Beziehungsaspekte zwischen Patient und Therapeut vermittelt werden. Wenn dieses ko-kreierte dyadische System Wirkung zeigt, kann es die weitere Entwicklung und Organisation des inneren Gehirn-Bewusstsein-Körper-Systems erleichtern. Die Neurowissenschaften zeigen, dass das Gehirn des Erwachsenen seine Plastizität beibehält, und diese Plastizität – insbesondere des rechten Gehirns, das in Bezug auf die Selbstregulation dominant ist – ermöglicht jenes emotionale Lernen, das eine erfolgreiche psychotherapeutische Erfahrung begleitet.

Anfangs gab es unter den Klinikern die Befürchtung, dass die Neurowissenschaft zu einem Reduktionismus und zu einem vereinfachten Konzept der Komplexität des normalen und anomalen menschlichen Verhaltens führen würde; inzwischen wächst die Zahl der Forscher, die – wie die nachfolgenden Kapitel zeigen – an der zentralen Rolle der Affektregulation in der Psychotherapie interessiert sind. Neurowissenschaftler kommen zu dem Schluss, dass der Kern der menschlichen Erfahrung »in der Fähigkeit besteht, Gefühle zu modulieren, [und] dass die Verwendung emotionaler selbstregulatorischer Prozesse das Kerngeschehen der verschiedenen psychotherapeutischen Verfahren darstellt« (Beauregard et al. 2001, S. RC165); weiter ist die Entwicklung der Selbstregulation »auch noch im Erwachsenenalter möglich und liefert somit die Grundlage für die Ziele der Therapie« (Posner & Rothbart 1998, S. 1925); zudem sollten »die Experten in Neuropsychologie und klinischer Psychologie eine Führungsrolle dabei spielen, die nächste Generation psychotherapeutischer Techniken zu entwickeln, die krankheitsspezifisch und auf neurale Leitungsbahnen ausgerichtet sind« (Post & Weiss 2002, S. 647). Die Vorstellung, dass Pharmakologie das Gehirn und Psychotherapie das mentale System ändern, ist deutlich überholt. Neueste Forschungen, die in diesem Band vorgestellt werden, zeigen

Veränderungen in den Gehirnfunktionen, die eine erfolgreiche psychotherapeutische Behandlung begleiten. Und tatsächlich unterstützen bildgebende Verfahren den Grundsatz: »Verändere dein Bewusstsein und du veränderst dein Gehirn« (Paquette et al. 2003).

Die Arbeit an der Regulationstheorie und an der Entwicklung von Konzepten, die das Zusammenspiel biologischer und psychologischer Befunde anzeigt, versucht auch, biologische Psychiatrie und dynamische Psychiatrie zu integrieren. Damit wird deutlich, dass man heute in der Lage ist, das enorme Potential des biopsychosozialen Konzepts umzusetzen. Kurz vor der »Dekade des Gehirns« schrieb George Engel, ein wichtiger Mitstreiter dieses integrativen Ansatzes, in weiser Voraussicht: »Wissenschaft ist nicht nur eine menschliche Aktivität; sie ist auch das interpersonelle Engagement (das im klinischen Bereich gebraucht wird), das auf komplementären Bedürfnissen beruht, *insbesondere auf dem Bedürfnis, zu wissen und zu verstehen, und dem Bedürfnis, erkannt und verstanden zu werden* ... Das Bedürfnis, zu wissen und zu verstehen, hat seinen Ursprung in den regulatorischen und selbstorganisierenden Fähigkeiten aller lebenden Organismen, um Informationen aus einer sich fortwährend ändernden Umgebung zu verarbeiten, um einen Zuwachs ... an Selbstregulation und das Überleben sicherzustellen. Im Gegenzug hat das Gefühl, erkannt und verstanden zu werden, seinen Ursprung ... im lebenslangen Bedürfnis, sich mit anderen Menschen sozial verbunden zu fühlen« (1988, S. 124 f.).

Das zwischenmenschliche Engagement, das sich in der Psychotherapie zeigt, stellt ein kraftvolles Medium dar, durch das das einzelne Selbst (in einem sicheren, emotional-responsiven Kontext) das Bedürfnis, zu wissen und erkannt zu werden, subjektiv erleben kann. Obwohl die Psychotherapie in der letzten Zeit entwertet oder zumindest unterbewertet wurde, sind die Kunst und die Wissenschaft der Psychotherapie – d. h. das sorgfältige Erforschen der inneren Welt einer Vielfalt von Psychopathologien (wozu auch die notwendige Selbsterforschung bei diesem Beruf gehört) – ebenso komplex und gründlich wie jede andere Disziplin der experimentellen oder angewandten menschlichen Wissenschaft. Diese Kompetenz wird durch wiederholte sorgfältige Beobachtungen der äußeren und inneren Muster der Widerstände gegen Möglichkeiten und Veränderungen im breiten Spektrum menschlicher Psychopathologien erweitert, und es bedarf vieler Lehrjahre, um dieses Können zu erwerben. Ergänzend zum subjektiven Lernen, das aus der klinischen Erfahrung kommt, schließt professionelles Wachstum auch ein fortwährendes Bedürfnis ein, neue objektive Befunde, die nicht nur aus den psychologischen, psychiatrischen und sozialen, sondern auch aus den biologischen Wissenschaften stammen, zu inkorporieren.

Die Regulationstheorie stellt ein Bemühen in diese Richtung dar. Die Theorie legt ihren Schwerpunkt auf den Erwerb dieses neuen Wissens durch den Kliniker, damit dieser das explizite und insbesondere implizite Selbst effektiver nutzen kann, um im vertrauten intersubjektiven Feld ein breites Spektrum früh entstandener Selbststörungen zu behandeln. In den letzten zehn Jahren hat sich diese klinische Population dramatisch vermehrt, und sie stellt heute den wesentlichen Anteil der Behandlungsfälle, die den Kliniker stark fordern. In den folgenden Kapiteln beziehe ich mich auf neurobiologische Konzepte der Psychopathogenese, die ich im Pararllelband zu diesem Buch, *Affect Dysregulation and Disorders of the Self*, dargestellt habe; ich arbeite detailliert die Anwendung der Regulationstheorie bei der affekt-fokussierten entwicklungsorientierten Behandlung von Bindungspathologien und schweren Persönlichkeitsstörungen von Säuglingen, Kindern und Erwachsenen aus.

Literatur

Auchincloss, E.L. (2002): The place of psychoanalytic treatments within psychiatry. *Archives of General Psychiatry*, 59, 501–502.

Beauregard, M., Levesque, J. & Bourgouin, P. (2001): Neural correlates of conscious self-regulation of emotion. *Journal of Neuroscience*, 21, RC165.

Davidson, R.J. (2002): Synaptic substrates of the implicit and explicit self. *Science*, 296, 268.

Engel, G.L. (1988): How much longer must medicine's science be bound by a seventeenth century world view? In K.L. White (Hrsg.), *The task of medicine: Dialogue at Wickenburg* (S.113–136), Menlo Park, CA: Henry J. Kaiser Foundation.

Freud, S.: (1913): Zur Einleitung der Behandlung. In: GW, Bd.VIII, S.453–478.

Paquette, V., Levésque, J., Mensour, B., Leroux, J-M., Beaudoin, G., Bourgouin, P. & Bureauregard, M. (2003): »Change the mind and you change the brain.« Effects of cognitive-behavioral therapy on the neural correlates of spider phobia. *NeuroImage*, 18, 401–09.

Posner, M.I. & Rothbart, M.K. (1998): Attention, self-regulation, and consciousness. *Philosophical Transactins of the Royal Society of London B*, 353, 1915–1927.

Post, R.M. & Weiss, S.R.B. (2002). Psychological complexity: Barriers to its integration into the neurobiology of major psychiatric disorders. *Development and Psychopathology*, 14, 635–651.

Teil I

Entwicklungsorientierte Psychotherapie

Kapitel 1

Interdisziplinäre Forschung als eine Quelle klinischer Konzepte

Nachdem sich die Psychoanalyse im ersten Jahrhundert ihres Bestehens im Wesentlichen nicht veränderte, unterliegt nun das Kernstück von Freuds Vorstellungen zum Mentalen einem rapiden und substanziellen Wandel. Das Gebäude der klinischen Psychoanalyse wird durch Modelle der psychischen Entwicklung und Struktur untermauert; diese grundlegenden Konzepte werden nun neu formuliert. Das Aufzeigen der metapsychologischen Grundlagen bedeutet mehr als nur eine Beweisführung dieser klinischen Modelle – es stellt eine Erweiterung der intellektuellen Betrachtungsweise unserer Disziplin dar. Mehr als je vorausgesagt werden konnte, haben sich die Beobachtungen und die experimentelle Forschung zur Mutter-Kind-Interaktion zu einer ergiebigen Quelle heuristischer Hypothesen sowohl über die frühe Entwicklung als auch über die psychische Dynamik entwickelt. In der Tat ist nun ein tieferes Verständnis für wesentliche Prozesse, die die Entwicklung vorantreiben, möglich; es wird verstehbar, warum frühe Erfahrungen die Organisation der psychischen Struktur beeinflussen und wie ebendiese Struktur das auftauchende psychologische Funktionieren vermittelt: Die Ursprünge des menschlichen Bewusstseins werden somit sichtbar.

Eines der grundlegenden Probleme – nicht nur der Psychoanalyse, sondern der gesamten Wissenschaft – offenbart sich in der Frage, warum frühe Lebensereignisse einen solch übermäßigen Einfluss auf wirklich alles haben, was danach folgt. In welcher Weise induzieren und organisieren frühe Erfahrungen – insbesondere affektive Erfahrungen mit anderen Menschen –, die in sich erweiternden, funktionalen Fähigkeiten des sich entwickelnden Menschen ihren Ausdruck finden, die Matrix des strukturellen Wachstums? Das breite Spektrum der Disziplinen – beginnend mit Entwicklungsbiologie und Neurochemie und bis hin zur entwicklungsorientierten Psychologie und Psychoanalyse – teilt den gemeinsamen Grundsatz, dass der Anfang aller lebenden Systeme unauslöschlich die entscheidende Phase für jeden Aspekt des internen und externen Funktionierens des Organismus – über die gesamte Lebensspanne hinweg – darstellt. Eine Entwicklungstheorie, eine Konzeption der Genese der lebenden Systeme, ein Modell der Selbstorganisation, ist als Grundlage einer jeden Domäne der theoretischen und klinischen Wissenschaft zu finden. Die Befunde, die sich aus der derzeitigen expandierenden Entwicklung der umfangreichen Säuglingsforschung ergeben, führen nicht nur zu detaillierteren grundlegenden Modellen der menschlichen Entwicklung; sie werden auch umgehend von klinischen Ansätzen aufgenommen, wodurch sich die zentralen Konzepte der Psychoanalyse und Psychiatrie radikal verändern. Derzeit legen alle bedeutenden Theoretiker ihren klinischen Modellen Entwicklungskonzepte zugrunde.

Die multidisziplinäre Forschung benutzt die verbesserten Instrumente verschiedener Methodologien und analysiert und hinterfragt auf verschiedenen Ebenen die sehr frühen Interaktionen des Kindes mit seinen wichtigsten Bezugspersonen – den ersten Betreuungspersonen. Man weiß heute, dass sich diese Dialektik mit der sozialen Umgebung durch Affektübertragung vermittelt und dass diese emotionale Kommunikation nonverbal ist. Die menschliche Entwicklung kann jenseits dieser Affekt-Transaktionsbeziehung nicht verstanden werden. Zudem prägen solche frühen sozialen Ereignisse die biologische Struktur, die während des Gehirnwachstums reift; das Gehirnwachstum erfolgt in den ersten beiden Jahren des menschlichen Lebens und hat dadurch weitreichende und lang andauernde Effekte. In der November-Ausgabe 1995 des *American Journal of Psychiatry* veröffentlichte Eisenberg (1995) den Aufsatz »The *social* construction of the human brain« (Hervorhebung A. S.). Es steht zweifelsohne fest, dass das beschleunigte Wachstum der Hirnstruktur während »kritischer Perioden« der Kindheit »erfahrungsabhängig« und durch »soziale Kräfte« beeinflusst ist. Aber die Neurobiologie hat zur Natur dieser »sozialen Kräfte« noch ungelöste Fragen.

Die Psychoanalyse hingegen kann sehr viel zu diesen »sozialen Kräften«, die die Organisation der sich entwickelnden »psychischen Strukturen« beeinflussen, aussagen. Die Zeit, in der die frühen Objektbeziehungen entstehen, womit sich die Psychoanalyse intensiv beschäftigte, deckt sich exakt mit der Periode des Hirnwachstums. Wesentliche Revisionen der Freud'schen Vorstellungen erfolgten in der zweiten Hälfte des vergangenen Jahrhunderts vor allem seitens der entwicklungsorientierten Psychoanalyse: von Fairbairn (der behauptete, dass das Kleinkind nicht nur durch instinkthafte Triebe bestimmt wird, sondern »objekt-suchend« ist), von Klein (die sehr frühe Entwicklungsereignisse und primitive kognitive Mechanismen erforschte), von Winnicott (der zu dem Schluss kam, dass ein Kind nicht außerhalb der Interaktion mit der Mutter verstanden werden kann), von Bowlby (der die Biologie seiner Zeit benutzte, um die Mutter-Kind-Bindung zu verstehen), von Mahler (die die Beobachtungsforschung in die Psychoanalyse einführte), von Stern (der seinen Fokus auf die interaktiven Abstimmungsmechanismen der Beziehung legte) und von Emde (der klar herausstellte, dass sich die Umgebung des Kindes in der Beziehung zu seinen primären Bezugspersonen darstellt).

Es gibt nur wenige visuelle Symbole in der Psychoanalyse. Das Symbol der »klassischen« Psychoanalyse ist eine Fotografie von Freuds Gesicht (Abb. 1); das Kultbild einer »Monade«, einer in sich geschlossenen Einheit: ein erwachsener, bewusster, nachdenklicher Verstand, der das dynamische Unbewusste, das sich in der frühen Kindheit entwickelt, zu verstehen versucht: der Blick eines Mannes, der nach innen geht; die Darstellung einer väterlich-ödipalen Psychologie.

Aber es gibt noch ein anderes visuelles Symbol der »entwicklungsorientierten Psychoanalyse«, das uns vertraut ist; es ist das Bild auf dem Umschlag von Daniel Sterns (1985) Buch *The Interpersonal World of the Infant* (Abb. 2). Hier sehen wir das Symbol einer Dyade: zwei miteinander verwobene Einheiten; Blickkontakt zwischen zwei Gesichtern: eines gehört einer weiblichen Erwachsenen und das andere einem Kleinkind; die Darstellung einer mütterlich-präödipalen Psychologie. Ich spreche natürlich von Mary Cassatts *Baby's First Caress*, das im Jahr 1890 gemalt wurde. Die zwei Gestalten bilden eine in sich geschlossene Gruppe und sie drücken – aufeinander bezogen – die Nähe der mütterlich-kindlichen Beziehung aus. Dieser visualisierte Ausdruck vermittelt die von Winnicott beschriebene intensive Bezogenheit und Bowlbys Vorstellung von Bindung. Wie macht uns die Künstlerin dies deutlich? Die Beugung der beiden Arme lässt uns an einen Kreis denken: das Baby berührt das Gesicht der Mutter, die Hand der Mutter liegt auf dem Fuß des Kindes – ein

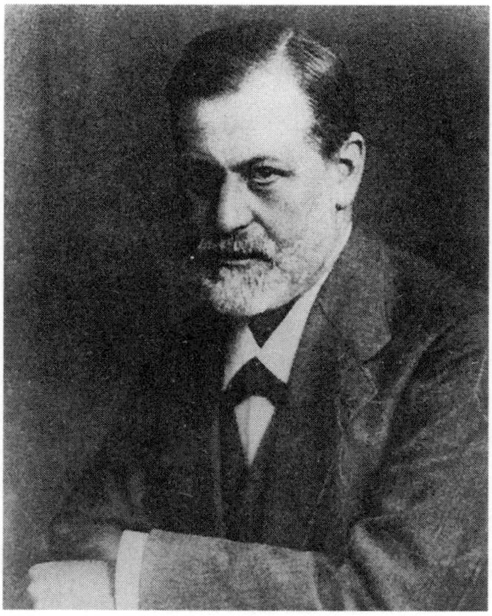

Abbildung 1: Freud 1909

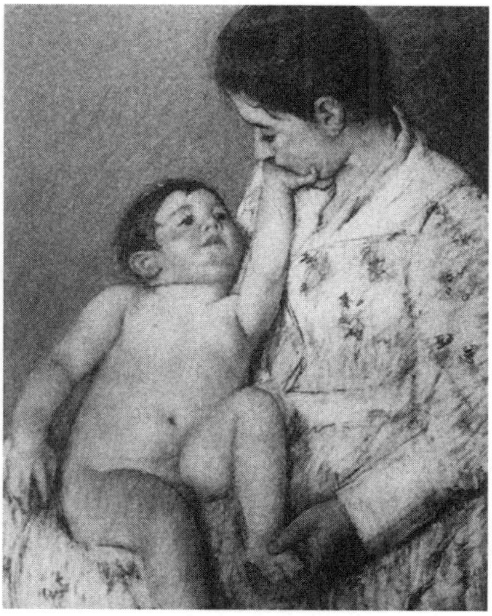

Abbildung 2: Baby's First Caress, Mary Cassatt (1890)

geschlossenes System von ineinander verschränkten Körpern. Aber mehr noch als das, die Gesichter sind aufeinander bezogen; was sie in dieser Begegnung vereint, ist die *unmittelbaren Begegnung ihrer Augen.*

Mein Buch *Affect Regulation and the Origin of the Self* konzentrierte sich auf diesen Fokus und erweiterte ihn. Um ein umfassendes Modell der emotionalen Entwicklung darzulegen (Schore 1994), integrierte ich in diesem Buch neue Erkenntnisse zu interaktiven und relationalen Prozessen der entwicklungsorientierten und klinischen Psychoanalyse mit derzeitigen Vorstellungen der entwicklungsorientierten Wissenschaften über die Ursprünge sozialen Funktionierens mit neuen Befunden der behavioralen Wissenschaften zu emotionalen Phänomenen und mit den jüngsten neurowissenschaftlichen Forschungen zu limbischen Strukturen, die diese Resultate untermauern. Eine multidisziplinäre Annäherung ist besonders für die Untersuchungen psychobiologischer Abläufe, die affektiven Prozessen zugrunde liegen, wichtig. Ganz im Gegensatz zu einem Reduktionismus stellt meine Arbeit eine vielschichtige Perspektive dar, die von dem Grundgedanken geleitet wird, dass Entwicklung nur entlang eines roten Fadens untersucht werden kann: durch die Untersuchung voneinander abgegrenzter und dennoch aufeinander bezogener Dimensionen, die von biologischen Ebenen der Organisation bis hin zu psychologischen, sozialen und kulturellen Ebenen reichen.

Ich nehme Bezug auf mein Buch und auf meinen Artikel, der in der interdisziplinären Zeitschrift *Development and Psychopathology* (Schore 1996) erschienen ist; ich vermittle in diesem Kapitel einen kurzen Überblick über derzeitige Studien aus mehreren Disziplinen, die detailliert und mit präzisem Wissen die frühe sozioemotionale Entwicklung darstellen. Diese Kenntnisse über die Ontogenese des Bewusstseins können klinisch nicht erfasst werden, dennoch sind sie für die Psychoanalyse grundlegend relevant. Ich vertrete den Standpunkt, dass das Auftreten der adaptiven Funktionen des sich entwickelnden Bewusstseins nicht verstanden werden kann, wenn man sich nicht mit dem Problem der Reifung der Strukturen, die für diese Funktionen verantwortlich sind, auseinandersetzt. Veränderungen im Verhalten oder in der internen Welt des Kindes können nur durch das Erscheinen komplexerer Strukturen, die diese auftauchenden Funktionen ermöglichen, verstanden werden. Rapaport beschrieb den Prozess der psychologischen Strukturbildung folgendermaßen: »Wir müssen begründen, wie sich Prozesse in Strukturen umwandeln, wie eine zunächst geformte Struktur sich verändert und wie sie Prozesse hervorruft und beeinflusst« (1960, S. 98f.). Freuds »Strukturtheorie« muss nicht aufgegeben werden, aber sie muss im Hinblick auf das heutige Wissen über die Beziehung Gehirn – Bewusstsein aktualisiert werden. Die zeitgenössische Psychoanalyse sollte sich mit dem Strukturbegriff auseinander setzen; obwohl ihre Modelle der psychischen Struktur nicht auf Neurobiologie reduziert werden können, müssen sie mit dem, was man heute über die Beschaffenheit von Strukturen in der Natur weiß, kompatibel sein.

Zunächst werde ich eine mehrschichtige Perspektive der Beziehungen von Struktur und Funktion bei einem zentralen Aspekt der menschlichen emotionalen Entwicklung aufzeigen: der interaktiven Herstellung der Bindungsbeziehung zwischen der primären Bezugsperson und dem Säugling durch affektive Kommunikation. Ich werde dazu die psychobiologischen Modelle des Spiegelungsprozesses, der Symbiose und der Selbstobjekt-Phänomene skizzieren. Im Anschluss beschreibe ich, wie insbesonders diese Affekt-Transaktions-Erfahrungen den Reifungsprozess spezifischer struktureller Verknüpfungen im Gehirn prägen, die die interpersonellen und die intrapsychischen Aspekte aller zukünftigen sozioemotionalen Funktionen beeinflussen. Von besonderer Wichtigkeit ist die Organisation des hierarchischen regulatorischen Systems in den präfrontalen Arealen der rechten Hemisphäre. Abschließend umreiße ich einige der wichtigen Implikationen, die diese Resultate für die zeitgenössische theoretische und klinische Psychoanalyse haben, die, wie Cooper behauptet, »in ihrer wissenschaftlichen Basis in der Entwicklungspsychologie und in der Biologie der Bindung und der Affekte verankert ist« (1987, S. 83).

Affektive Übertragungen im wechselseitigen Blickkontakt

Obwohl schon viel über die kognitive Entwicklung in der Kleinkindzeit geschrieben wurde, gab es bislang nur wenige Studien über die emotionale und soziale Ontogenese. Diese Entwicklung hängt eng mit der Reifung der sensorischen Systeme, insbesondere des visuellen Systems, zusammen. Während des ganzen ersten Lebensjahres spielen *visuelle Erfahrungen eine herausragende Rolle in der sozialen und emotionalen Entwicklung* (Blank 1975; Fraiberg & Freedman 1964; Hobson 1993; Keeler 1958; Nagera & Colonna 1965; Preisler 1995; Wright 1991). Insbesondere der emotionale Gesichtsausdruck der Mutter ist der mit Abstand wirksamste visuelle Stimulus in der Umgebung des Säuglings, und das intensive Interesse des Kindes an ihrem Gesicht, besonders an ihren Augen, führt zu ausgeprägtem Suchverhalten, das in intensive Perioden von gegenseitigem Blickkontakt mündet. Der Blick des Säuglings zieht verlässlich den Blick der Mutter auf sich; somit entsteht eine wichtige interpersonale Brücke für die Übermittlung »reziproker gegenseitiger Beeinflussung«. Diese fortwährenden Face-to-face-Transaktionen kommen häufig vor und können sehr lange andauern; sie vermitteln das, was Spitz (1958) »den Dialog zwischen Mutter und Kind« nannte. Tatsächlich stellt der Blickkontakt die intensivste

Form interpersonaler Kommunikation dar, und das Wahrnehmen von Gesichtsausdrücken ist ein bedeutungsvoller Pfad der nonverbalen Kommunikation.

Übereinstimmend mit diesen Ergebnissen kam Kohut zu dem Schluss: »Die wichtigsten Interaktionen zwischen Mutter und Kind liegen gewöhnlich im visuellen Bereich: Das Kind bietet seinen Körper der Mutter dar, und sie reagiert darauf mit einem Aufglänzen ihres Auges« (1971, dt. 1973, S. 142). Heute weiß man, dass der Glanz in den Augen der Mutter mehr als nur eine Metapher ist. Im Alter von zwei bis drei Monaten, in einer Zeit der wachsenden Myelinisierung der visuellen Areale des okzipitalen Kortex des Säuglings, wird das Auge der Mutter, insbesondere ihre Pupillen, zum Fokus der Aufmerksamkeit des Kindes. Studien von Hess (1975a) belegen, dass sich die Augen einer Frau (und eines Mannes mit Kindern) als Reaktion auf das Bild eines Babys weiten: eine Reaktion, die mit positiven Emotionen der Freude und des Interesses einhergeht. Weiter wird ein Säugling auf geweitete Pupillen mit einem Lächeln reagieren. Und noch faszinierender ist, dass das Wahrnehmen von erweiterten Pupillen sofort erweiterte Pupillen beim Baby auslöst und dass große Pupillen des Säuglings bei den Pflegepersonen zu Pflegeverhalten führen. Die Pupillen dienen somit als ein interpersonales nonverbales Kommunikationsmittel, und diese schnellen Kommunikationen ereignen sich auf unbewussten Ebenen. Hess kam zu dem Schluss: »Die Tatsache, dass Babys große Pupillen haben oder in der Erwachsenen-Säugling-Interaktion mit erweiterten Pupillen reagieren, sichert somit zumindest in einem minimalen Maß die Säugling-Erwachsenen-Interaktion, die wichtig für die mentale und emotionale Entwicklung des Kindes ist« (1975a, S. 106).

Der wechselseitige Blickkontakt verstärkt sich im zweiten und dritten Viertel des ersten Lebensjahres; da er sich innerhalb von Sekundenbruchteilen in der Welt von Mutter und Kind ereignet (Stern 1977), ist er kaum wahrzunehmen. Dieser Dialog wurde mikroskopisch in Bild-für-Bild-Analysen untersucht; Beebe und Lachmann (1988a) beobachteten synchrone schnelle Bewegungen und schnelle Wechsel des affektiven Ausdrucks innerhalb der Dyade. Dieses affektive Spiegeln wird durch eine Anpassung der affektiven Orientierung von Moment zu Moment erreicht, wo beide Partner das Ausmaß ihres aufeinander bezogenen Sich-Einlassens mit dem dazugehörigen affektiven positiven Gesichtsausdruck erhöhen. Die Tatsache, dass die Koordination der Reaktionen sehr schnell abläuft, weist auf die Existenz einer gesicherten unbewussten Kommunikation hin.

Diese Mikroregulation dauert an, bis das Baby nach einem »erhöhten affektiven Moment«, wo es mit intensiver Freude breit lächelt, seinen Blick abwenden wird, um den potentiell desorganisierenden Affekt dieser sich intensivienden Emotion zu regulieren (Field & Fogel 1982). Um diesen positiven emotionalen Zustand aufrechtzuerhalten, wird die auf das Kind abgestimmte Mutter dem Beispiel folgen und sich zurücknehmen, um die Stimulation abzuschwächen. Dann wartet sie auf die Signale des Babys zur Wiederaufnahme der Interaktion. Wichtig ist, dass nicht nur das Zeitmaß der Wiederaufnahme, sondern auch das der Zurücknahme und des Wiederbeginns koordiniert ist. Je mehr die Mutter in diesem Prozess der »kontingenten Responsivität« ihr Aktivitätsniveau während der Perioden des sozialen Miteinanders an das des Säuglings angleicht, je mehr sie ihm erlaubt, sich in Perioden der Zurücknahme zu erholen, und je mehr sie auf die kindlichen Signale für die Wiederaufnahme des Interaktionsaustausches achtet, umso synchronisierter werden ihrer beider Interaktionen sein. Das Spiegeln des Gesichtsausdruckes illustriert somit die Interaktionen, die durch eine fortwährende Regulation organisiert werden; die Erfahrungen dieser aufeinander abgestimmten synchronisierten Interaktionen sind grundlegend für die weitere affektive Entwicklung des Säuglings.

Diese Spiegelsequenzen erzeugen innerhalb der Dyade weitaus mehr als nur offensichtliche mimische Veränderungen: sie repräsentieren die Übertragung des inneren Erlebens. Beebe und Lachmann (1988a) machten geltend, dass – da Mutter und Baby ihre temporalen und affektiven Muster einander angleichen – jeder in sich den psychophysiologischen Status, der dem des Partners ähnelt, herstellt. Im synchronisierten Blickkontakt konstruiert die Dyade wechselseitige Regulationssysteme, die die Erregung regulieren (Stern 1983); beide erleben dabei einen Zustandswechsel, da sie sich gemeinsam von einem Zustand eines neutralen Affektes und einer neutralen Erregung hin zu einem mit verstärkter positiver Emotion und hoher Erregung bewegen. Das Gesicht der Mutter, der »emotionale« und »biologische« Spiegel des Kindes, ist als eine Reaktion auf die »Lebendigkeit« ihres Babys beschrieben worden, was zu einem sich »positiv erweiternden Kreislauf führt, in dem beide Partner sich gegenseitig bestätigen« (Wright 1991, S. 12). Stern (1985) sprach von einem besonderen mütterlichen Sozialverhalten, das das Baby in die nächsten Kreisbahnen positiver Erregung befördert und dabei vitale Affekte erzeugt.

Um in diese Kommunikation einzutreten, muss sich die Mutter psychobiologisch nicht so sehr auf das offen gezeigte Verhalten des Kindes als vielmehr auf die Widerspiegelung seines inneren Zustandes einstimmen. Gleichzeitig muss sie ihre eigenen inneren Signale überwachen und den eigenen affektiven Zustand differenzieren; zudem muss sie ihr nicht optimal hohes Stimulationsniveau modulieren, das im Säugling extreme Übererregung hervorrufen würde. Die wachsende Fähigkeit des Säuglings, ansteigende Niveaus erhöhter, befriedigender Affekte (Vergnügen/Spiel und Interesse/Aufregung; Tomkins 1962) zu erleben, wird in dieser Phase extern durch die psychobiologisch eingestimmte Mutter reguliert und hängt von ihrer

Fähigkeit ab, sich in eine interaktive gefühlshafte Kommunikation einzulassen, die diese Affekte in ihr selbst und in ihrem Baby hervorruft.

Wir wissen aber, dass die Bezugspersonen nicht immer sensitiv eingestimmt sind; Forschungsergebnisse zeigen, dass es in der Dyade viele Momente von mangelnder Abstimmung und Brüche in der Bindungsbeziehung gibt. Im Laufe der Zeit – besonders, wenn das Baby zu einem mobilen Kleinkind wird – verwandelt sich die Pflegeperson in einen Sozialisationsagenten; indem sie dergestalt handelt, fährt sie weiter fort, visuelle Kanäle für die emotionale Kommunikation zu benutzen. Blickkontakt im Verbund mit intervenierendem Eingestimmt-Sein kann aber auch dazu dienen, eine Fehlabstimmung zu vermitteln, zum Beispiel bei Schamerfahrungen. Die Fehlabstimmung bei Beschämung – wie auch bei anderen negativen Affekten – stellt ein regulatorisches Misslingen dar und wird phänomenologisch als eine Diskontinuität erfahren, d.h. ein Scheitern des Bedürfnisses des Kindes nach Weiterbestehen – Winnicott's »going-on-being«, d.h. die Kontinuität des Seins (1958b).

Fortwährende negative Zustände sind für den Säugling schädlich; er kann sie nicht lange aushalten. Zwar besitzt er eine gewisse Fähigkeit, negative Affektzustände niedriger Intensität zu modulieren, doch werden diese Zustände bei Andauern unerträglich. Ätiologisch ist es für die Prädisposition zu einer Psychopathologie von großer Wichtigkeit, wie lange ein Kind intensive negative Affekte aushalten musste. Elterliche Teilhabe an der Zustandsregulierung ist wichtig, um es dem Kind zu ermöglichen, nach einem negativen Affektzustand von übererregter Verzweiflung oder starkem Spannungsabfall wieder einen positiven Affekt herzustellen. In den frühen Jahren ermöglicht der Erwachsene die notwendige Modulation des kindlichen Zustandes – insbesondere bei Bindungsunterbrechungen und während der Übergänge zwischen diesen Zuständen; nur so kann sich eine Selbstregulation entwickeln. Das heißt, dass es von der Kompetenz der Fürsorgeperson abhängt, wie die eigenen, insbesondere die negativen Affekte überwacht und reguliert werden.

In diesem wichtigen Regulationsmuster von »Unterbrechung und interaktiver Wiederherstellung« (Beebe & Lachmann 1994) gelingt es der »ausreichend guten« Pflegeperson, die eine Stressreaktion durch Fehlabstimmung herbeigeführt hat, in einer angemessenen Zeit eine psychobiologisch abgestimmte Regulation des negativen Zustandes, *den sie selbst ausgelöst hat,* herbeizuführen. Die wieder sensitiv abgestimmte und tröstende Mutter und ihr Baby handeln dabei dyadisch einen stressvollen Zustandswechsel von Affekt, Kognition und Verhalten aus. Dieser Wiederherstellungsmechanismus unterliegt dem Phänomen der »interaktiven Reparatur« (Tronick 1989), wobei die mitbeteiligte Fürsorgeperson für die Wiederherstellung der Fehlabstimmung in der Dyade verantwortlich ist. In diesem Prozess stellt sich die Mutter, die interaktiven Stress und negative Emotionen in ihrem Kind induziert hat, für die Umwandlung der negativen in positive Emotionen zur Verfügung. »Der Prozess der Wiederherstellung positiver Affekte nach einer negativen Erfahrung vermittelt dem Kind, dass Negatives ausgehalten und bewältigt werden kann« (Malatesta-Magai 1991, S. 218). Die Resilienz eines kleinen Kindes besteht in der Fähigkeit von Kind und Eltern, den Übergang von einem positiven zu einem negativen und zurück zum positiven Affekt zu bewerkstelligen (Demos 1991). Widerstandsfähigkeit angesichts von Stress ist ein bedeutsamer Indikator der Bindungsfähigkeit (Greenspan 1981).

Diese regulatorischen Transaktionen liegen der sich entwickelnden Bindungsbeziehung zwischen dem Kind und seinen primären Bezugspersonen zugrunde. Die Biologie der Bindung ist somit jenes Bindemittel, das das vermittelt, was Freud (1916–17) als die »Klebrigkeit« der frühen Objektbeziehung beschrieb. Regulatorische Prozesse werden daher als die Vorläufer der psychologischen Bindung und der damit einhergehenden Emotionen betrachtet (Hofer 1994); die psychobiologische Abstimmung kann als der wesentliche Mechanismus, der eine Bindungsbeziehung herbeiführt (Field 1985a), verstanden werden. Das Baby entwickelt eine Bindung zu einer sensitiv abgestimmten Bindungsperson, die die Möglichkeiten für positive Affekte erweitert und negative minimiert. Mit anderen Worten: der affektive Zustand bildet die Grundlage und führt zu einer Bindung; die zentrale adaptive Funktion der Bindungsdynamik besteht darin, durch das Interaktionsgeschehen optimale Niveaus positiver Zustände und vitale Affekte zu erzeugen und aufrechtzuerhalten.

Die Neurobiologie und Psychobiologie der sich entwickelnden Bindungsbeziehung

Nach Bowlby (1969) spielt der Blick beim Aufbau der primären Bindung an die Mutter eine zentrale Rolle; Prägung ist der Lernmechanismus, welcher der sich entwickelnden Bindungsbeziehung zugrunde liegt. Weiter ist Bindung mehr als ein gezeigtes Verhalten; sie ist internal und »wird durch die und als ein Ergebnis der kindlichen Erfahrungen im Umgang mit der Mutter in das Nervensystem eingebaut« (Ainsworth 1967, S. 429). Emde (1988) legte dar, dass der Säugling biologisch dazu ausgestattet ist, sich in eine visuelle Erregung einzulassen, um sein Gehirn zu stimulieren. Dies führt auf eine andere Ebene der Analyse – in den Bereich der Neurobiologie. Wie werden durch diesen »Affekt-Transfer zwischen Mutter und Säugling« – durch diese Interaktionen mit der sozialen Umgebung – die sich entwickelnden Systeme des sich organisierenden Gehirns beeinflusst? Oder in der Formulierung der Frage durch Stechler und Halton: Was wissen wir von »den Prozessen, durch die die primären Objektbeziehungen internalisiert und in psychische Strukturen transformiert werden« (1987, S. 823)?

Unmittelbar relevant ist in diesem Zusammenhang die Untersuchung von Trevarthen (1993) bezüglich der Mutter-Kind-Protokonversationen. Kommunikative Botschaften über Blickkontakt werden mit auditiver Vokalisation (Tonfall, »Ammensprache«), mit Berührung und Körpergesten koordiniert. Dieser Austausch von visuellen und prosodisch-auditiven Signalen induziert unmittelbar emotionale Effekte, was in der Dyade freudige Erregung aufkommen lässt. Aber Trevarthen richtete seinen Blick auch auf Ereignisse interner Strukturbildung. Er wies darauf hin, dass das bindungssuchende Kind mit der Mutter interagiert, während diese sich in einem Zustand primären mütterlichen Absorbiert-Seins befindet (Winnicott 1956) und dass die daraus resultierende dyadische Resonanz letztlich die Koordination zwischen den positiven affektiven Gehirnzustände ermöglicht. Seine Arbeit unterstreicht das grundlegende Prinzip, dass das Gehirn des Babys nicht nur durch diese Transaktionen beeinflusst wird; vielmehr verlangt sein Wachstum eine regelrechte Gehirn-zu-Gehirn-Interaktion, die im Zusammenhang mit der positiven affektiven Beziehung zwischen Mutter und Säugling stattfindet. Dieser interaktive Mechanismus verlangt reifere Gehirne, die sich interessiert in mentale Bewusstseinszustände und in die Emotion jüngerer Gehirne einlassen, und schließt eine Koordination der Motivationen des Säuglings und der subjektiven Gefühle des Erwachsenen ein.

Zur nächste Frage: Welche Teile des sich entwickelnden Gehirns werden durch diese Ereignisse beeinflusst? Ich weise darauf hin, dass das, was sich in der kindlichen rechten Hemisphäre (die bei der Verarbeitung der visuellen und prosodisch emotionalen Informationen und beim Erkennen des affektiven Gesichtsaudruckes der Mutter dominant ist) ereignet, mit dem Output der rechten Hemisphäre der Mutter (die in den Ausdruck und in die Verarbeitung der emotionalen Informationen und in spontane und nonverbale Kommunikation involviert ist) psychobiologisch abgestimmt ist. Man weiß, dass der rechte Kortex, der vor dem linken reift, durch frühe soziale Erfahrungen besonders beeinflusst wird, dass er durch intensive Zustände von Hochstimmung aktiviert wird und dass er zur Entwicklung der wechselseitigen Interaktion im Regulationssystem von Mutter und Kind beiträgt. Das Kind benutzt den Output des rechten Kortex der Mutter als eine Schablone der Prägung: als Hardware derjenigen Netzwerk-Kreisläufe in seinem rechten Kortex, die seine sich erweiternden affektiven Fähigkeiten herbeiführen. Man sagt, dass die Mutter in der frühen Kindheit als »Hilfskortex« des Kindes diene (Diamond et al. 1963). In diesen Transaktionen installiert sie ihr »Gehirn-Programm« in das Gehirn des Kindes. Es gibt feste Anhaltspunkte, dass die Art der elterlichen Fürsorge die sich entwickelnden

Muster der neuronalen Verbindungen, die dem kindlichen Verhalten zugrunde liegen, beeinflusst (Dawson 1994).

Interaktive Transaktionen, die positive Affekte regulieren – im Verbund mit der Kreierung neurobiologischer struktureller Konsequenzen –, führen zu wichtigen Ereignissen auf dem psychobiologischen Niveau. Winnicott beschrieb die Wechselseitigkeit des Erlebens von Mutter und Säugling und äußerte sich dahingehend, »dass sich die Kommunikation zwischen Mutter und Kind im Anatomischen und Physiologischen der lebendigen Körper abspielt« (1986, S. 258). Diese physiologische Verbindung ist ein wesentliches Element von Kohuts (1971) Postulat, dass die notwendige Aufrechterhaltung des internen homöostatischen Gleichgewichts des Babys unmittelbar in den kontinuierlichen dyadischen wechselseitigen Interaktionen mit Selbstobjekten begründet ist. In der Tat beruht das Konzept der Selbstpsychologie auf dem kardinalen Entwicklungsprinzip, dass die Eltern mit einer reifen psychologischen Organisation als »Selbstobjekte« dienen und wesentliche regulatorische Funktionen für das Kind, das eine unreife, unvollständige psychologische Organisation besitzt, leisten. Dieses entwicklungsorientierte psychoanalytische Modell wird durch Hofers (1990, 1994) psychobiologische Forschung bestätigt, die belegen kann, dass in dyadischen, »symbiotischen Zuständen« die »offenen«, unreifen und sich entwickelnden inneren homöostatischen Systeme des Kindes interaktiv durch das reifere und differenziertere Nervensystem der Fürsorgeperson reguliert werden. Selbstobjekte sind somit externe psychobiologische Regulatoren (Taylor 1987), die die Regulation affektiver Erfahrungen ermöglichen (Palombo 1992). Sie fungieren auf nonverbalen Ebenen unterhalb der bewussten Wahrnehmung, um Zustände von maximaler Kohäsion und Vitalisierung zu ko-kreieren (Wolf 1988).

Somit können wir die Wirkungsweise von Kohuts »Spiegeln« verstehen. Das menschliche Gesicht ist ein ganz besonderer Stimulus für das Vermitteln biologisch signifikanter Informationen. Psychobiologische Bindungsstudien zeigen, dass durch den Blickkontakt mit der Mutter das Niveau an endogenen Opiaten im sich entwickelnden Gehirn des Kindes stark ansteigt (Hoffman 1987; Panksepp et al. 1985). Diese Endorphine, die in der vorderen Hirnanhangsdrüse erzeugt werden, sind biochemisch für die positiven Qualitäten in der sozialen Interaktion und Bindung verantwortlich, da sie direkt auf die dopaminergen Neuronen der subkortikalen Belohnungszentren des kindlichen Gehirns, die für einen erhöhten Erregungszustand verantwortlich sind (Schore 1994), einwirken. Stimuli, die eine Erregung induzieren, üben einen mächtigen Einfluss auf Entwicklungsprozesse aus (Rauschecker & Marler 1987). Indem sich ein symbiotischer Einklang zwischen dem mütterlich reifen und dem kindlich unreifen endokrinen und nervalen System herstellt, werden hormonelle Reaktionen ausgelöst, die das Kind in einen ähnlichen Zustand erhöhter Erregung im zentralen Nervensystem (ZNS), vermehrte sympathische Aktivität im sympathischen Nervenystema und daraus resultierender Erregung und in positive Emotionen versetzen. Diese Forschungsergebnisse stützten die Behauptung Baschs, dass »die Kommunikation von Mutter und Säugling aus Signalen besteht, die vom autonomen, unwillkürlichen Nervensystem der beiden erzeugt werden« (1976, S. 766).

In der zweiten Hälfte des ersten Jahres dreht sich die Objektsuche, die Modell (1980) als ein Teilen und Kommunizieren von Affekten definiert, ganz besonders um das Gesicht der Mutter, und es ist ihr Gesichtsausdruck, der gesucht und erkannt wird (Wright 1991). Ungemein intensives wechselseitiges Spiegeln schafft eine »Verschmelzungs«-Erfahrung, die als Schmiede für die Schaffung des affektiven Bandes der Bindungsbeziehung dient. Dieser interaktive Mechanismus führt zu dem, was Mahler, Pine und Bergman als »optimale beiderseitige ›Signale‹, absoult harmonische Zweieinheit« bezeichneten (1975, dt. 1980, S. 204). Hofer stellte fest, dass »im postnatalen Leben wahrscheinlich die neuronalen Substrate für einfache affektive Zustände vorhanden sind und dass die Erfahrungen der Herstellung spezifischer freudvoller Zustände ebenfalls in die symbiotische Natur der frühesten Mutter-Kind-Interaktion eingebaut werden« (1990, S. 62). Das Konzept der Symbiose wird durch die Entwicklungsforschung solide untermauert und sollte daher in die Psychoanalyse zurückkehren.

1993 wies Trevarthen darauf hin, dass sich das Selbst in der Intersubjektivität entwickelt (vgl. seinen Aufsatz: »The self born in intersubjectivity: The psychology of an infant communicating«). Im Alter von 9–10 Monaten ereignet sich etwas, das er das Auftauchen einer »sekundären Intersubjektivität« nennt. Im letzten Viertel des ersten Jahres ermöglichen die Bindungserfahrungen dem Kind, einen intersubjektiven Affektzustand mit seiner Fürsorgeperson zu teilen (Lichtenberg 1989). Beebe und Lachmann kamen zu dem Schluss, dass der Prozess des Spiegelns einen »Zugang zu dem sich ändernden Gefühlszustand des Anderen« ermöglicht (1994, S. 136). Weiter führten sie aus, dass diese Erfahrungen in einer »präsymbolischen Repräsentation«, wie sie es nannten, verwahrt werden. Diese interaktiven Repräsentationen erscheinen am Ende des ersten Lebensjahres, und mit ihnen symbolisiert das Kleinkind die Erwartung, dass man sich auf es einstimmt und dass es selbst in der Lage ist, sich dem Partner anzupassen, um so »am Zustand des anderen teilzuhaben«. Dies ist demnach der gleiche Zeitabschnitt, in dem die inneren Repräsentationen der Arbeitsmodelle der Bindung zum ersten Mal kodiert werden.

Zu Bindungsfunktionen gehören in besonderem Maß visuelle Vorgänge, sie führen zu positiven Affekten und reifen gegen Ende des ersten Lebensjahres. Die psychobiologischen Erfahrungen der Abstimmung, der Unterbrechung und der Wiederaufnahme prägen das sich früh entwickelnde Gehirn. Dadurch stellen Affekte die Schnittstelle von Biologie und Lebensgeschichte dar (Modell 1984, S. 184). Eine sichere Bindungsbeziehung, die ein hohes Niveau an positiven Affekten vermittelt, ist daher für die weitere neurobiologische Entwicklung des Kindes von größter Wichtigkeit (Trad 1986). Main, die gegenwärtig vielleicht einflussreichste Bindungsforscherin, kam zu dem Schluss, dass »die Herstellung einer Bindung an einen besonderen Menschen einen quantitativen Wechsel in der behavioralen Organisation des Kindes (und *zweifelsohne seines Gehirns*) signalisiert« (1993, S. 214; Hervorhebung A. S.). Wissen wir, welche Areale des Gehirns sich zwischen dem 10. und 12. Monat in einer wichtigen strukturellen Wachstumsphase befinden und in Bindungsfunktionen und in die Affektregulationen involviert sind?

Die Reifung des orbitofrontalen Kortex während M. Mahlers Übungsphase (vom 10.–12. bis zum 16.–18. Monat)

In meinem 1994 veröffentlichten Buch legte ich dar, wie dyadische Kommunikationen, die von intensiven positiven Affekten begleitet sind, eine wachstumsfördernde Umgebung für den präfrontalen Kortex darstellen – ein Bereich, von dem man weiß, dass zwischen dem 10. und 12. Monat in ihm wesentliche Reifungsveränderungen stattfinden (Diamond & Doar 1989). Es steht fest, dass das Funktionieren des Frontallappens bei der Entwicklung des selbstregulatorischen Verhaltens des Kindes eine wesentliche Rolle spielt (Dawson et al. 1992). Ebenso gibt es Beweise dafür, dass vor allem orbital-präfrontale Areale entscheidend und unmittelbar in Bindungsfunktionen involviert sind (Steklis & Kling 1985). Dieses kortikale Areal spielt eine wesentliche Rolle bei der Verarbeitung sozialer Signale und von Freude in der sozialen Interaktion. Bindungserfahrungen (Face-to-face-Transaktionen zwischen der Fürsorgeperson und dem Kind) beeinflussen direkt die Prägung oder die zirkuläre Vernetzung dieses Systems.

Der orbitofrontale Kortex (so genannt wegen seiner Verbindung zur Augenhöhle, der Orbita) ist in der ventralen und medialen Oberfläche des präfrontalen Lappens »versteckt« und wirkt als eine »Konvergenz-Zone«, wo Kortex und Subkortex zusammentreffen. Er sitzt auf dem hierarchischen Apex des limbischen Systems, jenes Hirnsystems, das für den belohnungs-erregenden und aversiv-hemmenden Aspekt der Emotion verantwortlich ist. Dieser »limbische Kortex« stellt demnach ein wesentliches Steuerungszentrum der sympathischen und parasympathischen Bereiche des autonomen Nervensystems (ANS) dar und reguliert dadurch Triebe und Triebbeherrschung. Es ist von großer Bedeutung, dass es im Kortex ausschließlich die orbitofrontale Region ist, die in soziales und emotionales Verhalten, in die homöostatische Körperregulation und in motivationale Zustände involviert ist (Schore 1994).

Dank dieser einzigartigen Verbindungen werden auf orbitofrontalem Niveau kortikal verarbeitete Informationen, die die externe Umgebung betreffen (z.B. visuelle und auditive Stimuli, die vom emotionalen Gesichtsausdruck des Objekts ausgehen), und die subkortikal verarbeitete Information, die die interne viszerale Umgebung berücksichtigt (z.B. fortlaufende Veränderungen im emotionalen oder körperlichen Selbstzustand), integriert. Neuroanatomen belegen, dass die Funktion dieser Struktur in den internen Status des Organismus involviert ist und »eng an die Synthese der objektal-emotionalen Beziehungen in einem behavioralen Kontext gebunden ist« (Pandya & Yeterian 1990, S. 89). Orbitofrontale Areale unterstützen das Gedächtnis (Stuss et al. 1982) und kognitiv-emotionale Interaktionen (Barbas 1995) und sind darauf spezialisiert, bei der Kodierung sehr bedeutsamer, psychologischer Repräsentationen anderer Menschen mitzuwirken (Brothers & Ring 1992). Dieses System besitzt somit die operationale Fähigkeit, eine internalisierte Objektbeziehung – d.h. eine Selbst- und eine Objektrepräsentanz sowie einen verbindenden Affektzustand (Kernberg 1976) – oder eine Repräsentation von Interaktionen herzustellen, die generalisiert sind (RIGS; Stern 1985).

Die orbitale präfrontale Region erstreckt sich vor allem in den rechten Kortex (Falk et al. 1990) – in jene Hemisphäre, die bei der selektiven Wahrnehmung von Gesichtsausdrücken dominant ist. Da die früh reifende und »primitive« rechte kortikale Hemisphäre (mehr als die linke) extensive wechselseitige Verknüpfungen mit limbischen und subkortikalen Regionen enthält, ist sie bei der Verarbeitung, dem Ausdruck und der Regulation emotionaler Informationen vorherrschend (R. Joseph 1988). Diese Hemisphäre vermittelt Freude und Schmerz (d.h. wesentliche Aspekte von Freuds Vorstellungen über den Affekt) und intrinsisch eher biologisch verankerte primitive Emotionen, die grundlegende motivationale und soziale Kommunikationsfunktionen bereitstellen. Diese primären Emotionen bestehen aus nonverbalen Affekten, die spontan im Gesicht zum Ausdruck kommen (Buck 1993). Sie tauchen schon früh in der Entwicklung auf, drücken sich in universell erkennbaren Konfigurationen der Gesichtsbewegungen aus, sind mit unterschiedlicher vegetativer Aktivität verbunden und zeigen sich sofort und »automatisch«. Die Steuerung durch das vegetative Nervensystem ereignet sich sehr schnell: zunächst in weniger als einer Sekunde und bis hin zu 5–30 Sekunden. Somit sind automatische emotionale Prozesse unwillkürlich, einfach und finden außerhalb der bewussten Wahrnehmung statt.

Diese präfrontale Region handelt als eine exekutive Kontrollfunktion für den gesamten rechten Kortex – jene Hemisphäre, die Affekte, nonverbale Kommunikation und unbewusste Prozesse moduliert. Frühe objektale Beziehungserfahrungen sind nicht nur tief im Unbewussten registriert, sie beeinflussen auch die Entwicklung des psychischen Systems, das für den Rest des Lebens unbewusste Informationen verarbeitet. Auf diese Weise dient die erste Beziehung des Kindes – jene zur Mutter – als eine Matrix für die sich einprägenden Kreisläufe in der emotionsverarbeitenden rechten Gehirnhälfte des Kindes und formt dabei fortwährend die adaptiven und nicht adaptiven Fähigkeiten, die in alle späteren emotionalen Beziehungen eines Menschen einfließen. Es ist höchst faszinierend, dass gerade die Aktivität dieser »nicht dominanten« Hemisphäre – und nicht die der später reifenden »dominanten« verbal-linguistischen linken – der Fähigkeit zu empathischer Kognition und zur Wahrnehmung des emotionalen Status eines anderen Menschen dient (Voeller 1986). Die rechte Hemisphäre spielt eine herausragende Rolle bei der Überwachung vitaler Funktionen, die dem Überleben dienen und den Organismus in die Lage versetzen, aktiv und passiv mit Stress und externen Veränderungen umzugehen. Somit kann die rechte Hemisphäre als das wesentliche Element des Selbstsystem betrachtet werden (Mesulam & Geschwind 1978; Schore 1994).

Die rechte Hemisphäre enthält ein affektiv-konfigurationales Repräsentationssystem, das Selbst- und Objektbilder kodiert und sich von der linkshemisphärischen lexikalisch-semantischen Verfahrensweise unterscheidet (Watt 1990). Nach Hofer (1984b) spielen die internen Repräsentationen einer externen interpersonellen menschlichen Beziehung eine wichtige intrapsychische Rolle als »biologische Regulatoren«, die die physiologischen Prozesse überwachen. Diese inneren Repräsentationen, die Informationen über Zustandsveränderungen beinhalten (Freyd 1987), verhelfen dem Kind zu selbstregulierdenden Funktionen, wofür zuvor die externe Regulation einer Fürsorgeperson erforderlich war. Es besteht Einigkeit darüber, dass die Kodierungen der Strategien der Affektregulation primäre Funktionen der inneren Arbeitsmodelle der Bindung sind (Kobak & Sceery 1988) und dass Bindungssicherheit grundlegend mit der physiologischen Kodierung, die der homöostatischen Störung ein Ende setzt, einhergeht (Pipp & Harmon 1987). Wilson und Mitarbeiter (1990) kamen zu dem Schluss, dass die Erfahrung mit einem selbstregulierenden Anderen in interaktiven Repräsentationen verankert ist. Von besonderer Bedeutung ist die entstehende Fähigkeit, Zugang zu komplexen symbolischen Repräsentationen, die das evokative Gedächtnis ermöglichen, zu gewinnen, da dies die Selbstberuhigung während und in der Folge von interaktivem Stress (Fraiberg 1969) erlaubt.

Regulierte und nicht regulierte affektive Erfahrungen mit Fürsorgepersonen werden somit im sich früh bildenden prozeduralen Gedächtnis des orbitalen präfrontalen Systems und seiner kortikalen und subkortikalen Verbindungen als interaktive Repräsentationen sowohl eingeprägt als auch aufbewahrt. Derzeitige Studien weisen darauf hin, dass die Entwicklung sowohl elterlicher als auch die von Selbstrepräsentanzen gleichzeitig geschehen (Bornstein 1993b); dass innere Repräsentationen sich durch aufeinander folgende Entwicklungsstadien epigenetisch entwickeln (Blatt et al. 1990); und dass Entwicklungsübergänge der repräsentationalen Fähigkeit bedeutsame Implikationen für die affektive Entwicklung beinhalten (Trad 1986). Es ist wichtig festzuhalten, dass die Gedächtnisrepräsentation des Säuglings nicht nur Einzelheiten der auslösenden Umgebungsstimuli, sondern auch Reaktionen seiner inneren Zustandsveränderung im jeweiligen Umgebungskontext umfasst.

Das orbitofrontale System, das Goleman (1995) »den denkenden Teil des emotionalen Gedächtnisses« nannte, spielt eine wesentliche Rolle im inneren Zustand des Organismus (Mega & Cummings 1994), bei der zeitlichen Organisation des Verhaltens (Fuster 1985) und bei der Bewertung (Pribram 1987) und Anpassung oder Korrektur emotionaler Reaktionen (Rolls 1986) – d. h. bei der Affektregulation. Tatsächlich »enthält der präfrontale Kortex einige der wenigen Hirnregionen, die jederzeit Signale über praktisch jede Aktivität in unserem Geist oder Körper empfangen« (Damasio 1994, dt. 2006, S. 247). Sie fungiert als ein Erholungsmechanismus, der wirksam die Dauer, die Häufigkeit und die Intensität nicht nur positiver, sondern auch negativer Affektzustände überwacht und autoreguliert.*

Dies führt zu einer Fähigkeit der Selbstberuhigung, die es ermöglicht, psychobiologische Zustände von Verzweiflung zu modulieren und positiv getönte Zustände wiederherzustellen. Diese wichtige Aktivität des psychischen Systems ist somit die adaptive Umschaltestelle innerer körperlicher Zustände – als Reaktion auf Veränderungen in der externen Umgebung, die als persönlich bedeutungsvoll bewertet werden. Das Auftauchen dieser Funktion erlaubt es dem Menschen, sich von »Unstimmigkeitszuständen« zu erholen und ein dauerhaftes Selbstgefühl trotz Zustandsveränderungen aufrechtzuerhalten und dabei eine Erfahrungskontinuität in verschiedenen Umgebungskontexten zu erleben. Diese Fähigkeiten sind für das Auftauchen des Selbstsystems – im Alter von 18 Monaten – wichtig, das stabil *und* anpassungsfähig, d. h. ein dynamisches Systems ist (Lewis 1995).

---

* Der Autor unterscheidet zwischen »autoregulation« (dt.: Autoregulation) und »self-regulation« (dt.: Selbstregulation). Ersteres bezieht sich vor allem auf die grundlegende Funktion rechtshemisphärischer Steuerungszentren, während die Entwicklung der Selbstregulation vor allem einen psychischen Prozess beschreibt.

Säuglingsforscher schildern das Auftauchen eines »reflexiven Selbst« mit 18 Monaten, das sowohl den eigenen als auch den mentalen Zustand des Anderen in Betracht ziehen kann: eine Errungenschaft, die einen wesentlichen Schritt in der emotionalen Entwicklung darstellt (Fonagy et al. 1991). Im Verlauf des zweiten Lebensjahrs erwirbt das Kind die Fähigkeit zu einer *theory of mind*, wodurch der Mensch sowohl sich selbst als auch anderen mentale Zuständen zuschreiben kann und auf der Basis solcher Zustände in der Lage ist, Verhalten vorauszusagen (Bretherton et al. 1981). Der orbitale Kortex reift in der Mitte des zweiten Lebensjahres, am Ende von Mahlers »Übungsphase« – in einer Zeit, in der das durchschnittliche Kind über ein Vokabular von 70 Worten verfügt. Der Kern des Selbst ist somit nonverbal und unbewusst und ist eingebettet in die Matrix der Affektregulation.

Implikationen für die psychoanalytische Metapsychologie

Zur Charakterisierung der psychoanalytischen »psychischen Struktur« sind sowohl das Wesen als auch die Dynamik dieses regulatorischen Systems von Bedeutung: Es hat entscheidenden Einfluss auf die adaptiven Funktionen, die zwischen der externen Umwelt und dem inneren Milieu vermitteln, und wägt zwischen externer Realität und inneren Wünschen ab. Freud kam in seinem *Entwurf einer Psychologie* (1895) zu der Hypothese, dass Erregung, die von innen oder von außen ausgelöst wird, durch Vorgänge reguliert wird, die im Wesentlichen im betroffenen Menschen selbst ablaufen (Schore 1997a). Hartmann (1939) führte aus, dass das eigentliche Wesen der Entwicklung aus einem Differenzierungsprozess besteht, durch den primitive Regulationsfaktoren fortwährend ersetzt oder durch effektivere und anpassungsfähigere regulatorische Faktoren ergänzt werden. Jahrzehnte später entwickelte er – zunächst mit Loewenstein (Hartmann & Loewenstein 1962) und später mit Schafer (1968) – das Konzept, dass die Umwandlung von externer zu interner Regulation im Wesentlichen einen Internalisierungsprozess charakterisiert. In seiner letzten Arbeit kam Kohut (1984) zu dem Schluss, dass frühe Selbst-Selbstobjekt-Beziehungen die von der Mutter beeinflusste Strukturentwicklung ermöglichen; diese ist in die Triebregulation und in integrative Anpassungsfunktionen, die zuvor von der Mutter geleistet wurden, involviert. Mahler et al. (1975) beschrieben ein psychisches Struktursystem, das an der Selbstregulation von Affekten beteiligt ist und dadurch ab der Mitte des zweiten Jahres ein autonomes emotionales Funktionieren ermöglicht. Settlage und Mitarbeiter (1988) konzeptualisierten Entwicklung als ein Fortschreiten von Entwicklungsstufen, wodurch auftauchende selbstregulatorische Strukturen und Funktionen qualitativ neue Interaktionen zwischen dem Individuum und seiner Umgebung erlauben.

Ferner ist dieses triebmodulierende System mit jener kontrollierenden Struktur, die Rapaport (1960) vor mehr als 40 Jahren beschrieb, identisch; es vermag Kontinuität aufrechtzuerhalten, indem es den Druck zur Entlastung der erregten Triebe verlagert. Holzman und Aronson schrieben, dass Freud »vermutlich großes Interesse an den gegenwärtigen neuropsychologischen Studien zu den Frontallappen hätte, da sie die organische Infrastruktur zur Kanalisierung der Triebe darstellen« (1992, S. 72). In seinem Buch *Descartes' Irrtum* vertrat der neurologische Forscher Damasio die Ansicht, dass Emotionen eine ausdrucksstarke Erscheinungsform der Triebe und Instinkte seien, und betonte deren motivationale Rolle: »Grundsätzlich beruht die Wirkung von Trieben und Instinkten darauf, dass sie entweder ein bestimmtes Verhalten direkt hervorrufen oder dass sie physiologische Zustände erzeugen, die das Individuum veranlassen, … sich in einer bestimmten Weise zu verhalten« (1994, dt. 2006, S. 163). Psychobiologische und neurobiologische Studien weisen deutlich darauf hin, dass das Triebkonzept, ein Phänomen im Grenzbereich zwischen Psyche und Soma, wieder in das zentrale Konzept der psychoanalytischen Theorie eingeführt werden sollte.

Die maßgebliche Rolle des orbitofrontalen Kortex bei emotional-kognitiven Prozessen kann heute mittels bildgebender Verfahren erforscht werden, die es uns ermöglichen, sowohl die Funktionen als auch die Anatomie ins Bild zu bringen: das heißt, tatsächlich »Bilder des Mentalen« und zeitweilige subjektive Zustände zu visualisieren. So konnte z. B. eine PET-Studie (Positronenemissionstomographie) beweisen, dass – wenn sich ganz normale Testpersonen (ohne zu sprechen) schmerzliche, affektgeladene Bilder eines Verlusts (z. B. den Tod eines geliebten Menschen) vorstellen – eine vermehrte Durchblutung und Aktivierung insbesondere der orbital-präfrontalen Areale zu sehen ist (Pardo et al. 1993). Mit anderen Worten: wir sind heute in der Lage, die in Echtzeit unmittelbar ablaufende Repräsentation einer inneren Objektbeziehung zu operationalisieren. Interessanterweise zeigen die PET-Bilder von weiblichen Testpersonen orbitofrontale Aktivitäten in beiden Hemisphären, während männliche Testpersonen nur eine einseitige Aktivität aufweisen; zudem weinten mehr Frauen als Männer bei diesen Bildern. Eine noch aktuellere PET-Studie zeigte, dass bei Frauen, anders als bei Männern, eine signifikant größere Aktivität in dieser affektregulierenden Struktur, insbesondere rechtshemisphärisch, stattfindet (Andreason et al. 1994). Diese Befunde weisen auf Geschlechtsdifferenzen im Netzwerk des limbischen Systems hin und stehen mit den geschlechtsspezifischen Unterschieden in den empathischen Stilen oder den Fähigkeiten, nonverbale Affekte zu verarbeiten, in Zusammenhang. Dies führt zu der Frage, warum die Natur die

Frauen psychobiologisch dazu ausgerüstet hat, primäre Beziehungsobjekte zu sein, was vielleicht auch für die »Vermütterlichung der Psychoanalyse« von Bedeutung ist.

Bei anderen Studien zur Überprüfung der introspektiven und selbstreflexiven Fähigkeiten mittels bildgebender Verfahren wurden die Testpersonen gebeten, sich zu entspannen und auf Worte zu achten, die ganz besondere Bewusstseinsvorgänge beschreiben (mentale Zustandsbeschreibungen wie z. B. *Wunsch, Hoffnung, Vorstellung, Sehnsucht, Traum und Phantasie*); es konnte beobachtet werden, dass die Aktivität vor allem im rechten orbitofrontalen Kortex deutlich anstieg (Baron-Cohen et al. 1994). In einer anderen PET-Studie konnten Andreason et al. (1995) zeigen, dass sich beim fokussierenden episodischen Erinnern (beim Erinnern und Sich-Beziehen auf eine persönliche interpersonelle Erfahrung) die Durchblutung in den orbitofrontalen Arealen verstärkte. Rechte frontale Aktivität ereignet sich besonders dann, wenn sich das Gehirn aktiv an ein solches persönliche Ereignis in der Vergangenheit erinnert. Noch faszinierender ist, dass diese gleiche inferiore frontale Region dann aktiviert wird, wenn der Testperson gesagt wird, dass sich das Bewusstsein »ausruhen darf«. Unter diesen Bedingungen – bei unzensierten und stillschweigenden Gedanken – besteht die mentale Aktivität des Menschen aus lose verbundenen und frei schweifenden Erinnerungen sowie zukünftigen Plänen. Die Autoren schlossen daraus, dass diese orbitofrontale Aktivität das »freie Assoziieren« widerspiegelt, was an den Primärprozess erinnert!

Solms, dessen Forschung zur Traumorganisation an der Schnittstelle von Neurologie und Psychoanalyse angesiedelt ist, konnte durch neurologische Befunde auf einen anderen Aspekt der primären Verarbeitungsaktivität hinweisen und zeigen, dass der Steuerungsmechanismus des Traumes entscheidend durch anteriore limbische orbitofrontale Strukturen beeinflusst wird. Er kam zu dem Schluss, dass »diese Regionen sowohl für die Affektregulation als auch für die Impulskontrolle und Realitätsprüfung wichtig sind; sie handeln in Form einer ›Zensur‹« (1995, S. 60 f.). Die normale Aktivität dieses Hirnsystems während des Schlafens erlaubt eine Informationsverarbeitung durch symbolische repräsentationale Mechanismen; ein Misslingen dieser regulatorischen Funktionen – verursacht durch überwältigende Erfahrungen – führt hingegen zu einem Scheitern des Träumens, zu gestörtem Schlaf und zu Alpträumen.

Implikationen für psychoanalytische Konzepte der Psychopathologie

Zahlreiche unterschiedliche Disziplinen erbringen zwingende Beweise, dass jede früh entstandene Psychopathologie auf Bindungsstörungen beruht und sich in einem Scheitern der Selbst- und/oder der interaktionellen Regulation manifestiert (Grotstein 1986). Nach Grotstein lässt sich die grundlegende Pathologie dieser Patienten, bei denen häufig Formen neurobiologischer Beschädigung zu finden sind, auf das Scheitern einer »ausreichend guten Bindung und Anbindung« zurückführen. Als Konsequenz der Unfähigkeit, Zugang zu einer mütterlichen Modulation ihrer affektiven Zustände zu finden, leiden diese Patienten, so nahm er an, unter einer lebenslangen »Unfähigkeit, sich selber zu regulieren, Eindrücke emotionaler Erfahrungen, denen sie unterworfen sind, wahrzunehmen, zu kodieren und zu verarbeiten« (1990, S. 157). Ferner ist anzunehmen, dass dieser »Mangel an Differenzierung zwischen dem Selbst und dem Anderen aus der Halbdurchlässigkeit der physiologischen Regulation zwischen Säugling und Mutter« resultiert (Pipp 1993, S. 194).

Tatsächlich zeigen Borderline-Persönlichkeiten eine Unfähigkeit zur Selbstregulation, und sie können keine »stabilen« Selbst- und Objektrepräsentanzen bilden (Grotstein 1987). Narzisstische Persönlichkeiten, die in der Entwicklung weiter vorangeschritten sind, zeigen ebenfalls unsichere Bindungen (Pistole 1995), eine Beeinträchtigung der Regulation des Selbstwertes und eine gestörte Selbstrepräsentanz in der Beziehung mit anderen (Auerbach 1990). Sie erreichen keine psychische Organisation, die mit komplexen symbolischen Repräsentanzen einhergeht, welche darüber informieren, wie man aus einem stressinduzierten negativen Zustand in einen positiveren wechseln kann. Stattdessen haben sie häufig Zugang zu pathologischen inneren Repräsentanzen, die ein dysreguliertes »Selbst-in-Interaktion-mit-einem-falsch-abgestimmten-Anderen« kodieren.

Ich denke, dass sich die funktionalen Indikatoren dieser Anpassungseinschränkungen besonders in Erholungsdefiziten der internen reparativen Mechanismen manifestieren. Eine solche Psychopathologie wird an der begrenzten Möglichkeit, Intensität und Dauer von Affekten zu modulieren, deutlich – insbesondere biologisch primitive Affekte wie Scham, Wut, Erregung, Begeisterung, Ekel sowie Angst und Schrecken: mögliche Erscheinungsbilder jeder durch eine zu geringe oder zu massive Regulation hervorgerufenen Störung. Solche Anpassungsstörungen bei negativen Affekten werden meist unter sich ändernden Bedingungen, die eine Verhaltensflexibilität und adaptive Antworten auf sozioemotionalen Stress erfordern, offensichtlich. Dieses Konzept passt zu derzeitigen Vorstellungen, die betonen, dass die weitestreichende Auswirkung früher Traumata und Vernachlässigung im Verlust der Regulation intensiver Gefühle besteht (van der Kolk & Fisler 1994); eine solche Dysfunktion zeigt sich an deutlich intensiveren und länger andauernden emotionalen Reaktionen (Oatley & Jenkins 1992). Ich meine, dass diese funktionelle Verletzbarkeit strukturelle Schwächen und Defizite in der Organisation des orbitofrontalen Kortex widerspiegelt – jener neurobiologischen Regulationsstruktur, die zentral in den Anpassungsprozess oder die Korrektur emotionaler Reaktionen involviert ist.

Zunächst war die Psychoanalyse der Meinung, dass Entwicklungsstörungen einen Defekt der inneren psychischen Struktur widerspiegeln; sie war aber nicht in der Lage, dieses strukturelle System zu identifizieren. Ich glaube, dass das orbitale präfrontale limbische System diese psychische Struktur ist und behaupte ferner, dass jede Form einer früh entstandenen Störung in einem gewissen Ausmaß veränderte orbitale präfrontale limbische Funktionen mit einschließt (Schore 1996). Anatomische Studien zeigen deutlich die einzigartige Entwicklungsplastizität des präfrontalen limbischen Kortex, und diese Eigenschaft beeinflusst vermutlich dessen »besondere Verletzbarkeit« bei psychiatrischen Störungen (Barbas 1995). Tatsächlich zeigt die derzeitige Forschung (zumeist mittels bildgebender Verfahren) deutlich diese beeinträchtigte orbitofrontale Aktivität: bei schweren Pathologien wie Autismus (Baron-Cohen 1995), Schizophrenie (Seidman et al. 1995), Manie (Starkstein et al. 1988), unipolarer Depression (Mayberg et al. 1994), Angstzuständen (Rauch et al. 1995), posttraumatischen Belastungsstörungen (Semple et al. 1992), Drogenabhängigkeit (Volkow et al. 1991), Alkoholismus (Adams et al. 1995), Borderline-Störungen (Goyer et al. 1994) und psychopathologischen (Lapierre et al. 1995) Persönlichkeitsstörungen.

Implikationen für die psychoanalytische klinische Theorie

Eine zentrale theoretische Perspektive sowohl der Entwicklungspsychoanalyse, der Psychobiologie als auch der Neurobiologie betont die Bedeutung der frühen affektiven Phänomene. Das neue Paradigma, das durch diese interdisziplinäre Integration entsteht, bringt weitere signifikante Implikationen für klinische Modelle der Psychoanalyse mit sich, deren Fokus auf dem primären Studium der »emotionalen Entwicklung und des Handelns des Menschen« liegt (Langs & Badalamenti 1992). Tatsächlich »wird der Affekttheorie zunehmend eine Überbrückungsfunktion zwischen der klinischen und der allgemeinen Theorie der Psychoanalyse zugewiesen« (Spezzano 1993, S. 39). Krystal (1988) unterstrich das grundlegende Prinzip, dass die Entwicklung und Reifung der Affekte das Schlüsselereignis in der frühen Kindheit darstellen. Knapp sprach sich dafür aus, dass »das Ziel der Reifung in einer optimalen Regulation besteht, was auch den Reifungsprozess in der Therapie mit einschließt. Das Hauptaugenmerk sollte in der Therapie der Dysregulation gelten« (1992, S. 247). Das Konzept der Psychotherapie von »Entwicklungsstagnationen« (Stolorow & Lachmann 1980) ist darauf ausgerichtet, eine Mobilisierung fundamentaler Entwicklungsmöglichkeiten (Emde 1990) und die Wiederaufnahme des unterbrochenen Entwicklungsprozesses einzuleiten (Gedo 1979).

In der frühen präverbalen Entwicklung konstruiert das Kind innere Arbeitsmodelle der Bindungsbeziehung mit seinen nahen Bindungspersonen; diese Repräsentationen, die sich fortwährend in die reifenden Hirnkreisläufe einprägen, bestimmen für die weitere Lebenszeit die Affektregulierung des Menschen. Bowlby (1988) machte geltend, dass der Prozess der Bewusstmachung und der Bewertung dieser inneren Arbeitsmodelle die wesentliche Aufgabe der psychoanalytischen Therapie sei; er stimmt mit Kernbergs Behauptung überein, dass die unbewussten, nonverbal kommunizierten »Einheiten, die sich durch eine Selbstrepräsentanz, eine Objektrepräsentanz und einen Affektzustand, der sie verbindet, konstituieren, die wesentlichen Elemente der psychischen Struktur darstellen, die für die psychoanalytische Exploration von Bedeutung sind« (1988, S. 482). Diese interaktiven Repräsentationen sind in der rechten Hemisphäre aufbewahrt, die ein affektives konfigurationales Repräsentationssystem beinhaltet, das bei der Verarbeitung emotionaler Information vorherrschend ist.

Die unmittelbare Relevanz von Entwicklungsstudien zum psychotherapeutischen Prozess beruht auf den gemeinsamen Merkmalen der interaktiven und gefühlshaften Transaktions-Abläufe in der Eltern-Kind- und in der Therapeut-Patient-Beziehung. Das Wesen dieser Entwicklung wird im Konzept der »reziproken gegenseitigen Beeinflussung« (Schore 1996) erfasst. Frühe präverbale und emotionale Mutter-Kind-Kommunikationen, die vor der Reifung der linken Hemisphäre und vor dem Beginn der verbal-linguistischen Fähigkeiten stattfinden, stellen voneinander abhängige responsive affektive Transaktionen zwischen den rechten Hemisphären der Teilnehmer dieser Dyade dar. Und so dauert der »nonverbale prä-rationale Fluss des Gefühlsausdrucks, der das Kind an seine Eltern bindet, im weiteren Leben an, da er der erste Vermittler der intuitiv gefühlten affektiv-relationalen Kommunikation zwischen Menschen ist« (Orlinsky & Howard 1986, S. 343). Ein kleines Kind »funktioniert« auf eine grundlegend unbewusste Weise; spätere unbewusste Prozesse bei einem größeren Kind oder einem Erwachsenen können auf diese frühen Abläufe zurückgeführt werden (Fischer & Pipp 1984). In Übertragungs-Gegenübertragungsinteraktionen werden diese unbewussten Prozesse meist deutlich enthüllt und ausgedrückt. Stolorow, Brandchaft und Atwood (1987) sprechen daher von »gegenseitig reziprokem Einfluss«. Freuds Behauptung (1915), dass »das Ubw eines Menschen mit Umgehung des Bw auf das Ubw eines anderen reagieren kann« (GW, Bd.X, S.293), und Rackers (1968, S.137) Entdeckung, dass »jede Übertragungssituation eine Gegenübertragungssituation auslöst«, weisen deutlich auf ein transaktionales Modell der psychotherapeutischen Beziehung hin.

Eisenstein, Levy und Marmor (1994) beschrieben die Bedeutung, die Häufigkeit und die Vielgestaltigkeit der nonverbalen Kommunikation, die zwischen Therapeut und Patient stattfindet. Diese Kommunikation wird im Tonfall, im Gesichtsausdruck und in der körperlichen Haltung ausgedrückt; sie geschieht außerhalb der bewussten Wahrnehmung der beiden Teilnehmer, und Übertragungs- und Gegenübertragungsreaktionen werden als Reaktionen auf diese Zeichen ausgelöst. Die Autoren kamen zu dem Schluss, dass dieser nonverbale Austausch eine wesentliche Komponente im therapeutischen Prozess ist. Demos warnte aus der Sicht der Säuglingsforschung, dass die Psychoanalyse »verbale und symbolische Modi der Darstellung über- und nonverbale und präsymbolische Modi unterbewertet. Sie gibt der Sprache eine privilegierte Rolle – quasi als einzig zuverlässige Quelle, die Informationen über die innere Erfahrung eines Anderen liefert« (1992, S.208). In seinen Ausführungen über die wichtige Rolle nonverbaler Komponenten im klinischen psychoanalytischen Prozess stellte Jacobs fest, dass der Erwerb der Fähigkeit, nonverbale Kommunikation zu verstehen, »jenem Lernen, ein kompetenter Säuglingsbeobachter zu sein, sehr ähnlich ist« (1994, S.748). Krystal (1988) bemerkte, dass das »kindliche nonverbale Affektsystem« über die gesamte Lebensspanne wirksam ist. Ich komme zu dem Schluss, dass das Verstehen der interaktiven Affekt-Transaktions-Mechanismen der nonverbalen und unbewussten Übertragungs-Gegenübertragungsbeziehung die Grenzen der klinischen Psychoanalyse aufzeigt.

Es gibt einen wachsenden Konsens darüber, dass das klinische Konzept der Übertragung (Wallerstein 1990) und Gegenübertragung (Gabbard 1995) den zahlreichen unterschiedlichen theoretischen Perspektiven, die in der Psychoanalyse existieren, gemeinsam ist. Die differenzierte Aufklärung der Abläufe, die diesem zentralen Phänomen zugrunde liegen, wird daher zu einem wichtigen Ziel. Um mein Vorgehen zu begründen, führte ich in meinem 1994 erschienenen Buch einen multidisziplinären Beweis an: nonverbale Übertragungs-Gegenübertragungsinteraktionen, die auf vorbewussten-unbewussten Ebenen stattfinden, stellen eine wechselseitige rechtshemisphärische Kommunikation dar, in der sich automatische, regulierte und unregulierte emotionale Zustände zwischen Patient und Therapeut ereignen. Der orbitofrontale Kortex, der zunächst an internen, körperlichen und motivationalen Zuständen beteiligt ist, spielt bei diesen interaktiven Mechanismen eine herausragende Rolle. Tatsächlich zeigen Studien, dass er funktional die Fähigkeit zu Empathie (Mega & Cummings 1994) und zur Einflussnahme auf die Zustände anderer hat (Baron-Cohen 1995) und zudem Überlegungen sowohl zu eigenen inneren emotionalen Zuständen als auch zu denen anderer beeinflusst (Povinelli & Preuss 1995). Weiter ist dieses kortikale Areal wesentlich in die Steuerung »der Aufmerksamkeitswachheit für mögliche Inhalte des Bewusstseins« involviert (Goldenberg et al. 1989). Dieses System dehnt sich in den rechten zerebralen Kortex aus, der für die Manifestation emotionaler Zustände (Ross 1984) und unbewusster Prozesse verantwortlich ist (Galin 1974; Watt 1990).

Implikationen für ein psychoanalytisches Psychotherapiekonzept

Ein Behandlungsmodell, das entwicklungsorientierte und klinische Perspektiven integriert, generiert heuristische Hypothesen über die zugrunde liegenden dynamischen Mechanismen, die in die psychotherapeutische Erfahrung involviert sind: insbesondere solche, die die »primitiven emotionalen Störungen« betreffen, die für die früh entstandenen rechtshemisphärischen Beeinträchtigungen der präödipalen Entwicklungspsychopathologien kennzeichnend sind (s. Anhang). Von besonderer Wichtigkeit sind für den Psychotherapieprozess jene früh entstandenen Repräsentanzen eines dysregulierten Selbst-in-Aktion-mit-einem-fehlabgestimmten-Anderen, da diese zu unbewussten Mustern der emotionalen Beziehungen werden, die die Psychopathologie beeinflussen. Diese Repräsentanzen gehen vor allem mit schmerzlichen primitiven Affekten einher, die der in seiner Entwicklung beeinträchtigte Mensch weder intra- noch interpersonell regulieren kann. Als ein Resultat dieser Beschränkung werden bestimmte Formen des externen oder internen affektinduzierenden Inputs selektiv und defensiv von der bewussten Verarbeitung ausgeschlossen.

Das Gesamt der klinischen und experimentellen Beweise zeigt, dass alle Formen der Psychopathologie von Symptomen der emotionalen Dysregulierung begleitet werden; Schutzmechanismen bestehen im Wesentlichen aus emotionsregulierenden Strategien zur Vermeidung, zur Minimierung oder zur Umwandlung von Affekten, die zu schwierig zu ertragen sind (Cole et al. 1994). Jedoch sind es gerade jene Strategien der Affektregulation und jene pathogenen Schemata der Dysregulation, die in der Übertragungs-Gegenübertragungsmatrix erkannt und bearbeitet werden müssen. Solche »latenten« »isolierten« Schemata sind nach Slap und Slap-Shelton (1994) egozentrisch, analog und visuell. Sie sind in der visuospatialen rechten Hemisphäre aufbewahrt, die ein analoges Repräsentationssystem (Tucker 1992) und eine nonverbale Verarbeitung beinhaltet, die für die sprachlichen Zentren der linken Hemisphäre (R. Joseph 1982) unzugänglich sind. Aus diesem Areal, das abgetrennte Teile des Selbst aufbewahrt, stammen auch Übertragungsprojektionen, die auf den Therapeuten gerichtet werden.

Die Pathologie der sich früh formenden Entwicklungsstörungen enthüllt sich meist deutlich bei zwischenmenschlichem Stress. Frühe schmerzliche Erfahrungen liegen in tiefen Schichten des Unbewussten begraben, jedoch werden unter Stress ihre Auswirkungen an der Oberfläche gespürt: insbesondere an der Schnittstelle, wo das Selbst mit einem anderen Selbst interagiert – einem Selbst, das möglicherweise die Quelle der Dysregulation ist. Ein herausragendes Beispiel für ein solches Geschehen ereignet sich während eines plötzlichen Bruchs in der therapeutischen Beziehung, der die negative therapeutische Reaktion begleitet: eine regressive Zustandsverschlechterung des Patienten – als Folge eines zunächst scheinbar adäquaten therapeutischen Umgangs: »Wenn man Hoffnung gibt und ihnen Zufriedenheit mit dem Stand der Behandlung zeigt, scheinen sie unbefriedigt und verschlechtern regelmäßig ihr Befinden« (Freud 1923; GW, Bd. XIII, S. 278). Ich denke, dass dieses Geschehen in Wirklichkeit eine therapeutische Fehlabstimmung mit dem derzeitigen Zustand des Patienten anzeigt.

Wie können wir dieses plötzliche desorganisierende Geschehen eines derartigen klinischen Phänomens verstehen? Man weiß heute, dass wichtige »Signale« vom Therapeuten ausgehen; diese werden vom Patienten absorbiert und metabolisiert. Sie führen zu einer Übertragung (Gill 1982) und Aktivierung bestehender Vorstellungsinhalte internalisierter Objektbeziehungen (Kernberg 1980). Diese Signale ähneln dem ursprünglichen toxischen Verhalten des Patienten in stark erregten affektiven Momenten einer mangelhaften Beziehungsabstimmung; sie werden durch dessen rechte Hemisphäre verarbeitet, die insbesondere unter Stressbedingen aktiviert wird (Tucker et al. 1977). Von besonderer Wichtigkeit sind visuelle und auditive Stimuli, die in frühen und das Selbst desorganisierenden Perioden von Scham und Demütigung wahrgenommen wurden – eine gemeinsame Erfahrung von Borderline- oder narzisstischen Lebensgeschichten (Schore 1991).

Mimische Hinweise für Übertragungsprozesse werden sofort anhand von Bewegungen im Gesicht des Therapeuten (Krause & Lutolf 1988), die hauptsächlich in der Region um die Augen und um den Mund auftreten (Fridlund 1991), durch rechte kortikale Abläufe im Patienten evaluiert, die bei nonverbalen Signalen mimischer und prosodischer Stimuli eine Rolle spielen (Blonder et al. 1991). Solche Eindrücke erzeugen »eine Reihe analoger Vergleiche zwischen den Verstörungen, die durch den Therapeuten erlebt werden (‹Mesalliance›), und dem empathischen Scheitern und den Verzerrungen durch die Eltern« (Watt 1986, S. 61). Dies aktiviert sofort die im rechten Hirn eingeprägten pathologischen internen Objektbeziehungen und

»gefühlsbetonte Kognitionen« (Greenberg & Safran 1984), die wiederum die »gefühlsbetonte Theorie des Bewusstseins« (Brothers 1995) des Patienten programmieren, welche zu einer beurteilenden Haltung und zu Bedeutungszuweisungen bezüglich des Anderen führt. Solche frühen interaktiven Repräsentationen kodieren Erwartungen der bevorstehenden Dysregulation. Daraus resultiert, dass das Gehirn des Patienten plötzlich vom dominanten Modus des linkshemisphärischen linearen Prozesses zum rechtshemisphärisch-nonlinearen überwechselt.

Die rechte Hemisphäre ist in die Gedächtnisspeicherung emotionaler Gesichtsausdrücke involviert (Suberi & McKeever 1977) und sie wird während des Abrufens autobiografischer (Cimino et al. 1991) und früher Kindheitserinnerungen (Horowitz 1983; Joseph 1992) aktiviert. Auftauchender interaktiver Stress – ähnlich einer sehr frühen, fehlabgestimmten, dysregulierenden Transaktion – zerreißt sofort die Bindungsbeziehung zwischen Patient und Therapeut. Diese plötzliche Erschütterung der therapeutischen Allianz stellt eine Rekonstruktion dessen dar, was Lichtenberg (1989) »eine Modellszene« nannte; sie induziert Zugang zum Bewusst-Werden chaotischer Zustände, die mit frühen traumatischen Erfahrungen assoziiert werden, welche im impliziten prozeduralen Gedächtnis (Siegel 1995) gespeichert und gewöhnlich durch die »infantile Amnesie« geschützt sind. Aber jetzt – dank der zustandsabhängigen Erinnerung (Bower 1981) – wird der Patient in einen körperlichen Zustand versetzt, der psychobiologisch einen »gefürchteten Bewusstseinszustand« (Horowitz 1987) anzeigt und dadurch »Abgespaltetes« heraufbeschwört (das augenblickliche Sich-Auflösen der positiven und die plötzliche Intensivierung der negativen Übertragung). Diese »maligne Übertragungsreaktion«, die sich in einer rapiden emotionalen Aktivierung und Instabilität zeigt, spiegelt Veränderungszustände von Über- und Untererregung der limbischen Regionen wider (McKenna 1994). Als Ergebnis der darauf folgenden schnellen Eskalation der intensiven negativen Affekte wird das Selbst desorganisiert, entweder explosiv oder implosiv. Neurobiologische Studien zeigen, dass das Auftauchen von starken Affekten während der Psychotherapie von einer ansteigenden Aktivatierung der rechten Hemisphäre begleitet ist (Hoffman & Goldstein 1981).

Es ist wichtig, sich daran zu erinnern, dass dieser affektive Zustand in der Dyade übertragen wird. Die Resonanz des Therapeuten auf diesen Zustand der rechten Hemisphäre ruft als Reaktion »eine somatische Gegenübertragung« hervor (M. Lewis 1982), und diese »somatischen Markierungen« (Damasio 1994) sind vermutlich die physiologischen Reaktionen, die die aus einer Verzweiflung induzierten projektiven Identifikationen des Patienten aufnehmen (oder aber auch nicht). Sander verwies auf eine »Gegenseitigkeit der Beeinflussung«, auf »ein Denken, das sich daran orientiert, dass die Signale des Patienten sowohl den Zustand des Therapeuten beeinflussen als auch umgekehrt die Signale des Therapeuten den Zustand des Patienten« (1992, S.583). Diese dialektische Wirkungsweise ist besonders bei belastenden Unterbrechungen des Arbeitsbündnisses, die sich während »Enactments« ereignen, auffällig; sie werden als jenes Geschehen erachtet, das sich innerhalb der Dyade ereignet und das die beide Parteien als Konsequenz des Verhaltens des jeweils anderen erleben« (McLaughlin 1991, S.611). Diese sehr plötzlich auftauchenden dynamischen Momente der »negativen therapeutischen Reaktion« sind somit die offene Manifestation der verdeckten, tiefen, unbewussten Übertragungsmuster des Patienten, die dieser in die Interaktion mit einbringt, mit den ebenso verdeckten, tiefen, unbewussten Gegenübertragungsmustern des Therapeuten.

In einem solchen Moment wird der Durcharbeitungsprozess zu einer interaktiven Wiedergutmachung (Tronick 1989) und hängt stark von der Fähigkeit des Therapeuten ab, den negativen Aspekt in sich selbst zu erkennen und zu regulieren. Ellman (1991) wies darauf hin, dass – obwohl der Umgang mit dem negativen Affekt und der negativen Übertragung der schwierigste Teil der Behandlung ist –, die Belastbarkeit des Therapeuten und sein Aushalten der negativen Zustände einen wesentlichen Beitrag zur Schaffung des Vertrauens in die analytische Beziehung darstellt. Die Teilnahme des Klinikers an der Unterbrechung und an der interaktiven Wiederherstellung (Beebe & Lachmann 1994) ist abhängig von und begrenzt durch dessen Fähigkeit, den negativen Zustand des Patienten, den er (unbewusst) ausgelöst hat, zu ertragen und sich daran anzupassen. Diese Anpassungsfähigkeit wird an der Fähigkeit sichtbar, unter Stress den projizierten negativen Affekt selbst zu regulieren (auszuhalten) und dadurch als ein interaktiver Regulator des gemeinsam erlebten negativen Zustandes wirksam zu werden. Indem er so handelt, reagiert der Therapeut mit Resonanz auf den inneren Zustand von Übererregung und Dysregulation des Patienten, er moduliert ihn, erwidert prosodisch in einer regulierteren Form und verbalisiert dann dessen Erlebenszustand.

Der wesentliche Beitrag zu diesem Prozess ist zunächst die Fähigkeit des Therapeuten, in seinem körperlichen Befinden die belastenden Veränderungen der Gegenübertragung, die durch die Übertragungskommunikation des Patienten hervorgerufen wurden, auf der nonverbalen Ebene zu erspüren, zu erkennen, zu überwachen und zu regulieren. In diesem Prozess muss sich der Therapeut in einem »sich reorganisierenden Rückzug« verhalten – ein selbstregulierendes Manöver, das fortwährend Zugang zu einem Zustand erlaubt, in dem ein Symbolisierungsprozess stattfinden kann, der es dem Therapeuten ermöglicht, ein paralleles affektives und imaginäres Szenario zu entwerfen, das auf das des Patienten Resonanz gibt (Freedman & Lavender 1997). Diesen Autoren zufolge bestimmen die An- oder Abwesenheit der Wahrnehmung des Therapeuten bezüglich seiner die Gegenübertragung begleitenden körperlichen Signale und seine Fähigkeit, die Zustandsunterbrechung, die durch den Patienten verursacht wurde, selbst zu regulieren, ob die Gegenübertragung wirklich destruktiv oder konstruktiv, »symbolisierend« oder »de-symbolisierend« ist.

Somit ist die aktive Beteiligung beider Teilnehmer dieser Dyade an diesem Prozess von Unterbrechung und interaktiver Wiederherstellung unbedingt notwendig, damit der Patient lernen kann, dass ein zunächst desorganisierter Zustand durch ein externes Objekt reguliert werden kann (statt weiter dysreguliert zu sein). Der Patient kann jetzt – in Anwesenheit eines reparativen Objekts – aus einem zunächst vermiedenen stressvollen Zustand in einen anderen überwechseln und nonverbale Affekte in einer verbalen Verarbeitung verstehen. Forschungsbefunde zeigen, dass »die Fähigkeit, sich in Zuständen hoher emotionaler Erregung mit Worten auszudrücken, eine wichtige Errungenschaft der Selbstregulation ist« (Dawson 1994, S. 358). Wolf (1991) nahm an, dass das Ergebnis eines erfolgreichen Wiederherstellungsprozesses darin besteht, dass das gegenseitige empathische Band zwischen Patient und Therapeut stärker und für wiederholte Brüche weniger anfällig wird. Gedo schrieb, dass die Durcharbeitung »des schwierigen Übergangsprozesses, in dem der Ballast früherer behavioraler Regulationsmodi allmählich durch effektivere Anpassungsmaßnahmen ersetzt wird«, von »einer Bewältigung der affektiven Intensität« begleitet ist (1995b, S. 344).

Der unbewusste Affekt und seine Regulation werden somit zum primären Ziel der Therapie einer präödipalen Dynamik. Besondere Aufmerksamkeit gilt der Erkennung und Identifikation von Affekten, die während der Entwicklung weder interaktiv reguliert noch intern repräsentiert waren. Die therapeutischen Interventionen richten sich daher direkt auf die Anhebung der Gefühle von einer primitiven, präsymbolischen sensomotorischen Erfahrung hin zu einer reifen, symbolischen Repräsentationsebene; dies stellt einen funktionalen Fortschritt dar, der durch die ansteigende Flexibilität der emotionalen Steuerungsstruktur beeinflusst wird. In einer Langzeitbehandlung wird der Patient durch die Internalisierung der regulatorischen Funktionen des Therapeuten in die Lage versetzt, einen selbstreflexiven Zustand zu erreichen, der die Einschätzung der Wichtigkeit und die Bedeutung verschiedener emotionaler Zustände erlaubt. Bach wies darauf hin, dass diese Entwicklungserrungenschaft durch das Auftauchen einer höher angesiedelten integrativen Fähigkeit ausgedrückt wird, die »freien Zugriff auf affektive Erinnerungen an wechselnde Zustände – eine Art übergeordnetes reflexives Bewusstsein für multiple Perspektiven des Selbst – ermöglicht« (1985, S. 179).

Diese funktionalen Fortschritte spiegeln Veränderungen in den internen Strukturen wider. Der Neuropsychiater Mender schrieb, dass »das psychoanalytische Erinnern durch das Wieder-gewahr-Werden der tiefsten primitiven und undifferenzierten Quellen des menschlichen Potenzials die Wirkungsbreite unserer neurobiologischen Optionen vergrößern kann« (1994, S. 169). Ich meine, dass die Mobilisierung der grundlegenden Entwicklungsmöglichkeiten – was zu einer Psychotherapie gehört – die Organisation der strukturellen Veränderungen in limbischen Kreisläufen widerspiegelt, die neurobiologisch das Auftauchen von Anpassungsfähigkeiten ermöglichen. 1988 schrieb der Psychoanalytiker Basch, dass eine Psychotherapie die Veränderung und die Bearbeitung von Prägungen im Nervensystem des Patienten, die bei dessen Verarbeitung sozial-emotionaler Informationen eine Rolle spielen, ermöglichen kann. Man weiß heute, dass insbesondere kortikale und sensorisch-limbische Verbindungen in dynamischen Langzeittherapien aufgearbeitet werden (McKenna 1994).

Übereinstimmend mit diesem Konzept schlug Spezzano (1993) vor: »Die analytische Beziehung heilt, indem sie sich die Methoden der Verarbeitung und Affektregulierung, auf die sich der Patient zum psychologischen Überleben verließ, zu Eigen macht und sie dann verändert. Der Mechanismus dieser Veränderungen besteht aus einer – im Vergleich zu vorher – verbesserten Affektregulation mit Hilfe der Analyse, mit anschließender Modifikation dessen, was man, klassisch ausgedrückt, als die unbewussten affektregulierenden Strukturen des Patienten bezeichnen könnte« (S. 215 f.).

Watt (1986) drückte sich noch genauer aus: Er vermutete, dass Verknüpfungen im rechten frontolimibischen Kortex (eine neurobiologische Struktur, die in die Regulation primitiver Affekte involviert ist) durch die psychoanalytische Erfahrung in hohem Maß reorganisiert werden. Noch erstaunlicher ist, dass diese Hypothesen zur Natur des inneren Struktursystems, das durch eine Psychotherapie verändert wird, durch eine PET-Studie bestätigt wurden: Patienten weisen als Ergebnis einer erfolgreichen psychologischen Behandlung signifikante Veränderungen in der metabolischen Aktivität des rechten orbitofrontalen Kortex und seiner subkortikalen Verbindungen auf (Schwarz et al. 1996).

Diese Ergebnisse werden durch eine große Anzahl neurowissenschaftlicher Studien bestätigt: Sie zeigen, dass – obwohl sich die Auswirkungen der Erfahrungen mit der Umgebung schneller und in größerem Umfang im kindlichen als im Erwachsenengehirn bemerkbar machen – die Fähigkeit für erfahrungsabhängige plastische Veränderungen im Nervensystem über die gesamte Lebensspanne erhalten bleibt und Erfahrung für das weitere Gehirnwachstum und das Verhaltenspotenzial notwendig ist (Rosenzweig 1996). In der Tat gibt es Beweise, dass der präfrontale limbische Kortex, mehr als jeder andere Teil des zerebralen Kortex, die plastische Kapazität der frühen Entwicklung beibehält. Der orbitofrontale Kortex fährt fort – sogar im Erwachsenenalter – anatomische und biochemische Merkmale, die in der Ontogenese beobachtet werden, zum Ausdruck zu bringen; und dies erklärt seine große Plastizität und Involviertheit in Lern- und in Gedächtnisprozesse und in kognitiv-emotionale Interaktionen (Barbas 1995). Solche Ergebnisse weisen darauf hin, dass dieses besondere System – mit seiner Fähigkeit zur Nutzung und Steuerung der psychobiologischen Ver-Äußerung von im limbischen System kodiertem Lernen – eine wichtige Rolle in der psychischen Strukturveränderung spielt, die das Ergebnis einer Langzeit- und wachstumsfördernden psychotherapeutischen Beziehung ist.

Kapitel 2

Wie das mentale System entsteht: Die Bindungsbeziehung, das sich selbst organisierende Gehirn und eine entwicklungsorientierte psychoanalytische Psychotherapie

Es ist eine Ehre, einen Vortrag im Rahmen der Seventh Annual John Bowlby Memorial Lecture halten zu dürfen. Es ist sogar ein doppeltes Privileg, da ich schon im vergangenen Jahr gebeten wurde, das Vorwort zu einer Neuauflage von Bowlbys bahnbrechendem Buch *Attachment* (Bowlby 1969) zu schreiben. In jener Ausarbeitung stellte ich – in einer Zeit, die man die »Dekade des Gehirns« nannte – Betrachtungen zu seinen weitreichenden Gedanken über die biologische und neurologische Natur der Bindung (Schore 2000c) an. Ich habe in zahlreichen Beiträgen beschrieben, in welchem Umfang psychologische und biologische Disziplinen seine Vorstellungen als ein vorherrschendes und der Wissenschaft zugängliches Konzept der menschlichen Entwicklung übernommen haben (Schore 2000a, b, c, i).

Jedes dieser wissenschaftlichen Forschungsfelder verweist – wenn die Ursprünge der Theorie dargestellt werden – auf Bowlbys Integration von Ethologie (Studium der Verhaltensbiologie) und Psychoanalyse. In einer zeitgenössischen Beschreibung von *Bindung* formulierte Ainsworth: »Letztendlich versuchte Bowlby eine Aktualisierung der psychoanalytischen Theorie im Hinblick auf die derzeitigen Weiterentwicklungen in der Wissenschaft der Biologie« (Ainsworth 1969, S. 998). Ich weise darauf hin, dass sich in den gut drei Jahrzehnten seit dem Erscheinen von *Attachment* zwar die Beziehungen zwischen der Bindungstheorie und der Naturwissenschaft, nicht aber die zwischen Bindungstheorie und Psychoanalyse, insbesondere der klinischen Analyse, vertieft haben. Im Augenblick verbessert sich jedoch dank der Beiträge der entwicklungsorientierten psychoanalytischen und psychologischen Bindungsforschung diese Situation: Beiträge, welche die klinische Relevanz der Konzepte der mentalen Repräsentationen der inneren Arbeitsmodelle und der reflexiven Funktionen belegen. Experimentelle und klinische Bindungsforscher beschreiben neuerdings detailliert diese beiden grundlegenden Charakteristika, »wie das mentale System entsteht«, die bei dieser Tagung thematisiert werden.

Zuweilen wird vergessen, dass sich die Bindungstheorie unmittelbar aus der Freud'schen Entwicklungsperspektive entwickelt hat und viele seiner frühen Vermutungen daher nicht verwirft. Tatsächlich bezog sich Bowlby im ersten Abschnitt von *Attachment* ganz besonders auf Freuds grundlegendes Ziel, die frühe Entwicklung zu verstehen. Am Anfang des Buches kontrastierte er dessen Methodologie zur Generierung von Entwicklungshypothesen – das heißt die Analyse von Träumen und Symptomen erwachsener neurotischer Patienten und des Verhaltens einfacher Völker – mit seiner eigenen und stellte fest: »Obwohl er [Freud] bei der Suche nach Erklärungen immer auf die frühkindliche Erfahrungswelt stieß, bezog er sein Untersuchungsmaterial doch nur selten aus Direkbeobachtungen an Kindern« (Bowlby 1969, dt. 1984, S. 19). Die Ausgestaltung dieses Themas stellte den Schwerpunkt seines Buches dar, doch fasste er im Schlusskapitel die entwicklungsorientierten psychoanalytischen Konzepte unter der Überschrift zusammen: »Über das Wesen der Mutter-Kind-Bindung: Überblick über die psychoanalytische Literatur« (ebd., S. 329).

In meinen heutigen Ausführungen möchte ich einige neuere interdisziplinäre Weiterentwicklungen vorstellen, die eine enge Verbindung zwischen den allgemeinen Zielen der klassischen Psychoanalyse und der Bindungstheorie herstellen. Es mag verwundern, dass die neue Entwicklung, die Freud und Bowlby zusammenführt, aus der Neurowissenschaft kommt. Deren Wissen unterstützt das gemeinsame Interesse dieser beiden wichtigen Mitwirkenden bei der Entwicklung der Theorie des frühen Bewusstseins, d. h. an der inneren psychischen Struktur und daran, wie sie durch frühe Beziehungsinteraktionen beeinflusst wird.

Zu Beginn des ersten Kapitels zitiert Bowlby (1969) Freuds (1915) abschließenden Abschnitt aus *Die Verdrängung*: »Wir müssen bald den einen, bald den anderen Gesichtspunkt herausgreifen und ihn durch das Material hindurch verfolgen, solange seine Anwendung etwas zu leisten scheint« (GW, Bd. X, S. 261). In aktuellen Ausarbeitungen gebe ich – aus psychoneurobiologischer Perspektive – eine detaillierte Beschreibung des strukturellen Systems des sich entwickelnden Unbewussten aus der Sicht der neuesten Hirnforschung. Diese Arbeit am »Ursprung des Selbst« (ein Ausdruck, den ich absichtlich benutzte, um Darwins phylogenetische Vermutungen zum »Ursprung der Arten« in Erinnerung zu rufen) versucht die ontogenetische Evolution der Neurobiologie der Subjektivität und Intersubjektivität zu dokumentieren, die ich mit der besonders erfahrungsabhängigen Selbstorganisation der sich früh entwickelnden rechten Hemisphäre gleichsetze. In einem Artikel von 1997 im *Journal of the American Psychoanalytic Association* (Schore 1997a) und in einem weiteren im Jahr 1999 in *Neuro-Psychoanalysis* (Schore 1999a) wies ich darauf hin, dass die strukturelle Entwicklung der rechten Hemisphäre die funktionale Entwicklung des Unbewussten beeinflusst. Und in diesem Jahr führe ich in *Attachment and Human Development* weitere Beweise dafür an, dass die rechte Hemisphäre der »Aufbewahrungsort« von Bowlbys unbewusstem innerem Arbeitsmodell der Bindungsbeziehung ist (J.P. Henry 1993; Schore 1994, 2000a; D.J. Siegel 1999).

Ich möchte diesen Gedankengang dahingehend weiterführen, dass eine Integration der derzeitigen Forschungsergebnisse der neurobiologischen und der Entwicklungswissenschaften ein tieferes Verständnis für die Ursprünge und dynamischen Mechanismen jenes Systems eröffnet, das das Kernelement der Psychoanalyse darstellt: das System des Unbewussten. Die Psychoanalyse wird als die wissenschaftliche Erforschung des Unbewussten bezeichnet (Brenner 1980), was eindeutig voraussetzt, dass das Unbewusste ihr umrissenes Forschungsfeld und dieses Gebiet der wissenschaftlichen Analyse zugänglich ist. So war es von Anfang an. Obwohl sich Freud des bahnbrechenden biologischen Konzepts Darwins sehr wohl bewusst war, war die Hauptwissenschaft, die sein Denken beeinflusste, die Neurologie (Schore 1997a). Und obwohl es ihm nicht gelang, im *Entwurf einer Psychologie* (1895) eine »Psychologie« zu liefern, »die eine Naturwissenschaft ist« (GW, Nachtragsband, S.387–486), übertrug er seine ursprünglichen Hypothesen, die die regulatorischen Strukturen und die Dynamik des unbewussten Systems betreffen, in das 7. Kapitel seines Meisterwerks *Die Traumdeutung* (1900).

Sie wissen, dass Freud voraussagte, dass es eines Tages eine Annäherung zwischen Psychoanalyse und Neurobiologie geben würde. An vielen der heutigen expandierenden Forschungsrichtungen wird deutlich, dass diese Zusammenführung der verschiedenen Wissenschaften in Gang ist. Und so haben wir im letzten Jahr das Erscheinen eines neuen Journals miterlebt, *Neuro-Psychoanalysis*, dessen Herausgeberkreis sich sowohl aus Psychoanalytikern als auch aus Neurowissenschaftlern zusammensetzt. Das erste Heft hatte Freuds Affekttheorie zum Thema und ich führte in diesem Journal (1999a) Befunde aus beiden Wissenschaftsbereichen an – Studien zur Gehirnforschung und Studien zum Mentalen –, um zu dem Schluss zu kommen, dass das sich früh entwickelnde rechte Gehirn (Ornstein nannte es [1997] das »rechte mentale System«) das neurobiologische Substrat von Freuds unbewusstem System ist. Nach Freud taucht das Unbewusste schon früh im Leben auf, d.h. vor den verbalen bewussten Funktionen. Zahlreiche Forschungsergebnisse zeigen heute, dass in der menschlichen frühen Kindheit, vor allem in den ersten drei Lebensjahren, die rechte Hemisphäre dominant ist (Chiron et al. 1997).

Freud (1916–17) beschrieb das Unbewusste als »ein besonderes seelisches Reich, mit eigenen Wunschregungen, eigener Ausdrucksweise und ihm eigentümlichen seelischen Mechanismen, die sonst nicht in Kraft sind« (GW, Bd.XI, S.216). Im letzten Viertel des vergangenen Jahrhunderts war die Psychoanalyse von der zentralen Rolle der einzigartigen Operationen des sich früh entwickelnden rechten Gehirns bei unbewussten Funktionen und primären Prozessaktivitäten beeindruckt. In den

1970er Jahren postulierten Galin (1974), Hoppe (1977), M.H. Stone (1977) und McLaughlin (1978) – angeregt durch die »Split-brain«-Studien jener Zeit, die Psychoanalyse und Neurobiologie zusammenbrachten –, dass die rechte Hemisphäre bei unbewussten und die linke bei bewussten Prozesse dominant sei.

Die Bedeutung, die die Psychoanalyse der hemisphärischen Spezialisierung beimaß, floss auch in die Arbeit von L. Miller (1991), F. Levin (1991) und insbesondere Watt (1990) ein, die mit Untersuchungsergebnissen belegen konnten, dass die rechte Hemisphäre ein affektiv-konfigurationales Repräsentationssystem beinhaltet, das Selbst- und Objektvorstellungen kodiert, während die linke einen lexikalisch-semantischen Modus benutzt. Tatsächlich lassen derzeitige neurobiologische Studien die (im Vergleich zur linken) größere Beteiligung der rechten Hemisphäre an der *unbewussten* Verarbeitung der affektevozierenden Reize (Wexler et al. 1992) deutlich werden. Es ist hoch interessant, dass Untersuchungen mit bildgebenden Verfahren (J.S. Morris et al. 1998) beweisen konnten, dass die unbewusste Verarbeitung emotionaler Reize besonders mit der Aktivierung der rechten und nicht der linken Hemisphäre einhergeht; der Wissenschaftsjournalist von *Science* führte diese Ergebnisse als Beweis an, dass »die linke Seite an der bewussten Reaktion und die rechte am Unbewussten« beteiligt ist (Mlot 1998, S. 1006).

In einer aktualisierten Darstellung des Unbewussten kam Winson zu dem Schluss: »Ich schlage vor, das Unbewusste als eine kohäsive, fortwährend aktive mentale Struktur zu betrachten, die die Lebenserfahrungen mit einbezieht und gemäß ihrem Schema der Deutung reagiert – und nicht als ein brodelnder Kessel voller ungezähmter Leidenschaften und zerstörerischer Wünsche« (1990, S. 96). Man beachte seinen Gebrauch des Begriffes *Struktur*. Obwohl die Psychoanalyse diesen Ausdruck benutzt, um innere kognitive *Prozesse* wie Repräsentation und Widerstand und Inhalte wie Konflikte und Phantasien zu beschreiben, weise ich darauf hin, dass sich *Struktur* auf spezifische Hirnsysteme bezieht – insbesondere rechtshemisphärische –, die diesen verschiedenen mentalen Funktionen zugrunde liegen. Mit anderen Worten: Innere psychische Systeme involvieren eine Informationsverarbeitung auf Ebenen unterhalb der bewussten Wahrnehmung, wie Freud es schon in seinem topografischen Konzept (1900) und in seinem Strukturmodell (1923) beschrieben hat, und die Existenz dieser Systeme kann nun durch die Neurowissenschaft nachgewiesen werden.

Die Betonung der Schlüsselrolle der frühen Entwicklung stellt eine gemeinsame Basis von Psychoanalyse, Neurobiologie und Psychologie dar. 1913 verkündete Freud: »so ist die Psychoanalyse von allem Anfang an auf die Verfolgung von Entwicklungsvorgängen gewiesen worden. Sie … musste … die Arbeit einer genetischen Psychologie leisten« (GW, Bd. VIII, S. 411). In dieser Tradition bleibend, spricht alles dafür, dass Bowlby in der Tat der wichtigste Psychoanalytiker war, der unser Verständnis für Entwicklungsvorgänge erweiterte (Schore 2000a, c). Wie schon früher erwähnt, wandte er in *Attachment* die damaligen Erkenntnisse der Biologie auf das psychoanalytische Verstehen der Säuglings-Mutter-Bindung an; er stellte damit seinen »Entwurf« vor: den Versuch, eine *Naturwissenschaft der Entwicklungspsychologie* zu entwerfen. Dieses Werk konzentrierte sich ganz besonders auf eine der Hauptfragen der Wissenschaft: Wie und warum haben bestimmte frühe ontogenetische Ereignisse einen solch ungewöhnlichen Einfluss auf alles, was folgt? Bowlbys naturwissenschaftlich fundierte Wissbegierde bezüglich dieser Fragen sah voraus, dass die frühe Kindheit die entscheidende Phase ist, in der sich das erste Kapitel des menschlichen Dramas abspielt – in einem Kontext, in welchem eine Mutter und ihr Baby in ihrer vitalen emotionalen Kommunikation Bindungen und Bindungsabbrüche erleben.

Da diese Kommunikation kontinuierlich während der Periode des Gehirnwachstums bis ins zweiten Lebensjahr stattfindet (Dobbing & Sands 1973), beeinflussen Bindungstransaktionen »die soziale Konstruktion des menschlichen Gehirns« (Eisenberg 1995), insbesondere des sozial-emotionalen Gehirns, das die einzigartigen Funktionsweisen des »rechten mentalen Systems« unterstützt. Die Bindung ist somit untrennbar mit der entwicklungsorientierten Neurowissenschaft verknüpft. Stern schrieb: »Es ist heutzutage kaum zu glauben, dass vor Bowlby niemand die Bindung als Kernelement der menschlichen Entwicklung gesehen hat« (2000, S. XIII). Ich weise darauf hin, dass die großen Fortschritte im Wissen über die frühe Entwicklung der Antrieb sind, der die heutige Psychoanalyse verändert, die nach Cooper »in ihrer wissenschaftlichen Grundlage in der Entwicklungspsychologie und in der Biologie der Bindung und Affekte verankert ist« (1987, S. 83).

1920 verkündete Freud, dass *das Unbewusste das infantile Seelenleben* sei (nach Strachey 1955).* Dieser fundamentale Lehrsatz ist von unmittelbarer Bedeutung für das Thema der heutigen »Bowlby Memorial Conference: Minds in the Making« und macht deutlich, dass unser Interesse ganz besonders dem *Entwicklungsprozess des Unbewussten* gilt. Wir wissen heute, dass die Verarbeitungsform eines Kindes im Wesentlichen unbewusst ist und dass unbewusste Prozesse in einem älteren Kind oder in einem Erwachsenen auf diese frühen Verarbeitungsformen in der Kindheit zurückgeführt werden können. Erkenntnisse darüber, wie die Bindungsbeziehung den Reifungsprozess der rechten Hemisphäre – »das rechte mentale System« – unmittelbar beeinflusst, geben uns die Chance, nicht nur die Inhalte des

* Im Original: Freud, S., GW, Bd. XIII, S. 68: »Die Primärvorgänge sind auch die zeitlich früheren, zu Anfang des Seelenlebens gibt es keine anderen ...« (Anm. d. Übers.).

Unbewussten, sondern auch seine Entstehung, seine Strukturen und seine Dynamik besser zu verstehen.

In *Affect Regulation and the Origin of the Self* (1994) beschrieb ich zahlreiche psychoneurobiologische Abläufe, bei denen durch Beziehungserfahrungen ganz spezifisch die erfahrungsabhängige Reifung der rechten Hemisphäre beeinflusst wird. In einer weiteren Arbeit (Schore 2000a) gab ich einen Überblick über Bowlbys klassisches Werk und betonte, dass die Bindungstheorie eine grundlegend regulatorische Theorie ist. Im Folgenden stelle ich Überlegungen zu *psychobiologischen* regulatorischen Vorgängen an, die den Bindungsprozess ermöglichen, und über *psychoneurobiologische* Regulationsmechanismen, durch die sich »das rechte mentale System« in der Kindheit organisiert. Im zweiten Teil dieses Vortrags entwickele ich den Gedankengang, dass die Regulationstheorie jenen Mechanismus beschreibt, mittels dessen der Patient eine Bindung formt, d.h. eine Arbeitsallianz mit dem Therapeuten. Dieses Konstrukt – geschaffen, um die subtile interaktive Dynamik der Beziehung zwischen Patient und Therapeut zu klären – stellt die wichtigste Konzeptualisierung gemeinsamer Elemente der verschiedenen Therapieansätze dar (Horvath & Greenberg 1994; Safran & Muran 2000). Bradley (2000) betonte, dass alle Psychotherapien – psychodynamische, kognitiv-behaviorale, empirische und interaktionelle – einander hinsichtlich des Ziels einer verbesserten Affektregulation ähnlich sind.

Mit anderen Worten: Die Aussagen über Bindung, Regulation und die emotionsverarbeitende rechte Hemisphäre beschreiben die »nichtspezifischen Faktoren«, die allen Formen klinischer Behandlung gemeinsam sind – Faktoren, die vor allem für entwicklungsorientierte psychoanalytische Psychotherapien gelten (Schore 2000b). Der Hauptbeitrag der Bindungstheorie zu klinischen Modellen besteht somit in der Erhellung nicht-bewusster dyadischer Affekt-Transaktionsmechanismen, die ein positives therapeutisches Arbeitsbündnis zwischen dem Patienten und dem empathischen Therapeuten herbeiführen. Der neurobiologische Aspekt der Bindungstheorie ermöglicht ergänzend ein tieferes Verständnis dafür, wie eine affektfokussierte entwicklungsorientierte Behandlung interne Strukturen im Gehirn-Bewusstsein-Körper-System des Patienten verändern kann. (Im Folgenden wird der Begriff *Psychoanalytiker* mit dem eines *psychoanalytisch orientierten Psychotherapeuten* gleichgesetzt.)

Die Neurobiologie einer sicheren Bindung

Die wichtige Aufgabe im ersten Lebensjahr eines Menschen besteht in der Schaffung einer sicheren Bindung zwischen dem Kind und seinen primären Bezugspersonen. Das Kind benutzt, sobald es geboren ist, seine reifenden sensorischen Fähigkeiten – insbesondere den Geruchs-, Geschmacks- und Tastsinn –, um mit seiner sozialen Umgebung in Interaktion zu treten. Im zweiten Lebensmonat kommt es zudem zu einem Meilenstein in der Entwicklung des kindlichen Gehirn: Die wichtige Phase der Reifung des okzipitalen Kortex nimmt ihren Anfang (Yamada et al. 2000), was einen beträchtlichen Fortschritt in den sozialen und emotionalen Fähigkeiten des Gehirns ermöglicht. Vor allem der emotionale Gesichtsausdruck der Mutter ist der bei weitem einflussreichste visuelle Stimulus in der Umgebung des Kindes, und das intensive Interesse an ihrem Gesicht, insbesondere an ihren Augen, bringt das Kind dazu, ihr mit den Augen in den Raum zu folgen und sich auf intensiven Blickkontakt einzulassen. Der Blick des Babys zieht aber auch zuverlässig den Blick der Mutter an und stellt dadurch eine wirkungsvolle zwischenmenschliche Brücke für die Transmission der »reziproken gegenseitigen Beeinflussung« dar. Man kann beobachten, dass die Pupille ein nonverbales Kommunikationsmittel ist (Hess 1975a) und dass die großen Pupillen im Gesicht des Säuglings Fürsorgeverhalten auslösen (Abb. 3). Dazu Feldman et al. (1999): »Face-to-face-Interaktionen, die ungefähr um den zweiten Lebensmonat auftauchen, stellen kurze, aber hoch affekt-geladene und erregende zwischenmenschliche Ereignisse dar, die dem Säugling ein hohes Niveau an

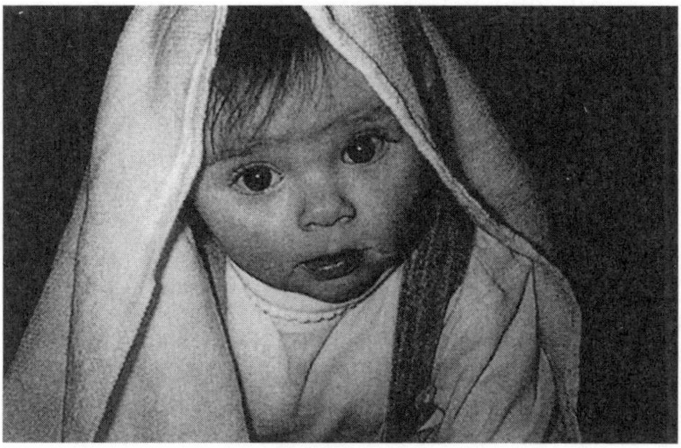

Abbildung 3: Man beachte die großen Pupillen des 9 Monate alten Kleinkinds und die starke positive Valenz des mimischen Ausdrucks (das Bild zeigt Susy Schore).

kognitiver und sozialer Information bieten. Um diese intensive Erregung zu modulieren, *synchronisieren* Mutter und Kind die Intensität ihres affektiven Verhaltens in Bruchteilen von Sekunden« (S. 223, Hervorhebung A. S.).

Während dieses Prozesses der *Affektsynchronisierung* ist die intuitive Mutter (H. Papoušek & M. Papoušek 1995) zunächst auf das Kind abgestimmt und reagiert auf seine Erholungsphase; da diese Phase aber dynamisch aktiviert (oder de-aktiviert oder hyper-aktiviert) wird, passt sie sich an und korrigiert die Intensität und die Dauer ihrer affektiven Stimulation, um den positiven Affektzustand des Kindes aufrechtzuerhalten. Als Resultat dieser fortwährend abgestimmten Anpassung lassen sich beide Partner immer mehr auf diese Interaktion ein. Die Tatsache, dass die Koordination der Reaktionen sehr schnell abläuft, weist auf die Existenz eines Bandes unbewusster Kommunikation hin.

Je mehr die Mutter – in diesem interpersonalen Kontext von »kontingenter Responsivität« – ihr Aktivitätsniveau in Zeiten des engagierten Miteinanders an das ihres Babys anpasst, desto schneller erlaubt sie ihm, sich in Zeiten der Unterbrechung zu erholen, und je kontingenter sie auf seine Signale zu Wiederaufnahme reagiert, um so synchronisierter sind ihrer beider Interaktionen. B. M. Lester, Hoffman und Brazelton zufolge »entwickelt sich *Synchronisierung,* indem sich beide Interaktionspartner mit der rhythmischen Struktur des anderen vertraut machen, um das jeweilige Verhalten an diese Struktur anzupassen« (1985, S. 24). Die primäre Bezugsperson erleichtert dem Kleinkind somit die Informationsverarbeitung, indem sie den Modus, das Ausmaß, die Schwankungen und das Andauern der Stimulation an sein aktuelles Temperament und an seine physiologischen Fähigkeiten anpasst. Diese wechselseitig abgestimmten *synchronisierten* Interaktionen sind von zentraler Bedeutung für die jeweilige affektive Entwicklung des Kindes.

Gegenseitiges mimisches Signalisieren stellt somit einen begehbaren Weg der sozialen Kommunikation dar, und diese interaktive Matrix ermöglicht es dem Kind, seine inneren Affekte zu veräußern. Um in diese Kommunikation einzutreten, muss die Mutter sich nicht so sehr auf das offen gezeigte Verhalten des Kindes als vielmehr auf das Gewahrwerden seines inneren Zustandes einstellen. Angesichts der Tatsache, dass mangelnde Einstimmung ein normales Phänomen in der Entwicklung ist, muss sie auch ein nicht-optimales hohes Niveau an Stimulation, das Übererregung auslösen würde, modulieren; ebenso aber auch ein niedriges Niveau, das zu einer Unterstimulierung des Kindes führen würde.

Von größter Wichtigkeit ist, dass die die Erregung regulierende primäre Fürsorgeperson an der interaktiven Wiedergutmachung teilnimmt, um interaktiv induzierte Stresszustände des Kindes zu regulieren. Wenn Bindung als interaktive Synchronisierung definiert wird, dann kann Stress als *Asynchronisierung* einer interaktionalen

Sequenz verstanden werden – gefolgt von einer Periode wieder herbeigeführter *Synchronisierung*, die eine Erholung vom Stress erlaubt. In diesen immer wiederkehrenden Schwingungsmustern von »Unterbrechung und interaktiver Wiederherstellung« korrigiert die »ausreichend gute« Fürsorgeperson, die eine Stressreaktion in ihrem Kind durch eine Unterbrechung induziert hat, sich selbst und passt ihre Regulation den negativen Affektzustand betreffend, den sie zuvor ausgelöst hat, in angemessener Zeit psychobiologisch an. Der Schlüssel dazu liegt in der Fähigkeit der Fürsorgeperson, ihren eigenen Affekt zu kontrollieren und zu regulieren – insbesondere den negativen Affekt.

Es ist außerordentlich wichtig zu beachten, dass diese regulatorischen Prozesse die Vorläufer der psychologischen Bindung und der damit einhergehenden Gefühle sind. Eine wesentliche Bindungsfunktion besteht darin, »die Synchronisation oder Regulation biologischer und behavioraler Systeme auf einer organischen Ebene herbeizuführen« (Reite & Capitanio 1985, S. 235). In der Tat sind die psychobiologische Einstimmung, die interaktive Resonanz, die wechselseitige Synchronisierung und das Mitschwingen in den physiologischen Rhythmen grundlegende Prozesse, die die Entstehung der Bindung beeinflussen; Bindung kann daher als die interaktive Regulation biologischer Synchronisierung zwischen Organismen definiert werden (Schore 1994, 2000a, b, h, 2001c).

Mit anderen Worten: Indem die Mutter synchronisiert und mit Resonanz auf die Rhythmen der dynamischen inneren Zustände des Säuglings reagiert und die Erregungshöhe dieser negativen und positiven Zustände reguliert, stellt sie eine Bindungsbeziehung durch eine somatisch ausgedrückte emotionale Kommunikation her. Bindung ist somit die dyadische (interaktive) Regulation von Emotion (Sroufe 1996). Das Baby wird an die psychobiologisch eingestimmte regulierende primäre Bezugsperson gebunden, die nicht nur negative Affekte minimiert, sondern auch die Möglichkeiten für positive Affekte maximiert. Bindung ist nicht nur die Wiederherstellung von Sicherheit nach dysregulierenden Erfahrungen und stressvollen negativen Zuständen. Sie ist auch die interaktive Verstärkung positiver Affekte, wie z. B. im Spiel. Regulierte Interaktionen mit vertrauten vorhersagbaren primären Fürsorgepersonen schaffen nicht nur ein Gefühl der Sicherheit, sondern auch eine positiv gestimmte Neugier, die den Erkundungsdrang des wachsenden Selbst nach einem neuen sozioemotionalen und körperlichen Umfeld schürt.

Bindung ist zudem mehr als ein offen gezeigtes Verhalten; sie ist etwas Internes – etwas, das »in das Nervensystem eingebaut ist: als Ergebnis der kindlichen Transaktionserfahrung mit der Mutter« (Ainsworth 1967, S. 429). Nächste Frage: Was wissen wir über die Prozesse in diesem Affekt-Transfer zwischen Mutter und Kind, durch die die primäre Objektbeziehung internalisiert und zu psychischer

Struktur geformt wird? Besonders Trevarthens Ausarbeitungen zu mütterlich-kindlicher Protokonversation beschäftigen sich mit diesem Problem. Er stellte fest: »Die intrinsischen Regulatoren des menschlichen Gehirnwachstums sind während der Kindheit spezifisch darauf ausgerichtet, sich durch emotionale Kommunikation an die Regulatoren eines Erwachsenengehirns anzukoppeln« (1990, S. 357). In diesen Transaktionen erlaubt letztendlich die *Resonanz* in der Dyade die Interkoordination positiver affektiver Gehirnzustände. Trevarthens Arbeit unterstrich das Grundprinzip, dass das Gehirn des Babys nicht nur durch diese Transaktionen beeinflusst wird, sondern dass dessen Wachstum eine Gehirn-zu-Gehirn Interaktion verlangt, die sich im Kontext einer intimen, positiven affektiven Beziehung ereignet. Diese Forschungsergebnisse unterstützen Emdes Behauptung, dass »es die emotionale intime Verfügbarkeit der Fürsorgeperson ist, die offenbar das stärkste die Entwicklung vorantreibende Moment früh gemachter Erfahrungen darstellt« (1988, S. 32).

Es besteht Übereinstimmung darüber, dass Interaktionen mit dem Umfeld für die Reifung des gesamten Gehirns während sensibler Perioden notwendig sind. Zudem wissen wir, dass dessen verschiedene Regionen zu verschiedenen Zeiten reifen. Können wir etwas darüber aussagen, welche spezifischen Teile des reifenden Gehirns durch diese gefühlshaften Beziehungsereignisse berührt werden? Man hat beobachtet, dass »sich die emotionale Erfahrung des Säugling durch Töne, Wahrnehmungen und Bilder, die einen Großteil der frühen Lernumwelt ausmachen, entwickelt und dass sie in der rechten Hemisphäre disproportional während der formenden Phasen der Gehirnontogenese gespeichert und verarbeitet wird« (Semrud-Clikeman & Hynd 1990, S. 198). Zahlreiche Untersuchungsergebnisse belegen, dass die rechte Hemisphäre vor der linken reift – ein Befund, der auf einer Linie mit Freuds Behauptung liegt, dass primäre Prozesse ontogenetisch den sekundären Verarbeitungsfunktionen vorausgehen.

Der Lernmechanismus der Bindung, die Prägung, wird als die *Synchronisierung* zwischen sequentiellen kindlichen und mütterlichen Reizen und Verhaltensweisen definiert (Petrovich & Gewirtz 1985). Ich weise darauf hin, dass in diesen affektiv *synchronisierten*, psychobiologisch abgestimmten Face-to-face-Interaktionen die rechte Hemisphäre des Kindes, die beim Erkennen des mütterlichen Gesichts und bei der Wahrnehmung des jeweiligen Erregung induzierenden mütterlichen affektiven Gesichtsausdrucks, bei visuellen emotionalen Informationen und der Prosodie der mütterlichen Stimme dominant ist, den Aufmerksamkeitsfokus dahin lenkt und deshalb durch den Output der mütterlichen rechten Hemisphäre reguliert wird, die bei der nichtverbalen Kommunikation, der Verarbeitung und dem Ausdruck von mimischen und prosodischen emotionalen Informationen und bei der Fähigkeit der Mutter, das Kind zu trösten, dominant ist. Dies wird von Ryan et al.

bestätigt, die EEG- und bildgebende Befunde benutzten und damit belegen konnten, dass »der positive emotionale Austausch, der aus einer die Autonomie unterstützenden Elternschaft resultiert, die Beteiligung der rechtshemisphärischen kortikalen und subkortikalen Systeme mit einschließt, die an der gesamten tonisch-emotionalen Modulation mitwirken« (1997, S. 719).

Es gibt eindeutige experimentelle und theoretische Hinweise, dass dieser emotionale Austausch auch die Entwicklung des kindlichen Bewusstseins beeinflusst. Tronick und Weinberg (1997) beschrieben, wie die sozio-emotionale Kommunikationsverarbeitung mikroregulatorisch intersubjektive Bewusstseinszustände in der Dyade von Säugling und Mutter erzeugt. Dadurch »kartographieren sich gegenseitig diese (einige) Elemente des Bewusstseinszustandes der Beteiligten in das jeweilig andere Gehirn« (ebd., S. 75). Tronick und sein Team (1998) stellten fest, dass das selbstorganisierende System des Säuglings, wenn es an das der Mutter angekoppelt ist, eine Gehirnorganisation erlaubt, die in kohärentere und komplexere Bewusstseinszustände erweitert werden kann. Ich weise darauf hin, dass Tronick eine Erweiterung beschrieb, die der Neurowissenschaftler Edelman (1989) das *primäre Bewusstsein* nannte, das mit viszeralen und emotionalen Informationen in Zusammenhang zu bringen ist, die das biologische Selbst betreffen, um dort (im primären Bewusstsein) die Informationsverarbeitung aufzubewahren, die die äußere Realität betrifft. Edelman siedelt das primäre Bewusstsein in der rechten Hemisphäre an.

Somit legt die Regulationstheorie nahe, dass *Bindung im Wesentlichen eine rechtshemisphärische Regulation der biologischen Synchronisierung zwischen Organismen ist.* R. Feldman und Mitarbeiter publizierten eine Studie mit dem Titel »Mother-infant-affect synchrony as an antecedent of the emergence of *self-control*« (1999, Hervorhebung A. S.). Zur selben Zeit berichteten Garavan et al. (1999) von einer fMRI-Studie: »Right hemispheric dominance of *inhibitory control*« (Hervorhebung A. S.). Diese Befunde gehen in die gleiche Richtung wie Bowlbys Behauptung vor 30 Jahren (1969), dass Bindungsverhalten durch ein *Steuerungssystem* innerhalb des ZNS organisiert und reguliert werde.

Die Reifung des orbitofrontalen regulatorischen Systems

Bowlby stellte die Hypothese auf, dass die Reifung des Bindungs-Steuerungssystems für Einflüsse der jeweiligen Umgebung, in welcher die Entwicklung stattfindet, offen ist. Derzeitige neurobiologische Untersuchungen zeigen, dass der reife orbitofrontale Kortex auf »der höchsten Ebene der Verhaltens*steuerung*, insbesondere was Gefühle betrifft«, aktiv ist (Price et al. 1996, S. 523) und »eine ganz besondere Rolle bei der emotionalen Modulation des Erlebens« spielt (Mesulam 1998, S. 1035). Die orbitofrontalen Regionen funktionieren bei der Geburt noch nicht. Im Laufe des ersten Lebensjahres entwickeln sich fortschreitend limbische Kreisläufe – von der Amygdala zum anterioren cingulären, weiter zum insulären und schließlich zum orbitofrontalen Kortex (Schore 1997b, 2000e, 2001b). Als Ergebnis von Bindungserfahrungen tritt dann dieses System im letzten Viertel des ersten Lebensjahres in eine kritische Reifungsperiode ein: der gleiche Zeitrahmen, in dem auch die inneren Arbeitsmodelle der Bindung zum ersten Mal beurteilt werden können.

Der orbitale präfrontale Kortex stellt eine konvergente Zone dar, in der sich Kortex und Subkortex treffen. Er ist die einzige kortikale Struktur mit direkter Verbindung zum Hypothalamus, zur Amygdala und zu retikulären Formationen im Hirnstamm, der Erregung reguliert; durch diese Verknüpfungen können das instinktive Verhalten und die Triebe moduliert werden. Da er aber auch Neuronen enthält, die mimische und prosodische Informationen verarbeiten, ist dieses System in der Lage, Veränderungen in der externen Umgebung, besonders der sozialen und objekt-bezogenen Umgebung, einzuschätzen. Dank dieser einzigartigen Verbindungen werden auf der orbitofrontalen Ebene kortikal verarbeitete Informationen, die die *externe* Umgebung betreffen (z. B. visuelle und auditive Reize, die vom Gesichtsausdruck des *Objektes* ausgehen), und die subkortikal verarbeitete Information, die die *innere* viszerale Umgebung beurteilt, integriert (z. B. gleichzeitig stattfindende Veränderungen im emotionalen oder körperlichen *Selbst*zustand). Dies beschreibt die Funktionsweise des (rechten) orbitofrontalen Kortex und seiner Verbindungen bei der »Integration von adaptiven körperlichen Reaktionen bei fortwährenden emotionalen und bedeutsamen Zuständen des Organismus« (Critchley et al. 2000b, S. 3033).

Das orbitofrontale System wird als eine »nodale kortikale Region« beschrieben, »die für die gesammelten und beobachteten und als relevant erachteten vergangenen und gegenwärtigen Erfahrungen, einschließlich der affektiven und sozialen Bedeutung, wichtig ist« (Cavada et al. 2000, S. 238). In einer neuen Ausgabe des Journals *Cerebral Cortex* zum Thema *The Mysterious Orbitofrontal Cortex* kamen die Herausgeber zu dem Schluss: »Der orbitofrontale Kortex ist in wichtige menschliche Funktionen, z. B. bei der sozialen Anpassung und der Beherrschung von Stimmung, Trieb und Verantwortlichkeit, involviert: Eigenschaften, die die Persönlichkeit eines Menschen ganz entscheidend bestimmen« (Cavada & Schultz 2000, S. 205).

Dieser frontolimbische Kortex liegt auf dem hierarchischen Apex der »anterioren limbischen präfrontalen Vernetzung«, die den orbitalen und medialen präfrontalen Kortex mit dem temporalen Pol, dem cingulären Kortex und der Amygdala verbindet. Diese kortikal-subkortikale limbische Vernetzung ist an der »affektiven Reaktion auf Ereignisse und an der mnemonischen Verarbeitung und Speicherung dieser Reaktionen« beteiligt (Carmichael & Price 1995, S. 639). Man nimmt an, dass das limbische System zentral in die implizite Verarbeitung von Gesichtsausdrücken ohne bewusstes Gewahrwerden involviert ist (Critchley et al. 2000a), dass es die Fähigkeit besitzt, »sich an eine sich schnell ändernde Umgebung anzupassen« und »neu Erlerntes zu organisieren« (Mesulam 1998, S. 1028). Derzeitige Forschungsergebnisse unterstützen somit Bowlbys (1969), Anders' und Zeanahs (1984) Vermutungen, dass das limbische System jener Ort der Entwicklungsveränderungen ist, der mit dem Auftauchen von Bindungsverhalten assoziiert ist. Es besteht Übereinkunft darüber, dass »die Integrität des orbitofrontalen Kortex« (der höchsten Ebene des limbischen Systems) »für den Erwerb spezifischen Wissens, um zwischenmenschliches und soziales Verhalten zu regulieren, notwendig ist« (Dolan 1999, S. 928) (vgl. Abb. 4).

Das orbitofrontale System, die »Senior-Exekutive« [d. h. exekutive Kontrolle] des sozial-emotionalen Gehirns, ist besonders in den rechten Kortex ausgedehnt (Falk et al. 1990); mit seiner Fähigkeit zur exekutiven Kontrolle der limbischen Erregung funktioniert es in seiner Eigenschaft als eine exekutive Steuerung für das gesamte

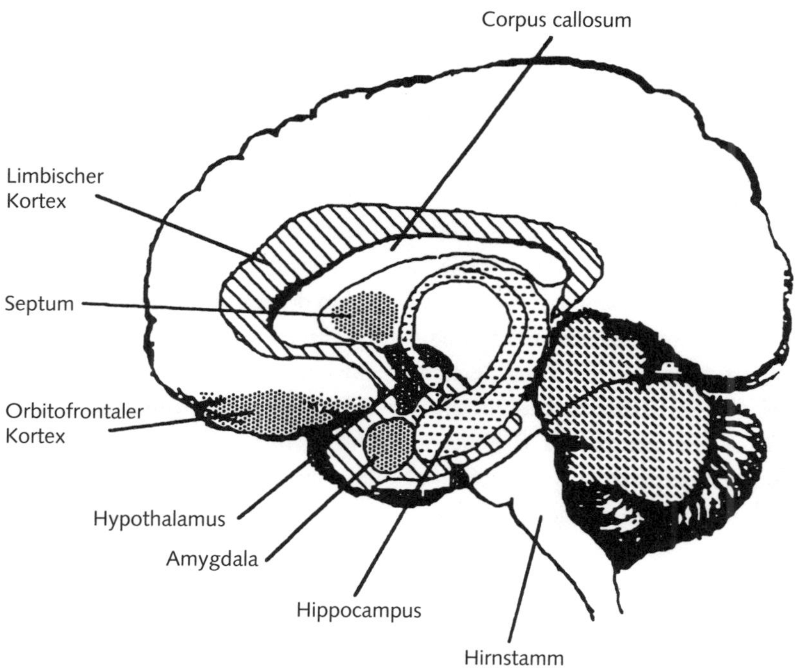

Abbildung 4: Limbische Strukturen der rechten Hemisphäre, seitlich gesehen (nach Trevarthen et al. 1998). Das Cingulum wird als »limbischer Kortex« bezeichnet.

rechte Gehirn. Diese Hemisphäre, die bei unbewussten Prozessen dominant ist, spielt (auf einer Augenblick-zu-Augenblick-Basis) eine »Valenz-Markierung«-Rolle, wobei Wahrnehmungen eine positive oder negative affektive Bedeutung mit einer abgestuften Kalibrierung von *erfreulich – unerfreulich* (in Übereinstimmung mit Freuds Annahmen) erhalten. Neueste Untersuchungen haben gezeigt, dass die rechte Hemisphäre bei der valenzabhängigen, automatischen und nicht bewussten wachsamen Einschätzung von emotionalen Gesichtsausdrücken schneller als die linke ist (Pizzagalli et al. 1999). Sie enthält gleichermaßen ein »nonverbales Affekt-Lexikon«, d.h. ein Vokabular für nonverbale affektive Signale wie Gesichtsausdruck, Gestik und vokale Intonation oder Prosodie (Bowers et al. 1993; Snow 2000): ein Forschungsergebnis, das für Bowlbys Vermutung unmittelbar bedeutsam ist, dass im vertrauten Kontakt menschliche Gefühle durch »Mienenspiel, Körperhaltung, Tonfall der Stimme, physiologische Veränderungen, Bewegungstempo und Handlungsansätze erfasst werden« (Bowlby 1969, dt. 1984, S. 120).

Die rechte Hemisphäre ist, mehr als die linke, nicht nur tief mit dem limbischen System, sondern auch mit den sympathischen und parasympathischen Geflechten des autonomen Nervensystems (ANS), das für den somatischen Ausdruck emotionaler Zuständen verantwortlich ist, verbunden. Aus diesem Grund ist die rechte Hemisphäre für das Gefühl des körperlichen emotionalen Selbst dominant (Devinsky 2000; Schore 1994). Tatsächlich stehen die Repräsentation der viszeralen und somatischen Zustände und die Verarbeitung von »selbstbezogenem Material« (Keenan et al. 1999) unter der primären Kontrolle der »nicht dominanten« Hemisphäre. Das ANS wird als die »physiologische Basis des Bewusstseins« bezeichnet (Jackson 1931).

Dass die Verbindungen der höchsten Zentren des limbischen Systems in den Hypothalamus hineinreichen (das zentrale Ganglion des ANS und der anatomische Ort des Triebzentrums), stützt Freuds Vorstellung von der zentralen Rolle der Triebe im unbewussten System. Die Tatsache, dass »rechtshemisphärische Gehirnfelder … die umfassendste und integrierteste Karte des aktuellen Körperzustandes produzieren, über die das Gehirn verfügt« (Damasio 1994, dt. 2006, S. 103), weist darauf hin, dass Freuds (1915) Definition des »Triebes« als »der psychische Repräsentant der aus dem Körperinneren stammenden, in die Seele gelangenden Reize« (GW, Bd. X, S. 214) im Sinne von »in die rechte Seele gelangende Reize« (»right mind«, Ornstein 1997; dt.: ›rechtes mentales System‹)* präzisiert werden könnte. Damit erklärt sich eventuell

* Anm. der Übers.: Freuds Ausdruck »Seele« wurde in der *Standard Edition of the Complete Psychological Works of Sigmund Freud* von J. Strachey (1955–1966) in Bd. 14 mit »mind« übersetzt, ein Begriff, der sehr viele Bedeutungen haben kann.

auch Freuds Bemerkung gegenüber Groddeck: »Das Unbewußte ist der eigentliche Vermittler zwischen dem Körper und dem Bewusstsein, vielleicht das lang gesuchte ›fehlende Bindeglied‹« (Groddeck 1977, S. 38).

Für das ganze weitere Leben spielt die rechte Hirnhälfte bei der Regulation grundlegender physiologischer und endokrinologischer Funktionen, deren primäre Überwachungszentren in den subkortikalen Regionen des Gehirns lokalisiert sind, eine übergeordnete Rolle. Da sowohl die Hypothalamus-Hypophysen-Nebennierenrinden- (HPA-) Achse als auch die sympathisch-adrenergmedulläre Achse der Kontrolle des rechten zerebralen Kortex unterliegen, enthält diese Hemisphäre »ein einzigartiges Reaktionssystem, das den Organismus darauf vorbereitet, effizient mit äußeren Veränderungen umzugehen« (Wittling 1997, S. 55); somit beeinflussen die adaptiven Funktionen dieser Hemisphäre die menschliche Stressreaktion. Sie ist daher zentral in jene vitalen Funktionen involviert, die das Überleben unterstützen und es dem Organismus ermöglichen, aktiv und passiv mit Stress umzugehen (Sullivan & Gratton 1999; Schore 2001b). Die Bindungsbeziehung prägt unmittelbar den Reifungsprozess des rechtshemisphärischen Stressanpassungssystems des Säuglings, das auf Ebenen unterhalb der bewussten Wahrnehmung wirkt, was Bowlbys Vermutung stützt, dass die »Fähigkeit« des Säuglings, »mit Stress umzugehen«, mit bestimmten Merkmalen mütterlichen Verhaltens im Zusammenhang steht.

Die rechte Hemisphäre trägt zur Entwicklung der wechselseitigen Interaktionen im Mutter-Kind-Regulationssystem bei und beeinflusst die Fähigkeit der biologischen Synchronisierung, d. h. den regulatorischen Mechanismus der Bindung. Dank ihrer Rolle bei der Regulation biologischer Synchronisierung zwischen Organismen dient die Aktivität dieser Hemisphäre der empathischen Wahrnehmung der emotionalen Zustände anderer Menschen (Schore 1994, 1996, 1997c, 1998a, b, d, g, 2002b). Dazu Adolphs et al.: »Das Erkennen mimisch ausgedrückter Gefühle erfordert einen rechten somatosensorischen Kortex«, und wir »erkennen den emotionalen Zustand eines Anderen, indem wir somatosensorische Repräsentationen erzeugen, die uns vermitteln, wie sich der Andere fühlen könnte, wenn er einen bestimmten Gesichtsausdruck zeigt« (2000, S. 2683). Die interaktive Regulation der rechtshemisphärischen Bindungsbiologie ist somit das Substrat der Empathie.

Die rechte Hemisphäre speichert ein inneres Arbeitsmodell der Bindungsbeziehung, das Strategien der Affektregulation kodiert, die eine Basisregulation und einen positiven Affektzustand selbst angesichts von Veränderungen des äußeren Umfeldes aufrechterhalten (Schore 1994). Da die rechte Hemisphäre zentral in unbewusste Prozesse und in das »implizite Lernen« (Hugdahl 1995) involviert ist, ist dieses unbewusste Modell im rechtshemisphärischen implizit-prozeduralen Gedächtnis gespeichert. Neuropsychologische Studien können heute zeigen, dass die rechte Hemisphäre – »das rechte mentale System« – und nicht die später sich entwickelnde verbal-linguistische linke das Substrat des affektiv geladenen autobiografischen Gedächtnisses ist (Fink et al. 1996).

Psychobiologische Modelle verweisen auf Repräsentationen des affektiven Dialogs des Säuglings mit der Mutter, auf die zurückgegriffen wird, um dessen affektiven Zustand zu regulieren (Polan & Hofer 1999). Das orbitofrontale Areal ist insbesondere an Situationen beteiligt, in denen intern erzeugte affektive Repräsentationen eine entscheidende Rolle spielen (Zald & Kim 1996). Da dieses System für »kognitiv-emotionale Interaktionen« (Barbas 1995) verantwortlich ist, generiert es die inneren Arbeitsmodelle. Diese mentalen Repräsentationen enthalten nach Main et al. (1985) sowohl kognitive als auch affektive Komponenten und beeinflussen die Ein- und Wertschätzung von Erfahrungen. Neuere Forschungsergebnisse belegen, dass der orbitofrontale Kortex nicht-bewusste »Voreingenommenheiten« erzeugt, die das Verhalten leiten, bevor das bewusste Wissen eingreifen kann (Bechara et al. 1997), dass der orbitofrontale Kortex die mögliche Bedeutung von zukünftigen Verhaltensoptionen kodiert (Dolan 1999) und eine wichtige Schnittstelle zwischen emotionalen Informationen und Mechanismen der Handlungsauswahl repräsentiert (Rolls 1996); diese Befunde stimmen mit Bowlbys Behauptung überein, dass die inneren Arbeitsmodelle als Anleitung für zukünftiges Handeln benutzt werden.

Nach Fonagy und Target (1997) ist ein wichtiges Ergebnis einer sicheren Bindung eine reflexive Funktion, d.h. eine mentale Operation, die die Wahrnehmung des Zustandes eines Anderen ermöglicht. Brothers (1995, 1997) beschrieb einen limbischen Kreislauf – orbitofrontaler Kortex, anteriorer Gyrus cinguli, Amygdala und temporaler Pol –, der als ein sozialer »Editor« funktioniert, der »auf die Verarbeitung der sozialen Absichten der Anderen spezialisiert« ist, indem er bedeutsame Gesten und Ausdrücke einschätzt (Brothers 1997, S.27) und »das restliche Gehirn dazu ermutigt, Informationen über Merkmale des sozialen Umfelds zu liefern« (S.15). Dieser »Editor« handelt als ein einheitliches System, das »darauf spezialisiert ist, auf soziale Signale jedweder Art zu reagieren, ein System, das letztendlich Repräsentationen des Mentalen hervorbringt« (S.27). Neuropsychologische Studien weisen darauf hin, dass der orbitofrontale Kortex »besonders in Aufgaben der »Theorie des Mentalen«, die mit einer affektiven Komponente einhergehen (V.E. Stone et al. 1998, S.651), und in Empathie (Eslinger 1998) involviert ist.

Wie schon zuvor erwähnt, spielt das orbitofrontale Steuerungssystem eine wesentliche Rolle bei der Regulation der Gefühle. Dieses frontolimbische System ermöglicht eine Kodierung auf hoher Ebene, die flexibel exterozeptive und interozeptive Bereiche koordiniert und zur Aufgabe hat, die Reaktionen zu korrigieren, wenn sich die sozialen Konditionen verändern; es verarbeitet Feedback-Informationen; dadurch überwacht, korrigiert und passt es emotionale Reaktionen an und moduliert die motivationale Steuerung des zielgerichteten Verhaltens. Damit dient es als ein Erholungsmechanismus, der wirksam die Dauer, die Häufigkeit und die Intensität nicht nur positiver, sondern auch negativer Affektzustände überwacht und reguliert. Damasio betonte, dass entwicklungsbedingte neurobiologische Schädigungen dieses Systems in den ersten zwei Jahren zu einer anomalen Entwicklung des sozialen und moralischen Verhaltens führten (Anderson et al. 1999).

Der orbitale Kortex reift in der Mitte des zweiten Lebensjahres, zu einer Zeit, in der das durchschnittliche Kind über ein expressives Vokabular von weniger als 70 Worten verfügt. Das Kern-Selbst ist somit nonverbal und unbewusst und ruht in Mustern der Affektregulation. Diese strukturelle Entwicklung erlaubt ein inneres Gefühl von Sicherheit und Elastizität, das aus dem intuitiven Wissen rührt, dass man das Auf und Ab der emotionalen Zustände, die auf körperlichen Zuständen beruhen, entweder durch die eigenen Anpassungsmechanismen oder durch die Beziehung zu Fürsorgepersonen regulieren kann. Entwicklungsorientierte neurobiologische Studien von Ryan et al. (1997) kamen zu dem Schluss, dass die Operation des rechten präfrontalen Kortex ein wesentlicher Bestandteil der autonomen Regulation ist; die Aktivierung dieses Systems ermöglicht das Ansteigen positiver Affekte als Reaktion auf optimale Herausforderungen oder auf persönlich bedeutungsvolle Situationen oder die Verminderung negativer Affekte als Reaktion auf belastende Ereignisse. Derzeitige bildgebende Verfahren dienen zur Bestätigung früherer Annahmen bezüglich der zentralen Rolle der rechten orbitofrontalen Areale bei wesentlichen Selbstfunktionen (Schore 1994, 1996) und sie können zeigen, dass Verarbeitungsprozesse des Selbst im rechten präfrontalen Kortex stattfinden (Keenan et al. 2000) und dass der Selbstentwurf in rechten frontalen Arealen repräsentiert ist (Craik et al. 1999).

Dieses Funktionieren des »selbstkorrigierenden« orbitofrontalen Systems ist ein zentraler Aspekt der Selbstregulation: die Fähigkeit, flexibel emotionale Zustände während der Interaktion sowohl mit (interaktive Regulation im zwischenmenschlichen Zusammenhang mittels einer Zwei-Personen-Psychologie) als auch ohne andere Menschen (Autoregulation im autonomen Zusammenhang mittels einer Ein-Personen-Psychologie) zu regulieren. Die Anpassungsfähigkeit, sich, abhängig vom sozialen Kontext, zwischen diesen beiden regulatorischen Modi zu bewegen, taucht in der Entstehungsgeschichte sicherheitsgebender Bindungsinteraktionen durch die Reifung des biologischen Organismus mit einer von Anfang an abgestimmten sozialen Umgebung auf. Der wesentliche Aspekt dieser Funktion wurde von Westen (1997, S. 542) hervorgehoben, der festgestellt hat: »Der Versuch, den Affekt zu regulieren – d. h. unangenehme Gefühle zu minimieren und freudige zu maximieren –, ist eine der treibenden Kräfte der menschlichen Motivation.«

Die rechte Hemisphäre, die Bindungstheorie und die empathische Aufnahme unbewusster emotionaler Kommunikation

Schon früher beschrieb ich ein optimales Entwicklungsszenario: eines, das das entwicklungsabhängige Wachstum eines wirksamen regulatorischen Systems in der rechten Hemisphäre ermöglicht und welches Funktionen, die mit einer sicheren Bindung einhergehen, unterstützt. Auf der anderen Seite beeinflusst eine wachstumshemmende Umgebung negativ die Ontogenese des selbstregulatorischen präfrontalen Systems und führt zu Bindungsstörungen, und derartige frühe Beeinträchtigungen der Persönlichkeitsbildung sorgen für die Weitergabe von Psychopathologie. Erinnern wir uns an Bowlbys wohlbekannte Prophezeiung: »In den Arbeitsfeldern der Ätiologie und der Psychopathologie kann man auf der Grundlage der Bindungstheorie spezifische Hypothesen aufstellen, die unterschiedliche familiäre Erfahrungen mit unterschiedlichen Formen psychiatrischer Störungen und vielleicht auch mit neurophysiologischen Veränderungen, die diese begleiten, in Zusammenhang bringen« (1978). Die neueste neuropsychiatrische Forschung beweist, dass ein reduziertes Volumen der präfrontalen Areale als ein »endophänotypischer Marker einer psychopathologischen Disposition« dienen kann (Matsui et al. 2000, S. 155).

In zahlreichen Ausarbeitungen habe ich klinische und neurobiologische Befunde dargeboten, die zeigen können, dass sich verschiedene Formen von Bindungspathologien in spezifischen Formen ineffizienter Organisationsmuster des rechten Gehirns, insbesondere der rechten orbitofrontalen Areale, abbilden (Schore 1994, 1996, 1997b; s. 2001c zur Theorie des Traumas). Ein Defizit ist ihnen gemeinsam: Durch die beeinträchtigte Entwicklung des rechtskortikalen vorbewussten Systems, das emotionale Reize durch tatsächlich gefühlte emotionale Reaktionen auf Reize entschlüsselt, zeigen Menschen mit unzureichenden Bindungserfahrungen Empathiestörungen, d. h. eine beschränkte Fähigkeit, den emotionalen Status der anderen wahrzunehmen. Die Unfähigkeit, Gesichtsausdrücke zu lesen, führt zu einer Fehleinschätzung emotionaler Zustände und zu einer Falschinterpretation der Intentionen der anderen. Somit liegen Beeinträchtigungen in der Verarbeitung sozioemotionaler Informationen vor.

Zusätzlich zu diesem Defizit an sozialer Kognition manifestiert sich das Defizit in der Selbstregulation durch eine begrenzte Fähigkeit, die Intensität und die Dauer von Affekten zu modulieren; das gilt besonders für biologisch primitive Affekte wie Scham, Wut, Erregung, Begeisterung, Ekel, Panik, Schrecken und hoffnungslose Verzweiflung. Unter Stress erfahren solche Menschen keine diskreten oder differenzierten Affekte, sondern diffuse, undifferenzierte und chaotische Zustände, die von überwältigenden somatischen und viszeralen Sensationen begleitet werden. Diese mangelnde Fähigkeit für das, was Fonagy und Target (1997) »Mentalisierung« genannt haben, führt zu einer eingeschränkten Fähigkeit, über den eigenen emotionalen Zustand zu reflektieren. Eine rechtskortikale Dysfunktion ist spezifisch mit Veränderungen in der Körperwahrnehmung und mit einer Desintegration von Selbstrepräsentanzen assoziiert (Weinberg 2000). Solms beschrieb ebenfalls einen Mechanismus, durch den die Desorganisation einer geschädigten oder entwicklungsbedingt defizitären rechten Hemisphäre mit einem »Zusammenbruch der internalisierten Repräsentanzen der externen Welt«, bei dem »der Patient von ganzen zu partiellen Objektbeziehungen regrediert«, in Zusammenhang gebracht wird (1996, S. 347) – ein Kennzeichen einer früh entstandenen Persönlichkeitsstörung.

Es besteht Übereinkunft darüber, dass die Psychotherapie dieser »Entwicklungsstagnation« auf die Mobilisierung der grundlegenden Modi der Entwicklung (Emde 1990) und auf die Komplettierung des unterbrochenen Entwicklungsprozesses (Gedo 1979) ausgerichtet ist. Damit ist spezifisch die emotionale Entwicklung gemeint. Erinnern wir uns an Winnicotts bedeutsamen Anspruch, dass der Therapeut auf einer intuitiven Ebene die emotionale Geschichte des Patienten in spezifischer Weise verstehen muss: »Um die wechselseitige Erfahrung zu nutzen, müssen dem Therapeuten eine Theorie der emotionalen kindlichen Entwicklung und die Beziehung des Kindes zu Umgebungsfaktoren *in Fleisch und Blut* übergegangen sein« (1971b, Hervorhebung A. S.).

Bei Patienten – besonders bei solchen, die mit früh entstanden Bindungspathologien belastet sind und die dadurch Entwicklungsstörungen in der Selbstregulation zeigen – fungiert die psychotherapeutische Beziehung als eine Bindungsbeziehung. Neuere Darstellungen weisen darauf hin, dass die Affektdysregulation ein fundamentaler Mechanismus aller psychiatrischen Störungen ist (G. Taylor et al. 1997) und dass sich alle Psychotherapien dahingehend ähnlich sind, dass sie eine Verbesserung der Affektregulation anstreben (Bradley 2000); zudem ist das Ziel der bindungsfokussierten Psychotherapie die wechselseitige Regulation der affektiven Homöostase und die Restrukturierung interaktiver Repräsentanzen, die im implizit-prozeduralen Gedächtnis kodiert sind (Amini et al. 1996) (s. Anhang).

1913 verkündete Freud: »Das erste Ziel der Behandlung bleibt, ihn [den Patienten] an die Kur und an die Person des Arztes zu *attachieren*« (Hervorhebung A. S.) (Zur

Einleitung der Behandlung, GW, Bd. VIII, S. 473). Welche Informationen liefern uns heutige Vorstellungen über Bindung als eine dyadische Regulation von Gefühlen und die rechtshemisphärische Forschung zu diesem Prozess? Die unmittelbare Relevanz der entwicklungsorientierten Bindungsstudien für den psychotherapeutischen Prozess lässt sich aus der Allgemeinheit der interaktiven wechselseitigen rechtshemisphärischen Emotions-Transaktionsmechanismen in der Bindungsbeziehung von Fürsorgeperson und Kind und in der Therapiebeziehung von Behandelndem und Patient (Schore 1994, 1997c, 1998d, 1999h, 2001i, 2002b) ableiten. Zahlreiche Autoren haben auf die unmittelbaren Parallelen zwischen der klinischen Haltung eines kompetenten Therapeuten und den elterlichen Merkmalen einer psychobiologisch abgestimmten intuitiven Fürsorgeperson eines sicher gebundenen Kindes hingewiesen (z. B. Dozier et al. 1994; Holmes 1993a; Sable 2000; Schore 1994).

Freuds Beschreibung des Behandlungsziels beinhaltet die Schlüsselrolle des Bindungskonzepts bei der operationalen Definition der therapeutischen Allianz. Damit ein Arbeitsbündnis geschaffen wird, muss der Therapeut als Mensch erfahren werden, der vitalisierend mit dem Patienten abgestimmt ist; das Auf und Ab des affektiven Zustands des Therapeuten muss in Resonanz mit ähnlichen Zuständen des Patienten stehen (Schore 1994, 1997c). Studien zu empathischen Prozessen zwischen der »intuitiven«, eingestimmten Mutter und ihrem Kind zeigen, dass eine solche affektive Synchronisierung vollkommen nonverbal ist und dass sich diese Resonanz nicht so sehr auf den mentalen (kognitiven) Zustand des Kindes, sondern auf seinen psychobiologischen (affektiv-körperlichen) Zustand bezieht. Der intuitive, empathische Therapeut ist ähnlich psychobiologisch mit den wechselnden affektiven Zustände des Patienten abgestimmt und er ko-kreiert dadurch mit dem Patienten einen Kontext, in welchem er als Regulator der Physiologie des Patienten fungieren kann (Amini et al. 1996; Schore 1994, 1997c).

Die rechtskortikale Hemisphäre, die zentral in Bindungsfunktionen involviert ist, ist für die Wahrnehmung der emotionalen Zustände anderer dominant: durch einen rechtshemisphärisch-posterior-kortikalen Mechanismus, der an der Wahrnehmung nonverbaler Ausdrucks beteiligt ist, der in mimische und prosodische Reize eingebettet ist (Schore 1994, 1999a). Ebenso dominant ist sie für »*subjektive* emotionale Erfahrungen« (Wittling & Roschmann 1993; Hervorhebung A. S.) und für die *Entdeckung subjektiver Objekte* (Atchley & Atchley 1998; Hervorhebung A. S.). Der *interaktive* »Affekt-Transfer« zwischen den rechten Gehirnhälften der Teilnehmer der Mutter-Kind- und der therapeutischen Dyade wird somit am besten als *Intersubjektivität* beschrieben. Was hat uns die derzeitige entwicklungsorientierte Neuropsychoanalyse über psychotherapeutische Intersubjektivität zu sagen?

Die rechte Hemisphäre ist zentral in unbewusste Aktivitäten involviert; so wie die linke Hemisphäre ihre Zustände an andere linke Hirnhälften mittels bewussten sprachlichen Verhaltens kommuniziert, so kommuniziert die rechte ihre unbewussten Zustände zu anderen rechten Hemisphären, *die gleich gestimmt sind, um diese Kommunikation zu empfangen,* nonverbal. Dazu Freud (1915): »Es ist sehr bemerkenswert, daß das Ubw eines Menschen *mit der Umgehung* des Bw auf das Ubw eines anderen reagieren kann (GW, Bd. X, S. 293; Hervorhebung A. S.). Er schlug ebenso vor (1912), »daß er [der Therapeut] dem gebenden Unbewußten des Kranken sein eigenes Unbewußtes als empfangendes Organ zuwenden soll ...; so ist das Unbewußte des Arztes befähigt ... dieses Unbewußte [des Patienten] wiederherzustellen« (GW, Bd. VIII, S. 381 f). Er nannte diesen Zustand der Aufnahmebereitschaft »gleichschwebende Aufmerksamkeit« (ebd., S. 377 f.). Bion (1962b) verwies bezüglich der »Revêrie« oder des »Traumzustandes alpha« deutlich auf angedeutete rechtshemisphärische Zustände. Marcus schrieb dazu: »Der Analytiker hört mit seinem rechten Gehirn mittels Revêrie und Intuition direkt in das rechte Gehirn des Analysanden hinein« (1997, S. 238).

Dieses System von rechter zu rechter Hemisphäre beschrieb auch Buck (1994) neuropsychologisch als spontane emotionale Kommunikation: »Spontane Kommunikation benutzt artspezifische Ausdrucksmerkmale beim Sender, die – wenn ihnen Aufmerksamkeit zukommt – emotionales Abgestimmt-Sein aktivieren und direkt vom Empfänger wahrgenommen werden ... Die ›Bedeutung‹ des Gezeigten ist dem Empfänger unmittelbar bekannt; diese spontane Kommunikation stellt eine *Konversation zwischen zwei limbischen Systemen* dar ... Es ist ein biologisch begründetes Kommunikationssystem, das individuelle Organismen unmittelbar miteinander verbindet: Die Individuen in dieser spontanen Kommunikation konstituieren eine *biologische Einheit*« (S. 266, Hervorhebung A. S.).

Buck (1994) betonte die spezifische Wichtigkeit des rechten limbischen Systems und lokalisierte dieses biologisch begründete und spontane emotionale Kommunikationssystem in Übereinstimmung mit anderen Forschungsergebnissen, die die rechtsseitige Lateralisation spontaner Gesten (Blonder et al. 1995) und emotionaler Kommunikation (Blonder et al. 1991) belegten, in der rechten Hemisphäre. Schon früher wies ich auf Bowlbys (1969) Vermutung hin, dass menschliche Gefühle im Gesichtsausdruck, in der Haltung, am Ton der Stimme, an physiologischen Veränderungen, an der Geschwindigkeit der Bewegung und an im Entstehen begriffenen Handlungen erkannt werden.

Und tatsächlich liegt der rechtshemisphärische Prozess auch im Zentrum der nonverbalen relationalen Kommunikation zwischen Patient und Therapeut. Lyons-Ruth (2000), ein Mitglied von Sterns Study Group (Stern et al. 1998a, c), beschrieb die Schlüsselrolle des »Erkennungsprozesses«, der sich in den »ganz gewöhnlichen Veränderungsmomenten während der psychoanalytischen Behandlung« ereignet: »Die meisten relationalen Transaktionen hängen erheblich von einem Substrat der affektiven Signale ab, die eine bewertende Valenz oder Orientierung in jeder relationalen Kommunikation ermöglichen, und diese Kommunikation findet auf einer impliziten Ebene rascher Zeichenwechsel und Reaktionen statt, die zu schnell für eine simultane verbale Übersetzung und bewusste Reflexion ablaufen (Lyons-Ruth 2000, S. 91 f.). Erinnern wir uns: die rechte Hemisphäre erkennt Emotionen im mimischen Gesichtsausdruck (Adolphs et al. 2000), sie ist auf »implizites Lernen« spezialisiert (Hugdahl 1995) und schafft schnelle (80 msec) valenzabhängige, automatische Bewertungen emotionaler Gesichtsausdrücke (Pizzagalli et al. 1999).

Weiter gilt, dass die rechte Hemisphäre einen umfassenden Aufmerksamkeitsmechanismus benutzt, der sich auf globale Merkmale richtet (während die linke einen restriktiven Modus benutzt, der sich auf Details konzentriert; Derryberry & Tucker 1994) – eine Beschreibung, die zu Freuds »gleichschwebender Aufmerksamkeit« passt. Im Gegensatz zur linkshemisphärischen Aktivierung der »schmalen semantischen Felder« ist der rechtshemisphärische, »grobe semantische Code für die Beachtung und Integrierung von *entfernt* aufeinander bezogenen semantischen Informationen« (Beeman 1998, S. 279) nützlich, eine Funktion, die den Prozess der freien Assoziation erlaubt. Bucci (1993) beschrieb die freie Assoziation als »ein Nachspüren nonverbaler Schemata«, wobei die Sicherheit des verbalen Systems im assoziativen Prozess aufgegeben und dem nonverbalen Modus die Chance gegeben wird, die repräsentationalen und expressiven Systeme zu steuern; das heißt, dass die Dominanz von der linken zur rechten Hemisphäre verlagert wird. Auf diese Weise benutzt, wie es auch Freud schon beschrieb (1912), der Arzt »die ihm mitgeteilten Abkömmlinge des Unbewußten, [um] dieses Unbewußte, welches die Einfälle des Kranken determiniert hat, wiederherzustellen« (GW, Bd. VIII, S. 382).

Wenn Freud das Unbewusste als ein »empfangendes Organ« beschrieb, dann versuchte das Konzept der projektiven Identifikation (Schore 2000g, 2002b) von M. Klein zu zeigen, wie das unbewusste System als ein »Transmitter« handelt und wie diese Transmission die rezeptiven Funktionen eines anderen Unbewussten beeinflussen kann. Klein nahm an, dass sich dieser Prozess – obwohl die primitive Kommunikation zwischen dem Unbewussten einer Person und dem Unbewussten einer anderen in der frühen Entwicklung beginnt – das ganze Leben hindurchzieht. Die Augenblicke von wechselseitiger rechtshemisphärischer Kommunikation stellen eine Angleichung dar, die Zeddies (2000) als die »nichtsprachliche Dimension« des relationalen Unbewussten sowohl des Therapeuten als auch des Patienten bezeichnete.

Es besteht eine wachsende Übereinkunft darüber, dass – trotz zahlreicher unterschiedlicher theoretischer Perspektiven in der Psychoanalyse – das klinische Konzept von Übertragung (Wallerstein 1990) und Gegenübertragung (Gabbard 1995) eine gemeinsame Basis darstellt. In aktuellen Arbeiten rege ich an, dass nonverbale Übertragungs-Gegenübertragungsinteraktionen, die auf vorbewussten bzw. unbewussten Ebenen stattfinden, eine wechselseitige rechtshemisphärische Kommunikation rasch ablaufender, automatischer, regulierter und dysregulierter emotionaler Zuständen zwischen Patient und Therapeut darstellen. Das Übertragungsgeschehen ereignet sich deutlich in Momenten von emotionaler Erregung, und neuere neurobiologische Forschungen weisen darauf hin, dass »die Aufmerksamkeit während emotionaler Erregungszustände verändert ist und dass es eine erhöhte Sensitivität für Signale gibt, die sich auf den aktuellen emotionalen Zustand beziehen« (Lane et al. 1999, S. 986).

Die psychoanalytische Forschung betont die Rolle »der flüchtigen Gesichtsausdrücke«, die Indikatoren für den Übertragungs- und Gegenübertragungsprozess sind (Andersen et al. 1996; Krause & Lutolf 1988; Schore 1994, 1998d). Diese flüchtigen Zeichen werden zunächst durch Bewegungen um die Augen und bei prosodischem Ausdruck um den Mund nicht-bewusst bewertet (Fridlund 1991). Da die Übertragung-Gegenübertragung ein wechselseitiger Prozess ist, werden die mimisch schnell ablesbaren »Affektausdrücke«, die eine Änderung des inneren Zustands wiedergeben, kommuniziert und über die Wahrnehmung innerhalb des affektiv synchronisierten therapeutischen Dialoges verarbeitet. Dieser Befund ist bedeutsam für den »reziproken Prozess«, den J. Munder-Ross beschrieb, durch den der Therapeut Zugang zu »der subliminalen Stimulation … die vom Patienten ausgeht«, hat (1999, S. 95). Diese spontan kommunizierten und unbewusst wahrgenommenen visuellen und auditiven Augenblicke repräsentieren tatsächlich »die intrapsychische Schwelle zur inneren Objektwelt, die Wahrnehmungsschwelle der Übertragung« (H. F. Smith 1990, S. 225).

Nur in einem rechtshemisphärisch-dominierten aufnehmenden Zustand, in dem »ein privates Selbst« mit einem anderen »privaten Selbst« kommuniziert, kann ein Selbst-Selbstobjekt-System spontaner affektiver Übertragungs-Gegenübertragungs-Kommunikation geschaffen werden. Fosshage (1994), ein Selbstpsychologe, stellte fest, dass der Analytiker – wenn die Suche nach einem Selbstobjekt im Vordergrund steht – auf der tiefsten Schicht seiner Persönlichkeit mit Resonanz reagieren muss, um für die Entwicklungsbedürfnisse und selbstregulatorischen Nöte des Patienten ausreichend verfügbar zu sein. Mit anderen Worten: Ein Zustand der Resonanz besteht dann, wenn die Subjektivität des Therapeuten empathisch mit dem inneren Zustand des Patienten abgestimmt ist (dessen sich der Patient nicht bewusst ist), und diese Resonanz vertieft interaktiv sowohl die Intensität als auch die Dauer des affektiven Status *beider Mitglieder der Dyade.* Sander (1992) stellte fest, dass sich

»moments of meeting« zwischen Patient und Therapeut dann ereignen, wenn Charakteristisches zweier Systeme in Resonanz gelangt und aufeinander abgestimmt ist. Loewald (1986) beschrieb die »Resonanz zwischen dem Unbewussten des Patienten und dem des Analytikers«.

Man denkt heute, dass *Resonanz*phänomene eine höchst wichtige Rolle bei der Gehirnorganisation und bei regulatorischen Prozessen im zentralen Nervensystem spielen (Schore 2000e, 2002b). Obwohl dieses Prinzip grundsätzlich für *Synchronisierungs*prozesse zwischen verschiedenen Teilen eines ganzen Gehirns gilt, vertrete ich die Ansicht, dass es auch das Resonanzphänomen beschreibt, das sich zwischen zwei rechten Gehirnen der psychobiologisch abgestimmten Mutter-Kind-Dyade ereignet. Somit gilt es auch für jene Momente im Behandlungsprozess, wenn zwei rechte Gehirne – zwei emotionsverarbeitende, unbewusste »rechte mentale Systeme« – innerhalb der therapeutischen Dyade in *Resonanz* miteinander kommunizieren. Kantrowitz schloss daraus, dass »es der Bereich der vorbewussten Kommunikation ist, wo die Verwobenheit von intrapsychischen und interpersonellen Phänomenen sichtbar wird« und betonte die Bedeutung der Abstimmung und der *Resonanz* (1999, S. 72; Hervorhebung A. S.).

Dies führt zu folgendem Vorschlag: Empathische *Resonanz* resultiert aus dyadischer *Abstimmung*, und sie induziert eine *Synchronisierung* von Aktivitätsmustern in beiden rechten Hemisphären der therapeutischen Dyade. Eine *Unterbrechung* wird durch eine Nichtpassung hervorgerufen und beschreibt den Kontext einer belastenden *De-Synchronisierung* zwischen den rechten Hirnhälften und somit Destabilisation. Interaktive Wiederaufnahme induziert eine erneute *Synchronisierung* der rechtshemisphärischen Zustände. Diese Veränderungen im Gehirnzustand ereignen sich schnell auf Ebenen unterhalb der Wahrnehmung. Mit anderen Worten: Die beiden rechtshemisphärischen Systeme, die unbewusste bindungsbezogene Informationen innerhalb des ko-konstruierten intersubjektiven Feldes von Patient und Therapeut verarbeiten, sind zeitweilig ko-aktiviert und verbunden, de-aktiviert und unverbunden oder re-aktiviert und wiederverbunden. Die nicht bewussten Bewusstseinszustände und die Körper der zwei Selbstsysteme sind verbunden und regulieren sich miteinander, sind unverbunden und autoregulativ oder wiederverbunden und regulieren sich wechselseitig in ihrer Aktivität. Erinnern wir uns: Selbstregulation geschieht auf zwei Wegen – Autoregulation mittels der Prozesse einer »Ein-Personen-Psychologie« oder interaktive Regulation mittels einer »Zwei-Personen-Psychologie«.

Implikationen für ein psychoneurobiologisches Modell der emotionalen Entwicklung in der klinischen Praxis

Noch größere Aufmerksamkeit widmet der empathische Therapeut während der Behandlung der Verbalisation des Patienten, um *objektiv* die dysregulierte Symptomatologie des Patienten zu diagnostizieren und zu erklären. Aber er hört auch auf einer anderen Ebene aufmerksam zu und ist auf dieser interaktiv – auf einer erfahrungsnahen subjektiven Ebene, die sozioemotionale Prozesse auf den Ebenen unterhalb der Wahrnehmung verarbeitet. Nach Kohut (1971) ist der empathisch vertiefte Behandler auf den fortwährenden Strom und die Veränderungen der Gefühle und des Erlebens des Patienten abgestimmt. Seine »oszillierende Aufmerksamkeit« (Schwaber 1995) ist auf die »kaum wahrnehmbaren Zeichen, die eine Zustandsveränderung signalisieren« (Sander 1992) – sowohl beim Patienten als auch bei sich selbst – und auf das »nonverbale Verhalten und die Affektveränderungen« (McLaughlin 1996) ausgerichtet. Der abgestimmte und intuitive Therapeut macht schon beim ersten Kontakt die Erfahrung der nonverbalen Augenblick-zu-Augenblick-Verlaufsstruktur der inneren Zustände des Patienten und modifiziert relativ flexibel und geschmeidig das eigene Verhalten, um mit dieser Verlaufsstruktur synchron zu sein, um dadurch einen Kontext für die Organisation des therapeutischen Bündnisses zu kreieren.

Freud (1915; in GW, Bd. X, S. 209–232) stellte fest, dass die psychotherapeutische Arbeit immer dem Affekt gilt. Vielleicht kommen die wichtigsten klinischen Fortschritte von jenen, die »auf dem nonverbalen Gebiet der Psychoanalyse« arbeiten (z. B. Hollinger 1999; Jacobs 1994; Schore 1994; E. A. Schwaber 1998; Stern et al. 1998b, c). Die gegenwärtige Betonung der »gesteigerten affektiven Momente« in entwicklungsorientierten Studien und des »tatsächlichen Moments des Erlebens« in Studien zur Emotion zeigt sich auch in derzeitigen Psychotherapiestudien, die die »signifikanten Momente« im therapeutischen Setting erforschen. Die wissenschaftliche Erforschung der Wichtigkeit der impliziten Wahrnehmung der affektiven Information reflektiert den klinischen Grundsatz, dass – um implizites affektives Lernen stattfinden zu lassen – der Patient eine lebendige affektive Erfahrung mit dem Therapeuten machen muss (Amini et al. 1996).

Die Neurobiologie forscht ebenfalls zu diesem Thema – Studien zeigen die Beteiligung der rechten Hemisphäre beim impliziten Lernen (Hugdahl 1995), bei nonverbalen Prozessen (Schore 1994) und die Beteiligung des orbitofrontalen Systems bei impliziten Prozessen und bei prozeduralem (Rolls 1996) oder emotionsbezogenem Lernen (Rolls et al. 1994). Derartige Beziehungen von Struktur und Funktion können vielleicht erklären, warum Änderungen in dem Bereich, den Stern et al. (1998c) nonverbales »implizites Beziehungswissen« genannt haben, das Kerngeschehen der therapeutischen Veränderung ausmachen. Im Licht der zentralen Rolle des limbischen Systems bezüglich der Bindungsfunktion und der »Organisation eines neuen Lernens« muss die korrektive emotionale Erfahrung in der Psychotherapie, die Bindungsmuster verändern kann, unbewusstes rechtshemisphärisches limbisches Lernen involvieren.

Aber eine dyadisch-transaktionale Perspektive zieht nicht nur eine noch sorgfältigere Überprüfung der Emotionsdynamik des Patienten nach sich, sondern sie bringt auch *die Emotionen des Therapeuten* und dessen Persönlichkeitsstruktur verstärkt ins Spiel. Während einer therapeutischen affektiven Begegnung differenziert der Therapeut seinen psychobiologischen Bewusstseinszustand und die Gegenübertragungsgefühle, die durch die unbewusste Übertragungskommunikation des Patienten in ihm ausgelöst wurden. Diese werden in klinisch stark affektiven Momenten, wenn Zugang zu den inneren Arbeitsmodellen des Patienten besteht, ausgedrückt, und dadurch enthüllen sich die grundlegenden Übertragungsmodi und die Anpassungsstrategien der Affektregulation (Schore 1997c).

Gans beschrieb das »immer tiefer werdende Verstehen des Wesens des Patienten, das sich aus den fortwährenden Bemühungen des Therapeuten ergibt, die Bedeutung der Reaktionen, die der Patient in ihm auslöst oder hervorruft, verdichtet zu erfassen« (1994, S. 122). Diese Gegenübertragungsreaktionen schließen seine »viszeralen Reaktionen … auf das Material des Patienten mit ein« (Loewald 1986, S. 278). Erinnern wir uns daran, dass Bindung vor allem die rechtshemisphärische Regulation der biologischen Synchronisierung zwischen Organismen ist; und somit löst die Resonanz gebende Synchronisierung mit dem aktivierten unbewussten inneren Arbeitsmodell des Patienten im Therapeuten die prozedurale Verarbeitung seiner autonomen viszeralen Reaktionen auf die nonverbale unbewusste Kommunikation des Patienten aus. Bei Unterbrechungs- und Wiederherstellungs-Transaktionen (Beebe & Lachmann 1994; J. M. Lewis 2000; Schore 1994) benutzt der Therapeut auch seine autoregulatorischen Fähigkeiten, um die stressvollen negativen Zustände, die durch die Kommunikation mit den dysregulierten negativen Affekten des Patienten in ihm aufkommen, zu modulieren und auszuhalten. Der psychobiologisch abgestimmte Therapeut hat dadurch die Gelegenheit, als ein interaktiver Affektregulator des dysregulierten Zustandes seines Patienten zu fungieren (Schore 2002b). Dieses Konzept zeigt deutlich, dass die Aufgabe des Therapeuten mehr beinhaltet, als dem in der Entwicklung gestörten Patienten Verzerrungen in der Übertragung oder nicht-integrierte frühere Bindungserfahrungen zu deuten, die sich in nicht-kohärenten Momenten im verbal geäußerten Material des Patienten ergeben.

Wir müssen über die objektive Beobachtung der desorganisierten linkshemisphärischen Sprachfähigkeit durch die dysregulierten rechtshemisphärischen Zustände hinausgehen und diese mit verständnis-orientierten Deutungen an den Patienten zurückgeben. Genauer gesagt: Wir müssen uns unmittelbar auf die ineffizienten rechtshemisphärischen Prozesse des Patienten einstellen und diese dadurch mit unserem rechten Gehirn regulieren. Was den Therapeuten betrifft, so basieren die wirksamsten Deutungen auf der »Wahrnehmung der eigenen physischen, emotionalen und mentalen Reaktionen auf die verschleierten Botschaften des Patienten« (Boyer 1990, S. 304). Seitens des Patienten kann das »genaue Verstehen« »nur benutzt werden, wenn der Analytiker den Zustand des Patienten im Moment der Deutung mitfühlend erlebt« (Friedman & Moskowitz 1997, S. XXI). Diese interaktive Regulation erlaubt der Dyade, innere affektive Stimuli ausreichend lange auszuhalten und zu vertiefen, damit sie erkannt, reguliert und bezeichnet werden können, um ihnen Bedeutung zu verleihen. Dies stellt einen interaktiven Zusammenhang dar, der eine korrigierende emotionale Erfahrung unterstützt.

Angesichts der Tatsache, dass »beim Therapeuten das physische Aushalten des abgewehrten Erlebens des Patienten der verbalen Verarbeitung *vorausgehen* muss« (Dosamantes 1992, S. 362), ermöglicht die interaktive Zustandsregulation des Patienten den Beginn der Verbalisierung affektiver Erfahrungen. In einem »genuinen Dialog« mit dem Therapeuten gelangt der Patient zunächst zu einem inneren Wort, was dann zu einem verbalisierten wird, das er in einem besonderen Moment aussprechen muss – wofür er jedoch bis zu diesem Augenblick noch kein Wort besaß. Der Patient muss aber die Erfahrung machen, dass diese verbale Beschreibung eines inneren Zustands gehört, gefühlt und durch einen empathischen Anderen bezeugt wird. Auf diese Art und Weise wirken die emotional responsiven Aspekte der Interventionen des Therapeuten für den Patienten überformend.

Tatsächlich vermag diese affektiv ausgerichtete therapeutische Erfahrung das orbitofrontale System zu verändern. Eine fMRI-Studie, die von Hariri et al. durchgeführt wurde, lieferte den Beweis, dass höhere Regionen – speziell des rechten präfrontalen Kortex – emotionale Reaktionen in den tiefsten Schichten des Gehirns abschwächen, dass solche modulierenden Prozesse »grundlegend für die meisten modernen psychotherapeutischen Verfahren« sind und dass dieses lateralisierte neokortikale Netzwerk bei der »Modulation emotionalen Erlebens durch Deutung und Bezeichnung der emotionalen Veräußerung« aktiv ist – und ferner: dass »diese Form der Modulation bei verschiedenen emotionalen Störungen beschädigt ist und die Grundlage für Therapien gerade dieser Störungen darstellt« (2000, S. 48). Dieser Prozess betrifft das Kernstück der therapeutischen narrativen Organisation, was von Holmes (1993b, S. 150) als eine Umwandlung von »rudimentären Gefühlen in Symbole« benannt wurde. Erinnern wir uns, dass das gleiche »neokortikale Netzwerk«, das »das limbische System moduliert«, mit dem rechtslateralen orbitofrontalen System, das die Bindungsdynamik reguliert, identisch ist.

Als Ergebnis einer solchen Modulation kann die affektbelastete – jetzt aber regulierte – rechtshemisphärische Erfahrung des Patienten mit dem linken Gehirn für eine weitere Verarbeitung kommunizieren. Dieses Resultat, das der rechtshemisphärisch-linkshemisphärischen temporalen Sequenz folgen muss, ermöglicht die Entwicklung sprachlicher Symbole, um die *Bedeutung* eines Erlebens zu symbolisieren, *während man die Emotion, die durch dieses Erleben ausgelöst wird, fühlt und wahrnimmt.* Die objektive linke Hemisphäre kann nun subjektive rechtshemisphärische Kommunikationen mitverarbeiten, und dies erlaubt die Verbindung der nonverbalen impliziten und verbalen expliziten gegenständlichen Areale. Dies wiederum erleichtert die »Entwicklung der Affekte in ihrer frühesten Form, wo sie als körperliche Sensationen erlebt wurden, hin zu subjektiven Zuständen, die allmählich verbal artikuliert werden können« (Stolorow & Atwood 1992, S. 42). Der Patient kann Überlegungen nicht nur darüber anstellen, womit die externe Information affektiv geladen ist, wodurch sie persönlich bedeutungsvoll ist, sondern auch darüber, wie sie sich somatisch anfühlt und kognitiv durch das selbstregulatorische System verarbeitet wird.

Die Bedeutungssuche erfolgt somit nicht entlang des Inhalts, sondern entlang des Prozesses des Erfühlens und Kommunizierens der emotionalen Zustände. In einem wachstumsfördernden therapeutischen Kontext wird Bedeutung nicht primär entdeckt, sondern dyadisch kreiert. Wenn wir – auf Ebenen unterhalb und jenseits der Wahrnehmung – nicht so sehr auf Kognition, sondern auf subtiles und plötzliches Auf- und Abschwellen der affektiven Zustände und Rhythmen des Eingestimmt-Seins, der Unterbrechung und der Wiederherstellung innerhalb der therapeutischen Dyade fokussieren, sind wir in der Lage, dynamische Ereignisse zu verstehen, die sich innerhalb dessen ereignen, was Holmes (1993b) die »spontane Begegnung von zwei Einsamkeiten« nannte. Die wesentlichen Mechanismen, die – in Echtzeit – die Verbindung, die Unterbrechung und die Wiederverbindung der inneren Welt des Patienten und der des Therapeuten regulieren, werden in den Transaktionen der nonverbalen Übertragung-Gegenübertragung vermittelt.

D. Brown machte geltend, dass der Prozess der emotionalen Entwicklung, der sich auch im Erwachsenenalter fortsetzt, Möglichkeiten des Beobachtens und des Verstehens der Verarbeitungsprozesse unseres eigenen Bewusstseins in sich birgt: »Die affektive Entwicklung eines Erwachsenen besteht aus dem Potential der Selbstbeobachtung und Selbstreflexion über die ureigensten Prozesse des mentalen Funktionierens« (1993, S. 42). Dies schließt den affektiven Inhalt nicht nur der Erfahrung, sondern auch der tatsächlichen Verarbeitung mit ein, durch die der Affekt in die Erfahrung kommt – wie er vom Selbst erlebt und wie das Selbst über seine Beziehung zur internen und externen Realität informiert wird. Weiter stellte Brown fest: »Psychotherapie ist ein Medium der affektiven Entwicklung eines Erwachsenen – in dem Sinne, dass sie der disziplinierten, bewussten Reflexion über affektive Prozesse dient« (S. 56).

Ich weise darauf hin, dass Brown eine entwicklungsorientierte Weiterentwicklung der internen psychischen Strukturen des Patienten beschrieb, nämlich des orbitofrontalen Systems, das höchst wichtige Aufgaben bezüglich der Affektregulation meistert (Davidson et al. 2000; Schore 1994). Dieses System – »der denkende Teil des emotionalen Gehirns« (Goleman 1995, dt. 1996, S. 47) – wirkt dahin, »emotional-motivationale Bedeutung mit kognitiven Eindrücken zu integrieren; die Assoziation von Gefühlen mit Vorstellungen und Gedanken« (R. Joseph 1996) und »affektbezogene Bedeutungen zu verarbeiten« (Teasdale et al. 1999). Da seine Aktivität mit einer niedrigen Wahrnehmungsschwelle für Gefühle sowohl externen als auch inneren Ursprungs assoziiert ist, funktioniert das orbitofrontale System als eine »innere reflektierende und organisierende Agentur« (Kaplan-Solms & Solms 1996). Diese Rolle des orbitofrontalen Kortex beim »selbstreflexiven Gewahrwerden« (Stuss et al. 1992) erlaubt dem Menschen, sich über den eigenen inneren emotionalen Zustand und auch über den der anderen Gedanken zu machen (Povinelli & Preuss 1995). Angesichts des derzeitigen Interesses der Neurowissenschaft am »geistigen Auge des Bewusstseins« (Kawashima et al. 1995) rege ich die Vorstellung an, dass psychobiologische Operationen des rechten orbitofrontalen Systems die »subjektive Linse [bezugnehmend auf »eye«, Anm. d. Übers.] des Bewusstseins« repräsentieren.

Es ist wichtig festzuhalten, dass die rechte Hemisphäre ein Leben lang Wachstumsphasen durchläuft (Schore 1999a, 2001i, 2002b; Thatcher 1994) und dass der orbitofrontale Kortex auch später im Leben seine Fähigkeit zur Plastizität beibehält (Barbas 1995) und dadurch in der wachstumsfördernden Umgebung einer affektregulierenden therapeutischen Beziehung eine weitere erfahrungsabhängige Reifung eines effizienteren und flexibleren rechten frontalen regulatorischen Systems erlaubt. Obwohl Kurzzeitbehandlungen es dem Patienten ermöglichen, zu regulierten prämorbiden Bindungsmustern zurückzukehren, vermag im Verlauf einer Langzeitbehandlung diese neurobiologische Entwicklung eine Erweiterung des unbewussten rechtshemisphärischen mentalen Systems des Patienten und die Transformation einer unsicheren in eine »erworbene sichere« Bindung herbeizuführen (Phelps et al. 1998).

Die Literatur zur Säuglingsforschung belegt deutlich, dass die Natur des rechtshemisphärisch bestimmten affektiven Erlebens der Mutter machtvoll die Affekte beeinflusst, die sie bei ihrem Kind wahrnehmen und auf die sie sich einstimmen kann. Dieses grundlegende Prinzip gilt auch für die therapeutische Beziehung. Die Art und Weise, wie der Therapeut sein Selbst während des Behandlungsprozesses bei der wechselseitigen reziproken Beeinflussung benutzt, wird in seiner wichtigen Rolle als Affektüberwacher und Regulator der intern wechselnden psychobiologischen Zustände des Patienten deutlich. Organisationskreisläufe, Desorganisation und Reorganisation des intersubjektiven Feldes ereignen sich wiederholt im Behandlungsprozess. Unsere eigene Möglichkeit, »in den Gefühlszustand des Anderen einzutreten«, hängt von unserer Fähigkeit ab, unterschiedliche Intensitäten und die Dauer von Gegenübertragungszuständen, die durch diskrete positive Affekte markiert sind – Freude, Aufregung und negative Affekte wie Scham, Ekel und Schrecken –, zu ertragen. Die Spannweite unserer Affekttoleranz ist in großem Ausmaß das Resultat des frühen, unauslöschlich eingeprägten emotionsgeladenen Bindungsdialogs unserer eigenen Geschichte, und es sind diese ursprünglichen interaktiven Erfahrungen, die tief die Entstehung des Selbst beeinflussen. Aus diesem Grund glaube ich, dass eine eigene Therapie die Voraussetzung für jeden ist, der dieses Feld betritt.

In einem kreativen Beitrag wies Holmes (2000) darauf hin, dass unsere eigenen Sicherheitsmechanismen biologisch programmiert sind und nicht das Bewusstsein erreichen müssen, um aktiviert zu werden und dass diese Mechanismen, die in frühen Bindungen geformt werden, ein »psychologisches Immunsystem« entstehen lassen. Er machte geltend: »So wie ein Experte für tropische Krankheiten gegen die Organismen, denen er wahrscheinlich begegnet, immunisiert sein müsste, so kann eine eigene Therapie für den Therapeuten als ein Immunisierungsprozess erachtet werden – nicht nur, um ihn selbst und seine Patienten vor ihm zu schützen, sondern auch, um das Spektrum an Erfahrungen zu erweitern, das er dann in der Arbeit mit den Klienten nutzen kann« (S. 4).

Ein psychoneurobiologisches Modell der Bindungskommunikation zwischen Patient und Therapeut zeigt, dass – um ein optimales Arbeitsbündnis zu kreieren – der Therapeut in angemessener Zeit sowohl Zugang zu eigenen subjektiven, unbewussten, intuitiven und impliziten Reaktionen als auch Zugang zu einem objektiv bewussten, rationalen und auf Theorie beruhenden expliziten Wissen in seiner Arbeit haben muss (Renik 1998). Die Anwendung dieser Weiterentwicklung der entwicklungsorientierten Psychoanalyse und Neuropsychoanalyse in theoretischen und klinischen psychoanalytischen therapeutischen Modellen stützt Bowlbys klare Aussagen in seinen letzten Schriften, dass »die beste Therapie eindeutig von einem Therapeuten durchgeführt wird, der im Wesentlichen intuitiv und von einer angemessenen Theorie geleitet wird« (1991a, S. 16).

Aus einer kognitiv-sozialen neurowissenschaftlichen Perspektive wird Intuition als »die subjektive Erfahrung, die mit der Benutzung des Wissens, das aus implizitem Lernen gewonnen ist, assoziiert ist«, definiert (M.D. Lieberman 2000, S. 109). Der rechtshemisphärische Prozess spielt beim impliziten Lernen die zentrale Rolle, und eine Psychotherapie verändert und erweitert das implizite Beziehungswissen wesentlich. Angesichts der intrinsischen dyadischen Natur der Bindung wird diese Erweiterung im System Gehirn-Bewusstsein-Körper sowohl des Patienten als auch des Therapeuten möglich. In seiner letzten Arbeit beschrieb Bowlby (1991b) den therapeutischen Prozess als eine »gemeinsame Exploration«. Ein Bindungsmodell, das sowohl in der Biologie als auch in der Psychoanalyse begründet ist, macht nachvollziehbar, wie eine erfolgreiche therapeutische Beziehung als ein interaktiver affektregulierender Kontext fungieren und das Wachstum zweier »mentaler Systeme im Entstehungsprozess« optimieren kann; das bedeutet einen Zuwachs an Komplexität des sich fortwährend weiterentwickelnden unbewussten »rechten« mentalen Systems sowohl des Patienten als auch des Therapeuten.

Kapitel 3

Klinische Auswirkungen eines psychoneurobiologischen Konzeptes der projektiven Identifikation

Wir befinden uns in einer Zeit, in der sich Psychoanalyse und Naturwissenschaft einander annähern, um gemeinsam aussagekräftigere Konzepte des Bewusstseins zu entwickeln. Diese Annäherung erlaubt einen neuen Zugang zu bestimmten grundlegenden und bis dahin scheinbar nicht zu beantwortenden Fragestellungen zum menschlichen Erleben. Ein besonders faszinierendes Problem, für das sich zahlreiche unterschiedliche Disziplinen interessieren, besteht in der Frage, wie und warum sich das Bewusstsein zunächst entwickelt und dann kontinuierlich komplexer wird. Wenn es stimmt, dass diese Frage für die meisten Menschen außerhalb der Zuständigkeit wissenschaftlicher Beschäftigung lag, so muss aber auch festgehalten werden, dass selbst innerhalb der Psychoanalyse die frühe Entwicklung des Bewusstseins kaum auf Interesse stieß; auch Freud umging dieses Thema. Mehr als andere Pioniere der Psychoanalyse war es vielleicht Melanie Klein, die die systematische theoretische und klinische Erforschung des primitiven Bewusstseins etablierte. Jedoch bestätigen die Befunde der experimentellen Wissenschaft bis heute nur in geringem Ausmaß ihre vielen Hypothesen. Gleichzeitig muss aber auch festgestellt werden, dass zahlreiche ihrer Gefolgsleute nicht müde wurden, eine grundlegende Antipathie der Naturwissenschaft gegenüber zu hegen.

Trotz der Kontroversen zu Kleins theoretischen Konstrukten liefert ihr klinisches Konzept wertvolle Hinweise für die Arbeit mit entwicklungsgestörten Patienten und für primitive Bereiche des Bewusstseins. Dies gilt vor allem in Bezug auf ihre vielleicht wichtigste Entdeckung – den klinisch bedeutsamen, jedoch theoretisch rätselhaften Prozess der projektiven Identifikation. Klein (1946) definierte die projektive Identifikation als einen Prozess, in dem weitgehend unbewusste Informationen von einem Sender auf einen Empfänger projiziert werden. Obwohl dieser primitive Kommunikationsprozess zwischen dem Unbewussten eines Menschen und dem Unbewussten eines anderen in der frühen Entwicklung beginnt, dauert er ein Leben lang an. Dieses Phänomen weist zudem auf einen primitiven unbewussten Abwehrmechanismus hin, der ein zentraler Schwerpunkt in der Behandlung sowohl eines Kindes als auch eines Erwachsenen mit einer Entwicklungspsychopathologie ist.

Die Psychoanalyse wird als die Wissenschaft der unbewussten Vorgänge bezeichnet. Freuds Hauptbeitrag zur Wissenschaft lag darin, die zentrale Wichtigkeit eines fortwährend aktiven Unbewussten bei Alltagsfunktionen hervorzuheben. Adaptive Interaktionen mit anderen Menschen finden auf bewussten und auch auf unbewussten Ebenen statt; Freud arbeitete den Bewusstseinszustand der »gleichschwebenden Aufmerksamkeit« heraus, in welchem man die unbewusste Kommunikation des Anderen empfangen kann. Während Freud darstellte, wie das Unbewusste als ein »empfangendes Organ« arbeiten kann (1912; GW, Bd. VIII, S. 375 ff.), versucht Kleins Konzept der projektiven Identifikation herauszuarbeiten, wie ein unbewusstes System als »Übermittler« fungieren kann und wie diese Übertragungen die rezeptiven Funktionen eines anderen Unbewussten daraufhin beeinflussen können. Dies weist deutlich darauf hin, dass unbewusste Systeme mit anderen unbewussten Systemen interagieren und dass sowohl die aufnehmenden als auch die expressiven Eigenschaften ihre Kommunikationsfähigkeiten bestimmen.

In einer neueren Arbeit betonte Betty Joseph (1997, S. 103), dass »projektive Identifikationen – in ihrer wahren Natur – eine Art der Kommunikation sind«, ein Thema, das auch von Alvarez (1997) und Mason (2000) hervorgehoben wurde. Morrison (1986) schrieb, dass es sich um »eine Nachricht an einen Empfänger darüber handle, wie sich eine unbewusste Phantasie *anfühlt*« (S. 59). Andere Autoren machen geltend, dass die projektive Identifikation die Projektion von *Affekten*, die mit Selbst- und Objektrepräsentanzen einhergehen, einschließt (Adler & Rhine 1992). Ogden kam zu dem Schluss, dass »per projektiver Identifikation der Projizierende durch reale interpersonale Interaktionen mit dem ›Empfänger‹ unbewusst in jenem *Gefühlszustände* hervorruft, die deckungsgleich mit den ›hinausgeworfenen‹ Gefühlen sind« (1990a, S. 79).

Diese klinischen Beobachtungen beziehen sich auf ein lange diskutiertes Problem, das die besondere Natur des in diesen primitiven Kommunikationsprozessen Projizierten betrifft. Allgemein wird die Ansicht vertreten, dass Kleins alleinige Betonung auf der Entwicklung der Phantasie und auf unbewussten Kognitionen lag, die im Bewusstsein des Säuglings hervorgerufen werden. Dies scheint mit der derzeitigen Entwicklungsforschung nicht vereinbar zu sein, die zeigen kann, dass die Zustände des Säuglings weniger kognitiv komplex als vielmehr körperlich begründet und sensorisch-affektiv sind. Trotzdem behauptete Brody (1982), dass Klein insofern Beiträge zum psychoanalytischen Denken geliefert habe, als sie die Intensität beschrieb, die Affekte während der Säuglingszeit erreichen können. Die meisten Leser werden mit ihren Schriften zu Neid und Dankbarkeit vertraut sein; zwischen 1943 und 1944 veröffentlichte sie die Arbeiten »On observing the behavior of young infants« und »Some theoretical conclusions regarding the emotional life of the infant«. Vor einiger Zeit erschien ein Aufsatz mit dem Titel »A new look at the theory of Melanie Klein«, in dem Stein vorschlug: »Der rote Faden, der die mentale Entwicklung durchzieht, kann Klein zufolge als eine *Regulation von Gefühlen* beschrieben werden« (1990, S. 508; Hervorhebung A. S.).

Eine wesentliche Schlussfolgerung aus meiner fortwährenden Beschäftigung mit der »Regulation von Gefühlen« oder »Affektregulation« (Schore 1991, 1994, 1996, 1997a, b, c, 1998a, b, 1999a, 2000a, c, d, e, g, 2001b, d, f, 2001i) besteht darin, dass »primitive mentale Zustände« viel mehr als nur früh auftauchende »mentale« oder »kognitive« Bewusstseinszustände sind, die psychologische Prozesse herbeiführen. Viel genauer können sie als *psychobiologische Zustände* charakterisiert werden. Somit untersuchen die Entwicklungsforscher unter uns nicht primitive Bewusstseinszustände, sondern primitive Zustände des »Körper-Bewusstseins«. Diese psychobiologische Entwicklungsperspektive deutet ebenfalls darauf hin, dass affektive Zustände innerhalb der Mutter-Säuglings-Dyade ausgehandelt werden (Feldman et al. 1999) und dass dieses höchst effiziente System körperlich gesteuerter und schnell ablaufender emotionaler Kommunikationen im Wesentlichen nonverbal ist (Schore 1997c). Die neuere Entwicklungsforschung unterstützt somit Grotsteins (1981) mehr als 20 Jahre alte Vermutung, dass der Zustand, in dem der Therapeut die projektiven Identifikationen aufnimmt, mit der mütterlichen Aufnahmebereitschaft identisch ist.

Heute heben sowohl klinische als auch entwicklungsorientierte Konzepte der projektiven Identifikation die besondere Rolle der Kommunikation interner affektiver Zuständen und deren Verarbeitung hervor – und weniger Kognitionen und Inhalte. Diese Konzeption fügt sich in einen generellen Trend innerhalb der Psychoanalyse ein, worauf auch Kantrowitz (1999, S. 72) hinwies, der die Schlüsselrolle des »intensiven affektiven Sich-miteinander-Einlassens« betonte und zu dem Schluss kam: »Es ist der Bereich der vorbewussten Kommunikation, in dem die Verwobenheit von intrapsychischen und interpersonalen Phänomenen am besten sichtbar wird.« Ryle wies mit Berücksichtigung der Kommunikation, die in die projektive Identifikation eingebettet sind, darauf hin, dass dieser Mechanismus im Wesentlichen »die Beziehung zwischen intrapsychischen und zwischenmenschlichen Phänomen und indirekte Formen der Kommunikation und der Beeinflussung« betrifft (1994, S. 107).

Allerdings wird die projektive Identifikation – ein Prozess, der das erzeugt, was Loewald (1970) die Transmission von »intrapsychischer Externalisierung« nannte – als ein »Verbindungskonzept« zwischen klassischer und interpersonaler Psychoanalyse betrachtet (Migone 1995). Aber noch mehr verbindet das Konzept derzeit die entwicklungsorientierte Psychoanalyse mit der Entwicklungspsychologie. Eine ganze Ausgabe der Zeitschrift *Psychoanalytic Dialogues* (Seligman 1999) war einem *Symposium on Projective Identification Revisited: Integrating Clinical Infant Research, Attachment Theory, and Kleinian Concepts of Phantasy* gewidmet. Praktiker und Theoretiker richten ihren Blick ebenfalls auf die entwicklungsorientierten Wissenschaften, da es nahe liegt, dass aus dem »Labor der Säuglingsforscher« ein tieferes Verständnis der projektiven Identifikation kommen kann (Stolorow et al. 1998, S. 723).

Weiter bin ich der Meinung, dass Kleins befruchtendes Konzept die klinische Psychoanalyse nicht nur mit der entwicklungsorientierten Psychoanalyse und der Psychologie, sondern auch mit der entwicklungsorientierten Neurowissenschaft, insbesondere mit der affektorientierten Neurowissenschaft, verbindet. Ich habe dargestellt (Schore 1997a, 1999a, 2000a, c, 2001i), dass die Zeit für eine Annäherung zwischen Psychoanalyse und Neurobiologie reif ist und dass diese Integration zu einem tieferen Verständnis klinischer Phänomene führen kann. Dies gilt ganz besonders für die projektive Identifikation, von der moderne Autoren meinen, sie wirke als eine »geheimnisvolle« Operation, »die wir wissenschaftlich noch nicht verstehen können« (Sands 1997a, S. 653). Deshalb möchte ich in diesem Kapitel darauf hinweisen, dass derzeitige Forschungsergebnisse zur Neurobiologie der emotionalen Entwicklung für das Phänomen der projektiven Identifikation von großer Bedeutung sind – als eine früh auftauchende Verarbeitung, die »eine Gegenseitigkeit der *emotionalen* Reaktion« beinhaltet (Migone 1995; Hervorhebung A. S.).

Der Umfang der Forschungsarbeiten zum emotionalen Verhalten, der Studien zur Psychobiologie der Affektzustände und zur Neurobiologie der emotionsverarbeitenden rechten Hemisphäre nimmt stetig zu. Die früh reifende rechte Hemisphäre ist in den ersten drei Lebensjahren dominant (Chiron et al. 1997), und sie ist spezialisiert auf die Verarbeitung emotionaler Informationen (Schore 1994, 1998b, 1999a). Dies ist deswegen möglich, weil dieser Kortex, mehr als der linke, anatomisch mit dem limbischen System verbunden ist: mit jenem hirnorganischen Netzwerk, das »subjektive Informationen in Form von emotionalen Gefühlen, die das Verhalten beeinflussen, ableitet« (MacLean 1985, S. 220). Tatsächlich spielt diese Hemisphäre eine wesentliche Rolle bei der nicht bewussten Bewertung der positiven oder negativen emotionalen Bedeutsamkeit sozialer Stimuli mittels eines Mechanismus, der Freuds Lust-Unlust-Prinzip ähnlich ist (Schore 1999c). Die rechte Hemisphäre ist dominant für die Wahrnehmung nonverbaler emotionaler Ausdrücke, die in mimische und prosodische Reize (Blonder et al. 1991; George et al. 1996) – selbst auf unbewussten Ebenen (Wexler et al. 1992) – eingebettet sind, und sie ist dominant für die nonverbale Kommunikation (Benowitz et al. 1983) und das implizite Lernen (Hugdahl 1995).

Parallel dazu haben psychophysiologische Untersuchungen ein intensives Interesse an der impliziten Wahrnehmung affektiver Informationen, die mimisch übertragen werden, entwickelt (Niedenthal 1990); dieses Interesse gilt auch den verschiedenen dynamischen Eigenschaften des »nicht-bewussten« Affektes, der relativ diffus ist, sich ohne Umschweife zeigt und stärkere oder weniger verfälschte Effekte hervorbringt (Murphy et al. 1995). Diese »automatische Emotion« wirkt in der Säuglingszeit und auch danach auf nicht bewussten Ebenen (Hansen & Hansen 1994); solche frühen automatischen Reaktionen prägen die nachfolgende bewusste emotionale Reizverarbeitung (Dimberg & Ohman 1996). Umfangreiche Studien belegen, dass sich emotionale Face-to-face-Kommunikationen auf einer unbewussten Ebene abspielen (Dimberg et al. 2000). Ich weise darauf hin, dass die projektive Identifikation eine ausgezeichnetes Beispiel für die »Transmission des nicht bewussten Affektes« ist (Murphy et al. 1995, S. 600).

Eine Integration derzeitiger Entwicklungsstudien zur emotionalen Säugling-Mutter-Kommunikation, psychophysiologischer Befunde zur affektiven Verarbeitung sowie der neurobiologischen Forschung zur wesentlichen Rolle, welche die rechte Hemisphäre für die emotionale Kommunikation spielt, kann uns ein tieferes Verständnis für die Wirkungsweise der affektiven Kommunikation, die bei einer projektiven Identifikation stattfindet, vermitteln. Die wechselseitige rechtshemisphärische Kommunikation, die mit einer Bindungsbeziehung einhergeht, stellt das dar, was Bion die »Verbindungen« zwischen Mutter und Säugling nannte. Ornstein (1997) bezeichnete die unbewusste rechte Hemisphäre als »das rechte mentale System«, und Bianchedis Behauptung, dass »das mütterliche Bewusstsein als eine Verbindung funktioniert« (Vergopoulo 1996), beschrieb jene Verbindung, die vom *rechten mentalen System der Mutter* zur Verfügung gestellt wird.

Die rapide anwachsende Zahl interdisziplinärer Untersuchungen kann als eine Fundgrube nicht nur heuristischer Modelle der normalen emotionalen Entwicklung dienen; diese können vielmehr auch zeigen, wie desorganisierende Kräfte in der frühen sozialen Entwicklung die Reifungsprozesse stören. Die frühe soziale Umgebung kann das Auftauchen der sich früh entwickelnden »primitiven« (Tucker 1992) rechten Hemisphäre positiv und negativ beeinflussen. Sie ist dominant für die Affektregulation und die Entwicklung von Anpassungsstrategien, die für das Überleben sorgen und den Menschen befähigen, mit Stress und Veränderungen umzugehen (Schore 1994; Sullivan & Gratton 1999; Wittling & Schweiger 1993). In derzeitigen psychodynamischen Konzepten werden defensive Mechanismen als Möglichkeiten emotionaler Regulationsstrategien zum Vermeiden, zum Minimieren oder zum Verändern von Affekten, die unerträglich sind (Cole et al. 1994), beschrieben. Es besteht Übereinkunft darüber, dass intrapsychische psychologische Abwehrstrategien am besten als Bestandteile von Anpassungsmechanismen charakterisiert werden können (Rutter 1987) und dass die Entwicklung von Anpassungsreaktionen von frühen Erfahrungen abhängt (S. Levine 1983).

Therapeuten sind stark an intensiven und primitiven Affekten, wie z. B. Panik und Wut, interessiert. In einer aktuellen Ausarbeitung habe ich darauf hingewiesen, dass wir unser Verständnis der frühen Ätiologie der primitiven Abwehr, die üblicherweise zur Anpassung (im Sinne einer Autoregulation) an traumatische und überwältigende affektive Zustände genutzt wird, ebenfalls vertiefen müssen. Eine interdisziplinäre Annäherung kann daher zeigen, wie Systeme in Entwicklung primitive Abwehrmechanismen organisieren – wie z. B. projektive Identifikation und Dissoziation –, um mit interaktiven mächtigen Einflüssen zurechtzukommen, die intensiv stressvolle Zustände induzieren und die den homöostatischen Zustand des Säuglings extrem desorganisieren (Schore 2001a). Dissoziation ist ein sehr früh auftauchender Überlebensmechanismus zur Anpassung an traumatische Affekte, und sie spielt eine wichtige Rolle bei der Wirkungsweise der primitiven Identifikation (Schore 1998c, 2000g, 2002d). Da diese frühen Ereignisse in das reifende Gehirn eingeprägt werden (Matsuzawa et al. 2001) – wo zunächst psychische Zustände zu biologischen Merkmalen werden (Perry et al. 1995) –, haben sie als primitive Abwehrmechanismen Bestand. Man hat beobachtet, dass Patienten, die sich der projektiven Identifikation bedienen, sich »dissoziativ« von traumatischen Affekten »gereinigt« haben, um dadurch eine Form der Beziehung mit dem narzisstisch verletzbaren Anderen aufrechtzuerhalten (Sands 1994, 1997b).

In zwei zukunftsweisenden Schriften stellte Klein die Vermutung an, dass die defensive projektive Identifikation mit dem machtvollen Eindringen der Persönlichkeit eines Anderen (1975) in Zusammenhang steht und eine Aussiedlung unerwünschter Selbstanteile darstellt (1946). Schon lange wird in der klinischen Literatur die Anwendung eines einzigen und begrenzten Abwehrkonstrukts bei ernsthaft gestörten Menschen beschrieben. Daher ist es das primäre Ziel der Behandlung dieser Patienten, ihnen dazu zu verhelfen, die exzessive Benutzung der projektiven Identifikation durch reifere Abwehroperationen zu ersetzen. Boyer beschrieb Patienten, die eine frühe defekte Beziehung mit der Mutter erlebten, was in weitgehend defiziente Ich-Strukturen mündete. Ihr exzessiver Gebrauch der projektiven Identifikation »beeinflusst schwerwiegend ihre Beziehungen zu anderen und beeinträchtigt im gleichen Ausmaß ihr psychisches Gleichgewicht. Ihr wichtigstes bewusstes Ziel in der Therapie besteht darin, sich selbst umgehend von Spannung zu befreien. Oft haben sie große Angst, dass das Erleben von Unbehagen unerträglich sei, und sie glauben, dass ein Scheitern, sich davon zu befreien, zu physischer oder mentaler Fragmentierung oder Auflösung führe« (Boyer 1990, S. 304).

Stark beschrieb den »Preis« des charakterlich bedingten Einsatzes der projektiven Identifikation: »Jene Patienten, die nicht die Fähigkeit besitzen, innere Konflikte auszuhalten, befinden sich in einem Zustand, in dem sie fortwährend wesentliche Anteile von sich selbst weggeben und sich dadurch als innerlich verarmt und exzessiv von anderen abhängig erleben« (1999, S. 269).

Mit dieser Einführung stellt das folgende Kapitel eine Fortführung einer Reihe von Beiträgen dar, die die Mechanismen erhellen sollen, die die frühen inneren Prozesse mit der Organisation intrapsychischer unbewusster struktureller Systeme verknüpfen (Schore 1994, 1996, 1997b, c, 1998a, b, 1999a, 2000a, e, 2001b). Von besonderer Bedeutung ist, dass das Wissen über die erfahrungsabhängige Reifung der rechten Hemisphäre (»des rechten mentalen Systems«) uns eine Möglichkeit eröffnet, nicht nur Inhalte des Unbewussten, sondern auch seinen Beginn, seine Struktur und seine Dynamik gründlicher zu verstehen. In diesen Arbeiten versuche ich, den Einfluss der Regulationstheorie und eine neuropsychoanalytische Perspektive aufzuzeigen, um die verborgenen Vorgänge, die einer Vielzahl wesentlicher Phänomene der Entwicklung und Behandlung zugrunde liegen, zu beschreiben.

Im Gegensatz zum üblichen Vorgehen – Material zu einem spezifischen Fall vorzustellen, um allgemeine klinische Prinzipien zu erklären – versucht diese Annäherung, gemeinsame grundlegende Mechanismen der unbewussten intrapsychischen und interpersonellen Phänomene zu erhellen und sie dann im therapeutischen Kontext eines spezifischen Falles anzuwenden. In dieser Ausarbeitung wird ganz besonders die Exploration des nonverbalen und nicht bewussten Bereiches dargestellt, und sie konzentriert sich daher mehr auf den Prozess als auf den verbalen Inhalt. Konzepte der »verborgenen« Mechanismen, durch die rasch bewertete Veränderungen in der externen sozialen Umgebung Muster dynamischer Veränderungen des inneren psychobiologischen Zustandes hervorrufen, können ein tieferes Verständnis für die grundlegenden, schnell auftretenden Mechanismen, die sich in Augenblick-zu-Augenblick-Interaktionen innerhalb der ko-konstruierten therapeutischen Allianz ereignen, herbeiführen (s. Anhang).

Die Regulation und auch die Dysregulation von Affekten spielt sowohl in der Beziehung von Säugling und Fürsorgeperson als auch in der von Patient und Therapeut eine zentrale Rolle. Eine Affektdysregulation innerhalb der therapeutischen Allianz ist mit Stress assoziiert, und es ist daher wichtig, die Ätiologie und die Operationen der sich früh entwickelnden, aber andauernden Abwehrmechanismen zu verstehen, die durch Belastungen in der Beziehung wiederbelebt werden. Bedingt durch die Beziehungsgeschichte können diese Anpassungsstrategien sowohl adaptiv als auch maladaptiv und daher wichtige Elemente der Psychopathogenese sein. Klinische Modelle, die von dieser psychoneurobiologischen Perspektive abgeleitet sind, zielen auf erweiterte psychoanalytische Techniken bei schwereren Psychopathologien der Kindheit und des Erwachsenenalters. Die therapeutische Regulation – und nicht die Interpretation – und die Einsicht sind die Schlüssel zur Behandlung entwicklungsgestörter Patienten, die noch über kein »psychologisches Bewusstsein« verfügen. Vor mehr als 40 Jahren betonte Loewald, dass »ein besseres Verständnis des psychoanalytischen Handelns vielleicht zu Veränderungen in der Technik führt« (1980, S. 222).

Und so beschreibe ich im Folgenden die projektive Identifikation als eine sich früh organisierende unbewusste Anpassungsstrategie, um die wechselseitige rechts-hemisphärische Kommunikation und insbesondere intensive affektive Zustände zu regulieren. Da Affekte psychobiologische Phänomene sind und das Selbst im Körperlichen ruht, stellt die Anpassungsstrategie der projektiven Identifikation keine bewusste verbal-linguistische Verhaltensweise, sondern eine unbewusste nonverbale *Bewusstsein-Körper-Kommunikation* dar. Der Wissensstand der entwicklungsorientierten affektiven Neurowissenschaft und der Neuropsychoanalyse beschreibt die grundlegenden psychoneurobiologischen Vorgänge, die es dem Therapeuten ermöglichen, Zugang zur unbewussten Kommunikation zu haben, um dadurch den Patienten »in- und auswendig zu kennen« (Bromberg 1991).

Ich wende dieses Konzept bei zahlreichen klinischen Fragestellungen an und behalte Sanders Diktum im Sinn, dass es bei der therapeutischen Erforschung »nicht die Vergangenheit ist, die wir suchen, sondern die Logik der Regulationsstrategien des Patienten bezüglich seiner eigenen Zustände« (in E. A. Schwaber 1990, S. 238). Es wurde darauf hingewiesen, dass die Natur der (Neuro-) Entwicklung »das große Grenzgebiet in der Neurowissenschaft darstellt, wo alle unseren (psychoanalytischen) Theorien einem Härtetest unterzogen werden« (Watt 2000, S. 191). Die hier vorgestellte Arbeit unterstützt nicht nur Kleins Konzept; sie hebt die grundlegende Rolle der projektiven Identifikation sowohl in der Entwicklung als auch in der psychoanalytischen Behandlung hervor.

Aktualisierte klinische Konzepte der projektiven Identifikation

Ursprünglich beschrieb Klein die projektive Identifikation als die Projektion eines unerwünschten Selbstanteils auf einen wichtigen Anderen, bei gleichzeitiger Identifizierung jenes Anteils im Anderen. Dies wird üblicherweise als ein Hinausprojizieren auf einen anderen Menschen interpretiert, als eine Art der Kontrolle über die »schlechten« *negativen* Anteile, die dem Selbst gefährlich werden könnten. Jedoch haben zahlreiche Autoren die Tatsache betont, dass Klein ebenso von der Rolle der projektiven Identifikation in der *positiven* Beziehung zur Mutter sprach, und sie stellten fest, dass dieser Prozess ebenso die Projektion von positiv bewerteten Anteilen des Selbst auf einen Anderen einschließt. Dazu Muir: »Sie [die projektive Identifikation] wurde anfänglich als ein defensiver Prozess beschrieben, aber später machte Klein darauf aufmerksam, dass sie als ein grundlegend notwendiger und normaler Prozess in der frühen Ich-Entwicklung betrachtet werden kann« (1995, S. 247). Leiman (1994) wies darauf hin, dass die projektive Identifikation die »negative Sphäre des Erlebens« *oder* die »positive Sphäre« betrifft, wobei Letzteres in Winnicotts Übergangserfahrungen und im Ursprung des Spielens seinen Ausdruck findet. Likierman (1988) schrieb über »mütterliche Liebe und positive projektive Identifikation«. Und auch Sandler und Sandler (1996) erörterten Zustände der »primären Identifikation« – d. h. Augenblicke der interpersonalen Interaktion, wenn die Abgrenzung zwischen dem Selbst und dem Objekt verloren gegangen ist. Sie argumentierten, dass dies die wichtige Basis des Vorgangs der projektiven Identifikation sei und in einer »wechselseitigen Liebesbeziehung« geschehe und eine bedeutsame Basis der Empathie darstelle.

Diese derzeitigen Konzeptionen stellen eine Erweiterung von Kleins (1946) ursprünglicher Behauptung dar, wonach diese Prozesse, die mit der projektiven Identifikation einhergehen, sowohl für eine normale Beziehung als auch für anomale Objektbeziehungen von vitaler Bedeutung sind. Es war Bion, der die zentrale Rolle dieses Mechanismus bei allen frühen Entwicklungsphänomenen betonte (Schore 2001h). In einer zukunftsweisenden Arbeit beschrieb er (Bion 1962b), dass sich das Kind – wenn Mutter und Säugling aufeinander abgestimmt sind – dergestalt verhält, dass die projektive Identifikation »realistisch« und nicht ein defensives Phänomen ist und dass dies ein normaler Zustand und normales Funktionieren ist. Diese Gedanken werden auch in der aktuellen Literatur formuliert, wo die Betonung auf den adaptiven Aspekten der projektiven Identifikation liegt – auf mehr als nur der Valenz oder dem Inhalt des projektiven Materials, sondern vielmehr auf dem zugrunde liegenden Prozess der Kommunikation der Zustände.

Das Konzept der jeweiligen Kommunikationsanpassung von Mutter und Säugling beschreibt ein Muster der gegenseitigen reziproken Beeinflussung. Dies weist klar darauf hin, dass die projektive Identifikation kein einseitiger, sondern ein zweiseitiger interaktiver Prozess ist. Die zwischenmenschliche Komponente der projektiven Identifikation wurde von klinischen Theoretikern wie Grotstein (1981) und Ogden aufgezeigt, die feststellten, dass die »projektive Identifikation nicht stattfinden kann, wenn es keine Interaktion zwischen einem Projizierenden und einem Empfänger gibt« (1979, S. 14). Scharff (1992) verwies auf das »vergessene Konzept der introjektiven Identifikation« und beschrieb die Verknüpfung zwischen den miteinander verbundenen Prozessen der projektiven *und* der introjektiven Identifikation. Ryle (1994) ging diesen Hinweisen nach und beschrieb die projektive Identifikation als eine besondere Form »reziproker Rollenvorgänge«, die die Interaktionen mit anderen organisieren, die Rolle des Anderen voraussagen und die Handlung mit Affekt, Erwartung und Kommunikation verbinden. Und wieder bewegt sich dieses Konzept eines monadischen, »einbahnstraßenartigen« »Hinauswurfs« intrapsychischer Inhalte hin zu einem dyadischen und intersubjektiven kommunikativen Prozess.

Muir (1995), der diesen interaktionellen Grundsatz ausweitete, integrierte Kleins Arbeit mit Mahlers und Bowlbys Entwicklungsmodellen. In einem wichtigen Beitrag stellte er dar, dass die projektive Identifikation ein Medium der »psychobiologischen Verbindung« und ein Vehikel zur Kommunikation positiver symbiotischer Zustände und zur Übertragung von Bindungsmustern sei. Er machte weiter geltend, dass dieser transpersonale Prozess der Projektion wertvoller Selbstanteile – anstatt sich nur von unerwünschten Anteilen zu befreien, die dann in eine andere Person hineinverlegt werden –vom Kind auch entwicklungsfördernd genutzt wird, um Fürsorge und Beziehungsverhalten bei der Betreuungsperson auszulösen. Diese Vorstellungen werden ähnlich auch von mir vertreten: Psychobiologisch regulierte Affekt-Transaktionen, die positive Affekte maximieren und negative Affekte minimieren, ko-kreieren eine sichere Bindungsbeziehung zwischen Mutter und Kind (Schore 1994, 1996, 2000a, d, 2001b). Es besteht Übereinkunft mit den Bindungsforschern, die die zentrale Rolle der Bindungsbeziehung betonen und sie als einen Mechanismus definieren, der in dyadischen Interaktionen während des ganzen Lebens wirksam ist (d.h. *die dyadische Regulation von Gefühlen*) (Sroufe 1996): ein Konzept, das Kleins lebenslanges Interesse an *der Regulation der Gefühle* (Stein 1990) widerspiegelt.

Derzeitige Forschungsmodelle betonen somit die Tatsache, dass die projektive Identifikation sowohl in der Entwicklung als auch in der therapeutischen Situation kein einseitiger, sondern vielmehr ein zweiseitiger Prozess ist, bei dem beide Teilnehmer einer emotional kommunizierenden Dyade in einem Kontext von gegenseitiger reziproker Beeinflussung handeln. Obwohl sich die projektive Identifikation in der emotionalen Kommunikation der Mutter-Säuglings-Dyade ergibt, spielt dieser »primitive« Prozess in allen späteren Perioden der Entwicklung eine grundlegende Rolle bei der »Kommunikation affektiver Erfahrungen« (Modell 1994). Jedoch hat diese Kommunikation einzigartige operationale Eigenschaften und ereignet sich in spezifischen Zusammenhängen. Verschiedene Autoren betonen, dass die projektive Identifikation einen Modus der »primitiven gemeinsamen Handlung« konstituiert, der durch nonverbale Zeichen herbeigeführt wird (Leiman 1994). Migone (1995, S.626) war der Meinung, dass Augenblicke von projektiver Identifikation in »vertrauten oder nahen Beziehungen, wie z.B. in Mutter-Kind- oder in Patient-Analytiker-Beziehungen«, auftreten.

Entwicklungsforschung und der Ursprung von Dissoziation und defensiver projektiver Identifikation

Die Ontogenese der adaptiven und der defensiven projektiven Identifikation wird stark von den Ereignissen des ersten Lebensjahres beeinflusst. Entwicklungsspezifisch wird die »realistische« oder »adaptive« projektive Identifikation innerhalb der Mutter-Säuglings-Dyade in »Sekundenbruchteilen« (Stern 1985) durch eine »spontane Geste« des sicher gebundenen Kindes ausgedrückt: durch einen somatopsychischen Ausdruck des wachsenden »wahren Selbst« und durch die Abstimmung der Mutter, »die ihrem Baby sein eigenes Selbst zurückgibt« (Winnicott 1971a). Dieser Entwicklungsmechanismus dauert an und wird ein Leben lang als eine Verarbeitung von plötzlicher, rasch ablaufender, nonverbaler und spontan emotionaler Kommunikation innerhalb einer Dyade benutzt (Schore 1994, 1997c).

Im Gegensatz zum interaktiven Szenario einer sicheren Bindung, in dem die Fürsorgeperson kontingent auf die projektiven Identifikationen des Kindes reagiert, ist das unsicher gebunden Kind oft nicht in der Lage, affektregulierende Reaktionen hervorzurufen und sich auf empathische gegenseitige regulatorische Prozesse einzulassen, weil sich der Andere nicht ausreichend auf den Zustand des Kindes einstellt und deswegen nicht in der Lage ist, die emotionale Kommunikation des Säuglings anzunehmen (Schore 1994, 1996, 1997b, 2001c). Dies verhindert die Entwicklung eines dyadischen Systems, in welchem der Säugling – sich in Sicherheit wiegend – »wertgeschätzte« Selbstanteile in die Mutter projizieren kann (d.h. Aspekte der adaptiven projektiven Identifikation). Die unsicher gebundene Organisation der sich entwickelnden Persönlichkeitsstörungen neigt dazu, defensive statt adaptive projektive Identifikationen zu benutzen. Doucet zog in Erwägung, »dass die projektive Identifikation auf zwei Arten arbeitet: die normale Art, bei der der Analytiker/die Mutter einen Teil der emotionalen Identität des Patienten oder des Kindes in sich aufnimmt, um sie ihm in einer entgifteten und daher verträglichen Form zurückzugeben; und es gibt einen pathologischen Weg, in welchem die negativen Aspekte so beträchtlich sind, dass sich die projektive Identifikation im Übermaß auswirkt« (1992, S.657).

Insbesondere »primitive« Persönlichkeiten kodieren frühe traumatische Erfahrungen, die darin bestanden, »eine Projektionsfläche für abgelehnte Anteile der elterlichen Persönlichkeit« zu sein, »statt die Eltern als einen Spiegel zur Integration und Differenzierung der auftauchenden Aspekte des eigenen Selbst benutzen zu können« (Robbins 1996, S. 764). Solche »negativen mütterlichen Zuschreibungen« (Lieberman 1997) sind intensiv negativ affektiv geladen und dysregulieren daher sofort das Baby. Dazu Tronick und Weinberg: »Wenn sich die Säuglinge nicht in einem homöostatischen Gleichgewicht befinden oder emotional dysreguliert (z. B. verzweifelt) sind, sind sie diesen Zuständen ausgeliefert. Um diese Zustände zu bewältigen, muss der Säugling all seine regulatorischen Ressourcen verwenden, um sich zu reorganisieren. Während die Säuglinge dies tun, können sie nichts anderes tun« (1997, S. 56).

Tatsächlich liefert die derzeitige Entwicklungsforschung Erklärungen für die Auswirkungen der traumatischen Affekte auf den Säugling, und diese Studien sind zum Verständnis der Ursprünge der projektiven Identifikation von unmittelbarer Bedeutung (Schore 1998e, i, 1999f, g, 2000g, 2002d). Perry et al. (1995) bewiesen, dass die psychobiologische Reaktion des Säuglings auf ein Trauma aus zwei separaten Reaktionsmustern besteht: aus der Hypererregung und der Dissoziation. Diese zwei Muster sind extreme Formen des Aufbegehrens und der Verzweiflung bei Bindungsabbrüchen, was auch schon Bowlby erwähnte (1969). Solche doppelten Reaktionen stellen zudem eine Aktivierung der beiden Komponenten des autonomen Nervensystems (ANS) dar: zuerst der Energie verbrauchenden sympathischen und dann der Energie bewahrenden parasympathischen Verzweigung (Schore 1994). Das ANS wurde als die »physiologische Basis des Bewusstseins« bezeichnet (Jackson 1931).

Im Initialstadium des infantilen Traumas – Hypererregung – wird eine Alarmreaktion durch das sympathische Nervensystem eingeleitet und eine Verzweiflungsreaktion in Form von Weinen und dann Schreien ausgedrückt. Diese Kommunikation des negativen Affekts dient als ein Versuch der interaktiven Regulation. Eine solche dyadische Transaktion wurde von Beebe als eine »sich gegenseitig steigernde Übererregung« beschrieben: »Jede nachfolgende Situation ist schlimmer als die vorhergegangene, da der Säugling höchste Verzweifelung entwickelt und immer mehr schreit und schließlich die Arme hochreißt. Trotz dieser sich immer mehr steigernden Übererregung – selbst nach heftigsten Verzweiflungssignalen des Säuglings wie extremes Wegdrehen des Kopfs, Sich-Wegkrümmen oder Schreien – macht die Mutter weiter« (2000, S. 436).

Eine zweite, später entstehende und länger andauernde Reaktion kann in der Dissoziation gesehen werden, einer parasympathischen Reaktion des ANS, in der das Kind sich von den Stimuli der äußeren Welt löst und sich einer »inneren Welt« zuwendet. Man kann traumatisierte Säuglinge beobachten, die »mit glasigem Blick in den Raum starren«. Die Dissoziation des traumatisierten Kindes inmitten von Angst und Schrecken involviert eine Betäubung des Gefühls, Vermeidung, Gefügigkeit und einen eingeschränkten Affekt – herbeigeführt durch einen hohen Spiegel an Cortisol, der das Verhalten drosselt, an schmerzbetäubenden endogenen Opiaten und durch ein besonders hohes Niveau an parasympathischer dorsal-motorischer vagaler Aktivität im sich entwickelnden Gehirn des Babys (Schore 2001). Wenn ein frühes Trauma als eine »psychische Katastrophe« erlebt wird (Bion 1962b), dann ist die Dissoziation »eine Flucht, wo es kein Entkommen gibt« (Putnam 1997), »die defensive Strategie als letzter Ausweg« (Dixon 1998).

Dieser primäre regulatorische Prozess des Erhaltungs-Rückzugs (Schore 1994, 2001c) ereignet sich in stressvollen Situationen voller Hilf- und Hoffnungslosigkeit, in denen der Mensch völlig gelähmt und daher unbeweglich ist – um Aufmerksamkeit zu vermeiden und um dabei »unsichtbar« zu werden; und er ermöglicht dem Säugling angesichts eines inneren Zustandes von anwachsender Übererregung, die Homöostase zu bewahren. Die Dissoziation sowohl vom Kontakt mit der externen sozialen Umgebung als auch vom subjektiven physischen Erleben wird vom Kind als ein Bruch mit dem erlebt, was Winnicott (1958b) als das kindliche Bedürfnis nach einer »Kontinuität des Seins« bezeichnete; Kestenberg (1985) bezog sich darauf als auf einen »toten Fleck« in der subjektiven Erfahrung des Kindes. Das Ergebnis ist ein verengter Bewusstseinszustand, was charakteristisch für die Dissoziation ist.

Ich weise darauf hin, dass ein Säugling, der in seiner frühen Geschichte einem »Umgebungs-« (Mordecai 1995) oder einem »kumulativen Trauma« ausgesetzt war (Khan 1974), exzessiv die defensive Projektion benutzen muss, um sich allzu häufigen Episoden von interaktivem Stress, der das sich entwickelnde Selbst desorganisiert, anzupassen. Der plötzliche Zustandswechsel des verstörten traumatisierten Säuglings von sympathischer Übererregung hin zu parasympathischer Dissoziation spiegelt sich auch in Porges Charakterisierung wider – als »der plötzliche und rapide Übergang von einer erfolglosen Strategie, die um massive sympathische Aktivierung kämpft, hin zur metabolischen Beibehaltung eines immobilen Zustandes, in welchem man sich tot stellt« (1997, S. 75).

Ferner werden in der ersten Phase des Traumas die fassungslose Angst und das Schreien durch »negative mütterliche Zuschreibungen« ausgelöst, was mit einer »psychotoxischen« Betreuung von seiten der Mutter (Spitz 1965) gleichzusetzen ist, die sich in einer Überdosis affektiver Stimulation und Kleins (1975) »massivem Eindringen in die Person eines anderen« manifestiert. In der zweiten Phase wird die dissoziative Strategie – um dieser Hypererregung entgegenzuwirken – durch das »Starren in den Raum« ausgedrückt, und sie steht für jenen Mechanismus, der auf das zielt, was Klein (1946) als eine »Entleerung« des Selbst beschrieb. Dieser doppelte Mechanismus wurde von Betty Joseph anhand einer Kindertherapie beschrieben:

»Wenn die projektive Identifikation machtvoll wirksam war, fing der Patient zu schreien an und starrte dann mit verlorenem Gesichtsausdruck aus dem Fenster« (1997, S. 104).

Mit anderen Worten: Der plötzliche, die Kontinuität unterbrechende und gegenregulatorische Wechsel von einem aktiven Zustand der sympathisch Energie verbrauchenden und das Gefühl steigernden autonomen Hypererregung hin zu einem andauernden passiven Zustand der parasympathisch Energie bewahrenden, die Emotion stark dämpfenden Drosselung liegt der plötzlich auftauchenden Dissoziation zugrunde und stellt den Mechanismus der projektiven Identifikation dar, wie er in Echtzeit abläuft. Das belastete Kind – mit nur primitiven Anpassungsmöglichkeiten an die überwältigende, durch das Beziehungstrauma induzierte Erregung und an der Grenze seiner fragilen regulatorischen Fähigkeiten – erlebt eine intensive Affektdysregulation, projiziert die zutiefst erschreckende emotionale Kommunikation und dissoziiert sofort. Zustände von autonomer Übererregung werden subjektiv als Qual erlebt, und somit stellt diese Strategie einen psychobiologischen Mechanismus dar, durch den die psychisch-physische Qual sofort gebremst wird.

In diesen traumatischen Augenblicken ausgeprägter Diskontinuität in der Beziehung von Fürsorgeperson und Säugling wird auf die Versuche des Kindes, regulatorisches Verhalten beim Anderen auszulösen (z. B. durch Weinen, Angstäußerung), häufig mit fortwährender Dysregulation durch die schlecht abgestimmte Fürsorgeperson reagiert; d. h., es erfolgt eine weitere Beschädigung. Diese Versuche müssen daher eingestellt werden, und der Säugling muss sich – der Anpassung wegen – auf eine autoregulatorische Strategie zurückziehen, um das überwältigende Verzweiflungsniveau zu modulieren. Zudem wird dieser plötzliche Wechsel von einem Modus der interaktiven Regulation zu einem lang währenden Modus der Autoregulation, den das Kind anstreben muss, um das homöostatische Gleichgewicht während der traumatischen Verletzungen aufrechtzuerhalten, in das reifende limbische System eingeprägt (Schore 1996, 1997b, 2001c). Er hat dadurch als eine Basisstrategie der Affektregulation Bestand, d. h., er wird zu einer charakterlichen Disposition, die die defensive projektive Identifikation bei zwischenmenschlichem Stress verwendet.

Problematisch an diesem Anpassungsprozess, den die Psyche zum Schutz bei Bedrohung benutzt, ist nicht nur, dass der Mensch schon bei einem niedrigeren Stressniveau in die Dissoziation wechselt, sondern dass es zudem schwierig wird, diesen Zustand von Bewahrung und Rückzug zu verlassen. Einmal dissoziiert, verbleibt man für längere Zeiträume in diesem massiven autoregulatorischen Modus: Episoden, in denen der Mensch von der äußeren Umwelt abgetrennt ist, völlig verschlossen und unerreichbar für eine Bindungskommunikation, für interaktive Regulation und auch für verbale Interventionen. Grotstein schrieb, dass »das Phänomen der Dissoziation verbreiteter und universeller ist, als man allgemein annimmt« (1981, S. 111).

Der Zusammenhang zwischen frühem Trauma und Dissoziation geht auf Janet (1889) zurück und hat eine lange Geschichte. In einer Entwicklungsstudie führten Ogawa et al. (1997) Belege an, die zeigten, dass ein frühes Trauma – mehr als ein späteres – einen größeren Einfluss auf die Entwicklung von dissoziativem Verhalten hat. Die neuere Hirnforschung bestätigt nicht nur diesen Zusammenhang, sondern vertieft unser Verständnis, warum Menschen, die einem frühem Trauma ausgeliefert waren, dazu neigen, bei späterem Stress zu dissoziieren. Es gibt immer mehr Anhaltspunkte dafür, dass ein massives Fehlverhalten der Fürsorgeperson durch Missbrauch oder Vernachlässigung nicht nur intensive Bindungsabbrüche, sondern zudem schwere Dysregulation in den entstehenden, fragilen psychobiologischen Systemen des Säuglings induziert (De Bellis et al. 1999; Karr-Morse & Wiley 1997; Perry et al. 1995; Schore 1997b) – besonders in der früh reifenden rechten Hemisphäre (Henry & Wang 1997; Raine et al. 2001; Rotenberg 1995; Schore 1997b, 2001c). Weiterhin weiß man, dass die primitive Vermeidungsstrategie der Dissoziation, die benutzt wird, um sich dem Trauma anzupassen (Liotti 1992), zu bleibenden Veränderungen im reifenden Gehirn führt (Schore 2001c; Weinberg 2000); diese Ereignisse, die im implizit-prozeduralen Gedächtnis gespeichert werden, intensivieren dadurch im späteren Leben den Gebrauch der Dissoziation (D. J. Siegel 1996).

Stolorow und Atwood (1992) beschrieben »affekt-dissozierende defensive Operationen«, die in frühen Entgleisungen wurzelten, wodurch wesentliche affektive Zustände wie durch eine Wand abgetrennt wurden, da sie an die »gravierende mangelhafte empathische Abstimmung« der für die Fürsorge verantwortlichen Umgebung erinnerten. Sie machten weiter geltend, dass sich psychopathologische Phänomene im »intersubjektiven Feld«, das den Analytiker als einen mitbestimmenden Einfluss einschließt (S. 189), entfalten. Ich lege nahe, dass der Mechanismus der defensiven projektiven Identifikation in einem Behandlungskontext, der Ähnlichkeiten mit einer frühen interaktiven Entgleisung einer unsicheren Bindung hat, offen angesprochen werden sollte. Dies ereignet sich in affektiven Transaktionen, in denen der Therapeut eine gravierende Fehlabstimmung mit dem desorganisierten Zustand des Patienten zeigt. In diesem interaktiven Kontext steigt das Niveau der dysregulierten Affekte – mitbestimmt durch beide Mitglieder der Dyade – plötzlich massiv im intersubjektiven Feld an. Dieser interaktive Stress löst augenblicklich die dissoziierenden defensiven Operationen des Patienten und den primitiven vermeidenden Schutzmechanismus der defensiven projektiven Identifikation aus.

Die projektive Identifikation als wechselseitige rechtshemisphärische Übertragungs-Gegenübertragungs-Kommunikation

Im Entwicklungskontext stimmt sich *die Mutter eines sicher gebundenen Kindes* psychobiologisch mit der rechten Hemisphäre auf den Output der rechten Hemisphäre ihres Säuglings ein, um dessen Schwankungen im internen Zustand zu erfassen und um abgestimmt darauf zu reagieren. Dieses Band der unbewussten emotionalen Kommunikation, das in die adaptive projektive Identifikation eingebettet ist, erleichtert die erfahrungsabhängige Reifung der rechten Hemisphäre des Säuglings. Neurowissenschaftler haben festgestellt: »Spontane Kommunikation benutzt artspezifische Ausdrucksmerkmale beim Sender, die – wenn ihnen Aufmerksamkeit zukommt – emotionales Abgestimmt-Sein aktivieren und unmittelbar vom Empfänger wahrgenommen werden … Die ›Bedeutung‹ des Gezeigten ist dem Empfänger unmittelbar bekannt; diese spontane Kommunikation stellt eine *Konversation zwischen zwei limbischen Systemen* dar … Es ist ein biologisch begründetes Kommunikationssystem, das individuelle Organismen unmittelbar miteinander verbindet: Die Individuen in dieser spontanen Kommunikation konstituieren eine *biologische Einheit.*« (Buck 1994, S. 266, Hervorhebung A. S.).

Buck (1994) betonte die spezifische Wichtigkeit des rechten limbischen Systems und lokalisierte dieses biologisch begründete und spontane emotionale Kommunikationssystem in Übereinstimmung mit anderen Forschungsergebnissen, die die rechtsseitige Lateralisation der spontanen Gesten (Blonder et al. 1995), die Steuerung spontan hervorgerufener emotionaler Reaktionen (Dimberg & Petterson 2000) und der emotionalen Kommunikation bewiesen (Blonder et al. 1991), in der rechten Hemisphäre.

In früheren Schriften habe ich interdisziplinäre Befunde angeführt, die zeigen können, dass der »Transfer des Affektes« im intersubjektiven Feld von Fürsorgeperson/Säugling und Patient/Therapeut die Transaktionen zwischen den rechten Hemisphären der Mitglieder dieser Dyaden repräsentiert (Schore 1994, 1996, 1997c, 1998b, 2000a, c, 2001i). Es steht fest, dass das »primitive Affektsystem« (Gazzaniga 1985) oder das, was Krystal (1978) das »infantile nonverbale Affektsystem« nannte, sowohl beim Säugling als auch beim Erwachsenen nicht in der sprachlichen linken, sondern in der rechten Hemisphäre (»das rechte mentale System«) lokalisiert ist. Diese »primitive Hemisphäre« ist bei der Verarbeitung der nonverbalen Affekte auf unbewussten Ebenen dominant (Wexler et al. 1992). Die rechte Hemisphäre ist auch in reziproke Interaktionen involviert, die im Mutter-Säugling-Regulations-System (Taylor 1987) stattfinden – ein bedeutsamer interaktiver Mechanismus, der die

Dominanz der rechten Hemisphäre beim Empfinden des emotionalen und körperlichen Selbst hervorruft (Devinsky 2000).

Es liegt nahe, dass der primitive Mechanismus der projektiven Identifikation eine affektregulierende Strategie ist, die bei spontanen rechtshemisphärischen Kommunikationen benutzt wird, d.h. ein präverbaler, körperlich basierter Dialog zwischen rechtsseitigen limbischen Systemen – ganz besonders im intensiv emotionalen Kontext. Dieses Modell unterstützt sowohl Bions (1967) Behauptung, dass die projektive Identifikation die wichtigste Form der Interaktion zwischen Patient und Therapeut ist, als auch Starks (1999) Hinweis, dass sie fortwährend in der Familie und in Paarbeziehungen stattfindet. Neurobiologische Studien beweisen, dass, »während die linke Hemisphäre den größten Teil des sprachlichen Verhaltens mediiert, die rechte Hemisphäre für umfassendere Aspekte der Kommunikation wichtig ist« (van Lancker & Cummings 1999, S.95). Psychophysiologische Studien haben belegt, dass »andauernde Interaktionssequenzen zwischen Menschen teilweise durch nichtbewusste Wahrnehmungen und automatische Reaktionen seitens sowohl des Senders und als auch des Empfängers bestimmt werden. Deren bewusstes Verstehen, um was es bei dieser Interaktion wirklich geht, mag hingegen völlig unabhängig von dieser grundlegenden Ebene der Interaktion sein« (Dimberg & Ohman 1996, S.177). Diese Autoren weisen ganz ausdrücklich auf rechtshemisphärische Verarbeitungen dieser Ereignisse hin.

Schon lange beschäftigt sich die Psychoanalyse intensiv mit den einzigartigen Operationen der rechten Hemisphäre wegen deren zentraler Rolle bei unbewussten Funktionen und Primärprozess-Aktivitäten (z.B. Galin 1974; Hoppe 1977; McLaughlin 1978; L. Miller 1986; Watt 1986). Die meisten neuropsychologischen Studien zu dieser »spiegelnden Hemisphäre« haben ihren Blick einzig auf das motorische Verhalten, auf die visuo-spatialen Funktionen und Kognitionen gerichtet, doch beschäftigt sich die derzeitige Neurowissenschaft vertieft mit der grundlegenden Aktivität der rechten Hemisphäre bei der Erkennung von mimisch gezeigten nicht-verbalen affektiven Ausdrücken (Kim et al. 1999; Muller et al. 1999; Nakamura et al. 2000; Narumoto et al. 2000). Diese Forschungen belegen, dass die rechte Hemisphäre spezialisiert ist für das rezeptive Verarbeiten (Blair et al. 1999) und die expressive Kommunikation (Borod et al. 1997) mimischer Information während spontaner sozialer Handlungen sowie für »die natürliche Konversation« oder »zwischenmenschliche familiäre Kommunikation« (Blonder et al. 1993). Diese Hemisphäre ist ebenfalls dominant bei der Einschätzung mimischer Glaubwürdigkeit (Winston et al. 2002).

Zudem »erfordert das Erkennen mimisch ausgedrückter Gefühle einen rechten somatosensorischen Kortex«, und auf diese Weise »erkennen wir den emotionalen

Zustand eines Anderen, indem wir somatosensorische Repräsentationen erzeugen, die uns vermitteln, wie sich der Andere fühlen könnte, wenn er einen bestimmten Gesichtsausdruck zeigen würde« (Adolphs et al. 2000, S. 2683). Diese rechtslateralisierten Operationen erlauben somit die adaptive Fähigkeit der empathischen Kognition und die Wahrnehmung emotionaler Bewusstseinszustände anderer Menschen (Perry et al. 2001; Schore 1994, 1996, 2001b; Voeller 1986).

Die rechte Hemisphäre verarbeitet Informationen auf eine holistische Weise und sie kann mimisch ausgedrückte Zeichen in weniger als 30 Millisekunden (Johnsen & Hugdahl 1991) einschätzen – auf Ebenen weit unterhalb der bewussten Wahrnehmung. Da diese unbewusste Verarbeitung der affektiven Information extrem schnell abläuft (Martin et al. 1996), kann die dynamische Operation dieser Prozesse nicht bewusst wahrgenommen werden. Es ist daher die Gehirnforschung, die der Psychoanalyse – »der Wissenschaft des Unbewussten« – wichtige Beweise liefert (Brenner 1980). Die psychoanalytische Forschung betont die Wichtigkeit der mimischen Hinweise im Übertragungsprozess (Krause & Lutolf 1988), wo sowohl die Mimik (zunächst in der Region um die Augen) als auch die Prosodie (um den Mund) schnelle Bewertung erfahren.

Da die Übertragung-Gegenübertragung ein reziproker Prozess ist, werden mimisch kommunizierte »Affektausdrücke«, die innere Zustandsveränderungen widerspiegeln, schnell kommuniziert und innerhalb des affektiv synchronisierten therapeutischen Dialogs perzeptiv verarbeitet. Dieses Untersuchungsergebnis ist für den »reziproken Prozess«, den J. M. Ross beschrieb, relevant, durch den der Therapeut zu der »subliminalen Stimulation …, die vom Patienten ausgeht«, Zugang hat (1999, S. 95). Tatsächlich sind es diese spontan kommunizierten und schnell wahrgenommenen visuellen und auditiven Signale, die zentrale Bestandteile der nonverbalen Kommunikation im psychoanalytischen Prozess sind und die »die intrapsychische Schwelle zur inneren Objektwelt, d. h. die Wahrnehmungsschwelle der Übertragung, repräsentieren« (H. F. Smith 1990, S. 225).

In einer früheren Arbeit (Schore 1994) beschrieb ich diese »Wahrnehmungsschwelle der Übertragung«:

> »Es gilt heute als gesichert, dass wichtige ›Zeichen‹, die vom Therapeuten ausgehen und die vom Patienten absorbiert und metabolisiert werden, die Übertragung hervorrufen (Gill 1982) – d. h. eine ›Aktivierung bestehender Einheiten internalisierter Objektbeziehungen‹ (Kernberg 1980). Im Rahmen der derzeitigen Theoriebildung, die diesen Prozess neurobiologisch untermauert, schlug Watt (1986) ein ›Feld-Effekt‹-Modell vor: Die Aktivierung internalisierter Objektbeziehungen (unbewusste, präverbale innere Arbeitsmodelle) wird durch die Wahrnehmung des

> Patienten, die Aspekte des interpersonellen Feldes betreffen, hervorgerufen; diese Aspekte sind externe Analogien existierender affektgeladener interner Selbst- und Objektbilder (Repräsentanzen). Noch deutlicher kristallisiert sich die Übertragung am wahrgenommenen Ausdruck der Persönlichkeit des Therapeuten heraus, d.h. an seinem therapeutischen Verhalten und an seinem Umgangsstil – ganz besonders an seinem ›mimischen Ausdruck‹ und dem ›wahrgenommenen Tonfall‹. Die Übertragungsaktivierung wird durch unvorhersehbaren Umgebungsstress intensiviert, der ein formales Analogon zu aufbewahrten inneren Bildern (S. 57) darstellt; der Patient ist besonders sensibel (voreingenommen) für wahrzunehmende Aspekte in der Behandlungssituation, die ›an das ursprüngliche toxische Verhalten der Eltern‹ erinnern.
>
> Nach Watt ist der Patient bei Veränderungen im ›bi-personellen Feld‹ (Langs 1976), die eine emotionale Resonanz innerhalb stabiler innerer Objekt-Vorstellungen hervorrufen, sehr ›abgestimmt‹ … Derartige Eindrücke erzeugen ›eine Reihe analoger Vergleiche zwischen den Verstörungen, die durch den Therapeuten erlebt werden (›Mesalliance‹), und dem empathischen Scheitern und den Verzerrungen durch die Eltern‹ (S. 61). Watt führte zahlreiche überzeugende Beweise an, die zeigen können, dass die analoge Kognition der Übertragung durch die analoge rechtshemisphärische Verarbeitung organisiert wird« (S. 450).

Psychoanalytische Beobachter, die die klinischen Korrelate dieses Mechanismus beschrieben, stellten fest: »In der Behandlungssituation sucht der Analytiker unbewusst nach irgendeinem Charakteristikum, das er in Erfahrung bringen kann, das seine Meinung stützt und wonach diese den belastenden Repräsentanzen im Patienten – ob zugestanden oder nicht – ähnelt« (Kantrowitz 1999, S. 68). Dadurch »stellt die Übertragungsillusion nicht einfach eine falsche Wahrnehmung oder eine falsche Überzeugung dar, sondern sie ist die Manifestation der Ähnlichkeit einer subjektiven Erfahrung, die durch ein Vorkommnis in der Vergangenheit oder in der Gegenwart hervorgerufen wurde« (Klauber 1987).

Die Aktivierung einer »malignen Übertragungsreaktion«, die sich in plötzlichen emotionalen Aktivierungen und in Instabilität manifestiert (McKenna 1994), stellt den Ausdruck einer spontanen emotionalen Äußerung von Verzweiflung dar. Die Verzweiflungskommunikation des Patienten, selbst wenn sie extrem kurz ist, wird umgekehrt implizit beim Behandler als eine Gegenübertragungsreaktion wahrgenommen. De Paola (1990) beschrieb eine »besondere Kommunikationsform, die aus dem Unbewussten kommt und unbewusst wahrgenommen wird; diese Kommunikation erreicht uns durch unsere Gegenübertragungsgefühle, die durch die projektive Kommunikation« hervorgerufen werden (ebd., S. 334). Und noch einmal verweise ich auf meine Ausarbeitungen zur Psychophysiologie der Gegenübertragung (Schore 1994): »Heute werden Gegenübertragungsprozesse dahingehend verstanden, dass sich in ihnen die Möglichkeit eröffnet, die sensorischen (visuellen, auditiven, taktilen, kinästhetischen und olfaktorischen) und affektiven Eigenschaften der Bilder, die der Patient im Psychotherapeuten hervorruft, wahrzunehmen und zu benutzen (Suler 1989). Auch Loewald (1986) weist darauf hin, dass die Dynamik der Gegenübertragung durch die Beobachtungen des Therapeuten hinsichtlich seiner eigenen viszeralen Reaktionen auf das Material des Patienten eine Einschätzung erfährt« (S. 451).

Diese Befunde unterstützen Rackers (1968) Behauptung, dass jede Übertragungssituation eine Gegenübertragungssituation hervorruft, sowie Ogdens Gedankengang (1979), dass die projektive Identifikation eine Interaktion zwischen dem Projizierenden und dem Empfänger einschließt, und Scharffs (1992) Beschreibung einer Veränderung zwischen den »projektiven« und »introjektiven Verarbeitungsprozessen«.

Die reziproken affektiven Transmissionen, die zwischen den interpersonellen und intrapsychischen Sphären stattfinden, d.h. in den Bereichen einer »Zwei-Personen«- und einer »Ein-Personen«-Psychologie, laufen schnell ab, und diese reaktiven Transaktionen ereignen sich in Zeiträumen von Mikrosekunden. Und somit ist der bi-direktionale Prozess der projektiven Identifikation im klinischen Kontext – obwohl er ein unsichtbares, unmittelbares, endogen uni-direktionales Phänomen zu sein scheint – eine sehr schnelle Abfolge von reziproken affektiven Transaktionen im intersubjektiven Feld, das durch den Patienten und den Therapeuten ko-konstruiert wird.

Die desorganisierten und chaotischen somatischen Komponenten der dysregulierten, biologisch »primitiven Emotionen« sind spezifisch in die projektive Identifikation involviert. Diese biologisch primitiven Emotionen – Aufregung, Begeisterung, Wut, Panik, Ekel, Scham und hoffnungslose Verzweiflung – erscheinen früh in der Entwicklung, sie sind mit verschiedenen autonomen Aktivitäten korreliert, tauchen schnell und automatisch auf und werden rechtshemisphärisch verarbeitet (Schore 1994). Zu dieser besonderen Kategorie der »primären« Emotionen gehören die »nonverbalen« Emotionen, die Klein interessierten, und diese finden besonders in den schnell ablaufenden Augenblicken der projektiven Identifikation ihren Ausdruck.

Das rechtshemisphärische Bindungstrauma und die defensive projektive Identifikation

Die rechte Hemisphäre wird besonders durch frühe Bindungserfahrungen beeinflusst – tatsächlich ermöglichen objektbezogene, affekt-kommunizierende Erfahrungen deren Reifung (J. P. Henry 1993; Schore 1994, 1996, 1998a, b, 2000a, c, 2001i). In Face-to-face-Interaktionen benutzt das Kind den Output des emotionsregulierenden rechten Kortex der Mutter als eine Matrix für die Prägung – die Hardware-Vernetzung der Kreisläufe im eigenen rechten Kortex –, was dazu führt, dass die eigenen Fähigkeiten erweitert werden. Mit anderen Worten, die regulierten Emotionstransaktionen der adaptiven projektiven Identifikation, die zu einer sicheren Bindung führen, haben mächtige, strukturbildende Auswirkungen. Sie vermitteln »zwischen intrapsychischen und interpersonellen Phänomenen« (Ryle 1994), indem sie als Medium für die Transmission der »intrapsychischen Externalisierung« (Loewald 1970) dienen und dadurch eine Organisation interner Struktursysteme erlauben, die in die Verarbeitung, in den Ausdruck und in die Regulation emotional geladener Information involviert sind.

Andererseits stellt die Geschichte eines kumulativen Beziehungstraumas, sowie offensichtlicher Missbrauch oder Vernachlässigung, eine wachstumshemmende Umgebung für die Reifung der rechten Hemisphäre dar (Schore 1997b, 2001b). Die allzu stressvolle Erfahrung eines unsicher gebundenen Babys mit seiner Fürsorgeperson, die intensive und lang andauernde dysregulierende Zustände chronisch initiiert und unzureichend wieder gut macht, werden im rechtshemisphärischen langzeit-autobiographischen Gedächtnis (Fink et al. 1996) als pathologische innere Objektbeziehungen – als eine interaktive Repräsentation eines dysregulierten Selbst-in-Aktion-mit-einem-nicht-abgestimmten-Objekt – verinnerlicht (Schore 1997b, c). In einer neueren Übersicht kam Gaensbauer zu dem Schluss: »Die klinischen Befunde – belegt durch Forschungsergebnisse – zeigen, dass präverbale Kinder – schon im ersten Lebensjahr – gewisse Formen internaler Repräsentation traumatischer Ereignisse über eine bedeutsame Zeitspanne entwickeln, etablieren und bewahren können« (2002, S. 259).

Diese frühe Repräsentation schließt »nonverbale präsymbolische Formen des Sich-Beziehens« ein, die »das Kind vor dem Trauma schützen und auch vom Patienten benutzt werden, um Retraumatisierung zu vermeiden« (Kiersky & Beebe 1994, S. 389): Es sind die rechtshemisphärischen, defensiven regulatorischen Strategien der Dissoziation und projektiven Identifikation. Die Erfahrungen des frühen Beziehungstraumas (Schore 2001b) bestimmen die Art und Weise, wie Anpassungsreaktionen in späteren Stressmomenten ablaufen: »Die Erfahrung ist dadurch strukturgebunden, und die jeweils gegenwärtige Situation oder bestimmte Aspekte rufen nur noch ein schon geformtes Erfahrungsmuster mit seiner fixierten, unveränderlichen, sich wiederholenden Struktur ab. In einem solchen Falle ist die Erfahrung ein »gefrorenes Ganzes« (Gendlin 1970) und »der Mensch macht immer und immer wieder die gleiche Erfahrung« (Vanaerschot 1997, S. 144). Diese Repräsentationen, die ursprüngliche Quelle von Freuds Wiederholungszwang, sind in der sich früh entwickelnden »holistischen« (Bever 1975) rechten Hemisphäre aufbewahrt (Schore 1994).

Neurowissenschaftler beschreiben »ein frühes emotionales Lernen, das in der rechten Hemisphäre stattfindet, ohne dass die linke davon weiß; später mögen das Lernen und damit einhergehende emotionale Reaktionen den Sprachzentren des Gehirns völlig unzugänglich sein« (R. Joseph 1982, S. 243). Aus diesem Bereich, der die Splitter des Selbst aufbewahrt, kommen auch Projektionen, die auf den Therapeuten gerichtet sind. McDougall (1978) machte geltend, dass der Patient, der unter präverbalen Traumen zu leiden hatte, eine »primitive Kommunikation« überträgt, die emotionale Gegenübertragungszustände im Analytiker hervorruft. Auch Modell stellte fest, dass bei der projektiven Identifikation »Affekte, die mit vergangenen traumatischen Beziehungen des Patienten assoziiert werden ... auf den Therapeuten projiziert werden, so dass diese Affekte auch durch ihn erlebt werden« (1993, S. 148). Eine klinische Studie kann belegen, dass die Verdrängung traumatischer Ereignisse und intrusiver Metaphern und die Wiedererinnerung an traumatische Erinnerungen mit rechtshemisphärischem Funktionieren in Verbindung stehen (Brende 1982); dies wird von bildgebenden Untersuchungen unterstützt, die die herausragende Rolle rechtshemisphärischer Aktivität zeigen, wenn traumatische emotionale Erinnerungen aktiviert (Rauch et al. 1996) und erinnert werden (Schiffer et al. 1995).

Es gilt als gesichert, dass das Bindungssystem des Säuglings aktiviert wird, wenn er unter Stress steht – selbst wenn die Fürsorgeperson die Quelle des traumatischen Stresses ist. Krystal stellte fest, dass das psychische Trauma das Ergebnis einer Konfrontation mit einem überwältigenden Affekt ist, der »einen unerträglichen psychischen Zustand herbeiführt, der mit Desorganisation und vielleicht sogar der Vernichtung aller psychischen Funktionen droht« (1978, S. 82). Das bedeutet, dass das Kind in dieser interpersonalen Transmission stressvoller Zustände darauf hofft, dass die Mutter interaktiv diesen Stress reguliert. Somit ist das Kind im Entwicklungskontext im »erhöhten affektiven Moment« der projektiven Identifikation – ähnlich dem Patienten im therapeutischen Kontext – durch das Scheitern der interaktiven Regulation in einem dysregulierten und dadurch unerträglichen Zustand. Ogden (1990b) beschrieb, wie der Projizierende (der Patient) einen Gefühlszustand im

Anderen (dem Therapeuten) induziert, der mit dem Zustand korrespondiert, den der Projizierende nicht in der Lage ist zu ertragen.

Da die rechte Hemisphäre tief mit dem limbischen System (R. Joseph 1996; Tucker 1992) und dem ANS (Spence et al. 1996) verbunden ist, ist sie zentral in die Steuerung vitaler Funktionen, die das Überleben unterstützen, involviert und versetzt den Menschen in die Lage, sich Stress und Veränderungen anzupassen (Wittling & Schweiger 1993). Die defensive projektive Identifikation, ein sich früh bildender rechtshemisphärischer Überlebensmechanismus zur Anpassung an interaktiv erzeugten, überwältigenden, traumatischen Stress, wird bei subjektiv wahrgenommenen sozialen Reizen, die potenziell eine drohende Dysregulation auslösen, als Reaktion aktiviert. Alles deutet darauf hin, dass im Moment der Projektion die desorganisierte rechte Hemisphäre des Patienten (das fragmentierte Selbst) von einem sich verstärkenden, intensiv dysregulierten und hyperaktiven Stresszustand auf einen hypoaktiven dissoziierten Zustand umschaltet.

Aus der Sicht der Entwicklungspsychoanalyse beschreibt Seligman, dass die projektive Identifikation in einem Entwicklungskontext »von asymmetrischer Beeinflussung mit sowohl intern-strukturellen als auch behavioralen kommunikativen Aspekten auftaucht, in dem ein Mensch einen anderen dazu drängt, etwas als einen Anteil von sich zu erleben, das die erste Person im eigenen Selbsterleben nicht akzeptieren kann« (1999, S. 143). Ryle bemerkte dazu, dass die »Macht« der projektiven Identifikation »dort am größten ist, wo das reziproke Rollenmuster eine hohe affektive Belastung trägt und das Selbstgefühl des Projizierenden gefährdet ist« (1994, S. 111).

In entwicklungsorientierter Psychopathologieforschung kamen Sroufe et al. zu dem Schluss, dass »ein verletzbares Selbst eher zu Dissoziation als zu einem Anpassungsmechanismus neigt, da es weder das Vertrauen in eine liebevolle und responsive frühe Beziehung, noch ein gesundes Maß an Schutz und Integration – Voraussetzung für ein solches Vertrauen – entwickeln konnte« (Ogawa et al. 1997, S. 875). Entwicklungsforscher haben ebenfalls darauf hingewiesen, dass eine »extreme« projektive Identifikation mit unsicheren Bindungsmustern einhergeht (Murray 1991). Somit kommt es bei früh entstandenen Selbstpathologien, die rechtshemisphärische Verletzungen zeigen, für den Rest des Lebens zu einem übermäßigen Gebrauch primitiver Schutzfunktionen wie Dissoziation und defensive projektive Identifikation.

Die Beschaffenheit der Rezeptivität, die notwendig ist, um die adaptiven und defensiven projektiven Identifikationen zu verarbeiten

Entwicklungsforscher, die die spontane affektive Transaktion innerhalb der Mutter-Säuglings-Dyade untersuchen, verweisen auf eine »gegenseitige Kartografierung dieser (einiger) Elemente des Bewusstseinszustandes der Beteiligten in das jeweils andere Gehirn. Vielleicht beschreibt dieser wechselseitige Kartografierungsprozess das Phänomen der Intersubjektivität« (Tronick & Weinberg 1997, S. 75). Diese Autoren machen darauf aufmerksam, dass das limbische System des Säuglings zentral in eine derartige emotionale Kommunikation involviert ist. Für den Rest des Lebens ist besonders die rechte Hemisphäre, die mehr als die später sich entwickelnde linke mit dem limbischen System verbunden ist, an unbewussten Aktivitäten und an spontaner emotionaler Kommunikation beteiligt. Da diese Hemisphäre für »die *subjektive* emotionale Erfahrung« (Wittling & Roschmann 1993; Hervorhebung A. S.) dominant ist, wird der interaktive »Affekt-Transfer« zwischen den rechten Hemisphären der Teilnehmer der Mutter-Säugling- und der therapeutischen Dyade am treffendsten als Intersubjektivität beschrieben. Und weiter ermöglicht die kokreierte dyadische Zustandserweiterung und Bewusstseinsveränderung, die sich spontan in Momenten der intersubjektiven Resonanz zweier »rechter mentaler Systeme« ereignet, jene Ko-Kreation, die Ogden die »dritte Subjektivität«, »das analytische Dritte«, diese »einzigartige Dialektik« nannte, die durch die und zwischen den getrennten Subjektivitäten von Analytiker und Analysand innerhalb des analytischen Settings erzeugt wird (1994, S. 64).

Lange war die Psychoanalyse vom Mechanismus der intersubjektiven unbewussten Kommunikation sowohl fasziniert als auch verwirrt. Ich denke, dass insbesondere die rechte Hemisphäre – da die linke ihre Zustände an andere linke Hemisphären mit Hilfe eines bewussten sprachlichen Verhaltens kommuniziert – ihre unbewussten Zustände nonverbal an andere rechte Gehirne vermittelt, *die darauf eingestimmt sind, diese Kommunikation zu empfangen*. Freud äußerte sich dahingehend (1912), »daß er [der Therapeut] dem gebenden Unbewußten des Kranken sein eigenes Unbewußtes als empfangendes Organ zuwenden soll …; so ist das Unbewußte des Arztes befähigt, … dieses Unbewußte [des Patienten] wiederherzustellen« (GW, Bd. VIII, S. 381 f.). Er nannte diesen Zustand der Aufnahmebereitschaft »gleichschwebende Aufmerksamkeit« (ebd., S. 377). Sandler (1976) beschrieb die »frei schwebende Responsivität« des Behandlers.

Bion verwies auf die »Revêrie«, »jenen Bewusstseinszustand, der für die Aufnahme jeglicher ›Dinge‹ vom geliebten Objekt offen ist und daher auch für die projektive

Identifikation des Säuglings – ungeachtet der Tatsache, ob er vom Säugling als gut oder schlecht erlebt wird« (1962b, S. 36). Man geht heute davon aus, dass die Revêrie der Mutter das präverbale Material, das in der projektiven Identifikation des Säuglings enthalten ist, verarbeitet (Bion 1959, 1962b; Grotstein 1981) und dass die »Revêrie ein besonderes Erleben des Therapeuten ist und dass sie mit der Gegenübertragung in Zusammenhang steht« (Vaslamatzis 1999, S. 433). Marcus stellte fest: »Der Analytiker hört mittels Träumerei [Revêrie] und Intuition mit dem rechten Gehirn unmittelbar in das rechte Gehirn des Analysanden hinein« (1997, S. 238).

L. Miller, der zukunftsweisend Psychoanalyse und Neurowissenschaften integrierte, stellte folgende Vermutung an: »Man ist versucht, sich die Rolle des Psychoanalytikers dahingehend vorzustellen, dass er bemüht ist, die unbewusste Dynamik des Analysanden zu verstehen, indem er zeitweilig die Suspendierung der linkshemisphärischen rational-semantischen Kognition zulässt, um die psychodynamisch bedeutungsvollere ›Rechte-Hemisphäre-zu-rechter-Hemisphäre-Koppelung‹ zwischen sich und dem Patienten zu fördern« (1986, S. 139). Mit anderen Worten, in einem Zustand von »regressiver Offenheit und Aufnahmebereitschaft« (Olnick 1969) ist die rechtshemisphärische gegenübertragungs-affektiv-rezeptive Kommunikation des Therapeuten mit der rechtshemisphärischen affektiv-expressiven Kommunikation des Patienten abgestimmt. Erinnern wir uns, dass die rechte Hemisphäre eine zentrale Rolle bei der empathischen Wahrnehmung emotionaler Zustände anderer Menschen spielt (Miller et al. 2001; Schore 1994; Voeller 1986). Frühere klinische Forschung belegt, dass empathischere Therapeuten eine stärkere rechte frontale elektrophysiologische Aktivierung zeigen (Alpert et al. 1980).

Paula Heimann, die vielleicht erste Psychoanalytikerin, die das Konzept der Gegenübertragung neu definierte, schrieb: »Die emotionale Reaktion des Analytikers auf den Patienten stellt innerhalb der analytischen Situation eines der wichtigsten Werkzeuge seiner Arbeit dar. Seine Gegenübertragung ist ein Aufklärungsinstrument für das Unbewusste des Patienten« (1950, S. 74). Später führten Tansey und Burke aus: »Wir erachten die Gegenübertragung als einen Sammelbegriff, der die Konzepte der projektiven Identifikation, der introjektiven Identifikation und der Empathie umfasst« (1989, S. 41).

Noch aktueller sind die klinischen Beobachtungen von Park & Park (1997) zur projektiven Identifikation: »Das rezeptive Potenzial muss schon im Adressaten vorhanden gewesen sein, was zuvor durch den Initiator wahrgenommen wurde (außerhalb des Bewusstseins)« (S. 144). Hammer beschrieb den aufnehmenden Zustand, in welchem der Therapeut empathisch und abgestimmt auf die unbewusste Kommunikation mit dem Patienten reagieren kann: »Meine mentale Haltung, ähnlich meiner physischen, geht nicht dahin, sich nach vorne zu beugen, um Signale zu erhaschen, sondern sie geht eher dahin, sich zurückzulehnen, um die Stimmung und die Atmosphäre auf mich wirken zu lassen – um die Bedeutung zwischen den Zeilen wahrzunehmen und um die Musik hinter den Worten zu hören. Wenn man sich von den affektiven Rhythmen einer Sitzung mit dem Patienten tragen lässt, mag man deren Klänge und Feinheiten erspüren« (1990, S. 99). Diese Beschreibung spiegelt die Tatsache wider, dass die prosodischen Elemente der Kommunikation wie Rhythmus, Vitalität und Klangcharakter – mehr als die linguistischen Elemente der Sprache – die affektive Botschaft, die in der projektiven Identifikation enthalten ist, vermitteln. Rechtskortikale Mechanismen sind besonders in kommunikative Pragmatismen (van Lancker 1997), in die Wahrnehmung und in Erinnerungen an gefühlshafte Worte (Borod et al. 1992; Nagae & Moscovitch 2002) und in prosodische Reize, d. h. in den emotionalen Klangcharakter der Stimme (E. D. Ross 1984; Walker et al. 2002) involviert.

Die rechte Hemisphäre ist darauf spezialisiert, neue Informationen zu verarbeiten, indem sie mit Kontext-Informationen verglichen werden (Federmeier & Kutas 1999). Kantrowitz (1999) führte ein klinisches Beispiel einer »Transmission eines Unbewussten in ein anderes« innerhalb eines therapeutischen Zusammenhangs an:

> »Eine Patientin beklagt sich schwach, dass ihr Mann sie nötige, sich in einer erotischeren Form zu kleiden. Sie lehnt diese Idee nicht ab, hat nicht wirklich etwas gegen den leichten Druck einzuwenden, aber … In diesem Augenblick spricht der Analytiker, der den Zustand, das Wesen und das Ausmaß des Unbehagens der Patientin spürt, spontan den angefangenen Satz zu Ende: ›Wie geht es weiter?‹ Die Patientin seufzt: ›Genau‹, und dann arbeitet sie nuancierter und detaillierter die Sorgen, die sie bewegen, und die Erinnerungen, die auftauchen, durch. Antworten dieser Art verweisen auf etwas Erkennbares. Was registrierte ich, das mich dazu brachte, die Gedanken meiner Patientin auf diese Art zu vervollständigen? Ich bewegte mich in einem größeren Kontext als die hier wiedergegebenen Worte, aus dem meine Antwort unmittelbar auftauchte. Mein detailliertes Wissen über meine Patientin bedeutete nicht nur, dass ich mehr Informationen hatte, als in diesem Moment geliefert wurden, d. h. Informationen, die es mir ermöglichten, ihr Material in einen Zusammenhang zu stellen; vielmehr war ich auch mit den *Formen und den Nuancen ihres Affektausdruckes* vertraut. Ich war abgestimmt mit einem *gewissen Ton und Timbre in ihrer Stimme*, die auf Angst und mögliche Erregung hindeuteten. Aber nichts von all dem war mir bewusst, als ich den Satz aussprach. Nur im Nachhinein, in der Überlegung, konnte ich erklären, was im Moment meiner spontanen Vervollständigung ihrer Gedanken scheinbar vorhanden war. Für den Augenblick des Sprechens mag mein Kommentar vielleicht schlicht als nur empathisch beschrieben werden« (S. 74; Hervorhebung A. S.).

Das erinnert uns an Kleins ursprüngliche Definition der projektiven Identifikation – als einen Prozess, in dem weitgehend unbewusste Informationen von einem Sender auf einen Empfänger projiziert werden.

Die psychologische Ausrichtung, die die Rezeptivität der defensiven projektiven Identifikation ermöglicht, wird üblicherweise als eine Fähigkeit beschrieben, die verleugneten negativen Zustände des Patienten aufzunehmen. Es ist wichtig festzustellen, dass es auch Menschen gibt, die positive Zustände verleugnen müssen; dies verweist auf eine wichtige Funktion der adaptiven projektiven Identifikation in der Behandlung prä-ödipal gestörter, unsicher gebundener Patienten, insbesondere bei jenen, die mit einer unhedonistischen Symptomatik aufwarten. Seinfeld unterstrich die lange andauernden psychopathologischen Wirkungen eines »Mangels an wirklichen positiven Erfahrungen im frühen Leben des Patienten, die als *Rezeptoren* für die Aufnahme späterer positiver Beziehungen dienen könnten« (1990, S. 11; Hervorhebung A. S.). Die Internalisierung positiver Beziehungen ist für die Ko-Konstruktion der positiven Übertragung notwendig. Dies weist darauf hin, dass die positive affektive Übertragungs-Gegenübertragungs-Kommunikation, die in die projektive Identifikation eingebettet ist, als ein primärer interaktiver Mechanismus dient, durch den die therapeutische Allianz geschmiedet wird.

Die projektive Identifikation und die zentrale Rolle der dabei erlebten körperlichen Zustände

In der frühen Phase der Behandlung achtet der Therapeut bewusst auf die Verbalisierung des Patienten, um objektiv dessen dysregulierende Symptomatik zu diagnostizieren und zu verstehen. Er lauscht und interagiert aber auch auf einer anderen, auf einer erfahrungsnahen subjektiven Ebene, die sozioemotionale Information unterhalb der bewussten Wahrnehmung verarbeitet. Der abgestimmte, intuitive Therapeut erlernt vom ersten Augenblick des Kontakts die Mikromomente der rhythmischen Strukturen des Patienten und modifiziert relativ flexibel und geschmeidig sein Verhalten, um es jener Struktur anzupassen. Um dies zu tun, »muss der Analytiker die Fähigkeit haben, eine gewisse ›Fluktuation‹ seiner inneren Objekte zuzulassen, damit sie sich mit den vorherrschenden projizierten Objekten des Patienten oder Objekten des Augenblicks frei verstricken können« (De Paola 1990, S. 328). Tatsächlich stehen im Anfangsstadium die empathische Rezeptivität des Therapeuten und seine Resonanz auf die Veränderungen der inneren Zustände des Patienten im Mittelpunkt der Behandlung (was bei einigen Patienten sehr lange dauern kann), und dies bestimmt maßgeblich, ob sich eine therapeutische Allianz bilden kann oder nicht.

Die therapeutische Allianz ist von Zetzel (1956) klassisch als die Bindung des Patienten an den Therapeuten beschrieben worden. Das förderliche Verhalten des Therapeuten, im Verbund mit den Bindungsfähigkeiten des Patienten, erlaubt die Entwicklung eines Bündnisses. Es ist wichtig anzumerken, dass dies von den positiven Aspekten der Mutter-Kind-Beziehung herrührt. Die »psychobiologische Verbindung« (Muir 1995), die die Herstellung des Bindungsbandes mediiert, ist eingebettet in ein System adaptiver interaktiver projektiver Identifikationen, und dies ermöglicht die Kommunikation positiver Zustände des Patienten und das Freisetzen des Beziehungsverhaltens des Therapeuten. Dessen rezeptive Ausrichtung ermöglicht den Zustand von Resonanz innerhalb des intersubjektiven Feldes; das heißt, das Auf und Ab des psychobiologischen Zustandes des emphatischen Behandlers steht in Resonanz mit ähnlichen Zustandsschwankungen des Patienten.

Physikalisch ausgedrückt: Eine Eigenschaft von Resonanz besteht in einer harmonischen sympathischen Vibration, was zur Tendenz eines Resonanz gebenden Systems gehört, um durch Passung die Resonanz-Frequenzmuster eines anderen Resonanzsystems zu vergrößern und zu verstärken. Die empathische Fähigkeit des Therapeuten, die oft »flimmernden«, vergänglichen positiven Affektzustände des Patienten zu empfangen, mit ihnen in Resonanz zu stehen und sie zu verstärken, ermöglicht die interaktive Erzeugung höherer und länger andauernder Niveaus positiv validierter Zustände, als sie der Patient selbst herstellen kann (Schore 2000e). Reziproke Transaktionen innerhalb eines dyadischen Systems von adaptiver projektiver Identifikation generieren somit interaktiv verstärkte Grade dynamischer »vitaler« Affekte (Stern 1985), d.h. positive Zustände, die eine Bindungsbeziehung forcieren und die Ko-Konstruktion einer positiven Übertragung und somit Hoffnung aufkommen lassen. Diese Augenblicke von intersubjektiver Resonanz ermöglichen auch dyadisch erweiterte Bewusstseinszustände – im intersubjektiven Feld sowohl von Mutter und Säugling als auch von Patient und Therapeut (Tronick et al. 1998). Loewald (1986) beschrieb »die Resonanz zwischen dem Unbewussten des Patienten und dem des Analytikers«, und Sander (1992) stellte fest, dass sich »moments of meeting« zwischen Patient und Therapeut dann ereignen, wenn es »passende Eigentümlichkeiten zwischen zwei Resonanz gebenden Systemen, die miteinander abgestimmt sind, gibt«.

Empathie, definiert »als die Fähigkeit, den Affekt des Anderen in sich nachzuspüren … und in der Lage zu sein, in Resonanz auf diesen zu reagieren« (Easser 1974), ist lange als eine wichtige Grundlage einer effektiven therapeutischen Allianz betrachtet worden (Bohart & Greenberg 1997). Die Ko-Kreation dieser Allianz ist die zentrale Aufgabe am Beginn der Behandlung, und bei dieser Arbeit »wird der empathische Charakter der therapeutischen Interaktion dadurch bestimmt, dass der empathische Resonanzprozess, der sich im Therapeuten entwickelt, zugelassen und dann auf das Erleben des Patienten abgestimmt wird, um in einem ultimativen Test zu überprüfen, wie stark verbunden der Therapeut wirklich ist. Das Kriterium für die Genauigkeit der therapeutischen Reaktion bestimmt das Ausmaß, in dem durch diese Reaktion die Erfahrung des Patienten progressiv beeinflusst wird« (Vanaerschot 1997, S. 148).

Kantrowitz zufolge (1999, S. 70) »findet dann ein intensives affektives Miteinander statt«, wenn Patient und Analytiker in der Lage sind, den Widerstand gegen das Sich-miteinander-Einlassen zu überwinden. Sie stellte weiter fest: »Wenn es gelingt, dass sich Patient und Analytiker affektiv miteinander einlassen, wenn es dem Patienten gelingt, der grundlegenden Güte des Analytikers zu vertrauen und er sich in diesem Kontext sicher genug fühlt, um die Abwehr zu vermindern, dann wird eine Modifikation der intrapsychischen Organisation möglich« (S. 69).

Als Resultat entwickelt der Patient das, was Kohut (1984) ein »archaisches Band« mit dem Therapeuten nannte, und dadurch wird das Wiederbeleben früher Phasen ermöglicht, in denen die psychologische Entwicklung stagnierte. Das emotionale Band zwischen Patient und Therapeut, das sich in der Arbeitsbeziehung abbildet, fördert die Exploration der internen Erfahrungen und affektiven Zustände des Individuums (Bordin 1979). Diese intensiv gefühlte Verbindung ermöglicht es dem Patienten, den inneren Zuständen, die mit ängstigenden Aspekten des Selbst assoziiert sind, ins Auge zu sehen (Jaenicke 1987). Dieser sichere zwischenmenschliche Kontext stellt einen Zustand her, in dem das Trauma und die Anpassungsmechanismen, die mit dem Trauma einhergehen – die defensive projektive Identifikation –, offen ausgedrückt werden können und daher einer Veränderung zugänglich sind. Als ein Hauptlehrsatz der entwicklungsorientierten projektiven Identifikation gilt, dass der Säugling Teile oder das Gesamt seines auftauchenden Selbst »in den Körper der Mutter« projiziert und dass – vergleichbar mit der empathischen Mutter, die sich auf ihr Baby ausrichtet, um seine inneren Zustände zu regulieren, und dabei selbst reguliert wird – der Körper des Behandlers das primäre Instrument für eine psychobiologische Abstimmung und für die Aufnahme der Transmission nicht bewusster Affekte ist. Aron (1998) beschrieb den Prozess folgendermaßen: »Patient und Analytiker regulieren allmählich gegenseitig das jeweilige Verhalten, die Enactments und die Bewusstseinszustände, so dass jeder in die Haut des anderen schlüpft, jeder ins Innerste des anderen reicht, jeder vom Anderen eingeatmet und einverleibt wird … Wo der Patient nicht in der Lage ist, symbolische oder metaphorische Vorstellungen zu benutzen, empfängt der Analytiker die Kommunikation nur nonverbal, oft in Form von Körperkommunikation, als einen Stimmungswechsel, der in der Luft liegt, hervorgerufen durch das Atmen, durch eine Veränderung des Gefühls für die Dinge (hervorgerufen durch die Haut) ... Der Analytiker muss mit den nonverbalen affektiven ... Reaktionen seines Körpers eingestimmt sein« (S.26).

Bromberg (1991) beschrieb den nicht ausgesprochenen Wunsch des Patienten, dass der Therapeut ihn »in seinem Innersten« kennt. Ähnlich kam Wrye (1998) zu dem Schluss, dass der Einsatz der projektiven Identifikation durch den Therapeuten die Durchlässigkeit seiner Ich-Grenzen erhöht, so dass er einen noch besser eingestimmten Zustand mit dem Patienten erreichen kann. Sands beschrieb die klinische Beobachtung mittels projektiver Identifikation: »Es gelang dem Patient und mir, in mir einen Zustand zu ko-kreieren, in dem ich etwas über pathogene Interaktionen seiner Kindheit viszeral ›erfahren‹ konnte, von denen er unbewusst wünschte, dass ich sie verstand« (1997a, S.653).

Da Affekte psychobiologische Phänomene sind und das Selbst im Körper ruht, stellt die projektive Identifikation keine sprachliche, sondern eine *Bewusstsein-Körper-Kommunikation* dar. Dazu Basch: »Die Kommunikation von Mutter und Säugling besteht aus Signalen, die vom autonomen unwillkürlichen Nervensystem der beiden erzeugt werden« (1976, S.766). Er verwies auf die direkte Parallele dieses Geschehens zur projektiven Identifikation, die sich in einer Situation manifestiert, »in der der Patient subtil den Therapeuten zu veranlassen versucht, *automatisch* auf seine unbewussten affektgeladenen Phantasien mit Resonanz zu reagieren« (1992, S.179; Hervorhebung A.S.).

Die darauf erfolgende Verstärkung des autonomen Zustandes des Patienten wird subjektiv vom Behandler als das erlebt, was A.R. Damasio (1994) »einen somatischen Marker« nannte; Gefühle »aus dem Bauch heraus«, die reaktiv sowohl auf reale als auch auf imaginierte Ereignisse erlebt werden – einschließlich bedrohlicher Stimuli. Somatische Marker sind in der psychotherapeutischen Literatur als körperlich gespürte Gefühle (Gendlin 1970) beschrieben worden, als eine körperlich verankerte Wahrnehmung einer Bedeutung (Bohart 1993). Neue psychoneurobiologische Konzepte definieren das körperlich gespürte Gefühl als »die fortwährende Summe aller Sensationen aus dem Gesamt der Sinnesorgane – sowohl bewusst als auch subliminal« (Scaer 2001). Man denkt, dass Empfindungen aus der inneren Umgebung – viszerale Sensationen – über den »sechsten Sinn« erworben werden: eine Wahrnehmungsfähigkeit, die nicht von einem äußeren Sinneseindruck abhängig ist und die meist als »erhöhte Sensitivität, als Gefühl aus dem ›Bauch‹ heraus oder ›psychische‹ Fähigkeit« beschrieben wird (Zagon 2001, S.671). Neurowissenschaftliche Konzeptionen, die die These vertreten, dass sensorische Eindrücke, die von der inneren Umgebung ausgehen, dazu dienen, die Wahrnehmung der äußeren Welt zu verändern (zu verstärken oder abzudämpfen), und eine Verhaltensreaktion hervorrufen (Zagon 2001), spiegeln Freuds (1915) Konzept der Triebe »als der psychische Repräsentant der aus dem Körperinneren stammenden in die Seele gelangenden Reize« (GW, Bd. X, S. 214) wider.

Um den impliziten Output des unbewussten Gehirn-Bewusstsein-Körper-Systems des Patienten zu verstehen, bewertet die intuitive reflexive Funktion des Behandlers nicht nur exterozeptive visuelle und prosodische Informationen, die vom Patienten ausgehen, sondern auch interozeptive Informationen, die durch diese supra- und subliminale zwischenmenschlichen Signale ausgelöst werden. Diese psychobiologische Abstimmung wird durch eine vorbewusste Überwachung der augenblicklichen dynamischen Veränderungen der sympathischen und parasympathischen Komponenten des ANS des Therapeuten geleistet – der »physiologischen Basis des Bewusstseins«. Mit anderen Worten: Die empathische Resonanz des Therapeuten, der sich durch rhythmische Abstimmung seiner psychobiologischen Zustände an jene des Patienten anpasst, stellt somit die psychobiologische Entsprechung seines körperlich gespürten Gefühls zu dem des Patienten dar. Der Schlüssel, um mit den dissoziierten Affekten zu arbeiten, liegt in der Intensivierung der Signale des körperlich gespürten Gefühls; der Therapeut dient als eine Quelle des autonomen Feedbacks auf den dissoziierten Affekt des Patienten und erlaubt dadurch der therapeutischen Allianz, die Intensität und die Dauer des unbewussten Affektes zu verstärken – lang genug, um das Bewusstsein zu erreichen. In *Affect Regulation and the Origin of the Self* (Schore 1994) beschrieb ich ausführlich, wie die psychobiologisch abgestimmte Fürsorgeperson als ein Erregungsverstärker der körperlich basierten affektiven autonomen Zustände des Säuglings dient.

Das Aufspüren der interozeptiven Gegenübertragungsreaktion des Therapeuten, die auf die autonomen Reaktionen bedrohlicher Stimuli des Patienten Resonanz gibt, ist besonders für die Annahme der defensiven projektiven Identifikation wichtig. Dies wird in der rechten Hemisphäre des Therapeuten registriert, insbesondere in seinen limbisch-autonomen Kreisläufen. Es steht fest, dass es »eine primäre Rolle des rechten ventralen medialen präfrontalen Kortex ist, innere physiologische Zustände und bedeutsame äußere Hinweise zu integrieren, um das Verhalten in bedrohlichen oder konflikthaften Situationen zu einem optimal behutsamen oder adaptiven Modus zu lenken« (Sullivan & Gratton 2002a, S. 77). In Bezug auf den Zustand des Patienten ist es die gleiche rechtslaterale Struktur, in der die emotionale Programmierung der konditionierten Angst geformt und aufbewahrt wird (H. Fischer et al. 2002). Andere Basisstrukturen, die im bedeutsamen therapeutischen Moment aktiviert werden, liegen in der rechten Amygdala, einem Areal, das in die »unsichtbare Angst« involviert ist (Morris et al. 1999), in der rechten Insula, die ein kortikales Bild der interozeptiven Verfassung des Körpers generiert, und im Vagus-Nerv, der viszerale Sensationen vom Magen, von den Eingeweiden, vom Herzen, von der Lunge, von der Bauchspeicheldrüse und von der Leber ins Bewusstsein bringt (Zagon 2001).

Die impliziten Gegenübertragungsreaktionen des Behandlers auf das kommunizierende Selbstsystem des Patienten werden somit rechtshemisphärisch registriert, da diese Hemisphäre, die in Bezug auf das körperliche Selbst dominant ist (Devinsky 2000), die umfassendste und integrierteste Karte des aktuellen Körperzustands, über die das Gehirn verfügt, enthält (A.R. Damasio 1994, dt. 2006, S.103); sie verarbeitet die autonomen Korrelate der emotionalen Erregung (Wittling & Roschmann 1993); sie spielt eine besondere Rolle bei der Wahrnehmung der affektiven Qualitäten der somatischen Signale, die vom Körper kommen (Galin 1974); sie entschlüsselt emotionale Stimuli durch »tatsächlich gespürte [somatische] emotionale Reaktionen auf Reize, d.h. eine Art empathischer Reaktion (Day & Wong 1996, S.651). Zudem ist diese Hemisphäre bei Vorgängen der Aufmerksamkeit dominant (Heilman et al. 1977; Coule et al. 1996). Sie ist der Aufbewahrungsort des autobiografischen Gedächtnisses des Therapeuten (Fink et al. 1996). Nach Gabbard (2001) »wird die Gegenübertragung bestimmt durch die Passung zwischen dem, was der Patient in den Therapeuten projiziert, und den zuvor existierenden Strukturen in der intrapsychischen Welt des Therapeuten, die jetzt gegenwärtig werden« (ebd., S.990). Diese intrapsychischen Strukturen sind in der rechten Hemisphäre des Therapeuten lokalisiert.

Isakower (in Balter et al. 1980) beschrieb den therapeutischen Zustand der »gleichmäßig schwebenden Aufmerksamkeit«, die sich zwischen dem, was von außen kommt (vom Patienten), und dem, was im Therapeuten selbst auftaucht (visuelle, auditorische und körperliche Vorstellungen), bewegt. Dies deutet auf den Sachverhalt der »somatischen Gegenübertragung« hin (Dosamantes-Beaudry 1997). Klinische Beobachter haben festgestellt, dass »der überzeugendste Beweis für eine erfolgreiche Einfühlung das Auftreten jener Gefühle in unserem Körper ist, die der Patient als seine eigenen beschrieben hat« (Havens 1979, S.42), und dass sich die psychotherapeutische Resonanz in »spezifischen Sensationen und/oder Gefühlen äußert, die der Therapeut kinästhetisch bei sich wahrnimmt« (Larson 1987, S.322). Parker Lewis (1992) wies darauf hin, dass die Miteinbeziehung des Körpers des Therapeuten besonders die Wahrnehmung projizierter Bruchstücke des Selbst in der wechselseitigen rechtshemisphärischen Gegenübertragung mit einschließt, und er betonte, dass dieser Mechanismus vor allem die defensive projektive Identifikation mediiert. M. Feldman beschrieb ein Beispiel, in dem er – im Zusammenhang mit dem emotionalen Zustand einer Patientin – im Moment der Annahme der Projektion ein Körpergefühl wahrnahm: »Es gab eine intensive und erwartungsvolle Stille, und ich wurde *des Druckes* gewahr, schnell auf das zu reagieren, was sie eingebracht hatte. Als ich es nicht tat, stellte sie fest, dass das Schweigen ziemlich *unheilvoll* war« (1997, S. 236; Hervorhebung A. S.).

Alvarez sprach den klinischen Grundsatz an, dass »die Patienten das Recht haben, uns in ihrem emotionalen Gepäck die schlechten Objekte mitzubringen und diese mit uns zu untersuchen und zu erleben« (1999, S. 214). Die Aufgabe des Behandlers, die defensive projektive Identifikation wahrzunehmen und auszuhalten, ist offensichtlich schwieriger als bei der adaptiven projektiven Identifikation. Das resultiert daraus, weil das Resonanz-Bieten bei dissoziierten, negativ affektiv beladenen und chaotischen Körperzuständen von Menschen, die offenkundig »primitive emotionale Störungen« aufweisen, in der Tat keine einfache Aufgabe ist. Dazu Boyer (1990): »Das Spektrum des Erlebens, das der Therapeut zu ertragen, zu verstehen und bedeutungsvoll zu interpretieren in der Lage sein muss, sollte ein weites sein: Es reicht von den Gefühlen, ein ausgeschlossenes Objekt zu sein, dessen Interventionen – falls überhaupt akzeptiert – vom Patienten als ein Beweis seiner Schlechtigkeit betrachtet werden, bis hin zu seiner verschmelzenden Regression und Abhängigkeit, als ob der Analytiker eine Ausdehnung seines Bewusstseins und Körpers wäre, und bis zu den zuweilen erschreckenden somatischen Erscheinungsbildern« (S. 306). M. Feldman beobachtete: »Wenn der Analytiker den Projektionen des Patienten gegenüber rezeptiv ist, rühren dessen verstörte unbewusste Phantasien, die das Wesen dieser Beziehung betreffen, unvermeidbar an die eigenen Ängsten (1997, S. 235). Grinberg (1995) stellte fest: »Bei regressiven Fällen oder Borderline-Patienten ... ist die Bereitschaft notwendig, die Projektion des Patienten so lange wie erforderlich an- bzw. aufzunehmen und zu bewahren. Die aufnehmende Haltung des Analytikers beweist sich in der Annahme der eingedrungenen Projektion der psychotischen Ängste und Phantasien des Analysanden und in deren Bewahrung, um sie zu fühlen, zu denken und die Emotionen zu teilen, die in ihnen enthalten sind – so, als ob sie ein Teil des eigenen Selbst wären, ungeachtet deren jeweiliger Natur (mörderischer Hass, Todesangst, Panik, usw.)« (S. 104).

Mit anderen Worten: Ein Resonanz-Geben bei anschließender innerer Ausgestaltung der negativ bewerteten primitiven Affektzustände des Patienten erzeugt in der rechten Hemisphäre des Therapeuten ein Ungleichgewicht – in jener Hemisphäre, die für die Generierung physiologischer Reaktionen auf emotionale Stimuli verantwortlich ist (Spence et al. 1996). Überzeugende Beweise aus dem Feld der Neurobiologie können zeigen, dass die rechte Hemisphäre auf Stressanpassung (Wittling & Schweiger 1993) und auf die Verarbeitung negativer Affekte (Davidson 1998a; Gainotti 2001; Otto et al. 1987; Schore 1997b) spezialisiert ist. Außerdem führt das Erleben von lang anhaltender negativer Emotion zu Störungen der normalen rechtshemisphärischen Funktion (Hartikainen et al. 2000; Ladavas et al. 1984); diese aversive subjektive emotionale Erfahrung begleitet die Annahme der defensiven projektiven Identifikation. In einer beeindruckenden diesbezüglichen Metapher beschrieb Rosenfeld (1971) die Fantasie des Patienten – »sich wie ein Wurm in das Gehirn des Analytikers hineinzuwinden«. Klinische Studien zeigen, dass sich die Behandlungskompetenz des Therapeuten besonders dann verschlechtert, wenn der Patient versucht, den Therapeuten in jemand »Schlechten« zu transformieren (Gorney 1979).

Die Nicht-Annahme der projizierten negativen Zustände durch den Therapeuten und die Eskalierung der interaktiven Dysregulation

Es ist für die Behandlung von großer Bedeutung, auf welche Weise der Therapeut, der seinerseits in einen Stresszustand gerät, auf die defensive projektive Identifikation des Patienten reagiert. In ihrer Darstellung des therapeutischen Prozesses kamen Binder und Strupp zu dem Schluss, dass »die negative Verarbeitung ein Haupthindernis einer erfolgreichen Behandlung ist und ihre Allgegenwart unterschätzt wird« (1997, S. 121). Die Fähigkeit des Behandlers, den negativen Aspekt in sich selbst zu erkennen und zu regulieren, wurde als der schwierigste Teil der Behandlung beschrieben (Ellman 1991).

Diese Aufgabe ist deshalb so schwierig, weil die Erfahrung traumatischen Schmerzes des im Körperlichen ruhenden implizit-prozeduralen Gedächtnisses in der rechten Hemisphäre gespeichert ist (Schore 2001d) und daher auf einer nonverbalen psychophysiologischen Ebene kommuniziert wird und nicht mittels verbaler Artikulation diskreter subjektiver Zustände. Sands wies darauf hin: »Das Material [eingebettet in die projektive Identifikation] bleibt vielleicht unsymbolisiert, da es unter traumatischen Bedingungen kodiert wurde oder weil es einer präverbalen Lebensperiode angehört. Was immer auch der Grund ist, dass derartige Erfahrungen in somatosensorischer oder anschaulicher Form verbleiben, sie müssen auf die gleiche Weise kommuniziert werden« (1997b, S. 702).

Bion (1977) betonte, dass therapeutisches »Containment« notwendig ist, da die Fähigkeit der Mutter, die verzweifelten Gefühle ihres Kindes aufzunehmen, unzureichend war und diese dem Kind wenig moduliert wieder aufgebürdet wurden und daher schwierig zu integrieren waren. Von Bedeutung ist, dass die Mutter kein Vorbild eines Containers für die kindlichen Gefühle liefern konnte; all das muss nun der Therapeut tun. Es muss jedoch betont werden, dass »die Aufgabe, die dissoziierten frühen Erfahrungen des Patienten aufzunehmen, zu bewahren und zu verarbeiten, um ihm den Inhalt in einer wohltuenderen Form zurückgegeben, keine einfache Aufgabe ist, da im Therapeuten emotional intensiver Widerstand gegen die Verwahrung des toxischen Materials mobilisiert wird« (Dosamantes 1992, S. 361). Gill führte aus: »Ein Analytiker, der sehr wachsam an diesem Prozess teilnimmt, kann unter Umständen unter den gleichen Stress geraten wie der Patient – wenn nicht sogar noch mehr« (1994, S. 103).

Der Schlüssel hierzu liegt in der Fähigkeit des Therapeuten, die negativen Zustände ausreichend autoregulieren zu können, um als ein interaktiver affektiver Regulator für den Patienten zu handeln. Wenn er seine eigenen negativ bewerteten somatischen Marker blockiert, z. B. durch defensives Überwechseln vom rechtshemisphärischen auf einen linkshemisphärischen Status, schneidet er seine empathische Verbindung zu seinem eigenen Schmerz und dadurch zu dem des Patienten ab. Häufig wird er, da er nun vom linkshemisphärischen Zustand dominiert ist, schnell eine verbale Interpretation präsentieren (Brenman Pick 1985) – typisch für die Kommunikation in einer Widerstandsanalyse, die »paradoxerweise« das Enactment intensiviert. Ryle (1994) stellte dazu fest: »Wenn die projektive Identifikation als ein Ausdruck angeborener destruktiver Kräfte oder als eine motivierte Abwehr gegen diese gedacht und als solche interpretiert wird, dann wird die Deutung aus der mächtigen Position des Analytikers oft als Kritik erfahren und kann leicht als ein bestehender kritischer und stressvoller Aspekt im Persönlichkeitssystem des Patienten subsumiert werden, was dazu dient, ebenjenes System zu verstärken (S. 111).

Weiter beschrieb Spezzano (1993): »Der Analytiker hat nur begrenzte Möglichkeiten, die unbewusste affektive Kommunikation des Patienten zu nutzen, indem er sie bewahrt – besonders bei jener Mischung von zerstörerischen Affekten, die der Patient zu projizieren, in Szene zu setzen oder zu fragmentieren gezwungen war, die aber lange genug ausgehalten werden müssen, um sich mit ihnen identifizieren, über sie nachdenken oder etwas Nützliches dazu sagen zu können; er sollte sie nicht einfach zwischen den Zeilen der Widerstandsinterpretation zurückprojizieren oder sie durch eine fortwährende Blindheit oder deren Enactment abwehren« (S. 212).

Plakun (1999) beobachtete, dass die »Zurückweisung der Übertragung« durch den Therapeuten, insbesondere der negativen Übertragung, die beginnende Manifestation eines Enactment ist. Es ist wichtig festzustellen, dass die »Zurückweisung« oder »Abwehr« des projizierten negativen Zustandes des Patienten ein spontanes Verhalten ist, das von ihm wahrgenommen wird, wenn auch durch eine negativ voreingenommene subjektive Linse. Die verbale Interpretation des Therapeuten ist oft von einem angewidert-verächtlichen Gesichtausdruck begleitet und/oder von einem sarkastischen Ton. Obwohl dieser negative affektive Ausdruck nur kurz andauert und dem Behandler nicht bewusst ist, wird er von der rechten Hemisphäre des Patienten aufgespürt.

Psychophysiologische Studien der emotionalen Kommunikation zeigen, dass der menschliche vokale Affektausdruck von Wut elektromyographisch aufspürbare Veränderungen im mimischen Affektausdruck des Empfängers hervorruft (Hietanen et al. 1998); schnell ahmt die Mimik des Therapeuten die psychischen Zustandsänderungen, die durch die negative Kommunikation des Patienten induziert werden, nach. Somit entdeckt der Patient im Face-to-face-Kontext implizit die visuell ausgedrückte aversive Gegenübertragungsreaktion des Therapeuten; selbst im Nicht-Face-to-face-Kontext nimmt er Veränderungen im Tonfall des Behandlers auf seine negativ validierte affektive Kommunikation wahr. Aber nicht nur das: Die neurobiologische Forschung beweist, dass eine anomale, frühe soziale Erfahrung die Fähigkeit verändert, mimische Gesichtsausdrücke effizient zu verarbeiten, und dass davon betroffene Menschen Zeichen von Bedrohung überinterpretieren und übertrieben mit Wut gleichsetzen (Pollak & Kistler 2002). Dies mag den Übertragungsprozess herbeiführen – definiert als eine selektive Voreingenommenheit im Umgang mit anderen, die auf vergangenen frühen Erfahrungen beruht und die die derzeitigen Erwartungen prägt (McLaughlin 1981).

Die Interaktion dieser beiden nicht bewussten Mechanismen vermag die synergetischen Auswirkungen der kurzzeitigen »Blindheit des Bewusstseins« in der kurzfristigen Gegenübertragung des Therapeuten zu erklären und somit die negativ voreingenommene Übertragungserwartung des Patienten – die Ko-Kreation eines Enactments. Weiter stellte M. Feldman fest, dass der erregte negative Zustand »Formen der Projektion und des Enactments durch den Analytiker hervorrufen kann – mit dem Versuch, das innere Gleichgewicht wiederherzustellen, ein Vorgang, dessen sich der Analytiker anfänglich aber nicht bewusst war« (1997, S. 235). Dieses Manöver des belasteten Therapeuten wird jedoch in Gesten und in der Körpersprache ausgedrückt – in Verhaltensweisen, die eine herausragende Rolle in der unbewussten zwischenmenschlichen Kommunikation spielen, die in das Enactment eingebettet sind (Frayn 1996). Es kann heute als gesichert gelten, dass Enactments im Wesentlichen durch nonverbales unbewusstes Beziehungsverhalten innerhalb der therapeutischen Dyade herbeigeführt werden (McLaughlin 1991; Schore 1997c).

Der Therapeut, der nicht abgestimmt ist und der in der Folge nicht in der Lage ist, eine Korrektur herbeizuführen, wird den unregulierten Zustand zurückprojizieren und dadurch das Arbeitsbündnis belasten. Der Patient, der eine unmodulierte stressvolle Kommunikation wahrnimmt, wird daraufhin – als eine Wiederholung seiner frühen Geschichte – weiterhin physiobiologisch durch das nicht mitschwingende Objekt dysreguliert sein. Bach zufolge fahren »schwierige Patienten fort, auf einer sensomotorischen-physiologischen Ebene zu reagieren – genau deswegen, weil dort die früheste wechselseitige Regulation fehlschlug« (1998, S. 188). Als Ergebnis dieses ansteigenden Stressniveaus wird eine pathologische innere Repräsentation aktiviert: eine negativ validierte Repräsentation eines dysregulierten Selbst-in-Aktion-mit-einem-nicht-abgestimmten-Objekt, eine Repräsentation, die eine Erwartung an eine immanente Selbst-Desorganisation auslöst (Schore 1994, 1997c). Mit anderen Worten – eine intensive unregulierte negative Übertragungsreaktion kommt deutlich zum Ausdruck. Die in der Übertragung hervorgerufenen Emotionen »sind abhängig vom Spektrum und vom Ausmaß der Erwartungen an verschiedene Situationen, die schon ein Teil des Repertoires des Patienten sind« (Singer 1985, S. 198). Diese sich schnell ausdehnende Unruhe desorganisiert sofort das intersubjektive Feld, und eine interaktiv intensivierte physiologische Stressreaktion treibt das unreife Selbstsystem des Patienten in eine zunehmende Erregung, was über seine fragilen, begrenzten und unwirksamen affektregulierenden Anpassungsmechanismen hinausgeht. Der Patient hat somit sofort Zugang zum inneren Arbeitsmodell einer unsicheren Bindung, das eine primitive defensive Anpassung an interaktiven Stress kodiert – d. h. an rechtshemisphärische Strategien der Dissoziation und der projektiven Identifikation. Man weiß heute, dass »es die spezifischen Erfahrungen eines Menschen sind, die die Signale bestimmen, die den Zusammenbruch der regulatorischen Prozesse auslösen, wie auch die dominierenden Reaktionen, die einsetzen, wenn die regulatorische Verarbeitung fehlschlägt« (Newman & Wallace 1993, S. 717).

Die wesentlich defensive Natur dieses primitiven regulatorischen Mechanismus spiegelt sich im Begriff *defensive* projektive Identifikation wider. Die vom Sympathikus angetriebene Hypererregung des Patienten erreicht einen Punkt extremer Intensität, so dass massive parasympathische Gegenregulationsstrategien aktiviert werden müssen. Mit anderen Worten, die projektive Identifikation geschieht im Kontext einer »malignen Übertragungsreaktion«, die die hyper- und hypoerregten assoziierten Veränderungen der limbischen Regionen widerspiegelt (McKenna 1994). Insbesondere repräsentiert dieser Mechanismus einen plötzlichen Wechsel von einer Energie verbrauchenden Übererregung hin zur Dissoziation und Energie bewahrenden Drosselung. Die Tatsache, dass dieser stressregulierende Mechanismus einen plötzlichen Übergang von einem hypererregten in einen stark gebremsten Zustand repräsentiert, zeigt an, dass der zunehmend negative Affekt nicht »entleert« oder »ausgelöscht« wird. Die Hypererregung dauert an und somit auch der Schmerz; aber jetzt wird er sofort dissoziiert und dadurch »anästhesiert« oder »betäubt«.

Dies führt zu einigen kontroversen Aspekten des Konzeptes der projektiven Identifikation. Es wird oft geschrieben, dass die projektive Identifikation ein Versuch sei, den Therapeuten bewusst zu kontrollieren; es sollte aber festgehalten werden, dass unter diesem anfänglich hochexplosiven Geschehen eine ausgeprägte Desorganisation und Unsicherheit liegt – keine Absicht, sondern vielmehr Hoffnungslosigkeit und Hilflosigkeit und das völlige Fehlen eines organisierten Anpassungsmechanismus. Alvarez war der Meinung, dass die Deutung der projektiven Identifikation eine Verletzung darstellt und dadurch Abwehr hervorruft, die »ein verzweifelter Versuch ist, den Zustand von Verzweiflung und Angst zu bewältigen und sich davon zu erholen – auch wenn diese Abwehr ein inadäquates Mittel ist, mit heftigen Gefühlen umzugehen« (1997, S. 754).

Ferner steht dieser primitive Anpassungsmechanismus für eine affektive Kommunikation, und er ermöglicht es der instabilen Persönlichkeitsorganisation, Teile ihres Selbst zu verleugnen, d. h. sich des individuellen Kontakts mit dem Bewusstsein – und dem Körper! – zu entledigen; jedoch ist er keine eigentliche Veräußerung oder Verpflanzung in einen Anderen hinein; der negative Zustand dauert im Individuum weiter an. Es gibt keine Spannungserleichterung, da der Zustand der Übererregung weiterbesteht; der Schmerz verbleibt innen, aber er wird sofort durch eine ansteigende endogene opioide Ausschüttung dissoziiert und als ein fortwährender »toter Punkt« in der Subjektivität des Patienten erfahren.

Folglich vertieft sich subjektiv im Moment einer adaptiven projektiven Identifikation der Affekt des Patienten und er wird kommuniziert, während im Fall einer defensiven projektiven Identifikation der Affekt nicht nur verringert, sondern völlig aus dem Bewusstsein ausgeschlossen wird (dissoziiert) und die zwischenmenschliche Kommunikation darüber sofort aufhört. Als Resultat des plötzlichen Wechsels von einem aktiven Zustand hinein in einen gehemmten der passiven Anpassung wird der Patient unter Stress »implodieren«, um weiter von diesem Zustand zu dissoziieren, so dass es scheint, als ob nur der Therapeut ihn weiter in sich tragen würde. Mit anderen Worten, gleich nach dem Ablauf der defensiven projektiven Identifikation veräußert der dissoziierenden Patient – nun in einem Status einer intensiven emotionalen Gehemmtheit – nicht länger offen seine dysregulierte Emotion, aber der nicht-dissoziierende, sondern Resonanz anbietende Therapeut erlebt subjektiv den ausgedehnten negativen Zustand. Möglicherweise erscheint es dem Therapeuten so, als ob dieser Zustand endogen in ihm begonnen hätte und nicht eine Reaktion auf die Kommunikation mit dem Patienten wäre. Dieser Zustand verstärkt sich häufig bis hin zu einer ausgedehnten dysphorischen Gestimmtheit.

Die defensive projektive Identifikation als ein frühes Geschehen in dyadischen Enactments

Trotz der Tatsache, dass das bewusste Schmerzerleben des Patienten durch seine betäubende, bewusstseinsblinde, defensive autoregulatorische Strategie dissoziiert wird, übt der noch dysregulierte Patient häufig schnell verstärkten »Druck« mit dem

Ziel einer interaktiven Regulation auf den Therapeuten aus. Dies mag paradox erscheinen, doch tatsächlich reflektiert es die Kommunikation seines unbewussten Bindungsbedürfnisses nach interaktiver Regulation, um mit der Dysregulation zurechtzukommen. Bion (1959) beschrieb nachvollziehbar, wie der Säugling – konfrontiert mit etwas, das ein undurchdringliches Objekt zu sein scheint – vermehrt dazu getrieben wird, immer stärker auf ein solches Objekt zu projizieren. Die Mittel, mit deren Hilfe der Patient diesen »Beherrschungs«-Druck ausübt, »werden eventuell durch direkte Appelle oder Provokationen veräußert, die vielleicht indirekt und subtil sein können und die von nonverbalen Zeichen und Diskrepanzen zwischen dem, was gesagt, und dem, was durch Emotionen vermittelt wird, abhängen« (Ryle 1994, S. 111). Strupp zufolge »ist die größte Herausforderung, der der Therapeut gegenübersteht, die geschickte Handhabung des Enactments, das ihn häufig in die Defensive treibt und Langeweile, Irritation, Ärger und Feindseligkeit hervorruft und ihn »unter Druck setzt«, so dass er sich auf eine Art verhält, die mit seiner Haltung als einfühlsamer Zuhörer und Erklärender nicht vereinbar ist« (1989, S. 719). Und dennoch ist es wichtig, sich der Tatsache bewusst zu sein, dass »das Einsetzen einer verstärkten Projektion seitens des Patienten aus seiner Beziehungserfahrung mit dem Analytiker als eine nicht-verstehende, nicht-aufnehmende Figur resultiert, deren sich der Analytiker vielleicht gar nicht bewusst ist« (Feldman 1997, S. 233).

Obwohl sich der Therapeut in einem Zustand der »fortwährenden Blindheit« (Spezzano 1993) befindet und daher nicht länger außen nach impliziten externen Signalen der inneren Desorganisation des Patienten sucht, fährt dieser fort, Signale des sich intensivierenden Stresses zu senden. Nach Putnam (1997) werden dissoziative Wechsel durch Veränderungen der Mimik, durch das Absuchen der Umgebung und durch auffallende Haltungsänderungen manifest. Solche Äußerungen sind vielleicht sehr subtil und werden selbst auf der vorbewussten Ebene des abwehrenden Therapeuten nicht wahrgenommen, der seinerseits »ausgeschaltet« ist (Spezzano 1993).

Loewald führte ein Fallbeispiel an und wies darauf hin, dass die defensive Gegenübertragungsstrategie, wenn sie nicht erkannt und durch den Therapeuten verarbeitet wird, eine grobe Beeinträchtigung des therapeutischen Prozesses verursachen kann. Er stellte fest: »Weniger spektakulär, dafür aber umso mehr schleichend und schädigend, sind Verhaltensweisen des Analytikers, die das Resultat seiner inneren Abwehr gegen Gegenübertragungsreaktionen sind, wie z. B. rigides Schweigen, unnachgiebige Haltungen, Unterdrückung oder Isolierung peinlicher Impulse, Fantasien oder Erinnerungen … Der Analytiker neigt … in seinem Bemühen, geistig gesund und rational zu bleiben, dazu, die eigentliche Übertragungs-Gegenübertragungs-Resonanz und die Reaktionen, die durch den Patienten induziert sind, zu unterdrücken, die ihm jedoch das tiefgreifendste, aber auch das am meisten erschütternde Verstehen sowohl seines eigenen Selbst als auch dessen des Patienten vermitteln würden« (Loewald 1986, S. 283). Ich würde hinzufügen, dass dieses unbewusste Manöver keine Unterdrückung darstellt, sondern eine Teildissoziation, die zum Zustand des Patienten passt.

In die projizierten Übertragungen des Patienten ist die nonverbale Kommunikation seines Schmerzes eingebettet; »der Therapeut jedoch flieht durch den intensiven Gegenübertragungsschmerz vor dem chaotischen Erleben des Patienten und der Intensität der Affekte, die von einer Erfahrung von Auflösung begleitet sind« (Mordecai 1995, S. 492). Dieses Manöver – der abrupte »Rückzug aus der Perspektive des Patienten« (Schwaber 1992) – stört jedoch das Funktionieren des »analysierenden Instruments« (Balter et al. 1980). Die sich entwickelnde gegenseitige projektive Identifikation wird »zu einem rutschigen Hang, auf dem der Therapeut Gefahr läuft, aus seiner therapeutischen Rolle herauszugleiten«, was »dazu führen kann, dass der Therapeut in der Dyade mit dem Patienten verloren geht und die eigentliche Arbeit aus dem Blick verliert« (Plakun 1999, S. 287).

Plakun (1999) zufolge wird das dyadische Enactment dann ausgelöst, wenn der Therapeut »die Projektion unwissentlich an den Patienten zurückgibt und komplementäres unbewusstes, konfliktreiches Gegenübertragungsmaterial aus der eigenen Lebensgeschichte hinzukommt. Er paktiert unwissentlich mit dem Patienten im Prozess von wechselseitiger und komplementärer projektiver Identifikation, die um bedeutsame vergangene Ereignisse aus dem Leben *beider* Teilnehmer organisiert ist. Innerhalb eines solchen Enactments ist der Therapeut ein ebenso aktiver Teilnehmer wie der Patient« (S. 286).

Dieser dysregulierende interaktive Kontext ist ein unmittelbares Analogon früherer Entwicklungsszenarien, die in der Beziehungsgeschichte des Patienten in den ersten beiden Lebensjahren üblich waren. Murray (1991) kam in seinen entwicklungsorientierten Ausarbeitungen zu dem Schluss: »Wenn der Zustand eines Säuglings von der Mutter als bedrohlich oder als überwältigend erlebt wird, dann mag sie das Bedürfnis haben, sich vom Kind abzuwenden und ist wahrscheinlich gezwungen, sich um ihr eigenes Erleben zu kümmern. Wenn sie jedoch zu dieser Abkehr nicht in der Lage ist, z. B. angesichts der andauernden Forderungen des Säuglings, wird es ihr schwer fallen, die Verfassung ihres Kindes vom Einfluss, den dieser Zustand in ihr hinterlässt, zu unterscheiden; in diesem Fall erlebt sie vielleicht, dass das Kind sie zu tyrannisieren versucht, und wird mit Feindseligkeit reagieren« (S. 223).

In einem derartigen stressvollen Kontext projiziert die Mutter – unbewusst aber machtvoll – bestimmte verleugnete, jedoch hoch besetzte negative Attributionen auf das Kind zurück (Lieberman 1997). Man bemerke die Ähnlichkeit der mütterlichen (Falsch-) Attribuierung der Tyrannei des Säuglings mit der klassischen (falschen) Vorstellung einer absichtlichen Machtausübung des Patienten mittels projektiver Identifikation. Dieser Entwicklungskontext einer dysregulierenden Interaktion mit einer zunächst »ausgeschalteten« und dann intrusiven und übererregenden Fürsorgeperson ist der eigentliche Ursprung des Wiederholungszwanges, der durch das wechselseitige Projizieren von Therapeut und Patient in Szene gesetzt wird.

Dieses Enactment – verstärkt von beiden Seiten des dyadischen Systems –, das wechselseitig negative Affekte intensiviert, kann schnell eskalieren. Borderline-Patienten, die auf Demütigung hochempfindlich reagieren, können oft selbst erfahrene Therapeuten dazu verleiten, sich in schmerzliche Affekte zu verstricken und »sich sogar von Gefühlen der leidenschaftlichen Anbindung an Patienten überwältigt zu fühlen ... manchmal nehmen diese Patienten subtile oder versteckte Gefühle des Therapeuten präzise wahr und fördern die Intensivierung solcher Gefühle, bis sich der Therapeut selbst irrational verhält; all das kann sich ereignen, ohne dass sich der Therapeut (oder der Patient) dieser zwanghaften Dynamik bewusst wird« (Park & Park 1997, S. 144).

Feldman (1997) schrieb eine Arbeit zu »Projective identification: The *analyst's* involvement« (Hervorhebung A. S.). Dies verweist deutlich auf einen Bereich der eigenen Analyse, z. B. auf »... das Über-Ich des Analytikers; der Patient erwartet und erhält auch oft Kritik, meistens unabsichtlich und unwissentlich von Seiten des Analytikers ... Probleme, die sich dem Verstehen dessen, was sich in der intrapsychischen Welt des Patienten ereignet, widersetzen, erreichen das Bewusstsein des Analytikers, der von Unruhe überschwemmt wird; die Verstörung des Psychoanalytikers paart sich mit der der Patienten« (Hinshelwood 1994, S. 169).

Plötzlich aufkommende und heftige Phänomene der »negativen therapeutischen Reaktion« sind somit die offene Manifestation der Interaktion zwischen den verdeckten, tiefen, unbewussten defensiven Übertragungsmustern des Patienten und den gleichermaßen verdeckten, tiefen, unbewussten defensiven Gegenübertragungsmustern des Behandlers (Schore 1997c). Der Patient projiziert nicht eine innere Kritik auf den Therapeuten; es ist vielmehr die innere Kritik des Therapeuten, die durch die negative affektive Kommunikation des Patienten erzeugt wird, die auf die Kommunikation des Patienten Widerhall gibt und sich dadurch verstärkt. Die Aufnahmebereitschaft beider Mitglieder der Dyade bricht zusammen und verschließt sich, und dies führt – wenn es zu intensiven affektiven Zuständen kommt – in eine lang andauernde therapeutische Sackgasse oder vielleicht sogar zu einem abrupten Abbruch. Das ungute therapeutische Ergebnis ist somit »das Resultat einer Verquickung der affektiven Beziehungsregulation des Therapeuten mit unbewussten Signalen des Patienten, was zu einer Verfestigung der konflikthaften Struktur des Patienten führt« (Merten et al. 1996, S. 210).

Die schädigende Wirkung des defensiven Verhaltens des Therapeuten als Reaktion auf die defensive projektive Identifikation des Patienten besteht in der Tatsache, dass diese Ereignisse eine »Re-Internalisierung« verhindern: »Wenn dies nicht geschieht, gibt es im psychologischen Funktionieren des Patienten keine Veränderung, und folglich muss er sich weiter der projektiven Identifikation bedienen« (Migone 1995, S. 628). M. Feldman schrieb: »Es ist, als ob der Patient erhebliche Zweifel an der Möglichkeit der symbolischen Kommunikation oder der Subjektivität des Objektes – was jede Form von Projektion betrifft – hegte, dass er nicht davon ablassen kann, bis er Beweise für seinen Einfluss auf das Bewusstsein und den Körper des Analytikers hat. Wenn dies ständig fehlschlägt, womit sich eine frühe Erfahrung eines unerreichbaren und negativen Objekts bestätigt, gibt er aus Verzweiflung wahrscheinlich auf« (1997, S. 232).

Dazu Perna: »Das Fehlen von Rezeptivität seitens des Therapeuten, d. h. der Widerstand, in einem harmonischen, sich gegenseitig durchdringenden Miteinander zu leben, verhindert vielleicht, dass sich der Patient durch eine Chaos-Regression entwickelt und höhere Ebenen der strukturellen Integration erreicht« (1997, S. 266). Diese ungünstigen iatrogenen Auswirkungen des »An-sich-abprallen-Lassens« der defensiven projektiven Identifikation durch den Therapeuten wird auch von Sands beschrieben: »Wenn sich der Analytiker nicht zur Verfügung stellen … und nicht die indirekte viszerale Kommunikation des Patienten aufnehmen kann, dann werden diese dissoziierten Fremdaspekte des Selbst, die aber mitgeteilt werden, auch vom Analytiker unbewusst als unerträglich erlebt, und der Patient wird nicht in der Lage sein, diese Aspekte in die analytische Beziehung einzubringen« (1997a, S. 665).

Die Benutzung der defensiven projektiven Identifikation seitens des Therapeuten, um unerwünschte »toxische« Aspekte des Selbst wieder in den Patienten zurückzugeben, hat signifikante Konsequenzen: »Die projizierten Affekte schließen oft die versteckten Gefühle des Therapeuten wie Scham, Neid, Verletzlichkeit und Machtlosigkeit mit ein. Die versteckte Scham wird angezeigt durch eine Abwehr des Therapeuten im Sinne von »Angriff ist die beste Form der Verteidigung«, wie z. B. durch Sarkasmus, Necken, Lächerlich-Machen und das Bemühen, den Patienten irgendwie zu bevormunden. Später entstehen durch die tragische Projektion Regelkreise, wenn sich der Patient dadurch erniedrigt, ausgebeutet, betrogen, verlassen und isoliert fühlt« (Epstein 1994, S. 100).

Bei Borderline-Patienten ist die mangelhafte Wahrnehmung des Therapeuten –

seine Weigerung, »die negative Übertragung anzunehmen« – der entscheidende Umstand bei Grenzüberschreitungen und Enactments, wozu sowohl sexuelle Übergriffe als auch selbstverletzendes Verhalten gehören können (Plakun 1999, 2001).

Die Autoregulation des Therapeuten bei projizierten negativen Zuständen und seine Mitbeteiligung an der interaktiven Reorganisation

Es ist wichtig festzuhalten, dass plötzliche, einander gegenseitig desorganisierende belastende Ereignisse, die während Episoden einer defensiven projektiven Identifikation und klinischen Enactments auftreten, wesentliche Momente darstellen, in denen »die innere Welt des Patienten, die die des Therapeuten kreuzt, erfasst werden kann« (Plakun 1999); zudem besteht eine Möglichkeit strukturellen Wachstums der rechtslateralen inneren psychischen Systeme, die unbewusst die emotionale Kommunikation verarbeiten und belastende emotionale Zustände regulieren. Die rechte Hemisphäre, die bei der Stressverarbeitung und bei negativen Emotionen dominant ist – besonders bei der Steuerung »der mit Scheitern verknüpften Emotionen« –, reagiert heftig auf Fehler und negatives emotionales Feedback (Aftanas et al. 1996; Sobótka et al. 1992); und sie ist wesentlich in die potentielle Verwertung des aus der äußeren Umgebung stammenden negativen Feedbacks bei der Kompensation von Fehlern involviert (Kaplan & Zaidel 2001).

In früheren Schriften habe ich ausgeführt, dass es oft die therapeutische Fehlabstimmung ist, die das Enactment heraufbeschwört, und dass die Beteiligung beider Mitglieder der Dyade für die interaktive Wiederherstellung notwendig ist und dieser Regulationsprozess durch den Therapeuten, *während er unter interaktivem Stress steht,* herbeigeführt werden muss (Schore 1997a). In seinen Ausführungen zum Thema »Trauma«, die sich mit »dramatischen Re-Enactments« beschäftigen, die sich auch in einer Behandlung ereignen können, stellte Lindy die Frage: »Gibt es einen Aspekt der Hier-und-jetzt-Situation mit dem Therapeuten, der versehentlich die Konfiguration des traumatischen Ereignisses ausgelöst hat, und würde dies – falls es verstanden wird – beim Durcharbeitungsprozess des Traumas helfen?« (1996, S. 534 f.). Bach führte dazu an, dass »Brüche in der therapeutischen Beziehung sich dann ereignen, wenn der Patient unsere Unzulänglichkeit erahnt, was sich im wechselseitigen Enactment oder in einer projektiven Identifikation ausdrückt, wobei solche Brüche sofortiges Verstehen und sofortige Korrektur verlangen« (1998, S. 186).

Es ist darauf hingewiesen worden, dass es das »emotionale Containment« des Therapeuten ist, das den »Teufelskreis« der defensiven Projektion in der therapeutischen

Dyade unterbrechen kann (Migone 1995). Der belastete Kontext, in dem sich dies ereignet, wird durch die simultane Aktivierung und die Kommunikation unterschiedlicher Motivationen des Patienten verstärkt: Der Analytiker erlebt einen starken Gegenübertragungsdruck, der von wiederkehrenden, pathologischen Beziehungskonfigurationen des Patienten und von dessen Streben nach benötigten vitalisierenden (Selbstobjekt-) Erfahrungen ausgeht« (Fosshage 1994, S. 277).

Mit anderen Worten: Eingebettet in die so oft lärmende Kommunikation des Patienten über seinen dysregulierten Zustand, gibt es auch einen klaren, jedoch scheinbar fast nicht hörbaren, dringenden Ruf nach interaktiver Regulation. Sands schrieb: »Per projektiver Identifikation übt ein Mensch unbewusst auf einen Anderen Druck aus, um das zu erleben, was er selbst nicht erleben kann, um diese Erfahrung stellvertretend zu erforschen und selbst kennen zu lernen« (1997b, S. 697). B. Joseph stellte fest: »ich konnte … den Weg sehen, auf den man mich hindrängte, um ihn weiterzugehen, um zu fühlen und zu reagieren … der Patient nahm mich verzweifelt in Beschlag; zur gleichen Zeit versuchte er mich unbewusst zu zwingen, mich selbst zu beruhigen« (1988, S. 73).

Der gleiche Mechanismus wurde von Entwicklungsforschern beschrieben. Im unverzichtbaren regulatorischen Muster von »Unterbrechung und Wiedergutmachung« (Beebe & Lachmann, 1994; Lewis 2000; Schore 1994) stellt die »hinreichend gute« Fürsorgeperson, die im Säugling durch mangelnde Abstimmung eine Stressreaktion ausgelöst hat, in einer angemessenen Zeit die psychobiologische Regulation des negativen Affektzustandes, *den sie herbeigeführt hat,* wieder her. Tronick (1989) beschrieb die »interaktive Wiederherstellung«, d. h. einen Prozess, in dem die Mutter, die interaktiven Stress und negative Emotionen im Säugling hervorgerufen hat, bei der Transformation von negativen hin zu positiven Gefühlen hilfreich ist.

Murray (1991) beschrieb aus der Sicht der entwicklungsorientierten Literatur, dass die Mutter einerseits dafür offen sein muss, wie sich der Säugling fühlt, und gleichzeitig über eine affektive Reaktion verfügen muss, die die kindliche Verarbeitung ergänzt. Er beobachtete: »Dies mag sehr wohl unproblematisch in Perioden sein, in denen der Säugling aufmerksam ist und in sich ruht; aber in unvermeidlichen Zeiten, in denen das Kind verzweifelt und voller Unruhe ist, tauchen in der Mutter vielleicht Gefühle auf, die sie stark beunruhigen, zumal wenn sie über keine Ressourcen verfügt, sich darauf einzustellen oder sie auszuhalten. In dem Ausmaß, in dem die Mutter in der Lage ist, sich mit ihrem Kind zu identifizieren und die schwierigen Gefühle zu ertragen, die das Verhalten des Säuglings in ihr auslösen, wird sie in der Lage sein, in einer angemessenen Zeit zu reagieren, um den kindlichen Bedürfnissen entgegenzukommen oder sie zu ergänzen; der Säugling seinerseits wird die Fähigkeit entwickeln, den eigenen Kummer zu ertragen und zu bewältigen« (S. 223).

Diese mütterliche Sensitivität für die Zustände des Säuglings und deren Modulation wurde auch von Krystal beschrieben: »Möglicherweise besteht der wichtigste und schwierigste Aspekt von Mütterlichkeit darin, dem Kind zu ermöglichen, ansteigend intensive affektive Spannung zu ertragen, dann aber einzuschreiten und das Kind zu beruhigen, bevor es von seinen Emotionen überwältigt wird« (1978, S. 96).

Um diese elterliche regulatorische Funktion zu leisten, muss der Erwachsene nicht nur den verzweifelten Zustand des Säuglings spiegeln, sondern er muss »hinter den Spiegel treten«, um »den Kummer zu ertragen« und sich nicht von ihm selbst überwältigen zu lassen (Fonagy et al. 1995). Damit dies möglich ist, muss der Erwachsene sowohl den eigenen als auch den affektiven Zustand des Säuglings zunächst erleben und dann regulieren: eine emotional höchst anspruchsvolle Aufgabe. Carpy zufolge »ist es für den normalen Säugling notwendig zu erleben, dass seine Mutter bemüht ist, seinen projizierten Kummer zu ertragen, ohne dass ihre mütterliche Funktion wesentlich dadurch zum Erliegen kommt. Die Mutter wird es nicht vermeiden können, ihrem Säugling kaum merklich zu signalisieren, auf welche Weise sie durch ihn angesteckt ist, und es sind diese Hinweise, die es ihm ermöglichen, zu sehen, dass die projizierten Aspekte auch ertragen werden können« (1989, S. 293).

Dieser affektregulierende Mechanismus ist identisch mit Winnicotts (1975) »haltender Funktion«, die als ein Komplex emotionaler und physischer mütterlicher Funktionen definiert wird – vermittelt ganz besonders durch Blick und Stimme –, welche die verfügbare »hinreichend gute Mutter« angesichts des emotional-impulsiven Verhaltens ihres Kindes nutzt. Erinnern wir uns, dass das Substrat für den Trost der Mutter in deren rechter Hemisphäre aufbewahrt ist (Horton 1995) – in jener Hemisphäre, die beim nonverbalen Verhalten und der Reaktion auf Stress dominant ist (Wittling 1997). Mehr als sein Verbalisieren ist es die nonverbale Aktivität des Therapeuten (Davis & Hadiks 1994), die eine sichere haltende Umgebung schafft. Muir kam zu dem Schluss, dass »die haltende Situation sowohl ein physiologisches als auch ein psychologisches Halten einschließt. Der transpersonale Prozess ist das Medium dieser notwendigen psychobiologischen Verbindung« (1995, S. 252).

Um eine haltende Umgebung auch in problematischen Momenten, in denen im intersubjektiven Feld dynamisch eine Verdichtung der negativen Affekte aufkommt, aufrechtzuerhalten, ist es notwendig, dass sich der Therapeut – auf einer impliziten Ebene – dem homöostatischen Impuls widersetzt, das rechtshemisphärische psychobiologische Ungleichgewicht durch ein Überwechseln auf einen linkshemisphärisch dominanten Zustand gegenzuregulieren. Im Gegensatz zur linken hat die rechte Hemisphäre einen Verarbeitungsmodus im Sinne von »Abwarten und Teetrinken« (Federmeier & Kutas 2002, S. 730). Und so muss der Therapeut »versuchen, sich untätig zurückzuhalten, um eine geraume Zeit mit den evozierten Gefühlen zu leben« (Stark 1999, S. 276). Wenn es nicht gelingt, sie lange genug »auszuhalten«, wird dies am Ausdruck einer linkshemisphärischer Aktivität deutlich – dem plötzlichen Einsetzen von verbalem Verhalten, d. h. einer vorzeitigen Deutung. Es ist darauf hingewiesen worden, dass der Therapeut die projektive Identifikation aushalten muss und sie nicht vorzeitig zurückgeben darf (B. Joseph 1988). Somit zeigen verfrühte Deutungen eine mangelhafte therapeutische Abstimmung, da der Behandler auf den linkshemisphärischen, sekundär-prozesshaften linearen Modus überwechselt, um sich selbst davor zu schützen, nicht noch tiefer in einen sich plötzlich interaktiv verstärkenden, rechtshemisphärisch dominanten, primär-prozesshaften psychobiologischen Zustand zu fallen, dem Nonlineares und Chaotisches eigen ist.

Es ist immer wieder wichtig zu betonen, dass sowohl das frühe Beziehungstrauma als auch eine psychopathologische Bindung und die Abwehr durch Dissoziation in der rechten Hemisphäre gespeichert werden. Man weiß, dass das Auftauchen heftiger Affekte während der Psychotherapiesitzung von einer ansteigenden rechtshemisphärischen Aktivierung beim Patienten begleitet ist (Hoffman & Goldstein 1981). Und somit ist in zentralen Momenten in der Behandlung entwicklungsgestörter Patienten die Aufrechterhaltung des wechselseitigen rechtshemisphärischen Kontextes der emotionalen Kommunikation von großer Wichtigkeit. Dieses Aufrecht-Erhalten geschieht durch eine implizite Verarbeitung und involviert »die Fähigkeit, die eigene experientelle Verarbeitung auf der Ebene des impliziten Erlebens hinauszuzögern« (Vanaerschot 1997, S. 148), d. h. im rechtshemisphärischen Modus des »impliziten Lernens« zu verbleiben (Hugdahl 1995).

Die rechte Hemisphäre ist nicht nur in Bezug auf die emotionale Kommunikation (Blonder et al. 1991), Empathie (Perry et al. 2001) und die Affektregulation (Schore 1994) dominant, sondern auch für die nonlineare (Schore 1997b) und primär-prozesshafte Kognition (Galin 1974; Joseph 1996). Rotenberg wies darauf hin, dass – im Gegensatz zum linearen linkshemisphärischen, formal-logischen Denken, das »ein pragmatisch zweckmäßiges, aber vereinfachtes Modell der Realität« aufbaut – rechtskortikales bildhaftes Denken adaptiv ist, wenn die Information »komplex, innerlich widersprüchlich und grundlegend nicht auf einen eindeutigen Kontext reduzierbar« ist (1995, S. 57).

Somit kommt es im erhöht affektiven Zustand des Enactments – um eine kokreierte wechselseitige rechtshemisphärische stützende Umgebung aufrechtzuerhalten – auf die Fähigkeit des Therapeuten an, eine Abkoppelung zu vermeiden und Ambiguität, Unsicherheit und einen Mangel an Differenzierung zu ertragen, um »sich staunend Fragen zu stellen«. Die Komponente des »körperlich gespürten Gefühls« eines affektiven Zustandes muss über eine längere Zeitdauer im Arbeitsgedächtnis gehalten werden – d. h. es handelt sich um eine adaptive Funktion. »Je länger der Zeitraum andauert, in dem ein Mensch durch physiologische und kognitive Prozesse, die durch Emotionen aktiviert werden, beeinflusst wird, desto größer ist die Wahrscheinlichkeit, dass dieses Erleben subjektiv als wichtig und bedeutsam wahrgenommen wird« (Gilboa & Revelle 1994, S.135). Dieser Mechanismus ist für die tiefe intersubjektive Wahrnehmung des Therapeuten bei Operationen im Bedeutungssystem des Patienten wichtig. Erinnern wir uns, dass das gespürte Gefühl als körperlich basierte Wahrnehmung einer Bedeutung fungiert (Bohart 1993).

Ferner geht die *Dynamic system theory*-Perspektive des psychotherapeutischen Prozesses davon aus, dass Therapeut und Patient verstehen müssen, dass De-Stabilisierung und Toleranz gegenüber Ungewissheiten unabdingbar für einen gesunden Wachstumsprozess sind und dass solche Erfahrungen wichtige Gelegenheiten für Veränderungen bieten. Dazu Perna: »Dieser Zeitpunkt der Reorganisation im therapeutischen Prozess kann sehr schwierig sein, da viele Therapeuten – erst recht die Patienten – die Unsicherheit Angst erzeugend finden. Eine traditionelle Sicht, die im linearen Denken wurzelt, mag den Therapeuten dahin führen, an dieser Grenze eine einschränkende Realität zu vertreten, die eine spezifische Entwicklung, die der Therapeut der Psyche des Patienten vorgibt, erzwingt« (1997, S.266). Diese zeitlich falsche, intrusive Deutung zerstört unvermeidlich die Möglichkeit des Patienten, etwas aus sich heraus zu erschaffen (Balint 1968).

Da Halt gebende Umstände durch eine präverbale Kommunikation geschaffen werden (Rubin & Niemeier 1992), muss der fortwährend einfühlsame Behandler eine rechtshemisphärische regulatorische Strategie vorgeben, die es ihm erlaubt, in einem Zustand von »regressiver Offenheit und Aufnahmebereitschaft« zu verbleiben. Wesentlich zur Schaffung einer haltenden Umgebung, in der man sich um eine affektkommunizierende Wiederaufnahme der Verbindung bemüht, ist die Fähigkeit des Therapeuten, zunächst auf einer nonverbalen Ebene, in seinem körperlichen Zustand stressvolle Veränderungen in der Gegenübertragung, die durch die Übertragungskommunikation des Patienten hervorgerufen wurden, zu entdecken, zu erkennen, zu kontrollieren und zu autoregulieren. Auf diese Weise überwacht er simultan die Information, die vom Patienten kommt, aber auch seine eigenen psychobiologischen Reaktionen auf diese emotionale Kommunikation.

Holmes (1998) beschrieb die wichtige Fähigkeit des Therapeuten zu einer »binocularen Vision«, die es ihm ermöglicht, sich auf den Patienten einzulassen und gleichzeitig des Wesens dieses Sich-Einlassens gewahr zu werden: »Indem ich mich auf die Gesamtheit des Patienten und die Gesamtheit meiner Reaktion konzentriere, werde ich dessen gewahr, dass ich ihn und meine Reaktion auf ihn in den Blick nehme« (Holmes 1996, S.86). Die Fähigkeit, als ein bewahrender Container (interaktiver psychobiologischer Regulator) für die »affektive Energie« des Patienten zu dienen, verlangt vom Therapeuten einen dualen Seins-Modus. »Der Therapeut muss auf sein eigenes selbstregulatorisches Funktionieren achten und zur gleichen Zeit völlig an einer gegenseitigen Exploration und Entwicklung und an einem affektiven Austausch mit dem Patienten partizipieren« (Perna 1997, S. 260). Man beachte die Ähnlichkeit dieses Prozesses mit dem dualen Entwicklungsprozess, der von Murray beschrieben wurde (1991). Diese beiden Modi stellen eine Auf- und Abwärtsbewegung zwischen den höheren und niedrigeren Schichten der rechten Hemisphäre dar (Schore 2001b).

Um dies zu erreichen, muss der Resonanz gebende Therapeut – flexibel und zeitlich angemessen – in einen Zustand des »reorganisierenden Zurücknehmens«, d. h. in ein selbstregulierendes Manöver wechseln, das einen fortwährenden Zugang zu jenem Zustand erlaubt, in dem ein symbolisierender Prozess stattfinden kann, der es ihm ermöglicht, ein paralleles affektives und imaginäres Szenario zu kreieren, das eine Resonanz auf den Patienten darstellt (Friedman & Lavender 1997). Dieser »symbolisierende Prozess« schließt Offenheit für die Mitteilungen des Patienten und ein ausreichend langes Aushalten der Zustände mit ein, um damit inneren sensorisch-affektiven Bildern die Möglichkeit zu geben, ins Bewusstsein zu gelangen. Erinnern wir uns: Gegenübertragungsprozesse werden deutlich an der Fähigkeit, die sensorischen (visuellen, auditiven, taktilen, kinästhetischen und olfaktorischen) und affektiven Qualitäten der Bildersprache zu erkennen, die der Patient beim Therapeuten hervorruft.

Um das zu tun, muss der Therapeut in ausreichendem Maße sein Gleichgewicht wiedergewinnen, um Zugang zu einem »potentiellen Raum«, einer rechtshemisphärischen Organisation (Weinberg 2000) zu gewinnen, der, nach Ogden (1990b), zwischen »dem Symbol und dem Symbolisierten« liegt, wo das Selbst seine eigenen Gefühle von denen unterscheidet, auf die es reagiert. Winnicott (1971a) beschrieb diesen Raum als einen Übergangsbereich für Erfahrungen, die zwischen äußerer Realität und innerer psychischer Fantasie liegen. Gendlin (1981) beschrieb die Fähigkeit, einen inneren imaginalen »Arbeitsraum« zu entwickeln, die es dem Selbst erlaubt, sich dem körperlich gespürten Gefühl und dadurch einem symbolischen Ausdruck in Form eines Bildes oder einer Metapher zuzuwenden. Eines der herausragenden Merkmale dieser Verarbeitung von Metaphern – eine rechtshemisphärische Aktivität (Anaki et al. 1998; Cox & Theilgaard 1997; Winner & Gardner 1997) – ist die bilderzeugende Vorstellungsfunktion, durch die innere Zustände »vor Augen geführt« werden. Diese Hemisphäre ist beim »Denken in Bildern« dominant – eine holistisch-synthetische Strategie, die individuellen Facetten der Vorstellung erlaubt, miteinander auf verschiedenen Ebenen gleichzeitig zu interagieren (Rotenberg 1995).

Bei dieser »zustandsabhängigen Erinnerung« (Bower 1981) können Vorstellungen aus dem unbewussten, körperlich basierten, implizit-prozedural affektiven Gedächtnis des Behandlers auftauchen, insbesondere jene regulatorischen Strategien, die mit seinen eigenen Erfahrungen und vielleicht auch mit der Regulation dieses besonders negativen Zustandes verbunden sind. Die Überwachung und Autoregulation des negativen Zustandes durch den Behandler wird auf vorbewussten Ebenen geleistet, und dies erlaubt die Erholung seiner »gleichmäßig schwebenden Aufmerksamkeit« – [Aufmerksamkeit] nicht nur für die extern ausgedrückten Verzweiflungszustände des Patienten, sondern auch für seine zustandsabhängigen perzeptiv-somatisch-affektiven inneren Bilder. Dazu die Darstellung von Reiser (1997): »Die inneren Gedanken und Bilder des Analytikers stützen sich auf sein Gedächtnisnetzwerk, das nicht nur persönliche Lebenserfahrung kodiert, sondern auch die Erinnerungsnetzwerke des Patienten – so wie sich diese in der Vorstellung des Analytikers entwickelt haben und wie die Analyse sie offen gelegt hat. Das bedeutet, dass der Analytiker … in der Lage ist, Elemente zu identifizieren, die dort, von der Geschichte des Patienten ausgehend, kodiert sind und die für die analytische Situation und für die Probleme des Patienten im Hier und Jetzt, einschließlich der Übertragung, relevant sind« (S. 903).

Stark ging noch weiter und stellte bezüglich der projektiven Identifikation fest, dass der Therapeut »sein Selbst« in einer optimalen therapeutischen Intervention dazu benutzen kann, etwas über den Einfluss der Gegenübertragungsaktivität des Patienten auf sein eigenes Erleben zu erfahren: »Der Therapeut muss vielleicht einige Aspekte seiner inneren Erfahrung durch den Patienten ins Bild bringen – [nämlich] die wohlüberlegten Enthüllungen zu selektiven Aspekten seiner Gegenübertragungsreaktion … bedingt durch den Einfluss der Übertragungsaktivität des Patienten« (1999, S. 265, 267). In Bezug auf die dyadische Sicht der therapeutischen Kommunikation beobachtete Renik Ähnliches: »Die Bereitschaft zur Selbstenthüllung seitens des Analytikers ermöglicht Selbstenthüllungen beim Patienten, was den produktiven dialektischen Austausch zwischen Analytiker und Patient verbessert« (1999, S. 529).

Diese Enthüllung richtet ihre Aufmerksamkeit nicht so sehr auf die inhaltsorientierten kognitiven Gegenübertragungsreaktionen des Therapeuten, sondern vielmehr auf seine prozessorientierten experientellen körperlichen Gegenübertragungsreaktionen. Loewald (1986) wies darauf hin, dass sich die Einschätzung der Dynamik der Gegenübertragung durch die Beobachtungen der eigenen viszeralen Reaktionen auf das Material des Patienten entwickelt. Weiter führte Jacobs (1991) aus, dass die Haltung, die Gestik und die Bewegung des Therapeuten wertvolle Zeichen für die Übertragungsanalyse liefern können. Er stellte fest, dass die visuelle Metaphorik häufig »beim Analytiker ein *kinetisches* Verhalten und ein autonomes Reagieren hervorruft, die Reaktionen auf nichtverbale Mitteilungen auf einer unbewussten Ebene darstellen« (1994, S. 749).

In einer klinischen Studie kamen Friedman und Lavender (1997) zu dem Schluss, dass die Präsenz oder das Fehlen der Wahrnehmung unbehaglicher körperlicher Signale aus der Gegenübertragung (der somatischen Marker, die durch die Wahrnehmung der projektiven Identifikation ausgelöst werden) durch den Therapeuten und seine Fähigkeit, die schmerzliche Unterbrechung des Zustandes durch einen empathischen Einklang mit dem Patienten zu autoregulieren, maßgeblich darüber bestimmen, ob die Gegenübertragung destruktiv oder konstruktiv, »de-symbolisierend« oder »symbolisierend«, »reaktiv« oder »reflektierend« ist. Diese Gedanken wurden durch eine Studie von Beard (1992) unterstützt, der berichtete, dass Analytiker ihre physische Reaktion auf ihre Patienten als eine projektive Identifikation erkannten. Die Therapeuten stellten zwei Reaktionstypen auf körperlich erlebte Inhalte fest: einen »Deutungs«-Stil, der häufig in ein wechselseitiges Zurück-Projizieren mündete, oder eine »empathische Entwicklungseinstellung«, die das Aushalten dieses physischen Erlebens des Analytikers involvierte, und dadurch der Fähigkeit zur Selbstregulation des Patienten als Beispiel diente.

Dieses autoregulatorische Manöver ermöglicht die Restauration des »analysierenden Instruments« (Balter et al. 1980) des Therapeuten. Feldman stellte fest, dass »die zeitweilige und teilweise Wiederherstellung der reflexiven Fähigkeiten – mehr als die Handlungsfähigkeit – für das Überleben seiner Rolle als Analytiker von Bedeutung ist« (1997, S. 239). Der Schlüssel für die Analyse der Gegenübertragung liegt in einer selbstreflexiven Funktion, wodurch der Behandler feststellt, ob er innerlich seine Gegenübertragungsreaktionen auf die Dysregulation des Patienten spürt oder ob er psychobiologisch mit dem chaotischen Zustand des Patienten in Einklang steht. Nach Fonagy und Target (1996) ist die reflexive Funktion eine mentale Operation, die die Wahrnehmung des Zustandes eines Anderen ermöglicht, »einschließlich offensichtlich irrationaler, unbewusster Motive«.

Das wesentliche Element der Behandlung wurde von Vanaerschot beschrieben: »Damit der Therapeut in der Lage ist, schmerzliches Erleben (des Patienten) zu bewahren, muss er in der Lage sein, mit diesen schmerzlichen Gefühlen in Übereinstimmung zu sein« (1997, S. 146). Die kontingente Responsivität des mitschwingenden Therapeuten bei subtilen Zustandsveränderungen des Patienten (Sander 1992) und das vokalisierte rhythmische Anpassen (Beebe et al. 2000) hatten zuvor deutlich gemacht, dass sich seine rechte Hemisphäre lange genug auf den Zustand des Patienten einstellte, um sich auf dessen Schmerz einzustimmen. Die rechte Hemisphäre ist nicht nur bei der Verarbeitung negativer primärer Emotionen dominant (Ross et al. 1994), sondern auch bei der Mediation von Schmerz und Schmerzdauer (Cubelli et al. 1984; Hari et al. 1997; Hsieh et al. 1995) und der Modulation von Verzweiflungszuständen via rechtshemisphärischer Kreisläufe von Hemmung und Emotionsregulation (Porges et al. 1994). Dieses rechtslaterale regulatorische Manöver ermöglicht die Gegenübertragungsmodulation der erlebten negativen Affekte des Therapeuten, d.h. sie erlaubt, dass die Gegenübertragung nicht »extrem«, sondern nur »teilweise« ausagiert wird.

Dieses »partielle Ausagieren« ist für den Patienten aber wegen des impliziten Erlernens einer korrigierenden emotionalen Erfahrung wichtig. Pick (1985) wies darauf hin, dass es für den Patienten eine wichtige Gelegenheit darstellt, (zur richtigen Zeit) wahrzunehmen, dass der Therapeut durch die projektive Kommunikation des Patienten berührt ist, dass er darum kämpft, den negativen Aspekt zu ertragen, ihn letztendlich aushält, ohne ihn übermäßig auszuagieren. Ich würde hinzufügen, dass – als Ergebnis der weitgehend nicht bewussten Regulation der eigenen Stresszustände – die Sprechgeschwindigkeit des Therapeuten bedächtiger und die Stimme ruhiger wird und der mimische Ausdruck weniger angespannt ist – d.h. die Veräußerung eines »metabolisierten« negativen Affektes. Wie in einem optimalen Entwicklungskontext ermöglicht die Regulationsstrategie des Therapeuten, beobachtbar auf Ebenen unterhalb der Wahrnehmung des Patienten, die Schaffung einer *nicht bewusst* gespürten »sicheren« zwischenmenschlichen Umgebung.

Die adaptive Verarbeitung der defensiven projektiven Identifikation im Beziehungskontext und die therapeutische Progression

Ganz besonders wird die Zustandsveränderung beim Therapeuten vom dysregulierten negativen hin zum regulierten positiven Affekt prosodisch vermittelt – und visuell, wenn die Mitglieder der Dyade einander gegenübersitzen. Die neurobiologische Forschung beweist, dass sich das Entdecken und die komplexe Verarbeitung kleinster mimischer Veränderungen innerhalb von 100 Millisekunden abspielen (Lehky 2000) und dass mimisch ausgedrückte Zustandsveränderungen gespiegelt (Dimberg & Ohman 1996) und synchron durch die rechte Hemisphäre des Beobachters innerhalb von 300–400 Millisekunden angeglichen werden – auf Ebenen weit unterhalb der bewussten Wahrnehmung (Stenberg et al. 1998). Es steht fest, dass unbewusst wahrgenommene positive und negative emotionale mimische Veräußerungen unbewusst mimische Ausdrücke hervorrufen und dass die rechte Hemisphäre bei der Kontrolle der spontan hervorgerufenen emotionalen Reaktionen dominant ist (Dimberg & Petterson 2000; Dimberg et al. 2000). Ich erwähnte, dass die rechte Hemisphäre das Gefühl in einem visuell angebotenen mimischen Ausdruck erkennt und daraufhin eine somatosensorische, körperlich basierte Repräsentation hervorruft, wie sich der Andere fühlen würde, wenn er diesen speziellen Gesichtsausdruck zeigte (Adolphs et al. 2000). Und zudem ist diese Hemisphäre bei der Affektregulation dominant.

Der adaptive Aspekt dieses Mechanismus, der in den frühen Mutter-Säuglings-Spiegelungs-Transaktionen (Schore 1994) stattfindet, wurde von Bruner beschrieben: »Eine schnell ausgelöste mimische Reaktion ermöglicht nicht nur leichter die affektive Anbindung an einen mutmaßlichen Partner, sondern sie kann ebenfalls reafferente Signale ins System zurücksenden, um sich dessen erregungs-angemessener Wahrnehmungsverarbeitung zu versichern« (1994, S. 278). Wenn dies auf den stattfindenden Behandlungskontext angewandt wird, erlaubt die schnelle dyadische Zustandsanpassung dem interaktiv regulierten Patienten den Beginn eines Übergangs aus einem negativen in einen mehr positiv validierten Zustand. Sands stellte fest: »Wenn ich mir selbst erlaube, mich vom Erleben des Patienten vereinnahmen zu lassen, und es erfolgreich aushalte (und warte, um es später zu deuten), wird er ruhiger und organisierter, und sein Bedürfnis, durch mich zu kommunizieren, verliert an Intensität« (1997, S. 700).

Die zustandsregulierenden und stressreduzierenden Manöver in der Dyade, die sich meist auf vorbewussten Ebenen ereignen, erlauben dem Therapeuten, mit dem Zustand des Patienten bis zum Eintreten einer »abgestimmten« Intervention in Verbindung zu bleiben und ermöglichen dem Patienten, aus einem dissoziierten Zustand in einen anderen hineinzuwechseln, in dem er den spontanen Ausdruck seines vom Therapeuten empathisch wahrgenommenen Schmerzes internalisieren kann. Auf Seiten des Therapeuten basieren die wirksamsten Deutungen auf der »Wahrnehmung seiner eigenen physischen, emotionalen und mentalen Reaktionen auf die verschleierten Botschaften des Patienten« (Boyer 1990, S. 304). Der Patient seinerseits kann das beste »genaue Verstehen« nur dann nutzen, »wenn der Analytiker den Zustand des Patienten im Moment der Deutung mitfühlend erlebt« (Friedman & Moskowitz 1997, S. XXI).

Angesichts der Tatsache, dass »beim Therapeuten das physische Aushalten des abgewehrten Erlebens des Patienten der verbalen Verarbeitung vorausgehen muss« (Dosamantes 1992, S. 362), ermöglicht die interaktive Zustandsregulation des Patienten den Beginn der Verbalisierung affektiver Erfahrungen. In einem »genuinen Dialog« verschafft sich der Therapeut Zugang zu einer »fokussierenden Haltung«, um geduldig in Anwesenheit von etwas »noch nicht Aussprechbarem rezeptiv auf etwas noch Gestaltloses zu warten« (Leisjssen 1990) – ein intersubjektiver Kontext, der es dem Patienten möglich macht, ein inneres Wort aufkommen zu lassen, das dann zu einem verbalisierten wird, welches er in einem besonderen Moment aussprechen muss – wofür er jedoch bis zu diesem Augenblick noch kein Wort besaß (Buber 1957). Der Patient muss aber die Erfahrung machen, dass diese verbale Beschreibung eines internen affektiven Zustandes gehört, gefühlt und durch einen empathischen Anderen »bezeugt« wird.

Stern (1989) wies darauf hin, dass das »narrative« Modell die verbale Wiedergabe eines nonverbalen inneren Arbeitsmodells der Regulation ist, das man sich selbst oder einem Anderen mitteilt. Diese Muster werden im impliziten relationalen Wissen kodiert (Stern et al. 1998c). Der Transfer der Selbstinformation von der nonverbalen auf die verbale Ebene (und zurück) bringt einen bidirektionalen Transfer von Information zwischen impliziter und expliziter Verarbeitung zum Ausdruck – d.h. einen Anpassungsfortschritt. Dazu Bornstein: »Wenn eine implizite Erinnerung explizit gemacht wird, wird der Ursprung dieser Erinnerung ebenfalls explizit gemacht, und der Patient kann die Verursachungskette der Ereignisse, die von einer vergangenen Erfahrung zum gegenwärtigen Handeln führt, besser verstehen. Einfach ausgedrückt: Die Übersetzung impliziter Erinnerungen erlaubt dem Patienten, Einsicht in das Beziehungsgefüge zwischen vergangener und gegenwärtiger Erfahrung zu erlangen« (1993a, S. 341).

Der therapeutische Prozess erlaubt somit eine wichtige interaktive Verbindung zweier Ebenen der Erfahrungsverarbeitung. Vanaerschot (1997) machte darauf aufmerksam:

»Die erste Ebene verweist – was eine bestimmte Situation betrifft – auf das körperlich implizit gefühlte Ganze, was in der Interaktion zwischen Mensch und Situation (oder Umgebung) seinen Anfang nahm … Die Interaktion zwischen Körper und Situation lässt ein implizites, körperlich gespürtes Gefühl aufkommen, wovon noch keine Vorstellung besteht und das undifferenziert ist. Das heißt ein Wissen ohne Worte: ein Wissen, das den Worten vorausgeht und aus dem sich die Worte entwickeln … Das körperliche Erspüren ist implizit … in dem Sinne …, dass es etwas andeutet, das nach Ausdruck drängt. Dies führt uns zu einer zweiten Ebene der Interaktion, die zwischen dem körperlichen Fühlen und den Symbolen (wie z.B. Worte) liegt, durch die die explizite Konnotation aus noch vorstellungslosen, impliziten und unvollständigen Bedeutungen geformt wird … Die explizite Bedeutung ist nicht eine früher versteckte oder unterdrückte, die jetzt deutlich wird, sondern eine, die in der Interaktion zwischen körperlich gespürtem Gefühl und Symbolen geformt wird. Folgt man der konkreten Symbolisierung, formt sich ein neuer Sinn – ein neues implizites Fühlen von sich selbst in der Situation … Dies ist ein Schritt in Richtung Veränderung … Gesundes mentales Funktionieren schließt eine konstante und flexible Interaktion dieser beiden Ebenen ein, durch die die Erfahrung kontinuierlich weitergetragen wird. Ein adäquater Weg des Erlebens ist durch eine reflexive Aufmerksamkeit für das gespürte Gefühl in einer Situation charakterisiert« (S. 142 f.).

Wie Bucci (1993) schrieb, können die geistigen »Karteikarten-Systeme« [»referential structures«] des Patienten nun die nonverbale und verbal repräsentierte Domäne verbinden. Diese strukturelle Veränderung erlaubt die Entwicklung sprachlicher Symbole, um die Bedeutung einer Erfahrung darzustellen, *während man die Emotion fühlt und wahrnimmt, die durch die Erfahrung hervorgerufen wird.* Letztendlich erlauben solche therapeutischen Erfahrungen eine »Entwicklung der Affekte in ihrer frühesten Form, wo sie als körperliche Sensationen erlebt wurden, hin zu subjektiven Zuständen, die allmählich verbal artikuliert werden können« (Stolorow & Atwood 1992, S. 42). Dieser Prozess ist ein zentraler Bestandteil der therapeutisch-narrativen Organisation, in der »rudimentäre Gefühle in Symbole« umgewandelt werden (Holmes 1993b, S. 150). Schon gegen Ende der 30er Jahre des 20. Jahrhunderts schrieb Klein über präverbale Emotionen, die in der Übertragungssituation wiederbelebt werden, die in den Gefühlen als Erinnerung auftauchen und die rekonstruiert und mit Hilfe des Analytikers in Worte gefasst werden (1937/1981, S. 316).

Die gleiche therapeutische Abfolge bei der Verarbeitung der defensiven projektiven Identifikation – der dyadischen körperlich-physiologischen Regulation, der ein neues Niveau des interaktiven Dialoges folgt – wurde von Ogden (2001) anhand zweier spontaner Interventionen an kritischen Punkten der Behandlung früh traumatisierter Patienten beschrieben: »Die erste dieser Interventionen … schloss Sprechen in Form von ›Ich-heit‹ (›I-ness‹) ein (was sich in der Stimme widerspiegelt, mit der ich spreche), was neu für mich war. Es war eine elterliche Stimme, die die Verantwortung für die protektive ›Beaufsichtigung‹ des Patienten übernahm, während er in einem Zustand der drohenden psychotischen Fragmentierung war. Bei einer zweiten Intervention lud ich ihn ein, sich selbst (mit mir) als zwei Erwachsene in einer höchst belastenden Handlung vorzustellen (die auf seiner Geschichte und auf der der Analyse beruhte), in der ich eine dritte, zeugnisgebende Gegenwart mit Sprache und Mitgefühl war. Beide Interventionen schienen wichtige Konsequenzen für den Fortgang der Analyse gehabt zu haben. Meine Reaktion auf die Angst und auf die Gefühle einer bevorstehenden psychischen Desintegration, die auf einer psychotischen Ebene angesiedelt waren, haben scheinbar zum Entwicklungsprozess eines besseren Gefühles von Lebendigkeit durch die Erfahrung eines entsprechend mentalisierten Körpers und eines körperlichen Bewusstseins beigetragen« (S. 103).

Ähnlich beschrieben Lichtenberg et al. (1996) die Wichtigkeit einer analytischen Kommunikation, die von einer eher allgemeinen therapeutischen Intervention abweicht, was sie als »diszipliniertes spontanes Sich-Einlassen« bezeichneten. Zu diesem Geschehen kommt es »an einem kritischen Zeitpunkt in der Analyse« – meist veranlasst durch einen Vertrauensbruch oder durch eine mangelhafte Kommunikation, die »eine menschliche Reaktion« verlangen. Obwohl die Gefahr für einen entgleisenden »Austausch von wechselseitig traumatisierenden Beziehungsbrüchen«, die wieder »pathogene Erwartungen erzeugen«, groß ist, signalisiert die Kommunikation des Therapeuten eine Bereitschaft, authentisch an der Unmittelbarkeit des Enactments teilzunehmen. Diese wird spontan durch seine Mimik, in seiner Haltung und in unerwarteten Kommentaren ausgedrückt, die aus einem »nicht unterdrückten Gefühlsansturm« resultieren und »intensive Augenblicke ermöglichen, die den Weg für eine Überprüfung der Rolle des Enactments eröffnen, in die der Analytiker unbewusst hineingefallen ist«. Die Autoren stellten fest, dass dieses Sich-Einlassen, wenn der Analytiker »sich selbst aufrichten kann«, Veränderungen in den symbolischen Repräsentanzen zu ermöglichen vermag.

Diese Veränderungen, die aus einem optimalen relationalen Verarbeiten der projektiven Identifikation des Patienten resultieren, sind von zahlreichen Autoren beschrieben worden. Dazu Ogden: »Der Empfänger, der angemessen mit Gefühlen, die in ihm hervorgerufen werden, umgeht, macht dem Projizierenden (durch die Interaktion) eine modifizierte, mehr integrierende Version eines Bedeutungszusammenhangs zugänglich, was zuvor unmöglich war« (1990b, S. 470). Bach behauptete, dass »durch projektive Identifikationen, die ausgehalten und metabolisiert werden können, sich ein Übergangsbereich entwickelt, in welchem Konfusion, Ambiguität und Trennung ertragen und erforscht werden können« (1998, S. 194). Und Stark kam zu dem Schluss, dass das »Netto«-Ergebnis einer erfolgreichen klinischen Bearbeitung der projektiven Identifikation »für den Patienten in der Entwicklung einer Fähigkeit besteht (zuvor nicht zu bewältigende Aspekte in sich selbst zu tolerieren), wo zuvor ein Bedürfnis vorherrschte (deren Existenz durch Veräußerung zu verleugnen)« (1999, S. 267). Erinnern wir uns an Boyers (1990) Aussage, dass die Patienten, die exzessiv Zugang zur projektiven Identifikation haben, dadurch versuchen, sich sofort von Spannungen zu befreien, weil das Unbehagen unerträglich ist.

Der Fortschritt in der Entwicklung, der sich in der wachstumsanregenden Umgebung der therapeutischen Beziehung ergibt, erlaubt nicht nur ein stabileres und konstanteres Selbstgefühl, sondern auch das Auftauchen eines »reflexiven Selbst«, das zu Introspektion in der Lage ist – eine visuoperzeptive Metapher des Blickes nach innen, d. h. Zugang zum Auge des Bewusstseins, das nicht nur versteckte Gedanken sehen kann, sondern auch die Rhythmen und den Fluss der inneren physiobiologischen Selbstzustände, und dieses reflexive Selbst kann das affektive Erleben lang genug aushalten, damit es akzeptiert, erkannt, bezeichnet und damit Einblick gewonnen werden kann. Dieser Fortschritt erlaubt dem zunehmend komplexen Selbstsystem des Patienten Zugang nicht nur zu einem voll entwickelten, subjektiven, nonverbalen affektiven Faktor einer »unterstützten Erfahrung«, sondern auch zu einem objektiven »Insight«-Faktor, der durch adäquate Deutung aktiviert wird (De Jonghe et al. 1992).

Im Laufe der Behandlung kann die Rolle des Therapeuten als ein psychobiologischer Regulator und Teilnehmer an der »dyadischen Regulation der Emotion« (Sroufe 1996) – besonders während klinisch affektiv hoch besetzter Momente und während Episoden der projektiven Identifikation – das Auftauchen einer reflexiven Fähigkeit und einer »erworbenen sicheren« Bindung erleichtern (Schore 2000a). In einem Beitrag zu »The clinical body and the reflexive mind« kam Aron (1998) zu dem Schluss, dass der Behandler »in den nonverbalen, affektiven und geistigen Atem der Stunde, in sein Gefühl für das Material und in seine eigenen körperlichen Reaktionen eingestimmt sein muss, so dass all dieses allmählich dazu benutzt werden kann, um Metaphern und Symbole zu konstruieren, die verbal durch das analytische Paar ausgetauscht werden können, was allmählich das Herausdifferenzieren des primitiveren gemeinsamen Haut-Ichs, die Bildung einer besser entwickelten, artikulierten und differenzierten persönlichen Bindung und einer zwischenmenschlichen Beziehung erlaubt« (S. 26). Aron beschrieb die Wiederfortsetzung der erfahrungsabhängigen Entwicklung der rechten Hemisphäre, von der man weiß, dass sie bei der Fähigkeit zur Tolerierung und Integration der Vielschichtigkeit der Perspektiven, der Affekte und der Selbst- und Objektrepräsentationen hin zu einem bedeutungsvollen Ganzen dominant ist (Rotenberg & Weinberg 1999).

Die rechte Hemisphäre, das biologische Substrat des menschlichen Unbewussten (Schore 2001i), generiert nicht nur intensive Affektzustände, sondern auch die sich früh entwickelnde Abwehr, die mit diesen Zuständen assoziiert ist. Und so führt die wirksame Behandlung schwerer Selbststörungen auch zu einer Erweiterung der Anpassungsfähigkeit, um die adaptive (realistische) statt die defensive projektive Identifikation zu benutzen. Dieser Fortschritt ermöglicht die Anhebung der Emotionen von einer primitiven, präsymbolischen, senso-motorischen, repräsentationalen Ebene hin zu einer reifen, symbolischen, repräsentationalen, und er spiegelt eine Erweiterung der Fähigkeit des Patienten zur Affektregulation wider. Durch die Interaktion mit dem Therapeuten, der die Gegenübertragung zulässt und der intensive Verzweiflungszustände, die auf ihn selbst projiziert werden, reguliert, »lernt« der Patient, »wie der Analytiker dies tut, lernt neue Fertigkeiten oder ein Verhalten, das zur Anpassung an emotionalen Stress sinnvoll ist … der Therapeut kann dem Patienten zeigen – oft mehr durch sein Verhalten als durch verbale Deutung –, dass es tatsächlich möglich ist, stressvolle Gefühle zu ertragen und diese zu überleben« (Migone 1995, S. 628).

Stark (1999) fasste die wichtige Rolle des Therapeuten bei der schwierigen Arbeit mit Patienten, die extensiv die projektive Identifikation nutzen, zusammen: »Der Umgang des Therapeuten mit den Gefühlen, die der Patient projiziert, verlangt beachtliches Bemühen, Geschick und bedeutet eine große Beanspruchung, da die Gefühle, mit denen er kämpft, schwer zu ertragen und schmerzvolle Bereiche der menschlichen Erfahrung sind – wahrscheinlich für den Therapeuten ähnlich konflikthaft wie für den Patienten. Aber es kann gehofft werden, dass er – aufgrund der besseren psychologischen Integrationsfähigkeit des Therapeuten, die aus seiner eigenen Entwicklungserfahrung und aus seiner Arbeit (die er in seiner eigenen Analyse abgeleistet hat) resultiert – (im Gegensatz zum Patienten) weniger geängstigt und daher weniger geneigt sein wird, vor diesen Gefühlen davonzulaufen« (S. 276).

Die dyadischen Mechanismen innerhalb der abgestimmten – nicht abgestimmten – und wieder abgestimmten therapeutischen Allianz erlauben eine gemeinsame Anstrengung innerhalb des negativ bewerteten intersubjektiven Feldes. Es gibt aber auch gemeinsame Belohnungen: Parallel zur interaktiven Betrachtung der Behandlung werden – als ein Ergebnis der Teilhabe am dyadischen Prozess der interaktiven Reorganisation – nicht nur die Fähigkeiten des Patienten, sondern auch die des Therapeuten zur Reorganisation dysregulierter affektiver Zustände erweitert (De Paola 1990). Giovacchini machte geltend, dass eine erfolgreiche therapeutische Nutzung der Übertragungs-Gegenübertragungsinteraktionen »eine gemeinsame Erfahrung ist, die beide Teilnehmer bereichert – ein Akt gegenseitigen Entdeckens. Obwohl das Aufdecken versteckter Facetten beim Patienten das Ziel ist, gräbt auch der Analytiker häufig – besonders bei schwer gestörten Patienten – gewisse Aspekte seines eigenen Charakters aus; Aspekte, denen man nicht immer gerne ins Gesicht sieht. Patient und Therapeut erweitern die Dimensionen ihrer Persönlichkeit« (1986, S. 13). Der therapeutische Fokus auf die interaktiv regulierte, projektive Identifikation ermöglicht es beiden Teilnehmern der emotionstransaktionalen therapeutischen Beziehung, an Wissen bereicherte Forscher des primitiven Bewusstseins – sowohl subjektiv als auch objektiv – zu werden.

Die interaktiv regulierte projektive Identifikation, die Internalisierung und die Genese rechtshemisphärischer Systeme, die in die Selbstregulation involviert sind

Die Entwicklung eines strukturellen Wachstums, das aus der adaptiven projektiven Identifikation und dem Containment resultiert, wurde von Hamilton (1992) beschrieben: »Wenn Kinder unter starken Affekten stehen, die sie zu überwältigen drohen, externalisieren sie dieses Leid. Eltern nehmen das projizierte Gefühl und den Selbstobjektzustand an, halten ihn aus, modulieren ihn, messen ihm Bedeutung bei und geben diesen transformierten Affekt in Form von Halten mit bedeutsamem Kommentar oder anderer Kommunikation zurück. Erst jetzt kann das Kind den metabolisierten Affekt und den Selbstobjektzustand als seinen eigenen akzeptieren. Es verinnerlicht schließlich den Containment-Prozess im Verbund mit der transformierten Projektion, identifiziert sich damit und lernt, die eigenen Affekte in einem größeren Ausmaß zu ertragen« (S. xiii).

Diese innere Transformation wurde von Bion (1962b) beschrieben. Während der depressiven Position benutzt der Säugling das Objekt als einen »Container«, um die projektive Identifikation »zu metabolisieren«; das Beta-Element geht dem Bewusstsein voraus, gefolgt von Alpha-Elementen, die aus integrierten und differenzierten symbolischen Gedanken bestehen. Robbins stellte fest: »Die Rolle des Therapeuten besteht darin, die Beta-Elemente des Enactments, die ihm durch den Patienten aufgezwungen werden, zu identifizieren, sie in Alpha-Elemente der Gedanken zu metabolisieren und dem Patienten dabei zu helfen, es genauso zu tun« (1996, S. 773). Diese »Alpha-Funktion« oder »Traumarbeit Alpha« beschreibt primäre Verarbeitungsfunktionen, und sie wirkt im Wachzustand und beim Schlafen und ordnet und transformiert Vorkommnisse zu personalen Erfahrungen, zu »Alpha-Elementen«, die mental verarbeitet werden können.

Ich denke, dass Bion die Entwicklungsfortschritte in den regulatorischen Strukturen beschrieb, insbesondere in der rechten Hemisphäre, dem Ort der primärprozesshaften Funktionen und des rechtshemisphärischen Kreislaufes der Emotionsregulation. Diese ontogenetische Reifung ist identisch mit Kohuts (1977) »umwandelnder Verinnerlichung«, jenem Entwicklungsprozess, bei dem die Selbstobjektfunktionen der Mutter, die den Gleichgewichtszustand des Kindes regulieren, durch den Säugling internalisiert und in psychologische selbstregulatorische Strukturen umgeformt werden. Muir (1995) behauptete, dass der adaptive Aspekt der projektiven Identifikation mit Bindung einhergeht und »die Wiege des auftauchenden potentielle Selbst« darstellt. Und weiter: »Das therapeutische Handeln in erhöhten affektiven Momenten wird durch Zustandstransformationen mediiert, die potentiell Gelegenheiten für eine erweiterte Selbstregulation und veränderte Muster der gegenseitigen Regulation darstellen« (Lachmann & Beebe 1996, S. 7).

Neue neurobiologische Studien können die Lage und die funktionalen Fähigkeiten des intrapsychischen strukturellen Systems, das in die Selbstregulation involviert ist, identifizieren – ein Interesse der Psychoanalyse, das bis auf Freuds weitreichende Gedanken in seinem *Entwurf einer Psychologie* (Schore 1997b, 1999a) zurückgeht. In früheren Arbeiten, in denen Freuds Strukturmodell aktualisiert wurde, habe ich ausführlich dargelegt, wie die orbitofrontalen (ventromedialen) Regionen der rechten Hemisphäre als ein exekutives Steuerungssystem für das gesamte rechte Gehirn fungieren (Schore 1994, 1996, 1997a, b, 1998a, b, 1999i, 2000a, d, e, 2001b, c, d, f, 2001i). Zahlreiche experimentelle und klinische Beweise der Neurowissenschaften belegen, dass »der orbitofrontale Kortex in wichtige menschliche Funktionen involviert ist, wie z.B. in soziale Anpassung und in die Beherrschung von Stimmung, Trieb und Verantwortlichkeit: Eigenschaften, die wichtig sind, die ›Persönlichkeit‹ eine Menschen zu definieren« (Cavada & Schultz 2000, S.205). Neuere Studien mit bildgebenden Verfahren zeigen, dass die Selbstentwicklung (Keenan et al. 2000) und die Selbstregulation (Levine et al. 1998, 1999) rechtshemisphärisch im präfrontalen Kortex stattfinden und dass sich das Selbstkonzept in rechten frontalen Gebieten repräsentiert (Craik et al. 1999).

Das präfrontale System, der hierarchische Apex des limbischen Systems, handelt als die »Senior-Exekutive des emotionalen Gehirns« [d.h. die exekutive Kontrolle] (Joseph 1996) und spielt sowohl bei Bindungsfunktionen als auch bei der Verarbeitung visueller und auditiver Informationen, die mit dem emotionalen Ausdruck von Gesicht und Stimme einhergehen, bei der Selbstregulation von körperlichen Zuständen und bei der Korrektur von emotionalen Reaktionen (d.h. Affektregulation) eine wesentliche Rolle. Die ventralen und medialen Funktionen des präfrontalen Kortex handeln auf »der höchsten Ebene der Verhaltenssteuerung, was insbesondere Gefühle betrifft« (Price et al. 1996).

Hinzu kommt, dass dieses präfrontale System »somatische Marker« entdeckt – Gefühle, »die aus dem Bauch kommen«, die als Reaktion sowohl auf reale als auch auf vorgestellte Ereignisse, einschließlich bedrohlicher Stimuli, erlebt werden (Damasio 1994); dies geschieht auf Grund der Involviertheit der orbitofrontalen Areale in die Regulation autonomer Reaktionen auf soziale Stimuli (Craig 2002; Papoušek & Schulter 2001; Zald & Kim 1996). Neuere Studien zeigen, dass der rechte ventrale mediale präfrontale Kortex eine primäre Rolle bei der »Optimierung eines vorsichtigen und adaptiven Verhaltens in potenziell bedrohlichen Situationen« spielt (Sullivan & Gratton 2002a, S.69). Und ganz besonders sind es die orbitofrontalen Regionen, die die Verarbeitung von Schmerz und die Anpassung an schmerzliche Stimuli modulieren (Petrovic et al. 2000). Diese funktionalen Fähigkeiten erlauben dem Behandler, die emotional schmerzvollen somatischen Komponenten der projektiven Identifikation in den Augenblicken, in denen der Patient subtil den Therapeuten veranlassen möchte, autonom auf die »unbewussten affektgeladenen Fantasien des Patienten Resonanz zu geben«, zu verarbeiten (Basch 1992, S.179).

Das gleiche System ist entscheidend und direkt in die Bewertung mimischer Ausdrücke, in die Verarbeitung emotionsevozierender Stimuli ohne bewusstes Gewahrwerden und in die Überwachung der Aufmerksamkeitsbereitschaft für mögliche Inhalte des Bewusstseins (Schore 1994, 1997a, 1998b) involviert. Zudem ist die orbitofrontale Aktivität bedeutsam für die Fähigkeit zur Empathie mit den Gefühlszuständen anderer (Eslinger 1998; Mega & Cummings 1994). Diese Funktionen liegen dem fundamentalen Mechanismus der projektiven Identifikation zugrunde, wie er zuerst von Klein beschrieben wurde – die Verarbeitung von unbewusster Information, die vom Sender auf einen Empfänger projiziert wird (1946). Zusätzlich spielt der orbitofrontale Kortex eine entscheidende Rolle bei der Vermittlung zwischen der inneren Umgebung und dem externen Milieu (Schore 1994) und ermöglicht dadurch diesem rechten präfrontalen System, an der »intrapsychischen Schwelle zur inneren Objektwelt, der Wahrnehmungsschwelle der Übertragung« zu operieren (Smith 1990, S. 225).

Das orbitofrontale regulatorische System ist maßgeblich in die Erzeugung einer »emotionalen Vorahnung« (Adolphs 2001), in »kognitiv-emotionale Interaktionen« (Barbas 1995) und in die »Verarbeitung affektbezogener Bedeutungen« (Teasdale et al. 1999) involviert. Es kann somit »emotional-motivationale Bedeutung und kognitive Eindrücke integrieren und ihnen Bedeutung beimessen, d. h. die Assoziation von Gefühlen mit Vorstellungen und Gedanken leisten« (Joseph 1996, S. 427). Ein Reifungsfortschritt dieses Systems erlaubt, das »Nicht-gewusste-Wissen« (Bollas 1987), das früher nur in Form der projektiven Identifikation ausgedrückt wurde, zu symbolisieren und dadurch als einen kohärenten subjektiven Affektzustand zu kommunizieren. Alvarez (1997) äußerte die Vermutung, dass die »extreme« projektive Identifikation mit einer »Entwicklungsverzögerung« assoziiert ist. Ich lege den Gedanken nahe, dass die Frühgeschichte eines »Umgebungstraumas« für die reifungsbedingte Verzögerung, insbesondere der »Senior-Exekutive«, des präfrontalen Systems verantwortlich ist (Schore 1997b, 1998e, i, 1999f, g, 2001c).

Die orbitale Aktivität geht zudem mit einer niedrigeren Wahrnehmungsschwelle für Empfindungen sowohl externen als auch internen Ursprungs (Goldenberg et al. 1989) und des »selbstreflexiven Gewahrwerdens« (Stuss et al. 1992) einher. Die zentrale Involviertheit dieses psychischen Systems in vorbewusste Funktionen (Frank 1950) und in eine gerichtete Wahrnehmung erlaubt ihm, als eine »innere reflexive und organisierende Agentur« zu handeln (Kaplan-Solms & Solms 1996), mit der man die eigenen inneren Emotionszustände, aber auch die der Anderen reflektieren kann (Povinelli & Preuss 1995). Neurobiologische Studien enthüllen, dass das orbitofrontale System wesentlich an der Aufdeckung »emotionaler Zustandsveränderungen«, an »Enttäuschungen« (Nobre et al. 1999), an der »Verarbeitung von Feedback-Informationen« (Elliott et al. 1997) und an der »hypothetischen Selektion« beteiligt ist (Goel & Dolan 2000). In der Tat ist dieses Bewältigungssystem darauf spezialisiert, in Kontexten von »Ungewissheit oder Nicht-Voraussagbarkeit« (Elliott et al. 2000) aktiv zu werden, d.h. eine operationale Definition von Stress.

Diese und die zuvor beschriebenen funktionalen Eigenschaften sind wichtig für die Fähigkeit des Therapeuten zu gleichmäßig schwebender Aufmerksamkeit, die sich zwischen dem, was von außen, und dem, was von innen auftaucht, hin- und herbewegt – d.h. für die Handlungsweisen des »analysierenden Instruments« (Balter et al. 1980). Eine Einsicht in neurobiologische Mechanismen, durch die das rechtshemisphärische präfrontale limbische System des Behandlers in eine »oszillierende Aufmerksamkeit« involviert ist (Schwaber 1995) – d.h. für »kaum wahrnehmbare Zeichen, die eine Zustandsveränderung« sowohl des Patienten als auch des Therapeuten signalisieren (Sander 1992) und »für das nonverbale Verhalten und eine Änderung der Affekte« (McLaughlin 1996) – ist somit für ein besseres Verstehen der »Metapsychologie der Seelenvorgänge des Analytikers während der Analyse« (Ferenczi 1928/1964, Bd. III, S. 395) von Bedeutung.

Im intersubjektiven Feld, das durch den Resonanz gebenden Therapeuten und den Patienten ko-konstruiert wird, wird körperlich basiertes Erleben und werden vorbewusste Bilder automatisch und flüchtig; aber wenn ein derartiger »nicht-bewusster Affekt« (Murphy et al. 1995), der die nachfolgende bewusste emotionale Verarbeitung des Reizes prägt (Dimberg & Ohman 1996), interaktiv reguliert, erweitert und im Kurzzeitgedächtnis lange genug bewahrt wird, um gefühlt und erkannt zu werden, können die affektiv geladenen, aber jetzt regulierten rechtshemisphärischen Erfahrungen des Patienten für ein weiteres bewusstes Verarbeiten zum linken Gehirn kommuniziert werden. Die Rolle des Behandlers in diesem Prozess wurde von Basch beschrieben: »In der Analyse zeigt uns der Patient in der Übertragung, wo das rechte und das linke Hirn bei der Synchronisation gescheitert sind; wir handeln sozusagen als Teil des Corpus callosum, bis die Struktur dies übernehmen kann und der Patient für sich selbst das tun kann, wozu er uns gebraucht hat, damit wir es für ihn tun« (1985, S. 11).

Im Gegensatz zu den orbitofrontalen Arealen des rechten Kortex, der mit affektiven Veränderungen assoziiert ist, sind jene in der linken verbal-linguistischen Hemisphäre besonders in »die semantisch implizite Rückgewinnung, die nicht von intentionaler Erinnerung abhängig ist«, involviert (Demb et al. 1995). Eine Zunahme der Verknüpfungen zwischen den rechten und linken orbitalen Arealen kann nun der linken Hemisphäre eine Rückgewinnung implizit-prozeduraler Gedächtnisinhalte und der semantischen Kodierung rechtshemisphärischer emotionaler Zustände ermöglichen. Angesichts der Tatsache, dass die orbitofrontalen Areale »für das Erleben von Emotion wichtig« sind (Baker et al. 1997, S. 565) und grundlegend in »emotionsbezogenes Lernen« (Rolls et al. 1994) und in »kognitiv-emotionale

Interaktionen« (Barbas 1995) involviert sind, kann die therapeutische Beziehung als eine wachstumsfördernde Umgebung für dieses selbstregulatorische System dienen.

Eine fMRI-Studie (Hariri et al. 2000) lieferte den Beweis, dass höhere Regionen, besonders des rechten präfrontalen Kortex, emotionale Reaktionen in den fundamentalen Schichten des Gehirns abschwächen, dass solche modulierenden Prozesse »grundlegend für die meisten modernen psychotherapeutischen Verfahren« (S. 43) sind und dass dieses lateralisierte neokortikale Netzwerk bei »der Modulation emotionalen Erlebens durch dessen Deutung und Bezeichnung« (S. 47) aktiv beteiligt ist und dass »diese Form der Modulation bei verschiedenen emotionalen Störungen beschädigt ist und die Grundlage für Therapien gerade dieser Störungen darstellt« (S. 48).

Da die strukturelle Reifung der rechten Hemisphäre des Säuglings (»rechtes mentales System«) unmittelbar durch seine Interaktionen mit den primären Bezugspersonen beeinflusst wird, ist das Wissen über diese Entwicklung für ein tieferes Verständnis der frühen Ontogenese des primitiven menschlichen Bewusstsein-Körper-Gehirns von großer Bedeutung. Die Operationen der früh reifenden Hemisphäre vermitteln die empathische Wahrnehmung emotionaler Zustände anderer Menschen. Es ist wichtig festzuhalten, dass die rechte Hemisphäre während des gesamten Lebens in Wachstumsphasen Amplituden zeigt (Schore 2001b; Thatcher 1994) und dass der orbitofrontale Kortex seine Fähigkeit für Plastizität im späteren Leben beibehält (Barbas 1995) und dadurch eine kontinuierliche erfahrungsabhängige Reifung des rechten frontalen regulatorischen Systems in der wachstumsfördernden Umgebung einer affektregulierenden therapeutischen Beziehung ermöglicht. Diese strukturelle Organisation ihrerseits spiegelt sich im Fortschreiten der Komplexität der Bewältigungsmechanismen des Patienten wider – d.h. in einem Entwicklungsfortschritt, der sich in Form einer reifen Persönlichkeitsorganisation darstellt, die jetzt Zugang zu einer adaptiven anstelle einer defensiven projektiven Identifikation hat. Ein tieferes Verstehen der entwicklungsorientierten und therapeutischen Veränderungen in diesem rechtshemisphärischen System, das zentral in die Regulation von Emotionszuständen involviert ist, ist daher unmittelbar bedeutsam für Kleins bahnbrechende Forschungen, die sich grundlegend mit der »Regulation der Gefühle« befassten.

Kapitel 4

Erkenntnisfortschritte in Neuropsychoanalyse, Bindungstheorie und Traumaforschung: Implikationen für die Selbstpsychologie

1971 veröffentlichte Heinz Kohut, ausgebildet als Neurologe und später als Psychoanalytiker, das Buch *The Analysis of the Self* (dt.: 1973 unter dem Titel *Narzißmus*), in welchem er die zentrale Rolle des Selbst in der menschlichen Existenz deutlich herausarbeitete. Dieser Klassiker des 20. Jahrhunderts – sowohl der Psychoanalyse als auch der Psychologie – war mehr als nur eine Sammlung zahlreicher klinischer Beobachtungen: Vielmehr stellte er eine umfassend integrierende Theorie der *Entwicklung*, des *Strukturbildungsprozesses*, der *Psychopathogenese* und der *Psychotherapie von Selbststörungen* dar. Obwohl einige dieser Gedanken Ausarbeitungen schon vorher bestehender psychoanalytischer Grundsätze waren, bedeuteten zahlreiche seiner Vorstellungen, einschließlich der Betonung des Selbst gegenüber dem Ich, eine innovative Abkehr vom Hauptstrom der Psychoanalyse und waren von daher eine wahrlich kreative Ergänzung der Freud'schen Theorie.

In seinem zweiten Werk, *The Restoration of the Self* (1977; dt.: *Die Heilung des Selbst*, 1979), und zuletzt in *How Does Analysis Cure?* (1984; dt.: *Wie heilt die Psychoanalyse*, 1987) erweiterte Kohut sein theoretisches und klinisches Konzept der Selbstpsychologie. Fortwährend versuchte er, sein Verständnis für die vier Grundprobleme zu vertiefen, die er anfänglich in seinem einflussreichen und zukunftsweisenden Buch angesprochen hatte: Auf welche Weise ermöglichen frühe relationale affektive Transaktionen mit der sozialen Umwelt das Auftauchen und die Entwicklung des Selbst (*Selbstentwicklung*)? Wie werden diese Erfahrungen zu reifen selbstregulierenden Strukturen verinnerlicht (*Strukturbildungsprozess des Selbst*)? Warum führen früh entstandene Defizite in der Selbststruktur zu späterer Selbstpathologie (*Psychopathogenese*)? Wie kann die therapeutische Beziehung eine Heilung des Selbst herbeiführen (*Wirkungsweisen der psychoanalytischen Veränderung*)?

In diesem Kapitel möchte ich darauf hinweisen, dass Kohut – obwohl seine Gedanken vermutlich die bedeutsamste Überarbeitung der klassischen Psychoanalyse innerhalb der letzten 50 Jahre darstellen und obwohl er ursprünglich als Neurologe ausgebildet war – ähnlich wie seine Zeitgenossen der Inkorporation wissenschaftlicher Befunde in den Kern der Psychoanalyse und in den der Selbstpsychologie höchst ambivalent gegenüberstand. Obwohl es einige wichtige Ausnahmen gibt, besteht diese Ambivalenz auch noch heute in der Selbstpsychologie, wenngleich sich inzwischen eine vielfältige interdisziplinäre Perspektive anderer klinischer und wissenschaftlicher Fachgebiete, die die Psychoanalyse tangieren, entwickelt hat.

In einer früheren Arbeit habe ich darauf hingewiesen, dass die Zeit für eine Annäherung zwischen der Psychoanalyse, der Erforschung des Unbewussten, und den biologischen Wissenschaften gekommen ist (Schore 1997a). Die entwicklungsorientierte Psychoanalyse ist im Augenblick dabei, ein komplexes Modell der frühen Ontogenese des biologischen Substrats des menschlichen Unbewussten zu generieren (Schore 2001i), d. h. eine Psychoanalyse, die in der Lage ist, die relationalen und intrapsychischen Bereiche des Unbewussten zu vereinen. Auch die Neuropsychoanalyse trägt zu diesen Bemühungen bei, indem sie Hirnsysteme identifiziert, die in die Entwicklung des dynamischen Unbewussten involviert sind (Schore 2001i). Der Neuropsychoanalytiker Watt (2000) beschrieb die große Wichtigkeit neuerer Arbeiten zur »(Neuro-) Entwicklung«: »In vielerlei Hinsicht stellt dies das große Grenzgebiet der Neurowissenschaft dar, wo alle unsere Theorien einem Härtetest unterzogen werden. Ich vermute, dass viele von ihnen den Ansprüchen nicht genügen … Offensichtlich sind affektive Prozesse, insbesondere jene, die innerhalb des Bindungsgeschehens ablaufen, primäre Triebkräfte der neuronalen Entwicklung (des ureigensten Milieus, in welchem Entwicklung stattfindet und das benötigt wird, damit sich ein System entwickeln kann)« (S. 191).

Im Folgenden gebe ich einen kurzen Überblick zu Kohuts Konzept und den Kerngedanken der Selbstpsychologie. In weiteren Abschnitten integriere ich interdisziplinäre Befunde, um eine psychoneurobiologische Konzeption der *Selbstentwicklung und der Strukturbildung* zu konstruieren – mit besonderem Blick auf die erfahrungsabhängige Reifung der sich früh entwickelnden rechten Hemisphäre. In einem weiteren Abschnitt wende ich diese neuro-psychoanalytische Perspektive der Entwicklung auf die *Psychopathogenese* schwerer Defizite im Selbstsystem an. Besondere Bedeutung wird der Ausformulierung eines Konzeptes der Selbstpsychologie und Neurobiologie bezüglich des frühkindlichen Traumas und der Ätiologie posttraumatischer Belastungsstörungen und von Borderline-Zuständen beigemessen. Abschließend stelle ich Gedanken zur Neurobiologie affektregulierender Strukturen dar, die als Ergebnis eines *psychotherapeutischen Veränderungsprozesses* entstehen können.

Einführung: Zentrale Konzepte in Kohuts Theorie

Die Entwicklung des Selbst

Vermutlich war das Konstrukt des Selbstobjektes für die psychische Entwicklung der schöpferischste und herausragendste intellektuelle Beitrag Kohuts. Die Selbstpsychologie ist auf einem grundlegenden Entwicklungsprinzip aufgebaut – dass nämlich Eltern mit reifer psychologischer Organisation als Selbstobjekte dienen und wichtige regulatorische Funktionen für das Kleinkind leisten, das noch eine unreife und unvollständige psychologische Organisation besitzt. Das Kind wird auf diese Weise auf nonverbalen Ebenen unterhalb der bewussten Wahrnehmung mit Selbstobjekterfahrungen versorgt, die unmittelbar die Vitalisierung und die strukturelle Kohäsion des Selbst beeinflussen. Dazu Wolf: »Die grundlegendsten Erkenntnisse der Selbstpsychologie bestehen darin, dass für das Auftauchen des Selbst mehr erforderlich ist als die angeborenen Tendenzen, Erfahrungen zu organisieren. Erforderlich ist die Anwesenheit von Anderen – technisch als Objekte beschrieben –, die bestimmte Erfahrungen zur Verfügung stellen, die das Auftauchen und Weiterbestehen des Selbst ermöglichen« (1988, S. 11; vgl. dt. 1996, S. 26).

Das Konstrukt des Selbstobjekts enthält zwei wichtige theoretische Komponenten. Zunächst betont das Konzept des Mutter-Säugling-Paares als eine Selbst-Selbstobjekt-Einheit, dass die frühe Entwicklung im Wesentlichen eine Interdependenz zwischen Selbst und Objekten in einem System ist. Dieses Kernstück von Kohuts Theorie stellte einen intellektuellen Hauptimpetus für die Ausweitung der relationalen Perspektive in der Psychoanalyse dar. Seine Betonung des dyadischen Aspektes der unbewussten Kommunikation veränderte die Perspektive der Psychoanalyse: von einer ausschließlich intrapsychischen hin zu einer ausgewogeneren intrapsychisch-beziehungsorientierten. Dies forderte die Psychoanalyse heraus, sowohl Vorgänge im Bereich der Ein-Personen-Psychologie als auch in der Zwei-Personen-Psychologie zu erforschen, um sie in der Folge integrieren zu können.

Die zweite Komponente des Konstrukts des Selbstobjekts ist das Konzept der Regulation. In seinen Vermutungen zur psychischen Entwicklung stellte Kohut (1971, 1977) fest, dass die dyadische wechselseitige Regulationstransaktion des Säuglings mit den Selbstobjekten der Beibehaltung seines inneren homöostatischen Gleichgewichts dient. Diese regulierenden Selbst-Selbstobjekt-Erfahrungen liefern die besonderen intersubjektiven affektiven Erfahrungen, die das Auftauchen und die Erhaltung des Selbst evozieren (Kohut 1984). Kohuts Idee, dass regulatorische Prozesse und Strukturen grundlegend mit Affekten einhergehen, wird durch derzeitige interdisziplinäre Studien unterstützt, die nicht nur den Zentralaspekt des Affekts, sondern auch die Affektregulation hervorheben. Die Regulation stellt somit einen wesentlichen Aspekt von Kohuts intellektuellen Kerngedanken dar, wie es auch schon in den Arbeiten von Freud (Schore 1997a), Bowlby (Schore 2000a, c, 2001d) und Klein (Schore 2002b) der Fall war.

Trotz Kohuts intensivem Interesses an der frühen Ontogenese des Selbst differenzierte er in seiner weiteren Arbeit weder exakte Entwicklungsdetails seines Konzeptes heraus, noch schenkte er den beachtlichen Fortschritten der entwicklungsorientierten Psychoanalyse Aufmerksamkeit, die parallel zu seiner eigenen Theoriebildung liefen. Heute besteht Einigkeit darüber, dass die moderne Psychoanalyse »in ihrer wissenschaftlichen Grundlage in der Entwicklungspsychologie und in der Biologie der Bindung und Affekte verankert ist« (Cooper 1987, S. 83). Und erst jetzt hat die Selbstpsychologie begonnen, das weite Feld der Entwicklungsforschung in ihren theoretischen Rahmen einzubauen. Die Integration der derzeitigen Bindungstheorie in Veröffentlichungen der Zeitschrift *Psychoanalytic Inquiry* stellt ein Beispiel für diese Bemühungen dar (Diamond & Blatt 1999).

Die Entwicklung der Selbststruktur

Ein wesentlicher Grundsatz von Kohuts Konzept besteht darin, dass das Kleinkind als Ergebnis von Selbst-Selbstobjekterfahrungen seinerseits fähig wird, triebregulierende, integrierende und Anpassungsfunktionen seinerseits zu vollziehen, die zuvor von externen Objekten übernommen wurden. Insbesondere postulierte er, dass phasenangemessene optimale Frustrationen des Kindes von Seiten der Mutter zu einer »umwandelnden Verinnerlichung« führen, einem Entwicklungsprozess, durch den Selbstobjektfunktionen vom Kind verinnerlicht und eigene psychologische regulatorische Strukturen gebildet werden. In der Tat sind die wesentliche Erfahrung und die Definition des Selbst auf internalisierten Selbstobjektfunktionen aufgebaut, die das Auftauchen von komplexeren psychologischen regulatorischen Strukturen erlauben.

Diese Vorstellungen einer psychischen Struktur weisen, im Verbund mit den oben erwähnten Auswirkungen auf die Regulation der Bewahrung eines homöostatischen Gleichgewichts, deutlich auf keine psychologische, sondern auf eine psychobiologische Theorie des Selbst hin. Jedoch negierte Kohut – wie Freud vor ihm (Schore 1997a) – sein früheres neurologisches Wissen und versuchte, ein rein psychologisches Modell des unbewussten Systems, das menschlichem Handeln zugrunde liegt, zu kreieren. Drei Tage vor seinem Tod erklärte Kohut: »Ich glaube allerdings nicht, dass es eine Möglichkeit gibt – so sehr man auch danach gesucht hat –, eine derartige Mesalliance wie eine Psychobiologie oder Biopsychologie oder dergleichen zu entwickeln« (1981, dt. 2001, S. 132).

Wenn die Selbstpsychologie, wie die Psychoanalyse im Allgemeinen, den biologisch-körperlichen Bereich missachtet, wenn sie den kognitiven und verbalen Bereich überbetont – dann verfällt sie Descartes' Irrtum »der Trennung der höchsten geistigen Tätigkeiten vom Aufbau und der Arbeitsweise des biologischen Organismus« (Damasio 1994, dt. 2006, S. 330). Damasio beschrieb die überlebenswichtige adaptive Funktion des Gehirns, d. h. dass es »grundsätzlich die Aufgabe hat, gut [über das] informiert zu sein, was im übrigen Körper, dem Körper im eigentlichen Sinne, vorgeht; über das, was in ihm selbst vorgeht, und über die Umwelt, die den Organismus umgibt, so dass geeignete, dem Überleben dienliche Anpassungsstrategien zwischen dem Organismus und der Umwelt vorgenommen werden können« (1994, dt. 2006, S. 132). Damasio zufolge ist das Selbst ein fortwährend rekonstruierter biologischer Zustand, der uns die Erfahrung der Subjektivität schenkt.

Diese gleiche Kritik wurde gegenüber der deutlichen Betonung der Kognition in der entwicklungsorientierten Psychoanalyse erhoben. Lieberman machte geltend, dass »sich in den letzten zwei Jahrzehnten die Bemühungen darauf fokussierten, die subjektive Welt des Säuglings zu verstehen, vor allem seine mentalen Repräsentationen als die Bausteine innerer Erfahrung. Der Körper des Babys mit seinen Freuden und Problemen ist weitgehend aus dem Blick verschwunden« (1996, S. 289).

In weiteren Abschnitten dieses Kapitels weise ich darauf hin, dass Informationen zur Entwicklungsneurobiologie der Selbstobjektbeziehung (Schore 1994; Mollon 2001) und zur Frühentwicklung der rechten Hemisphäre, die viel tiefer als die linke mit dem Körper verbunden ist, Kohuts Selbstkonzept vertiefen können. So ist festzustellen, dass die Funktion der rechten Hemisphäre darin besteht, »ein kohärentes, beständiges und stimmiges Gefühl von sich selbst aufrechtzuerhalten« (Devinsky 2000). Die derzeitige Neurowissenschaft ist daher intensiv interessiert an »dem synaptischen Selbst«, besonders am nicht bewussten »impliziten Selbst« (LeDoux 2002) und an den »Selbst-Repräsentationen im neuronalen System«, d. h. an Repräsentationen, die »innere Körpersignale koordinieren, um eine angemessene innere Regulation, die dem Überleben dient, zu erzeugen«, die es dem Organismus erlaubt, »als ein kohärentes Ganzes zu fungieren« (Churchland 2002, S. 310). *Der biologische Organismus, der Körper, sollte in den Kern der Selbstpsychologie eingebaut werden.*

Psychopathogenese

Kohut vertrat die Ansicht, dass einer früh entstandenen Psychopathologie ein defektes Selbst und eine beeinträchtigte Regulationsstruktur zugrunde liegen. Er beschrieb die Rolle »spezifischer Umweltfaktoren (z.B. die Persönlichkeit der Eltern, gewisse traumatische äußere Ereignisse) bei der Entstehung des Entwicklungsstillstandes« (1971, dt. 1973, S.28) und mutmaßte: »Wenn jedoch die mütterlichen Reaktionen grob uneinfühlend und unzuverlässig sind ... kann keine strukturwandelnde Verinnerlichung stattfinden; die Psyche ... entwickelt nicht die verschiedenen inneren Funktionen, die sekundär das narzißtische Gleichgewicht wieder herzustellen vermögen« (1971, dt. 1973, S.86). Andere zeitgenössische Vertreter der Selbstpsychologie, die an diesen Grundsätzen weitergearbeitet haben, haben bestätigt, dass die Affektdysregulation ein zentraler Bestandteil der Psychopathogenese ist. Lichtenberg et al. zufolge »haben Selbstpsychologen belegen können, dass die gestörte Regulation der physiologischen Bedürfnisse bei einem Patienten von primären Störungen oder Defiziten in den [Selbstobjekt-] Erfahrungen herrührt« (1996, S.143).

Seit neuerem ist die Selbstpsychologie stark an dem Thema »Trauma« interessiert – einem seit den Anfängen der Psychoanalyse kontrovers diskutierten Thema. In seinen frühesten Schriften stimmte Freud Janets (1889) Gedanken zu, dass Dissoziationen ein hervorstechendes Merkmal der Psychopathologie seien, was er aber später zugunsten seiner Verdrängungstheorie verwarf. In klassischen Schriften postulierte Janet, dass »alle (traumatisierten) Patienten den Verlauf ihres Lebens scheinbar tief verwahrt haben; sie sind verstrickt mit einem unüberwindlichen Objekt« (zit. n. van der Kolk 1996, S.53). Zudem behauptet er, dass die hauptsächliche psychologische Konsequenz eines Traumas »der Zusammenbruch der adaptiven mentalen Prozesse ist, die der Aufrechterhaltung eines integrierten *Selbst*gefühles dienen« (zit. n. Liotti 1999, S.293; Hervorhebung A.S.).

In späteren Abschnitten zur Psychopathogenese weise ich auf neuere Studien zu traumatischen Entwicklungen hin, die belegen, dass Erfahrungen mit traumatisierenden Fürsorgepersonen die Bindungssicherheit des Kindes, die Reifung der rechten Hirnhälfte und das Selbstgefühl negativ beeinflussen. Weiter lege ich dar, dass beziehungsgeschichtliche Traumen und Dissoziation häufige Elemente in der Entwicklung von Borderline-Persönlichkeitsstörungen sind, einer klinischen Population, der die Selbstpsychologie verstärktes Interesse entgegenbringt.

Psychotherapie

Das Selbstobjekt- und Regulationskonzept, das in Kohuts Entwicklungsmodell eingebettet ist, weist klar darauf hin, dass das primäre Gewicht bei der Behandlung von früh entstandenen Persönlichkeitsstörungen dem Affekt und der Affektregulierung beizumessen ist. In der Tat liegt Kohuts hauptsächlicher Beitrag zur klinischen Psychoanalyse in der Erweiterung ihrer Technik, wodurch die Behandlung von Defiziten in der Affektregulation bei frühen Persönlichkeitsstörungen, insbesondere bei narzisstischen Persönlichkeitsstörungen, mit einbezogen werden konnte. Alle Schulen der zeitgenössischen Psychoanalyse betonen derzeit die Zentralität des Affektes bei diesen Störungen. Die Selbstpsychologie war der Vorreiter dieses Trends, und A.M. Siegel stellte fest, dass »Kohut einen wesentlichen Beitrag zum Verständnis des emotionales Lebens liefert und dass seine Konzeptualisierung weitreichende Auswirkungen für das Verstehen und die Behandlung emotionaler Zustände hat« (1996, S.1; vgl. dt. 2000, S.10).

Weiterhin schrieb Kohut, dass die Psychoanalyse heilt, indem sie psychologische Strukturen anlegt (vgl. 1984, dt. 1987, S.110ff.). In anschließenden Abschnitten vertrete ich den Standpunkt, dass die Neuropsychoanalyse nun in der Lage ist, wichtige Informationen über die exakte Natur der affektregulierenden Strukturen, die die Selbstpsychologie beschrieb, zu liefern; zudem kann sie die wichtigen Wirkungsweisen herausarbeiten, durch welche die Selbst-Selbstobjekttransaktionen, die Teil der Säugling-Mutter- und der Patient-Therapeut-Dyade sind, eine entwicklungsfördernde Umgebung für die erfahrungsabhängige Reifung ebendieser Strukturen erschaffen.

Dieser Einführung und der nun folgenden Integration interdisziplinärer Befunde in die Selbstpsychologie sollen Worte von Kohuts Kollegen Michael Basch zugrunde gelegt werden: »Je mehr ich weiß, wie wir angelegt sind – worüber mich Neurophysiologie, Säuglingsforschung, Affekttheorie, Kognitionspsychologie, Semantik, Informationstheorie, Evolutionsbiologie und andere relevante Disziplinen über die menschliche Entwicklung informieren –, desto besser bin ich ausgerüstet, um in wesentlichen Momenten einer Behandlung in der Kommunikation mit dem Patienten empathisch zu sein« (1995, S.372).

Entwicklung: Regulierte affektive Kommunikation, Selbst-Selbstobjekt-Interaktionen und die dyadische Genese einer sicheren Bindung

In einem Überblick über Kohuts Werk kam A.M. Siegel (1996, dt. 2000, S.185 f.) zu dem Schluss: »Obgleich Entwicklungskonzepte das Herzstück von Kohuts Theorie ausmachen, sind die mikroskopischen Elemente der frühen Entwicklung einer Untersuchung nicht zugänglich ... Die zentralen frühen Erlebnismodi des Säuglings sind dem Analytiker nicht zugänglich ... Die Säuglingsforschung jedoch, mit ihren raffinierten Untersuchungsmethoden, hat Zugang zu den Informationen, die wir suchen. Ihre reichhaltigen Beobachtungen können der Psychoanalyse wertvolle Daten und Erklärungen liefern«.

In *Affect Regulation and the Origin of the Self* und darauf folgenden Arbeiten wies ich darauf hin, dass neueste Forschungsergebnisse der entwicklungsorientierten Neuropsychoanalyse und affektiven Neurowissenschaften wichtige Beiträge zu einem tieferen Verstehen führen, wie frühe Bindungserfahrungen unauslöschlich den gesamten Lebensverlauf prägen.

Die wichtigste Aufgabe im ersten Lebensjahr eines Menschen ist die Herstellung einer sicheren Bindung zwischen dem Kind und seinen primären Bezugspersonen durch emotionale Kommunikation. Heutige Forschungsresultate legen nahe, dass »Lernen, wie man kommuniziert, den vielleicht wichtigsten Entwicklungsprozess in der Kleinkindzeit darstellt« (Papoušek & Papoušek 1997, S.429). Entwicklungsforscher, die den wechselseitigen Mutter-Kind-Blickkontakt beobachten, haben festgestellt: »Face-to-face-Interaktionen, die ungefähr um den zweiten Lebensmonat auftauchen, stellen kurze, aber hoch affektgeladene und erregende interpersonale Ereignisse dar, die dem Säugling ein hohes Niveau an kognitiver und sozialer Information bieten. Um die intensive, positive Erregung zu modulieren ... synchronisieren Mutter und Kind die Intensität ihres affektiven Verhaltens in Bruchteilen von Sekunden« (Feldman et al. 1999, S.223).

Diese dyadischen Erfahrungen der »Affektsynchronisierung« (in Kohuts Worten »Spiegelung«) treten in frühen Formen des positiv getönten sozialen Spiels auf, was Trevarthen (1993) als »primäre Intersubjektivität« bezeichnete, und sind ab diesem Zeitpunkt durch das Muster ›Kind führt – Mutter folgt‹ strukturiert. In dieser kommunikativen Matrix gleichen sich die psychobiologischen Zustände beider Partner an, und beide stellen ihre soziale Aufmerksamkeit, ihre Stimulation und die sich steigernde Erregung auf die Reaktion des Anderen ein. In einem solchen synchronisierten Kontext von »gegenseitiger angeglichener selektiver Aufnahmebereitschaft« lernt der Säugling, spezifische soziale Zeichen zu senden, auf die die Mutter zu reagieren hat, um dadurch »ein antizipatorisches Gespür für die Reaktion des Anderen auf das eigene Selbst in einer Übereinkunft mit dem Selbst des Anderen zum Ausdruck bringen« (Bergman 1999, S.96).

Lester, Hoffman und Brazelton zufolge »entwickelt sich eine Synchronisierung, in dem beide Interaktionspartner die rhythmische Struktur des Anderen erlernen, um das jeweilige Verhalten an diese Struktur anzupassen« (1985, S.24). Um in eine synchronisierte Kommunikation zu treten, muss die Mutter sich psychobiologisch nicht so sehr auf das deutlich gezeigte Verhalten des Kindes als vielmehr auf die Widerspiegelung der Rhythmen der internen Zustände einstimmen. Dies sind wichtige Momente, da sie eine fundamentale Gelegenheit darstellen, die interpersonale Synchronisierung der biologischen Rhythmen herzustellen (Nishihara et al. 2002). In diesem Austausch von Affektsynchronisierung, wo Mutter und Säugling sich an die temporale affektive Matrix des Anderen anpassen, kreiert jeder immer wieder einen inneren psychophysiologischen Zustand, der dem des Partners ähnelt.

In solchen hoch besetzten affektiven Momenten ist nicht nur das Zeitmaß des Sich-miteinander-Einlassens, sondern sind auch das Abbrechen und die Wiederaufnahme koordiniert. Je mehr die psychobiologisch abgestimmte Mutter ihr Aktivitätsniveau an den Säugling während Perioden des sozialen Miteinanders anpassen kann, desto mehr ermöglicht sie ihm Ruhepausen durch Zurücknahme, und je mehr sie auf die kindlichen Signale zur Wiedereröffnung des Kontaktes achtet, um so synchronisierter sind ihre Interaktionen. Diese wechselseitig angepassten synchronisierten Interaktionen sind fundamental für die gesunde affektive Entwicklung des Säuglings (J.R. Schore 2003).

Der Zusammenhang von spezifischen abgestimmten Interaktionen zwischen Säugling und Mutter sind als Resonanz zwischen zwei Systemen beschrieben worden, die sich durch korrespondierende Eigenschaften aufeinander einstellen (Sander 1991). Während des synchronen Schwingens mit einem benachbarten Objekt produziert der Resonanzkörper die größtmöglichen und am längsten anhaltenden Reaktionen. *Resonanz* bezieht sich auf Bedingungen, unter denen ein Objekt oder ein System einem oszillierenden Signal unterworfen ist, das eine gleiche oder fast gleiche Vibrationsfrequenz wie das Objekt oder das System aufweist, und auf die resultierende Verstärkung der natürlichen Vibration. Mit anderen Worten, die Verstärkung tritt besonders dann auf, wenn eine externe sensorische Stimulationsfrequenz mit dem im Organismus genetisch kodierten Rhythmus übereinstimmt. Der Transfer emotionaler Informationen wird somit im Kontext von Resonanz intensiviert. Dies bedeutet, dass die mitschwingende und antwortende Pflegeperson mehr als eine Widerspiegelung des kindlichen Zustandes liefert. Die Rolle, die sie in der Ko-Kreation einer intersubjektiven Resonanz als »biologischer Spiegel« (Papoušek & Papoušek 1979) spielt, wird präziser mit dem Ausdruck »verstärkender Spiegel« (Schore 1994) beschrieben.

Bekanntermaßen ist die primäre Bezugsperson aber nicht immer abgestimmt und optimal spiegelnd – so gibt es häufig Momente von Nicht-Abgestimmtheit sowie Brüche in der Bindungsbeziehung der Dyade. Die Brüche in der Bindungsbeziehung in der frühen Kindheit führen zu einer unzulänglichen Regulationsfähigkeit und zu einer »mangelhaften autonomen Homöostase« (Reite & Capitanio 1985). Studien zu interaktiver Abgestimmtheit, gefolgt von dyadischer Fehlabstimmung und »interaktiver Wiederherstellung« (Tronick 1989), unterstützen Kohuts (1977) Behauptung, dass das elterliche Selbstobjekt das homöostatische Ungleichgewicht des Kindes durch Handeln wieder heilen könne. Durch dieses Muster der »Unterbrechung und interaktiven Wiederherstellung« (Beebe & Lachmann 1994) gelingt der ausreichend guten Pflegeperson, die durch fehlende Synchronisierung eine Stressreaktion herbeigeführt hat, zur rechten Zeit eine Abgestimmtheit und somit eine Regulation des negativen affektiven Zustandes des Kindes. Kohut (1971) vermutete, dass Phasen angemessener mütterlicher optimaler Frustrationen den Entwicklungsprozess begünstigen, da dadurch Selbstobjekt-Funktionen internalisiert werden. Derzeitige Entwicklungsbefunde stimmen dem zu, wobei die interdisziplinäre Forschung betont, dass nicht alleine optimale Frustrationen, sondern auch eine interaktive Wiederherstellung für die Internalisierung eines Struktursystems, das stressvolle negative Affekte regulieren kann, wesentlich sind.

Dieser duale Regulationsprozess der Affektsynchronisierung von Zuständen positiver Erregtheit und interaktiver Reorganisation, wo Zustände von negativer Erregung moduliert werden, ist ein grundlegender Baustein der Bindung und der damit einhergehenden Emotionen. Er erlaubt auch eine Steigerung der Kommunikation emotionaler Zustände innerhalb einer intimen Dyade und stellt die psychobiologische Untermauerung der Empathie dar, eines Phänomens, dem die Selbstpsychologie großes Interesse entgegenbringt. Kohut (1977) beschrieb, dass das Ergebnis der empathischen Verschmelzung der rudimentäreren Psyche des Kindes mit der reifer entwickelten psychischen Organisation des mütterlichen Selbstobjektes darin besteht, dass das Kind die gefühlshaften Zustände des Selbstobjektes so erlebt, als wären sie seine eigenen.

Selbstobjekte sind somit externe psychobiologische Regulatoren, die die Regulation affektiver Erfahrungen ermöglichen, und sie wirken auf nonverbalen Ebenen unterhalb der bewussten Wahrnehmung und ko-kreieren dabei Zustände von maximaler Kohäsion (Mollon 2001; Palombo 1992; Schore 1994; Wolf 1988). Lichtenberg et al. (1996) betonten zwei Klassen von Selbstobjekt-Regulationserfahrungen: Vitalisierung und Beruhigung. Erstere bezieht sich auf die interaktive Regulation positiver und Letztere auf die interaktive Regulation negativer Affekte. Diese gleichen Prozesse werden von den derzeitigen psychobiologischen Bindungsmodellen hervorgehoben und als interaktive Regulation von Zuständen biologischer Synchronisierung zwischen Organismen definiert (Schore 2000a, c, 2001b, 2002a). Durch die dyadische Regulation von Emotionen wird das Baby an die regulierende Fürsorgeperson gebunden, die die Möglichkeiten für positive Affektzustände erweitert und negative minimiert.

Lichtenbergs Gruppe führte weiter aus: »Im Zentrum unserer Theorie liegt die Zustandsregulierung: In der Säuglingszeit stellt der Erfolg, gleitende Übergänge zwischen Zuständen herbeizuführen, sowohl den vorrangigen Indikator für die Organisation und die Stabilität des auftauchenden Selbst und des Kernselbst als auch für den Erfolg der Bemühungen der Pflegeperson dar« (Lichtenberg et al. 1992, S. 162). Emde (1983) identifizierte die ursprünglich zentrale integrierende Struktur des im Entstehen begriffenen Selbst als den auftauchenden »affektiven Kern«, der dahingehend funktioniert, dass er positive Stimmungen aufrechterhält und das interaktive Verhalten des Kindes reguliert; und Weil stellte fest, dass »die angeborene Ausstattung des Säuglings in Interaktion mit frühester mütterlicher Einstimmung zu einem Basiskern führt, der die Orientierung für alles spätere Funktionieren beinhaltet« (1985, S. 337).

Strukturbildung: Die Dynamik in Selbstobjekt-Beziehungen und Bindungsstilen und die Entwicklung der rechten Gehirnhälfte

Kohut beschrieb einen Kern oder das »nukleare Selbst«, eine Struktur, die sich sehr früh entwickelt und die die Basis für unsere Erfahrung liefert, dass *»unser Körper und Geist eine Einheit im Raum und ein Kontinuum in der Zeit«* darstellt und den *»zentralen Sektor der Persönlichkeit«* bildet (1977, dt. 1979, S. 155; Hervorhebung A. S.). Kohuts Kollege Basch behauptete, dass die Bildung der Selbstorganisation »das übergeordnete organisierende Prinzip des menschlichen Lebens ist« (1983, S. 141). Was wissen wir über diesen Prozess der Selbstorganisation? Wie werden frühe regulatorische Selbstobjekterfahrungen in das sich entwickelnde Selbst internalisiert, und warum spielen intersubjektive emotionale Kommunikationen eine so zentrale Rolle bei der Entwicklung des auf Hirnvorgängen beruhenden Kernselbst?

In seinen Studien zur »primären und sekundären Intersubjektivität« behauptete Trevarthen, dass »die intrinsischen Regulatoren des menschlichen Gehirnwachstums während der Kindheit spezifisch darauf ausgerichtet sind, sich durch emotionale Kommunikation an die Regulatoren des Erwachsenengehirns anzukoppeln« (1990, S. 357). Weiter kamen Forscher zu dem Schluss, dass sich »die emotionale Erfahrung des Säuglings durch Töne, Wahrnehmungen und Bilder, die einen Großteil der frühen Lernumwelt ausmachen, entwickelt und dass sie disproportional in der rechten Hemisphäre während der formenden Phase der Gehirnontogenese gespeichert und verarbeitet wird« (Semrud-Clikeman & Hynd 1990, S. 198).

In der Tat ist die früh reifende emotionsverarbeitende rechte Hirnhälfte bei menschlichen Säuglingen während der ersten drei Lebensjahre dominant (Chiron et al. 1997; Schore 1994). Eine MRI- (Magnet resonance image) Studie mit Säuglingen belegt, dass das Gehirnvolumen während der ersten zwei Jahre rapide wächst, dass das Erscheinungsbild eines Erwachsenengehirns schon im Alter von zwei Jahren vorhanden ist, dass alle Hauptnervenbahnen schon beim dreijährigen Kind identifiziert werden können und dass Kinder unter zwei Jahren ein größeres Volumen der rechten als der linken Hemisphäre aufweisen (Matsuzawa et al. 2001). Der Wachstumsschub des menschlichen Gehirns erstreckt sich vom letzten Drittel der Schwangerschaft bis in die Mitte des zweiten Lebensjahres (Dobbing & Sands 1973). Dieser umrissene Zeitabschnitt stellt eine Periode vermehrten Wachstums der rechten Hemisphäre dar: »Ab der 25. Schwangerschaftswoche ist die rechte Hemisphäre an der Oberflächenstruktur weiter entwickelt als die linke, und dieser Vorsprung bleibt, bis die linke Hemisphäre einen postnatalen Wachstumsschub zeigt, der im zweiten Lebensjahr beginnt« (Trevarthen 1996, S. 582). Die Reifung der sozioemotionalen rechten Hemisphäre ist erfahrungsabhängig und diese Erfahrungen werden in den Bindungstransaktionen, die in den ersten beiden Lebensjahren stattfinden, gemacht (Schore 1994, 1996, 1998b, f, 2000d, e, h) (Abb. 5).

In mehreren Arbeiten habe ich dargelegt, dass Bindungen synchronisierte dyadische bioenergetische Transmissionen darstellen (1994), dass abgestimmte emotionale Transaktionen einen synchronisierten und gerichteten Energiefluss im Gehirn

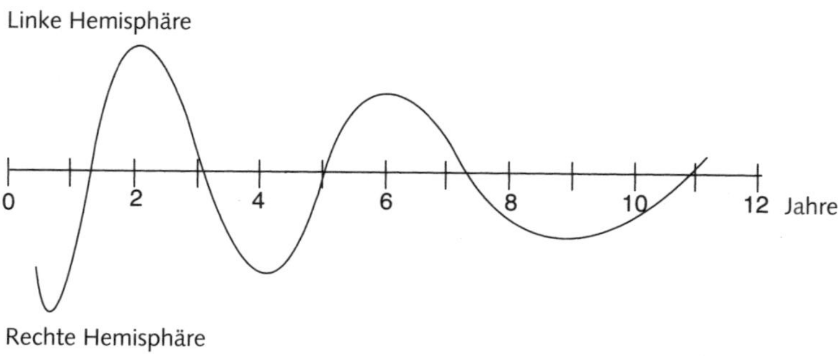

Abbildung 5: Die Wachstumsphasen der Hemisphären (nach Thatcher 1994)

des Kindes und der Mutter mit sich bringen (2000e), dass die Bindungsdynamik die rechtshemisphärische Regulation der biologischen Synchronisierung zwischen Organismen mit einschließt (2000a) und dass das sich entwickelnde Selbstsystem in der früh reifenden rechten Hemisphäre lokalisiert ist (1994, 2001b). Dieses Konzept bestätigt Wolfs Behauptung (1988), dass frühe Selbstobjekterfahrungen dem Kind Vitalität und eine kohäsive Selbststruktur ermöglichen.

In *Affect Regulation and the Origin of the Self* (Schore 1994) habe ich dargestellt, dass die frühe emotionale Entwicklung und die Selbstentwicklung untrennbar miteinander verknüpft sind. In der neurowissenschaftlichen Literatur wird die Rolle der Emotionen stark herausgehoben, so auch in den Arbeiten von Damasio (1994), Panksepp (1998), Siegel (1999) und LeDoux, der in seinem Buch *Synaptic self* (dt.: *Das Netz der Persönlichkeit*) zu dem Schluss kommt: »Da Emotionssysteme das Lernen koordinieren, entwickelt das Selbst eines Kindes eine umso größere Bandbreite, je umfangreicher das Spektrum der Emotionen ist, die es erlebt … Da die Aktivität der Hirnsysteme während emotionaler Zustände größer als während nicht emotionaler Zustände und die Intensität der Erregung erhöht ist, ist die Möglichkeit für koordiniertes Lernen während emotionaler Zustände erweitert. Emotionale Zustände förden die Entwicklung und das Einheitserleben des Selbst, weil sie parallele Vorgänge im ganzen Gehirn koordinieren« (LeDoux 2002, S. 322; vgl. dt. 2003, S. 422).

Kohuts Hypothese zur zentralen Rolle früher dyadischer affektiver Erfahrungen für das Auftauchen des Selbst wurde von Basch aufgenommen: »… von Lebensbeginn an sind affektive Reaktionen die Grundlage für die organisierende Funktion des Gehirns« (1985a, S. 34). 1994 übersetzte ich selbstpsychologische Entwicklungsprinzipien in neurobiologische Termini und bot dabei ein detailliertes interdisziplinäres Modell der frühen Selbstorganisation an, ein Modell, in dem eine dyadische emotionale Bindungskommunikation die erfahrungsabhängige Reifung des emotionsverarbeitenden limbischen Systems reguliert (Schore 1994). In weiteren Arbeiten habe ich dargelegt, dass dieses theoretische Regulationsmodell auf ein Programm der entwicklungsorientierten psychoneurobiologischen Forschung hinweist, und habe dazu verschiedene Veröffentlichungen angeführt. Inzwischen gibt es zahlreiche Forschungsdokumentationen, die detailliert belegen, wie die funktionale Reifung des limbischen Systems signifikant von sozioemotionalen Erfahrungen beeinflusst wird, die in die die Bindungsbeziehung eingebettet sind.

Im Rahmen dieser Forschung können die bemerkenswerten Ergebnisse von Braun et al. angeführt werden, die Untersuchungen zum Einfluss von An- oder Abwesenheit mütterlicher visueller, vokaler und taktiler emotionaler Stimuli auf die Entwicklung des limbischen Systems des Säuglings im Zusammenhang mit dessen psychosozialen und kognitiven Kapazitäten oder Defiziten im späteren Leben durchführten

(Braun et al. 2000; Braun & Poeggel 2001; Helmeke et al. 2001; Ovtscharoff & Braun 2001; Poeggel & Braun 1996; Poeggel et al. 1999). Diese Arbeit lief unter folgender vorgegebener Perspektive: »Die dyadische Interaktion zwischen dem Neugeborenen und seiner Mutter überwacht und moduliert fortwährend dessen Ausgesetzt-Sein an äußere Stimuli und dient daher als Regulator für die Entwicklung der individuellen inneren Homöostase. Diese regulatorische Funktion der Interaktion von Mutter und neugeborenem Kind mag daher der wesentliche Promotor sein, um die normale Entwicklung und die Aufrechterhaltung der synaptischen Verbindungen während des Aufbaus der funktionalen Schaltkreise sicherzustellen« (Ovtscharoff & Braun 2001, S. 33).

Dieses Forschungsprogramm findet seine Entsprechung in der psychoanalytischen Beschreibung Kohuts zu den Auswirkungen der mütterlichen regulierenden Selbstobjektfunktion auf die Erhaltung des inneren homöostatischen Gleichgewichtes des Säuglings und zur Wichtigkeit des Aspekts der wechselseitigen regulatorischen Transaktion für die Entwicklung des Selbst. Aber es erfasst auch die neuere Bindungstheorie, die die Wichtigkeit der wechselseitigen Regulation der affektiven Homöostase betont (Amini et al. 1996). In meiner eigenen Arbeit habe ich den Standpunkt vertreten, dass die Bindungstheorie eine grundlegend regulatorische Theorie ist (Schore 1994, 2000a). In einer neueren Arbeit kamen Fonagy und Target zu dem Schluss, dass das Gesamt der kindlichen Entwicklung als eine »Erweiterung der Selbstregulation« (2002, S. 313) betrachtet werden kann und dass »Bindungsbeziehungen formend sind, da sie die Entwicklung der wichtigsten hirnorganischen selbstregulatorischen Mechanismen ermöglichen« (S. 328). Sowohl klinische Untersuchungen als auch Forschungsmodelle betonen daher nicht nur die Wichtigkeit des Affekts, sondern auch die der Affektregulation in der psychologischen und biologischen Entwicklung (Schore 1994).

In zahlreichen weiterführenden Beiträgen zu diesem Thema habe ich darauf hingewiesen, dass die Entwicklung der Affektregulation ein wesentliches organisierendes Prinzip der emotionalen Entwicklung und der Hirnreifung, insbesondere der sich früh entwickelnden rechten Hemisphäre, ist. Dieses Wissen ist auch unmittelbar für die Selbstpsychologie von Bedeutung. In meinem 1994 veröffentlichten Buch postulierte ich, dass die regulatorischen »spiegelnden« Transaktionen, die in die Transaktionen von Säugling – Mutter, Selbst – Selbstobjekt eingebettet und die mit der emotionalen Face-to-face-Kommunikation einer Bindungsbeziehung gleichzusetzen sind, eine wechselseitige rechtshemisphärische Kommunikation repräsentieren.

Diese Annahmen werden von der Forschung bestätigt. Eine neuere Studie mit bildgebenden Verfahren konnte beweisen, dass schon zwei Monate alte Säuglinge

Aktivitäten der rechten Hemisphäre zeigen, wenn sie sich einem weiblichen Gesicht gegenübersehen (Tzourio-Mazoyer et al. 2002). Untersuchungen zu Verarbeitungsreaktionen in Bezug auf das menschliche Gesicht bei vier Monate alten Säuglingen mittels der rechten Hemisphäre belegen, dass die Augen eine besondere Rolle spielen, was jene Forschung bestätigt, die zeigen kann, dass die rechte Hemisphäre bei der Verarbeitung des Blickkontaktes dominant ist (Ricciardelli et al. 2002; Watanabe et al. 2002; Wicker et al. 1998). Diese frühe Erfahrung geht mit der Entwicklung dauerhafter visueller Repräsentationen mimischer Emotionsveräußerung einher (Pollak & Kistler 2002). Die Analyse von Mund-Asymmetrie mittels hoch aufgelöster Videoaufzeichnungen macht deutlich, dass die rechte Hemisphäre den emotionalen Ausdruck eines spontanen Lächelns bei einem vier Monate alten Baby steuert (Holowka & Petitto 2002). Diese frühen rechtslateralen Vorkommnisse beeinflussen auch den auditiven Bereich – eine fMRI-Studie zeigte, dass die Reaktion der Mutter auf den Schrei eines Säuglings von Aktivitäten in ihrer rechten Hemisphäre begleitet ist (Lorberbaum et al. 2002).

Die rechte Hemisphäre entwickelt – mehr als die linke – weitreichende Verknüpfungen in das emotionsverarbeitende limbische System. Das limbische System leitet subjektive Informationen in Form von emotionalen Gefühlen, die das Verhalten leiten, ab (MacLean 1985) und erlaubt dem Gehirn, sich schnell an eine wechselnde Umgebung anzupassen und neues Lernen zu organisieren (Mesulam 1998). Eine große Anzahl von Studien beweist, dass diese Hemisphäre nicht nur bei der unbewussten Aufnahme (Adolphs et al. 1996; Borod et al. 1998; George et al. 1996; Gur et al. 2002; Karow et al. 2001; Keil et al. 2002; Nakamura et al. 1999), bei Ausdruck (Borod et al. 1997; Dimberg & Petterson 2000; Nicholls et al. 2002) und emotionaler Kommunikation (Blonder et al. 1991; Bryan & Hale 2001; Caplan & Dapretto 2001), sondern auch bei den physiologischen und kognitiven Komponenten der emotionalen Verarbeitung (Spence et al. 1996; Stoll et al. 1999), bei der äußerst wichtigen Funktion, innere emotionale Zustände zu unterscheiden (Cicone et al. 1980), bei der Kontrolle spontan ausgelöster emotionaler Reaktionen (Dimberg & Petterson 2000), bei der Modulation »primärer Emotionen« (Ross et al. 1994) und bei der adaptiven Fähigkeit, Affekte zu regulieren (Schore 1994, 1999a, d, e, 2000b, c, 2001a) dominant ist.

Derzeitige Forschungsergebnisse der Neurowissenschaft weisen weiter darauf hin, »dass die linke Hemisphäre wesentlich das Sprachverhalten bestimmt, während die rechte Hemisphäre für umfassendere Aspekte der Kommunikation wichtig ist« (van Lancker & Cummings 1999, S. 95). Die Aktivität dieser Hemisphäre, das »rechte mentale System« (Ornstein 1997), ist daher an der Wahrnehmung der emotionalen Zustände anderer beteiligt, d.h. an der Empathie (Perry et al. 2001; Schore 1996).

Damasios Gruppe belegte in einer Studie, dass »das Erkennen von visuell gezeigten Gesichtausdrücken rechte somatosensorische Kortizes verlangt« und dass wir »den emotionalen Zustand eines Anderen dadurch erkennen, dass wir somatosensorische Repräsentationen erzeugen, die uns vermitteln, wie sich der Andere fühlen könnte, wenn er einen bestimmten Gesichtsausdruck zeigen würde« (Adolphs et al. 2000, S. 2683). Diese Hemisphäre ist daher für die Bewertung der Glaubwürdigkeit von Gesichtsausdrücken bestimmend (Winston et al. 2002).

Die rechte Hemisphäre ist aber auch noch auf eine andere wesentliche Funktion des Selbstsystems spezialisiert. Sie ist stark in »die Analyse direkter Informationen involviert, die das Subjekt von seinem eigenen Körper erhält, welcher – was leicht verstehbar ist – viel näher mit einem unmittelbaren Sinneseindruck als mit verbal logischen Codes verbunden ist« (Lurija 1973, S. 165). Dies ist möglich, weil diese Hemisphäre, mehr als die linke, über extensive reziproke Verbindungen mit dem ANS verfügt, das die Funktion eines jeden Organs im Körper reguliert (Wittling et al. 1998; Ahern et al. 2001). Die Energie verbrauchenden sympathischen und Energie bewahrenden parasympathischen Kreisläufe des ANS erzeugen unwillkürliche Körperfunktionen, die die somatischen Komponenten aller emotionalen Zustände darstellen (Schore 1994, 2001b, 2002d). Ein autonomer Modus reziproker sympathischer bzw. parasympathischer Kontrolle wird im Verhalten eines Organismus ausgedrückt, der wachsam und anpassungsfähig auf einen individuell bedeutsamen (besonders sozialen) Stressor reagiert, um – sobald der Zusammenhang als sicher beurteilt wird – sofort in einen entspannten Zustand des autonomen Gleichgewichts zu gelangen. (Für eine ausführlichere Charakterisierung des ANS vgl. Schore 2002c).

Informationen zu Operationen des ANS sind von hoher Relevanz für das große Interesse der Selbstpsychologie an der Zustandsregulierung (Lichtenberg et al. 1992) und an affektiven Erfahrungen (Lichtenberg et al. 1996). Kohuts Darstellung (1971, 1977) der fortwährenden dyadischen wechselseitigen Interaktionen des Säuglings mit Selbstobjekten beschreibt die schnelle, spontane, unwillkürliche und nicht-bewusste Kommunikation zwischen dem autonomen Nervensystem von Mutter und Kind (Basch 1976; Schore 1994, 2002b). Kohuts Beobachtung, dass das Selbstobjekt wesentlich dazu beiträgt, dem Kind das homöostatische Gleichgewicht zu erleichtern und es aufrechtzuerhalten, beschreibt die externe psychobiologische Regulation der Zustandsorganisation der sympathischen bzw. parasympathischen autonomen Balance des Kindes (Schore 1994).

Nach A. M. Siegel beschrieb Kohut die »Triebe« als ein eindringendes »biologisches Prinzip, das der Empathie oder Introspektion nicht zugänglich ist und daher keinen Bestandteil der Psychologie darstelle«, und er schloss daraus, dass das

Triebkonzept bedeutsame schädliche Konsequenzen für die Psychoanalyse hatte (A.M. Siegel 1996, dt. 2000, S. 185). Doch bestätigt die tiefe Verbindung der rechten Hirnhälfte, des biologischen Substrats des menschlichen Unbewussten, mit sympathischen und parasympathischen Teilen des ANS (Schore 1996, 1997b, 1999c, 2001b) – »der physiologischen Basis des Bewusstseins« (Jackson 1931) – Freuds Vorstellung von der zentralen Rolle der Triebe im unbewussten System.

Die Tatsache, dass »die rechtshemisphärischen Gehirnfelder die umfassendste und integrierteste Karte des aktuellen Körperzustandes produziert, über die das Gehirn verfügt« (Damasio 1994, dt. 2006, S. 103), zeigt, dass Freuds (1915) Definition des Triebes – der »Trieb als psychischer Repräsentant der aus dem Körperinneren stammenden, in die Seele gelangenden Reize« (GW, Bd. X, S. 214) – präziser als »das rechte mentale System« beschrieben werden muss (Ornstein 1997). Für die gesamte Lebensspanne spielt die nonverbale rechte Hirnhälfte, mehr als die später reifende verbale linke, eine übergeordnete Rolle bei der Regulation von physiologischen, endokrinologischen, neuroendokrinologischen, kardiovaskulären und immunologischen Funktionen (Hugdahl 1995; Sullivan & Gratton 1999). Ihre Operationen sind für vitale Anpassungsfunktionen, die das Selbst-Überleben unterstützen, und daher auch für die menschlichen Stressreaktionen (Wittling 1997) wesentlich. Dieses Wissen über das ANS und die rechte Hirnhälfte, den Ort des körperlichen Selbst, weist erneut darauf hin, dass die Selbstpsychologie derzeitige biologische Befunde in ihr Konzept des Selbst und der Subjektivität einbauen sollte.

In einem wichtigen Literaturüberblick zur Neurologie des Selbst zeigte Devinsky (2000) die bekannten Funktionen der rechten Hemisphäre auf: die Identifizierung einer körperlichen Vorstellung des Selbst und dessen Beziehung zur Umgebung; die Unterscheidung des Selbst vom Nicht-Selbst; das Erkennen vertrauter Mitglieder der gleichen Spezies, das emotionale Verstehen und Reagieren auf körperliche und Umgebungsstimuli; das Aufrufen autobiographischer Informationen; die Bezugnahme des Selbst auf Umgebungsrealitäten und die soziale Gruppe und die Aufrechterhaltung eines kohärenten, beständigen und in sich stimmigen Selbst. Neurobiologische Studien machen deutlich, dass *die rechte Hemisphäre spezialisiert ist für das Auftauchen des Selbstempfindens und des Selbsterkennens und für die Verarbeitung von »selbstbezogenem Material«* (Keenan et al. 2000, 2001; Kircher et al. 2001; Miller et al. 2001; Ruby & Decety 2001; Schore 1994). Diese und die schon zuvor genannten Befunde machen deutlich, dass die Selbstpsychologie im Wesentlichen eine Psychologie der einzigartigen Funktionen der rechten Hemisphäre ist.

Die höchste Schicht der rechten Gehirnhälfte, die affektive Informationen verarbeitet, der orbitofrontale Kortex (Schore 1994, 1996, 1997b, 1998b, 2000a, 2001b), handelt als »Senior-Exekutive des emotionalen Gehirns« (Joseph 1996). Die Reifung dieses präfrontalen Systems überlappt sich teilweise mit dem und ermöglicht das, was Stern (1985) als Entwicklungsfortschritt des »subjektiven Selbst« bezeichnete. Dieser Kortex funktioniert dahingehend, dass er die Gefühle durch den jeweils augenblicklichen sensorischen Input differenziert, und erlaubt eine Anpassungsveränderung von internen Körperzuständen als Reaktion auf Veränderungen in der äußeren Welt, die als persönlich bedeutungsvoll erachtet werden (Schore 1998b). Dank unmittelbarer Verbindungen mit stressregulierenden Systemen stellt dieser rechte präfrontale Kortex die höchste Ebene der Selbstregulation dar (Levine et al. 1999; Schore 1994; Sullivan & Gratton 2002b). Das orbitofrontale System verhält sich wie ein Erholungsmechanismus, der wirksam die Dauer, die Häufigkeit und die Intensität nicht nur positiver, sondern auch negativer Affektzustände überwacht und autoreguliert.

Die Arbeit des »selbst-korrigierenden« rechtsseitigen Hemisphären-Systems besteht somit aus einer zentralen Selbstregulation – der Fähigkeit, flexibel emotionale Zustände durch Interaktion mit anderen Menschen zu regulieren: im Zusammenhang mit Bindung mittels einer Zwei-Personen-Psychologie oder durch Autoregulation im unabhängigen, autonomen Kontext mittels einer Ein-Personen-Psychologie. Die adaptive Fähigkeit, sich zwischen diesen beiden Regulationsmodi – abhängig vom sozialen Kontext – zu bewegen, entwickelt sich als Ergebnis sicherer Bindungsinteraktionen zwischen einem reifenden biologischen Organismus und einer psychobiologisch eingestimmten sozialen Umwelt. Weiterhin ist dieser »denkende Teil des emotionalen Gehirns« zentral involviert in die integrierende und emotional-motivationale Bedeutungszuweisung bei kognitiven Eindrücken, in die Assoziation von Emotionen mit Vorstellungen und Gedanken (Joseph 1996), in den Vorgang der Empathie (Eslinger 1998) und bei »wichtigen menschliche Funktionen, wie z. B. bei der sozialen Regulierung und Kontrolle von Stimmungen, Trieben und Verantwortung – Züge, die wesentlich sind, um die *Persönlichkeit* eines Individuums zu definieren« (Cavada & Schultz 2000, S. 205; Hervorhebung A. S.).

Die neurobiologische Forschung zeigt, dass das orbitofrontale System in hohem Maß »zur Integration von vergangenen, gegenwärtigen und zukünftigen Erfahrungen beiträgt und zu adäquater Bewältigung von Aufgaben, sozialen Situationen oder Momenten, in denen es um das Überleben geht, befähigt« (Lipton et al. 1999, S. 356). Die vielleicht komplexeste aller Funktionen des rechten präfrontalen Kortex haben die Neurowissenschaftler Wheeler, Stuss und Tulving (1997) »die Fähigkeit, mental durch die Zeit zu reisen«, genannt – die Fähigkeit, sich subjektive Erfahrungen in der Vergangenheit, in der Gegenwart und in der Zukunft mental vorzustellen und sich dessen bewusst zu werden. Diese einzigartige Fähigkeit der Selbstreflexion entsteht um den 18. Lebensmonat (die Zeit der orbitofrontalen Reifung): »Der (rechte) präfrontale Kortex stattet – im Zusammenspiel mit seinen wechselseitigen Verbindungen mit anderen kortikalen und subkortikalen Strukturen – gesunde menschliche Erwachsene mit der Fähigkeit aus, das *Selbst als eine sich in die Zeit ausgedehnte Existenz* zu erachten. Der vollkommenste Ausdruck dieser Fähigkeit, das autonoetische Gewahrwerden, geschieht immer dann, wenn man sich bewusst an ein Ereignis in einer wichtigen Zeit in der Vergangenheit wieder erinnert, dieses unmittelbar in der Gegenwart bei gerade ablaufender Erfahrung noch einmal erlebt oder wenn man die Existenz und Lebensgestaltung in einer zukünftigen Zeit im Blick hat« (Wheeler et al. 1997, S. 350; Hervorhebung A. S.).

Psychopathogenese: Neurobiologie und Selbstpsychologie bei frühem Beziehungstrauma

Es muss betont werden, dass die entwicklungsgeschichtlichen Errungenschaften eines wirksamen Selbstsystems, das verschiedene Erregungs- und psychobiologische Zustände regulieren kann – d. h. Affekte, Kognition und Verhalten –, sich nur in einer fördernden emotionalen Umgebung entwickeln können. Die ausreichend gute Mutter eines sicher gebundenen Kindes kann diesem nach der Trennung wieder Zugang zu sich gewähren und kann zugeneigt, angemessen und schnell auf dessen emotionalen Ausdruck reagieren. Gleichzeitig kann sie die interaktive Entwicklung hoher positiver Affektzustände im gemeinsamen Spiel zulassen. Diese regulierenden Momente fördern die Erweiterung der Anpassungsfähigkeiten des Kindes, und diese Sicherheit der Bindungsbeziehung ist der größte Schutz gegen eine durch Trauma herbeigeführte Psychopathologie.

Im Gegensatz dazu spielt die missbrauchende Mutter nicht nur weniger mit ihrem Kind, sondern sie induziert lang andauernde traumatische Zustände durch negative Affekte. Da ihr Bindungsangebot unzureichend ist, kann sie wenig Schutz gegen andere mögliche Schädigungen, z. B. durch den Vater, anbieten. Die affektive Kommunikation, das Zentrum der Bindungsdynamik, ist in einer von Missbrauch und Vernachlässigung geprägten Beziehung von Pflegeperson und Säugling gestört (Gaensbauer & Sands 1979). Eine solche Fürsorgeperson ist unerreichbar und reagiert auf den Gefühlsausdruck und den Stress des Kindes unangemessen und/oder zurückweisend und zeigt daher eine nur minimale oder nicht voraussagbare Teilnahme an den verschiedenen Formen der erregungsregulierenden Prozesse. Statt Modulation induziert sie extreme Zustände von Stimulation und Erregung – besonders hoch beim Missbrauch und sehr niedrig bei Vernachlässigung. Die andauernden schädlichen Wirkungen durch den durch Eltern herbeigeführten Missbrauch oder durch Vernachlässigung in der Bindungsbeziehung gelten heute als gesichert: »Das weitere Überleben des Kindes ist bedroht, da die Tatsache des Missbrauchs die primäre Objektbeziehung gefährdet und die Fähigkeit des Kindes, zu vertrauen und sich sicher anzubinden, anficht« (Davies & Frawley 1994, S. 62). Folglich »ist die wesentliche Trauma-Erfahrung die Auflösung der Beziehung zwischen dem Selbst und dem nährenden Anderen – des ureigensten Stoffs, aus dem sich das psychische Leben bildet« (Laub & Auerhahn 1993, S. 287). Im Kontext eines Beziehungstraumas verhindert die Fürsorgeperson, in Verbindung mit der hinzukommenden Dysregulation des Säuglings, jegliche interaktive Selbstobjekt-Wiedergutmachung und belässt das Kind über einen langen Zeitraum in einem intensiven verstörenden psychobiologischen Zustand des Beziehungsabbruchs, wofür das Kind in seiner Unreife noch keine Anpassungsstrategien hat. Dazu McDougall: »Es muss … betont werden, dass der weitreichende traumatische Einfluss von katastrophalen Ereignissen in großem Ausmaß von den elterlichen Reaktionen auf das entsprechende Trauma abhängt« (1989, S. 208).

Die Arbeiten von Lachmann und Beebe (1997) zeigten, dass ein Ereignis dann traumatisch wird, wenn es das Selbstobjektband ohne Möglichkeit der Wiedergutmachung zerreißt und sich der Selbstzustand dadurch dramatisch verändert. Mollon betonte Ähnliches: »Es ist die Nicht-Erreichbarkeit der Fürsorgeperson, die Einfühlung und Beruhigung liefern sollte, was für das in seiner Familie missbrauchte Kind bedeutet, dass es nur noch den Ausweg in einer pathologischen Form der Flucht nach innen wählen kann … Ohne diese Beruhigung durch verlässliche und beständige Fürsorger ist das traumatisierte Kind nicht in der Lage, seine mentalen Zustände zu regulieren und sein emotionales Gleichgewicht wiederherzustellen« (2001, S. 212).

In Studien zum Sachverhalt der Vernachlässigung schrieben Tronick und Weinberg: »Wenn sich die Säuglinge nicht in einem homöostatischen Gleichgewicht befinden oder emotional dysreguliert (z. B. verzweifelt) sind, sind sie diesen Zuständen ausgeliefert. Um diese Zustände zu bewältigen, muss der Säugling all seine regulatorischen Ressourcen verwenden, um sich zu reorganisieren. Während die Säuglinge dies tun, können sie nichts anderes tun« (1997, S. 56). Dieses »nichts anderes«, worauf sich die Autoren beziehen, ist das Scheitern der weiteren Entwicklung. Traumatisierte Kinder büßen potentielle Möglichkeiten für sozioemotionales Lernen während wichtiger Phasen der Entwicklung der rechten Hirnhälfte ein (Schore 2001b, 2002c).

Es muss darauf hingewiesen werden, dass neuere Statistiken des *National Center on Child Abuse and Neglect* (2000) berichten, dass die höchste Misshandlungsrate bei Kindern im Alter zwischen 0 und 3 Jahren liegt und dass mehr als die Hälfte der Todesfälle in dieser Altersgruppe auf Misshandlungen zurückzuführen ist. Man weiß sehr wohl, dass frühe Erfahrungen mit traumatisierenden Fürsorgepersonen einen negativen Einfluss auf die Bindungssicherheit des Kindes, auf seine Stressbewältigungsstrategien und auf sein Selbstgefühl haben (Crittenden & Ainsworth 1989; Erickson et al. 1989). Somit kann die Bindungstheorie der Selbstpsychologie wichtige Informationen über die Ursprünge schwerer selbstpsychologischer Defizite anbieten.

In ihrem klassischen Forschungsbericht beschäftigten sich Main und Solomon (1986) mit den Bindungsmustern von Säuglingen, die in ihrem ersten Lebensjahr Traumen erleiden mussten. Dies führte zu der Entdeckung einer neuen Bindungskategorie – »Typ D« – eines unsicher-desorganisierten/desorientierten Musters, das man bei 80% der misshandelten Säuglinge fand (Carlson et al. 1989). Die Autoren machten geltend, dass diese Säuglinge über wenig Stresstoleranz verfügen und dass ihre Desorganisation und Desorientierung darauf zurückzuführen ist, dass der Säugling, statt in der Beziehung einen »sicheren Hafen« bzw. Halt zu finden, durch die Eltern in Alarmbereitschaft versetzt wird. Da ein Säugling in Not unausweichlich die Eltern sucht, führt jedes elterliche Verhalten, das ihn in höchste Not versetzt, in eine unlösbare, paradoxe Lage, in der er sich weder annähern noch seine Aufmerksamkeit abwenden, noch fliehen kann. In der tiefsten psychischen Schicht sind diese Kinder nicht in der Lage, kohärente Anpassungsstrategien zu entwickeln, um mit diesen emotionalen Anforderungen umzugehen (vgl. A.N. Schore 2001c, 2002c, 2003 für eine detaillierte Beschreibung einer Entwicklungs- und Neuropsychoanalyse bei desorganisierten/desorientierten Bindungen).

Neurobiologische Studien zu Entwicklungstraumatologie beweisen, dass die psychobiologische Reaktion des Säuglings auf ein Trauma dahin geht, zwei gefährliche und separate Antworten – Hypererregung und Dissoziation – zu entwickeln (Perry et al. 1995; Schore 1998i, 1999f, g, 2001c, e, g 2002c). Zu Beginn der Bedrohung erfolgt eine Alarmreaktion, durch die die sympathische Komponente des ANS plötzlich und intensiv aktiviert wird, was zu einer Erhöhung des Herzschlags, des Blutdrucks und der Atmung führt. Verzweiflung wird durch Weinen und dann durch Schreien ausgedrückt. Beebe beschrieb eine Episode sich »gegenseitig steigernder Übererregung« eines desorganisierten Bindungspaares: »Jede nachfolgende Situation ist schlimmer als die vorhergegangene, da der Säugling höchste Verzweifelung entwickelt und immer mehr schreit und schließlich die Arme hochreißt. Trotz dieser sich immer mehr steigernden Übererregung – selbst nach heftigsten Verzweiflungssignalen des Säuglings wie extremem Wegdrehen des Kopfes, Sich-Wegkrümmen oder Schreien – macht die Mutter weiter« (2000, S.436). Dieser Zustand von Furcht und Schrecken beruht auf einer sympathischen Hypererregung und spiegelt das

Ansteigen des wichtigsten Stresshormons, des *corticotropin releasing factor* (Corticotropin releasing hormone, CRH), wider, was wiederum noradrenaline und adrenaline Aktivitäten reguliert (Schore 1997b, 2001c, 2002c).

Aber eine weitere, sich später herausbildende und länger andauernde traumatische Reaktion kann in der Dissoziation gesehen werden, in der sich das Kind von den Stimuli der äußeren Welt abwendet und sich in die »innere« Welt zurückzieht. Die Dissoziation eines Kindes inmitten von Panik führt zu Empfindungslosigkeit, Vermeidung, Fügsamkeit und gebremstem Affekt. Traumatisierte Kinder starren mit leerem Blick in den Raum. Dieser vom Parasympatikus dominierte Zustand des Rückzugs zur Selbstbewahrung ereignet sich in hilflosen und hoffnungslosen stressvollen Situationen, in denen das Individuum völlig gelähmt ist und danach strebt, Aufmerksamkeit zu vermeiden, um »unsichtbar« zu werden (Kaufman & Rosenblum 1967; Schore 1994).

Dieser primäre Regulationsprozess, der die Homöostase des Organismus aufrechterhalten will (Engel & Schmale 1972), ist durch eine metabolische Stilllegung (Schore 2001c, 2002c) und ein niedriges Aktivitätsniveau (McCabe & Schneiderman 1985) charakterisiert. Dieser Mechanismus wird ein Leben lang benutzt, wenn das gestresste Individuum sich in Passivität zurückzieht, um »Energien zu bewahren … um mit gefährlichem Sich-tot-Stellen das Überleben zu retten, um den Wunden Heilung zu ermöglichen, um erschöpfte Ressourcen durch Unbeweglichkeit wiederzubeleben« (Powles 1992, S. 213). Beebe und Lachmann (1988b) beschrieben eine stressinduzierte »Reaktionsgelähmtheit« – ein plötzliches völliges Erlöschen der kindlichen Bewegungen, begleitet von einem schlaffen, regungslosen Kopfhängen. Tronick und Weinberg (1997) beobachteten: »Wenn der Versuch des Säuglings, die Interaktion zu reparieren, misslingt, verlieren diese Kinder oft die körperliche Haltung, sie ziehen sich zurück und versuchen eine Selbstberuhigung. Die Zurücknahme ist selbst bei einer kurzen Unterbrechung des wechselseitigen Regulierungsprozesses und bei einem kurzen Bruch in der Intersubjektivität tiefgreifend. Die Reaktion des Säuglings erinnert an den Rückzug von Harlows isolierten Affen oder an die Kinder in den Einrichtungen, die Bowlby und Spitz beobachteten« (S. 75).

Dieser parasympathische Mechanismus führt den »tiefen Bruch« (Barach 1991) der Dissoziation herbei. Wenn frühe Traumata als »psychische Katastrophen« (Bion 1962a) erlebt werden, repräsentiert die Dissoziation eine »Distanz von der unerträglichen Situation« (Mollon 1996), »eine Flucht, wo es kein Entkommen gibt« (Putnam 1997), oder »die defensive Strategie als letzten Ausweg« (Dixon 1998).

Die Neurobiologie der sich später formenden dissoziativen Reaktion unterscheidet sich von der anfänglichen hypererregten Reaktion (zu Modellen der Neurobiologie der Dissoziation vgl. Scaer 2001; Schore 2001c). In diesem passiven Zustand werden schmerzbetäubende und stumpf machende endogene Opiate und Stresshormone, die das Verhalten drosseln, wie z.B. Cortisol, vermehrt ausgeschüttet. Weiter steigt die Aktivität des dorsalen Vaguskomplexes in der Medulla oblongata dramatisch an, reduziert dabei trotz Ansteigens des noradrenalinen und adrenalinen Kreislaufs den Herzschlag, den Blutdruck und die Stoffwechselaktivität. Diese intensivierte parasympathische Übererregung ermöglicht es dem Säugling, die Homöostase angesichts des inneren Zustandes von sympathischer Übererregung aufrechtzuerhalten. Die gleiche ablaufende defensive Operation wurde in der psychophysiologischen Literatur von Porges beobachtet; er beschrieb »den plötzlichen und rapiden Übergang von einer erfolglosen Strategie, die um massive sympathische Aktivierung kämpft, zur metabolischen Beibehaltung des immobilen Zustandes, in welchem man sich tot stellt, was mit dem dorsalen Vaguskomplex assoziiert ist« (1997, S.75). Dabei ist festzustellen, dass in diesem traumatischen Zustand – und dieser kann lange andauern – sowohl die sympathischen Energie verbrauchenden als auch die parasympathischen Energie bewahrenden Komponenten des sich entwickelnden ANS des Säuglings hyperaktiviert werden.

Entwicklungsorientierte Psychoanalyse und Selbstpsychologie des Beziehungstraumas

Mit Beginn eines Beziehungstraumas verarbeitet der Säugling zunächst Informationen der externen und internen Umgebung. Das Gesicht der Mutter ist der wichtigste visuelle Reiz in seiner Welt, und man weiß, dass direkter Blickkontakt nicht nur liebevolle, sondern auch machtvolle aggressive Inhalte vermitteln kann. Bei der Kodierung des Angst machenden mütterlichen Verhaltens beschrieben Hesse und Main »in einem nicht-spielerischen Zusammenhang ein steifbeiniges ›Anschleichen‹ auf allen Vieren in jagender Haltung; Blecken der Zähne bei gleichzeitigem Zischen; tiefes Knurren in Richtung Säugling« (1999, S.511). Sowohl das Bild des aggressiven Gesichts der Mutter als auch die damit verbundene chaotische Veränderung im körperlichen Zustand des Säuglings prägen sich unauslöschlich in dessen sich entwickelndes limbisches System als »Blitzlicht-Erinnerung« [d.h. in einem kurzen Moment affektiv intensiv besetzter Erinnerung] ein und sind daher im bildhaften implizit-prozeduralen Gedächtnis der visuospatialen rechten Hemisphäre gespeichert.

Innerhalb dieser traumatischen Interaktion ist das Kind mit einem anderen affektiv überwältigenden Gesichtsausdruck konfrontiert – einem mütterlichen Gesicht, das Angst und Schrecken ausdrückt. Main und Solomon (1986) wiesen darauf hin, dass sich dieses Drama dann ereignet, wenn sich die Mutter vom Kind zurückzieht, weil sie denkt, dass es die Quelle der Gefahr wäre; weiter berichteten sie, dass ein dissoziiertes, tranceähnliches, angstvolles Verhalten bei Eltern von Kindern mit dem Bindungsverhalten vom Typ D beobachtet werden kann. Studien belegen spezifische Verbindungen zwischen erschreckendem und intrusivem mütterlichen Verhalten und desorganisiertem kindlichen Bindungsstil (Schuengel et al. 1999).

Während dieser Episoden passt sich der Säugling der rhythmischen Struktur dieser Zustände an, und diese Synchronisation wird in den aktiven Ablaufmustern der rechten kortikolimbischen Hirnregionen, die sich in einer kritischen Wachstumsperiode befinden, verankert. Aber nicht nur das Trauma, sondern auch die defensive Reaktion des Kindes auf das Trauma, die regulatorische Strategie dieser Dissoziation, wird in das rechtsseitige implizit-prozedurale Erinnerungssystem des Kindes eingeschrieben. Angesichts der Tatsache, dass viele dieser Mütter selbst unter ungelösten Traumata gelitten haben (Famularo et al. 1992), stellt dieser spatiotemporale Prägungsprozess durch Schrecken und Dissoziation den primären Mechanismus der transgenerationalen Weitergabe von Traumata dar (für eine detaillierte Diskussion der Neurobiologie von dissoziativer Abwehr und Körper-Bewusstsein-Psychopathologie s. A. N. Schore 2001c, 2003).

Noch extremer zeigt sich in bestimmten kritischen Momenten der Eintritt des dissoziativen Zustandes der Fürsorgeperson als unmittelbare Manifestation der Vernachlässigung dar. Ein derartiger Zusammenhang zwischen einer emotional unerreichbaren und dissoziierten Mutter und einem desorganisierten Kind wurde anschaulich von Selma Fraiberg beschrieben (zit. n. Barach 1991): »Die Mutter war nach der Geburt nur widerwillig von Verwandten nach dem Selbstmord ihrer eigenen Mutter versorgt worden und erfuhr sexuellen Missbrauch durch den Vater und den Cousin. Während der Test-Sitzung beginnt ihr Baby zu schreien. Es ist ein heiserer und unheimlicher Schrei ... Auf dem Band sehen wir, wie das Baby im Arm der Mutter *hoffnungslos weint; es dreht sich nicht zur Mutter, um von ihr getröstet zu werden.* Die Mutter erscheint distanziert, mit sich selbst beschäftigt. Geistig nicht anwesend, macht sie eine Geste, um ihr Baby zu beruhigen, gibt aber schnell auf. Sie schaut weg. Das Schreien dauert fünf fürchterliche Minuten lang. Im Hintergrund hören wir Mrs. Adelsons Stimme, um die Mutter behutsam zu ermutigen: ›Was machen Sie, um Mary zu trösten, wenn sie wie jetzt schreit?‹ (Die Mutter) murmelt etwas nicht Verständliches ... Als wir uns das Band später ansehen ... sagen wir fast ungläubig zueinander: ›Es ist, als wenn die Mutter das Schreien ihres Babys gar nicht hören würde‹« (S. 119; Hervorhebung A. S.).

Letztendlich sucht das Kind den Übergang vom immer schlimmer werdenden Protest in die Abwendung hinein, und mit der Beendigung dieses intensiven, Energie verbrauchenden extremen Protestes wird es ruhig. Es möchte aus der Übererregung herauskommen und dissoziieren und sich dem mütterlichen Zustand anpassen. Diese Zustandsveränderung von einer regulatorischen Strategie mit intensivem Kampf in einen dissoziierten unbeweglichen Status von »tot stellen« wird letztendlich als ein »toter Punkt« in der subjektiven Erfahrung des Kindes erlebt (Kestenberg 1985).

Es ist offensichtlich, dass dieser traumatische Kontext jeder wechselseitigen Regulationsinteraktion entbehrt. Vielmehr autoregulieren Mutter und Säugling trotz körperlicher Nähe gleichzeitig ihren Stress auf einer primitiven Stufe – parallel, aber dissoziiert und ohne Berührung. In jedem besteht eine subjektive Leere, und es besteht auch in diesem intersubjektiven Feld eine Leere in der Kommunikation. Es gibt keinen dyadischen Bindungsmechanismus, um dem Anderen Signale zu vermitteln oder entsprechende eigene zu spüren. Was zwischen beiden steht – verbal und nonverbal – ist diese schweigende Leere, dieses Vakuum, dieses schwarze Loch von Nichts. Es gibt in diesem dissoziierten Zustand kein intersubjektives Feld. In diesem Kontext existiert keine Zwei-Personen-Psychologie und ist auch nicht anwendbar.

Diese extreme Änderung der Subjektivität bei einem traumatisch dissoziierten Kleinkind wurde von Winnicott (1958a) als eine Episode von Diskontinuität in seinem Bedürfnis weiterzubestehen beschrieben. Dissoziation wird klassischerweise als eine Verengung des primären Bewusstseinszustandes verstanden, als eine Leere in der Subjektivität. Dies ist der Kontext einer traumainduzierten Ein-Personen-Psychologie – einer radikal auf das Überleben ausgerichteten Ein-Personen-Psychologie. Sowohl in der frühen Kindheit als auch in allen späteren Momenten im Lebensverlauf sind in einem existenziellen Einbruch von Dissoziation ganz plötzlich das subjektive Selbst und das intersubjektive Feld wie ausgelöscht und existieren einfach nicht. Durch den metabolischen Zusammenbruch hören höhere Gehirnaktivitäten, einschließlich der Fähigkeit, externe soziale Stimuli und entstehende innere Bilder zu verarbeiten, auf. Während dissoziativer Episoden hört die komplexe Verarbeitung sowohl externer als auch interner Objekte auf. Die klassische Entwicklungsforschung (Ribble 1944) stellte fest: »Der Säugling läuft durch seine Unreife des Gehirns und des Nervensystems fortwährend Gefahr, in funktionale Desorganisation zu geraten. Nach außen hin ist es die Gefahr einer plötzlichen Trennung von der Mutter, die entweder intuitiv oder wohlwissend dieses funktionale Gleichgewicht aufrechterhalten muss … Von innen heraus ist es die Gefahr der ansteigenden Spannungszustände durch biologische Bedürfnisse und *die Unfähigkeit des Organismus, sein inneres, energetisches oder metabolisches Gleichgewicht aufrechtzuerhalten* und Erregbarkeit abzuleiten.« (S. 630, Hervorhebung A. S.)

Der Neurowissenschaftler Damasio (1994) schrieb, dass das Selbst ein wiederholt rekonstruierter biologischer Zustand sei, der unserer Erfahrung das Erleben von Subjektivität schenkt. Psychoanalytische Modelle unterstützen dieses neurobiologische Konzept und erweitern es. Und tatsächlich besteht ein zentraler Lehrsatz der Selbstpsychologie darin, dass regulatorische Selbstobjekt-Erfahrungen die besonderen intersubjektiven affektiven Erfahrungen ermöglichen, die das Auftauchen und das Aufrechterhalten eines Selbst hervorrufen (Kohut 1984). Im Falle relationaler traumainduzierter Dissoziation gibt es aber in Ermangelung einer metabolischen Energieproduktion für grundlegende Gehirn-Bewusstsein-Körper-Funktionen nicht genügend Energie, um einen biologischen Status wiederherzustellen, der die Kohäsion der Selbstfunktion und Subjektivität aufrechterhalten könnte.

Mollon (2001) bezog sich auf die zerstörerischen Auswirkungen von frühen »Selbstobjekt-Katastrophen«. Ich weise darauf hin, dass – kontrastierend zu optimalen, andauernden, dyadischen, wechselseitigen Interaktionen mit regulierenden Selbstobjekten, die die homöostatische Balance des Kindes und damit die energetische Vitalität, die strukturelle Kohäsion und die Integration des Selbst aufrechterhalten – Selbstobjekt-Katastrophen und defensive dissoziative Reaktionen, die einem Beziehungstrauma inneliegen, zu einem schweren Scheitern der kindlichen Fähigkeit, ein metabolisch-energetisches Gleichgewicht (sowohl im zentralen als auch im autonomen Nervensystem) aufrechtzuerhalten, und zu einer Desintegration des Selbst führen. Ein wesentlicher Faktor bei der Entwicklung einer Psychopathogenese liegt in der Dauer, in der ein Kleinkind in einem derartigen Zustand verharrt.

Kohut beschrieb zwei unterschiedliche Arten von Desintegration – ein »fragmentiertes Selbst« und ein »entleertes Selbst« (1977). Nach Mollon »kommt es in einem Baby oder in einem Kind zu Fragmentierung, wenn sein mentaler und physiologischer Zustand nicht von seiner Beziehungsumgebung adäquat reguliert wird« (2001, S. 13). Der Gedanke liegt nahe, dass ein fragmentiertes Selbst im gesamten Leben immer einen Zustand beschreibt, in dem ein Selbstsystem einer intensiven, dysregulierten sympathischen Übererregung ausgesetzt ist, einem Zustand von exzessivem Energieaufwand und einem explosionsartigen Zerfall des Kerns oder des nuklearen Selbst. Dieser hyperenergetische Zustand wird subjektiv als »Panik des Organismus« erlebt, die Pao als eine »schockähnliche Reaktion, in welcher die integrative Funktion des Ichs zeitweilig gelähmt ist«, beschrieb (1979, S. 221). Ich würde hinzufügen, dass es sich um mehr als um ein gelähmtes Ich handelt – es ist das rechtshemisphärische Kernselbst.

Weiter charakterisiert Kohut das »entleerte« Selbst als einen Zustand des Organismus von dysregulierter parasympathischer Übererregung, von Dissoziation und einer exzessiven Energiebewahrung, was subjektiv als eine Implosion des Selbst erlebt wird, ohne dabei die notwendige Energie für das Gehirn-Bewusstsein-Körper-System zu haben, um Verknüpfungen herzustellen, die für die Kohärenz verantwortlich sind. Dies zeigt sich klinisch als anaklitische Depression, als Zustand von selbstbewahrendem Rückzug, der durch ein hohes Niveau an Dissoziation geprägt ist (s. Weinberg 2000, zu rechtshemisphärischen Defiziten und Selbstmord). Unter diesen Umständen gibt es einen simultanen Verlust von Selbstregulation, interaktiver Regulation und Autoregulation. Der Erstere wird subjektiv als ein sich dahinschleppender Status von intensiver Hoffnungslosigkeit und der Letztere als Hilflosigkeit erlebt. Diese das Selbst rettenden Zustände und die damit einhergehende Selbsterkenntnis werden offensichtlich sowohl aus der Perspektive der Kohutianer, der Intersubjektivisten, der Relationalisten als auch aus der der klassischen Psychoanalyse als relevant erachtet. Die Selbstpsychologie sowie die Psychoanalyse insgesamt sollten ihre theoretischen und klinischen Modelle von früher Traumatisierung revidieren und das Konzept von Dissoziation in die Vorstellung von einer Psychopathogenese einbauen.

Klinische psychoanalytische Konzeptionen zu Trauma und Dissoziation

Die Diskussion um das Thema »Trauma« kann als eine der großen Kontroversen in der Psychoanalyse betrachtet werden. Breuer und Freud (1893–95) zitierten Janets zeitgenössisches Werk *L'Automatisme psychologique* (1889) und beschrieben Dissoziation als den Hauptmechanismus bei der »Bewusstseinsspaltung« (vgl. Freud, Die Abwehr-Neuropsychosen, GW, Bd. I, S. 60). Im Jahre 1900, in der *Traumdeutung*, verwarf Freud jedoch diese Vorstellung und gab der Verdrängung als dem wesentlichen Mechanismus der Psychopathogenese den Vorrang. Nichtsdestotrotz gibt es in der klassischen psychoanalytischen Literatur eine lange Tradition bezüglich traumatischer Auswirkungen durch einen plötzlichen und unerwarteten Einbruch massiver externer Reize (sympathische Hypererregung), die die Reizschranke des Kleinkindes durchbrechen und eine erfolgreiche Selbstregulation verhindern (Freud 1920, 1926). Dies führte dazu, dass die Rolle der Überstimulation und der Vernichtungsängste in Trauma-Vorstellungen der klassischen Psychoanalyse, der Objektbeziehungstheorie und der Selbstpsychologie stark betont wurde. Kohut wies ebenfalls darauf hin, dass Fragmentierungserfahrungen des Bewusstsein-Körper-Selbsts »die tiefste Angst, die der Mensch erleben kann« (1984, dt. 1987, S. 36), darstellen. Ich verweise in diesem Zusammenhang auf Fraibergs Beschreibung der »schreienden Hilflosigkeit«, die der lautliche Ausdruck der frühesten Manifestation von Vernichtungsangst ist, die Bedrohung der körperlichen Einheit und des Überlebens und damit die Vernichtung des Kerns des Seins.

Freud (1926) beschrieb die psychische Hilflosigkeit, die mit der Unreife des Ichs in den ersten Lebensjahren der Kindheit einhergeht, und postulierte: Beim passiv erlebten Wiederauftauchen des Traumas »muß … [eine] Beziehung zu einer erlebten Situation von Hilflosigkeit erkannt werden« (GW, Bd. XIV, S. 201). Anna Freud (1968, 1969) beschrieb ebenfalls die psychische Traumatisierung, das »emotionale Sich-Aufgeben« und die damit einhergehende Hilflosigkeit und definierte sie als einen Zustand von »Desorientierung und Machtlosigkeit«, die der Organismus im traumatischen Moment erlebt. Während fast alle psychoanalytischen Theoretiker dieses übersehen oder unterbewertet haben, betonten Krystal (1988) und Hurvich (1989), dass mit Blick auf das psychische Überleben Hilflosigkeit die erste Grundgefahr darstellt. Diese Hilflosigkeit gehört zur Überlebensstrategie beim Rückzug, der der Selbstbewahrung dient – als früh entwickelter, primitiver organischer Schutz gegen die wachstumshemmenden Wirkungen von Über- oder Unterstimulierung durch die Mutter.

Dieser Sachverhalt betrifft auch eine andere schon lange anhaltende Kontroverse. Nach Winnicotts Beobachtungen »ist in gewissen Fällen das zentrale innere Objekt der Mutter zu der entscheidenden Zeit im frühen Säuglingsalter ihres eigenen [Kindes] tot, und ihre Stimmung ist die der Depression. Hier muß der Säugling zu einer Rolle des toten Objektes passen … Hier ist das Gegenteil von der Lebhaftigkeit des Säuglings ein Anti-Lebens-Faktor, der aus der Depression der Mutter stammt« (1965, dt. 1974, S. 251 f.). Dieses Szenario wurde auch in der zuvor zitierten Beobachtung von Fraiberg beschrieben. Anstelle interaktiver, sich entwickelnder, vitaler Affekte erlebt jedes Mitglied der traumatisierenden Dyade »einen Anti-Lebens-Faktor« und »tote Flecken« in der jeweiligen subjektiven Erfahrung. Die aktuelle Grundlagenforschung weist darauf hin, dass die Entbehrung von Mütterlichkeit den Zelltod im Gehirn des Kindes erhöht (Zhang et al. 2002). Ist das der Todestrieb, und verstärkt ihn die traumatisierende Pflegeperson? Erinnern wir uns an den Zustand des selbstbewahrenden Rückzugs – eines primären Regulationsprozesses von heruntergefahrener metabolischer Energie, auf den zurückgegriffen wird, wenn aktive Anpassungsmechanismen (Flucht oder Kampf) nicht möglich sind (Engel & Schmale 1972; Powles 1992), der jedoch im Kontext von Hoffnungslosigkeit und Hilflosigkeit abläuft und der sich im Verhalten als ein Sich-tot-Stellen manifestiert. Dissoziation wird als eine »Unterwerfung und Resignation bei unvermeidlicher, überwältigender, sogar psychisch den Tod bringender Gefahr« definiert (Davies & Frawley 1994).

Kohut (1977) vermutete, dass unter optimalen Bedingungen das elterliche Selbstobjekt dazu dient, »das homöostatische Ungleichgewicht des Kindes zu beenden«, und dass eine Selbstobjekt-Katastrophe im Beziehungskontext nicht nur durch einen herbeigeführten Missbrauch, sondern auch durch ein Unterlassen interaktiver Wiedergutmachung bezüglich der dissoziativen Reaktionen des Kindes charakterisiert ist. Wenn sich diese Vorkommnisse in wichtigen Entwicklungsphasen ereignen, haben sie lang andauernde Auswirkungen. Dazu McDougall: »Die Art und Weise, mit der die Umwelt auf das potenzielle Trauma reagiert, ist ein wichtiger Faktor, der bestimmt, in welchem Ausmaß das Kind unter zukünftigen pathologischen Folgen zu leiden hat« (1989, S.208).

Zu diesem Kontext der Psychopathogenese schrieb Winnicott: »Wenn die mütterliche Fürsorge nicht ausreichend ist, kommt das Kind nicht wirklich zu seiner ureigensten Existenz, weil es keine Kontinuität des Seins gibt; stattdessen entwickelt sich die Persönlichkeit auf der Basis von Reaktionen auf Umgebungseinflüsse« (1960, S.54; vgl. dt. 1974, S.67). Tustin (1981) beschrieb diese Auswirkung als eine »psychologische Katastrophe«, auf die mit »autistischem Rückzug« oder »Verkapselung« reagiert wird, einem angeborenen Schutzmechanismus gegen körperliche Verletzung, der ein »Ausschalten des Bewusstseins beinhaltet«, weil dieser Moment nicht anders bewältigt werden kann. Dies ist eine operationale Definition von Dissoziation als wachstumseinschränkende Schutzmaßnahme.

Mollon (2001) beschrieb das Ergebnis von scheiternden Selbstobjekterfahrungen, die in atmosphärische und kumulative Beziehungstraumata eingebettet sind: »Dissoziation und verwandte Formen von Beziehungsabbrüchen, einschließlich Depersonalisation und Derealisation, gehören zu den fundamentalsten Reaktionen auf Trauma. Wenn Trauma oder Missbrauch in der Kindheit wiederholt auftreten und wenn der Misshandler eine Pflegeperson ist, hat das Kind *nichts, wohin es sich retten, und niemanden, an den es sich wenden könnte*; so bleibt als Zufluchtsort nur die Flucht nach innen – und das Kind lernt schneller zu dissoziieren und dazu auf eine organisiertere Art und Weise. Dadurch rettet das Persönlichkeitssystem wenigstens einige seiner Anteile vor dem Trauma oder der Verletzung, indem es diesen Schadensbereich verkapselt und versiegelt« (S.218, Hervorhebung A.S.).

Obwohl Kohut nie die Bezeichnung *Dissoziation* benutzte, beschrieb er in seinem letzten Buch eine frühe Interaktion, die mit dem Bindungstyp D in Verbindung gebracht werden kann, und sprach von tragischen Langzeitauswirkungen bei einem Menschen, der sich tendenziell – als Charaktereigenschaft – »hinter Mauern« vor traumatischen Erfahrungen zu schützen versucht: »Wenn die Empathiefähigkeit der Mutter infantil geblieben ist, d.h. wenn sie dazu neigt, mit Panik auf die Angst des Babys zu reagieren, dann kommt eine schädliche Ereigniskette in Gang. Vielleicht schirmt sie sich chronisch vor dem Baby ab und enthält ihm so die wohltätige Wirkung der Verschmelzung mit ihr vor, während sie vom Erleben milder Angst zur

Ruhe zurückkehrt. Sie kann aber auch mit Panik reagieren, und in diesem Fall sind zwei negative Konsequenzen möglich: Die Mutter kann in ihrem Kind das Fundament einer lebenslangen Neigung zu ungehinderter Ausbreitung von Angst und anderen Emotionen legen, oder aber ihre ungemilderte empathische Resonanz kann, indem sie das Kind zwingt, sich vor einem so übermäßig intensiven und damit traumatisiernden Echo abzuschirmen, im Kind eine verarmte psychische Organisation erzeugen, die psychische Organisation eines Menschen, der später unfähig ist, selbst empathisch zu sein, menschliche Erfahrungen zu erleben, essentiell vollständig menschlich zu sein« (1984, dt. 1987, S. 126).

Das pathologische Abschirmen oder die Dissoziation bei Stress und Schmerz haben schädliche Auswirkungen auf das Selbst und daher auf psychobiologische Funktionen. Nach Putnam (1997) bedeutet Dissoziation einen Mangel an normaler Integration von Gedanken, Gefühlen und Erfahrungen im Strom von Bewusstsein und Erinnerung. Bromberg beschrieb, in welchem Ausmaß eine dissoziierte traumatische Erfahrung dahin «tendiert, unsymbolisiert in Gedanken und Sprache zu verharren, als eine abgetrennte Realität außerhalb des Selbstausdruckes existiert und von authentischer menschlicher Bezogenheit abgeschnitten ist und nur abgestumpft mit dem Rest der Persönlichkeit am Leben teilnimmt« (1991, S. 405). Eine Dissoziation bedeutet eine Unterbrechung der Überwachungs- und Kontrollfunktionen des Bewusstseins. Fonagy et al. (1996) beschrieben, »dass Opfer von Kindesmissbrauch, die sich anpassten, indem sie sich weigerten, sich den Inhalt des Bewusstseins ihrer Fürsorgepersonen zu eigen zu machen, dadurch erfolgreich vermieden, den Gedanken zu denken, dass ihre Bezugspersonen sie zu verletzen wünschten. Die anfänglich schützende Einschränkung der Fähigkeit, Gefühle und Gedanken sowohl in ihnen selbst als auch in anderen zu benennen, ist eine charakteristische Reaktion in allen folgenden intimen Beziehungen. Es setzt ihrer Möglichkeit, sich im späteren Leben mit diesen Missbrauchserfahrungen auseinander zu setzen, drastisch Grenzen und erzeugt eine Vulnerabilität für zwischenmenschlichen Stress« (S. 384).

Diese Vorstellungen zeigen den negativen Einfluss der *psychologischen Dissoziation* für die persönliche Entwicklung (Veränderung des Denkens, der Aufmerksamkeit und Gedächtnisamnesie).

Jedoch ist derzeit in den Untersuchungsergebnisse der neuropsychiatrischen Literatur zur entwicklungsbedingten Traumatologie ein Wechsel von kognitiven zu affektiv-somatischen Aspekten der Dissoziation zu erkennen. In neurologischen Studien zum Trauma spricht Scaer von *somatischer Dissoziation* und schließt daraus, dass »die vielleicht am wenigsten bewussten Manifestationen von Dissoziationen beim Trauma im Bereich der Wahrnehmungsveränderung und in somatischen Symptomen liegen« (2001, S. 104). Er führte weiter aus, dass eine Störung der propriozeptiven Wahrnehmung im Körper des traumatisch gestörten Patienten das am häufigsten vorkommende dissoziative Phänomen sei. In psychiatrischen Studien beschrieb Nijenhuis (2000) nicht nur die psychologische (z.B. Amnesie), sondern auch die *somatoforme Dissoziation*, die besonders mit früh einsetzender Traumatisierung einhergeht und häufig mit physischem Missbrauch und Lebensbedrohung durch eine andere Person verbunden ist. Diese Matrix psychophysiologischer Reaktionen auf ein Trauma ist mit einer Anpassung an den Zusammenhang, in welchem die Bedrohung durch eine unausweichliche physische Verletzung besteht, assoziiert. Die somatoforme Dissoziation eines Menschen findet ihren Ausdruck in einem Mangel der Integration sensomotorischer Erfahrungen, Reaktionen, Funktionen und seiner Selbstrepräsentanzen.

Die klinische Forschung zeigt Zusammenhänge zwischen traumatisierenden Kindheitserfahrungen und somatoformen Dissoziationen bei chronischen posttraumatischen Belastungsstörungen (PTBS), Borderline- und somatoformen Störungen (Waller et al. 2000). Diese Dissoziationen äußern sich in Form einer Unterdrückung autonomer physiologischer Reaktionen (z.B. Herzschlag und Leitungsfähigkeit der Haut), besonders wenn sich jemand an die traumatische Erfahrung erinnert (Carrey et al. 1995; Griffin et al. 1997). Eine Studie zu psychophysiologischen Reaktionen bei Erwachsenen, die in der Kindheit missbraucht worden waren, zeigte bei einer PTBS-Patientin den bedeutsamen Abfall des Herzschlags und des diastolischen Blutdrucks, als sie zu dissoziieren begann (Schmahl et al. 2002). Erinnern wir uns an die vorausgegangene Beschreibung früher dramatischer Beziehungserfahrungen und daran, dass sich die dissoziative Reaktion des Kindes durch eine erhöhte dorsale Vagusaktivität, die den Herzschlag und den Blutdruck dramatisch absenkt, vermittelt.

In früheren Arbeiten (Schore 2001c, 2002c) habe ich darauf hingewiesen, dass die schwere Hemmung des dorsal-motorisch-vegetativen Vagussystems die Dissoziation herbeiführt, was einen primitiven Schutzmechanismus darstellt, der seit langem als Bestandteil einer traumainduzierten Psychopathogenese gilt (Janet 1889; Chu & Dill 1990). Die Grundlagenforschung zeigt, dass der dorsal-motorische Kern des Vagus die metabolische Aktivität während der Regungslosigkeit abstellt – ein »Sich-tot-Stellen« –, wobei kein Verhalten mehr gezeigt wird (Porges 1997, 2001). Dieses zurückgenommene Verhalten, Bestandteil der Dissoziation, »der Flucht, wo es kein Entkommen gibt«, wird im therapeutischen Kontext wiederbelebt, insbesondere, wenn der Patient versucht, vor den physiologischen Aspekten dieser intensiven emotionalen Erfahrung zu flüchten. Es muss dabei betont werden, dass der Mensch bei traumatisierendem Missbrauch nicht nur in Bezug auf die externe Welt und auf die Verarbeitung externer Stimuli, die die nahe bevorstehende Dysregulation signalisieren, dissoziiert, sondern auch in Bezug auf die innere Welt, d. h. mit vom Körper ausgehenden chaotischen und schmerzvollen Stimuli.

In der psychoanalytischen Literatur haben Davies (1996), Aron und Anderson (1998) sowie Bromberg (1994) wichtige Schritte unternommen, um das Konzept der Dissoziation in psychodynamische Behandlungsmodelle zu integrieren. Bromberg kam zu der Aussage, dass das Konzept der Persönlichkeitsstörung als das typische Ergebnis schwerer Dissoziation definiert werden kann und dass sich bei all diesen Formen (Borderline, schizoid, narzisstisch, paranoid) eine Persönlichkeitsstruktur entwickelt, die als eine pro-aktive und defensive Reaktion auf die mögliche Wiederholung des Kindheitstraumas organisiert ist (Bromberg 1995). Die Dissoziation als letzter Zufluchtsort defensiver Strategien mag daher als der größte Gegenspieler einer heilsamen psychotherapeutischen Behandlung von Persönlichkeitsstörungen erachtet werden.

Traumatische Bindung und rechtshemisphärische Pathomorphogenese

Die »psychische Todesgefahr« einer exzessiven unregulierten Dissoziation, die die frühe traumatische Bindung begleitet und die die Bedingungen für eine »verarmte psychische Organisation« schafft, ist der Hauptmechanismus, der das erzeugt, was Balint die »Grundstörung« nannte: ein tiefes und alles durchdringendes Gefühl, dass es einen inneliegenden Defekt gibt, der sich weit ausbreitet, um »die gesamte psychobiologische Struktur des Menschen« zu erfassen (1968, dt. 1970, S. 32), und dass diese Grundstörung als ein »Gefühl der Leere, Verlorenheit, des Abgestorbenseins, der Sinnlosigkeit« erfahren wird (ebd., S. 29). Balint zufolge entsteht dieser strukturelle Defekt durch eine schwerwiegende Diskrepanz zwischen den Bedürfnissen des Kindes und der Fähigkeit der Menschen in seiner frühen Umgebung, diese zu erfüllen.

Bis heute vernachlässigt die psychoanalytische Literatur jenen Aspekt, auf den Margaret Mahler (1958) schon vor fast 50 Jahren hingewiesen hat: Wo hinterlässt das Trauma in der psychischen Strukturbildung seine Spuren? Freud (1940) realisierte, dass Traumatisierungen im frühen Leben (»erste Kindheitsperiode«) auf jedes verletzliche menschliche Wesen ihre Auswirkungen haben, weil das »Ich … schwach und unreif« (GW, Bd. XVII, S. 130) ist und noch über keine Widerstandskräfte verfügt. Bowlby postulierte, dass der wesentliche negative Einfluss früher traumatischer Bindungsbeziehungen auf einer Änderung der vorgezeichneten normalen Entwicklung des Organismus beruht. Über 30 Jahre später schrieb er: »Und da sich ein großer Teil der Entwicklung und Organisation dieser Verhaltenssysteme während der Reifungszeit des Individuums zuträgt, gibt es genügend Gelegenheiten dafür, daß eine atypische Umwelt sie daran hindert, einen angepaßten Entwicklungsverlauf zu nehmen« (1969, dt. 1975, S. 129). Wo genau diese Entwicklungsabweichung stattfindet, kann nur mit Blick auf derzeitige neurobiologische Modelle beantwortet werden, da diese zeigen, dass schädliche sozioaffektive Erfahrungen eine entwicklungshemmende Umgebung für das sich entwickelnde Gehirn darstellen. Parallel dazu laufen Forschungsvorhaben zu (pädiatrischer) PTBS bei misshandelten Kindern (Beers & De Bellis 2002; Carrion et al. 2001, 2002).

Studien zur entwicklungsgeschichtlichen Traumatologie kommen zu dem Schluss, dass »überwältigender Stress bei Misshandlungen in der Kindheit mit negativen Einflüssen auf die Gehirnentwicklung einhergeht« (De Bellis et al. 1999, S. 1261). Man nimmt daher an, dass besonders eine dysfunktionale und traumatisierende frühe Beziehung der Stressor ist, der zu PTBS führt, dass schwere in der Beziehung entstandene Traumata genetische, konstitutionelle, soziale oder psychologische resiliente Faktoren außer Kraft setzen und dass die daraus resultierenden negativen Wirkungen auf die Gehirnentwicklung und Veränderungen im biologischen Stresssystem als »eine durch die Umwelt induzierte komplexe Entwicklungsstörung« (De Bellis 2001) betrachtet werden müssen.

Erkenntnisfortschritte in den 1990er Jahren erlauben uns daher, viel tiefer die zugrunde liegenden Mechanismen zu verstehen, wie dysregulierende traumatische Beziehungen, in denen Missbrauch und Vernachlässigung vorkommen, insbesondere die Organisation der rechten Hirnhälfte beeinträchtigen (Schore 2001c, 2002c). Während der ersten beiden Lebensjahre haben chronische, kumulative, überwältigende und übererregende affektive Zustände, ebenso wie extreme Dissoziation, zerstörende Auswirkungen auf das Wachstum der psychischen Struktur. Der Überlebensmodus des Rückzugs zur Selbsterhaltung führt zu einer extremen Veränderung der Bioenergetik des sich entwickelnden Gehirns. In wichtigen Perioden der regionalen Synaptogenese hat dies entwicklungshemmende Auswirkungen insbesondere für die rechte Hirnhälfte, die auf Rückzug spezialisiert ist. Dies geschieht, da die biosynthetischen Prozesse, die das Wachstum der synaptischen Verbindungen im postpartal sich entwickelnden Gehirn im Verbund mit umfangreichen Mengen wesentlicher Nährstoffe ermöglichen, erhebliche Beträge an Energie verbrauchen. Ein kindliches Gehirn, das sich chronisch in hypometabolischen Überlebenszuständen bewegt, hat wenig Energie für dieses Wachstum zur Verfügung (Schore 1994, 1987b, 2001c).

Im Verlauf der Gehirnentwicklung – während sich psychische Strukturen in hohem Maße organisieren – werden zudem schwere und andauernde Zustände von physiologischer Dysregulation, die aus Beziehungstraumata wie Missbrauch, Vernachlässigung oder beiden resultieren, regelmäßig von Defiziten bei der Bereitstellung von Selbstobjekterfahrung, d.h. Affektsynchronisierung und interaktive Wiedergutmachung, begleitet. Anstelle optimaler dyadischer Zustände von wechselseitiger rechtshemisphärischer Intersubjektivität ist das Kind schweren »Unterbrechungen in der Intersubjektivität« ausgesetzt (Tronick & Weinberg 1997), die zu »toten Flecken« in der subjektiven Erfahrung des Kindes führen (Kestenberg 1985). Diese Erfahrungen beeinflussen negativ die erfahrungsabhängige Reifung der rechten Hemisphäre, die bei »subjektiven emotionalen Erfahrungen« und Affektregulation dominant ist (Schore 1994, 1999a, c, 2001a, b, 2001i).

Grotstein (1983) sprach von »einem Scheitern bei der Entwicklung selbstregulatorischer Funktionen unter der Schirmherrschaft des Selbstobjekts«. Die gescheiterte Entwicklung eines wirksamen regulatorischen Systems verursacht im Menschen eine defizitäre und geschwächte Fähigkeit zu Autoregulation, die teilweise durch ein gesteigertes Bedürfnis nach externer Regulation in späteren Phasen kompensiert wird. Dieses Defizit – eine unmittelbare Parallele zu Kohuts gesteigertem Bedürfnis nach pathologischen Selbstobjekten bei Entwicklungsstörungen – kann als ein Risikofaktor einer unsicheren Bindung betrachtet werden (Maunder & Hunter 2001).

Laub und Auerhahn (1993) gehen davon aus, dass die wesentliche Traumaerfahrung in der Unterbrechung des Bandes zwischen dem »Selbst« und dem bemutternden »empathischen Anderen« besteht und dass daher das mütterliche Introjekt, oder die bemutternde Funktion (Selbstobjektregulation), »beschädigt« oder »defizitär« ist. Dieses Defizit zeigt sich in einem mangelhaft entwickelten rechten frontolimbischen System, dem wesentlichen Ort der regulatorischen Funktionen. Traumatische Bindungserfahrungen werden während wichtiger Wachstumsperioden in diese rechte frontale Struktur und in ihre kortikalen und subkortikalen Verbindungen »affektiv eingebrannt« (Stuss & Alexander 1999). Auf dieser Art und Weise »hinterlassen frühe negative Entwicklungserfahrungen eine permanente physiologische Reaktivität in limbischen Hirnarealen« (Post et al. 1994, S.800). Die Grundlagenforschung der affektiven Neurowissenschaft zeigte, dass emotionale und soziale Deprivation die normale Entwicklung der synaptischen Architektur der kortikalen und subkortikalen limbischen Areale stört und zu »neurologischen Narben« führt, die nachfolgend behavioralen und kognitiven Defiziten zugrunde liegen (Poeggel & Braun 1996; Poeggel et al. 1999). Die von der Selbstpsychologie beschriebenen Defizite sind somit spezifische funktionale Defizite, die strukturelle Defekte des kortikal-subkortikalen Kreislaufs der rechten Hemisphäre – des Orts des körperlich-emotionalen Selbst – zum Ausdruck bringen.

Dysfunktionen der rechten Gehirnhälfte und selbstpsychologische Defizite

Woran könnten die funktionalen Anzeichen dieser strukturellen Beeinträchtigungen der rechten Hirnhälfte zu erkennen sein? Durch die veränderte Entwicklung des rechten kortikalen Systems, das nicht-bewusst emotionale Reize bei tatsächlich gefühlten emotionalen Reaktionen auf Stimuli entschlüsselt, zeigen Menschen mit gefühlsarmer Bindungsgeschichte Empathiestörungen, d.h. eine begrenzte Fähigkeit, emotionale Zustände anderer wahrzunehmen. Die Unfähigkeit, subtile Gesichtsausdrücke zu lesen, führt zu falschen Zuschreibungen der emotionalen Zustände und zu einer Fehlinterpretation der Intentionen der anderen. Neben diesem Defizit in der sozialen Wahrnehmung, externe soziale Zeichen einzuordnen, zeigen solche Menschen eine beschränkte Fähigkeit, interne Hinweise ihres Körperzustandes einzuschätzen, was Krystal (1997) *Desomatisation* nannte. Beeinträchtigungen dieser rechtshemisphärischen Funktionen behindern die adaptive Fähigkeit, externsoziale und intern-physiologische Signale für Sicherheit und Gefahr einzuschätzen.

Die Anpassungsdefizite der rechtshemisphärischen Selbstregulation werden durch eine begrenzte Fähigkeit, die Intensität und die Dauer von Affekten zu modulieren, manifest, was insbesondere für biologisch primitive Affekte wie Scham, Wut, Aufregung, Hochstimmung, Ekel, Panik und hoffnungslose Verzweiflung gilt. Unter Stress erleben diese Menschen keine abgetrennten und differenzierten Affekte, sondern diffuse, undifferenzierte und chaotische Zustände, die von überwältigenden somatischen und viszeralen Sensationen begleitet werden. Diese unzureichende Fähigkeit für das, was Fonagy und Target (1997) *Mentalisierung* genannt haben, führt zu einer Einschränkung in der Reflexion emotionaler Zustände. Solms beschrieb einen Mechanismus, bei dem eine Desorganisation einer verletzten oder entwicklungsbedingt defizitären rechten Hemisphäre mit einem »Zusammenbruch der internalisierten Repräsentationen der externen Welt« einhergeht, bei dem »der Patient von kohärenten zu partiellen Objektbeziehungsanteilen regrediert« (1996, S.347) – ein Kennzeichen früh entstandener Persönlichkeitsstörungen. Diese Regression entspricht Kohuts »Desintegration« zu einem »fragmentierten« oder »entleerten« Selbst.

Traumatische Bindungserfahrungen wirken sich negativ auf die frühe Organisation der rechten Gehirnhälfte aus und führen dadurch zu Defiziten in deren Anpassungsfunktionen des emotionalen Verstehens und des Reagierens auf körperliche Umgebungsreize, zu Defiziten beim Identifizieren einer körperlichen Vorstellung des Selbst in seiner Beziehung zur Umwelt, zu Defiziten in der Unterscheidung des

Selbst von den anderen und in der entstehenden Selbstwahrnehmung. Optimale Bindungserfahrungen ermöglichen das Auftauchen der Selbstwahrnehmung und adaptiver Fähigkeiten und gestatten es, dynamische Veränderungen des subjektiven Selbstzustandes zu erspüren, ihnen Beachtung zu schenken und darüber nachzudenken, während traumatische Kindheitsbindungen zu einer Selbstmodulation des schmerzlichen Affektes führen, indem die Aufmerksamkeit von internen emotionalen Zuständen abgewendet wird. Die Schmerzintegration, ein für das Überleben der Spezies entscheidender Faktor, hängt vor allem von der rechten Hemisphäre ab (Ostrowsky et al. 2002).

Tatsächlich gibt es heute Beweise, dass frühe Beziehungstraumata sich insbesondere in Defiziten der rechten Hemisphäre niederschlagen. Neueste Studien enthüllen, dass sich bei misshandelten Kindern, bei denen eine PTBS diagnostiziert wurde, rechtslaterale metabolische limbische Anomalitäten manifestieren (De Bellis et al. 2000b; De Bellis et al. 2002) und dass Beeinträchtigungen des rechten Gehirns, die mit schweren Angststörungen einhergehen, schon in der Kindheit beobachtet werden können (De Bellis et al. 2000a). Erwachsene (Raine et al. 2001) mit diagnostizierter PTBS (Galletly et al. 2001), die in der Kindheit schwer missbraucht wurden, zeigten reduzierte rechtshemisphärische Aktivitäten bei Gedächtnisaufgaben. Neurologische Studien an Erwachsenen bestätigen eine Dysfunktion des rechten frontalen Hirnlappens bei PTBS (Freeman & Kimbrell 2001) und dissoziativen Flashbacks (Berthier et al. 2001). Die neuere neuropsychiatrische Forschung zeigt, dass eine rechtsseitige präfrontale Aktivierung während des Erwerbs konditionierter Angst (Fischer et al. 2000, 2002; Hugdahl et al. 1995; Pizzagalli et al. 2003) stattfindet und dass paralimbische Areale der rechten Hemisphäre besonders an der Speicherung traumatischer Erinnerungen (Schiffer et al. 1995) beteiligt sind und dass eine veränderte rechtsseitige Aktivität bei Zuständen von Panik und sozialer phobischer Angstentwicklung vorliegt (Davidson et al. 2000; Galderisi et al. 2001; Massana et al. 2002; Wiedemann et al. 1999).

Auch die neurowissenschaftliche Literatur weist darauf hin, dass eine Dissoziation mit Defiziten der rechten Hirnhälfte assoziiert ist (Weinberg 2000). Crucian et al. beschrieben die »Dissoziation zwischen der emotionalen Bewertung eines Ereignisses und den dazugehörigen physiologischen Reaktionen als einen Prozess, der von einer intakten rechtshemisphärischen Funktion abhängig ist« (2000, S. 643). Beim hypometabolischen Zustand der pathologischen Dissoziation kann ein Scheitern der orbitofrontalen Funktion beobachtet werden, und diese Dysfunktion stört deren normale Rolle beim Verarbeiten motivationaler Information und bei der Modulation der motivationalen Kontrolle des zielgerichteten Verhaltens; sie stellt sich daher als ein Defizit der Ausdrucksorganisation einer regulierten emotionalen Reaktion und eines angemessen motivationalen Zustandes für bestimmte soziale Kontexte dar.

Folglich sind während einer traumatischen Dissoziation die übergeordneten motivationalen Systeme, die darauf programmiert sind, sich aktiv der äußeren sozialen Umgebung anzupassen, ausgeschaltet. Dies führt zu einer De-Aktivierung der Komponenten von Panksepps (1998) System der prototypisch affektiven Zustände, einschließlich jener, die mit »Bindung an Spezifisches«, wie z. B. Ernährung/mütterliche Fürsorge, Spiel/Freude/Zuneigung und Sexualität, genauso aber mit den »organismischen Verteidigungssystemen«, wie Wut/Ärger und Angst, einhergehen. Ähnlich kollabieren die aktiven Anpassungsstrategien, die Lichtenberg beschreibt (1989) – die Motivationssysteme Bindung/Zugehörigkeit, Neugier/Selbstbehauptung, Aversion und Sinnlichkeit/Sexualität – in subkortikal programmierten Überlebenszuständen von passiver Zurücknahme, selbstbewahrendem Rückzugs heruntergefahrener Energie und Dissoziation, um als letzte schützende Strategie dahin zu flüchten, wo es kein Entkommen gibt.

Der Psychoanalytiker Mollon (2001) beschrieb die Ähnlichkeiten zwischen den andauernden pathologischen Effekten früher psychologischer und neurologischer Beschädigungen. Die entwicklungsorientierte neuropsychologische Literatur (Anderson et al. 2000) wies auf die Folge von früher versus später neurologischer Beschädigung des präfrontalen Kortex hin und schloss daraus, dass diese »Beeinträchtigungen weitgehend ein Scheitern der sich entwickelnden spezifischen kognitiven und behavioralen Kompetenzen widerspiegeln, während beim Erwachsenen diese Defizite durch eine Beschädigung oder den Verlust normal entwickelter Fähigkeiten entstehen« (S. 291).

Die in der Selbstpsychologie beschriebenen Defizite stellen dauerhafte Entwicklungsschäden, insbesondere höherer regulatorischer präfrontaler Areale der sich früh entwickelnden rechten Hirnhälfte, dar. Diese Hemisphäre ist dominant bei Bindungsfunktionen (Henry 1993; Schore 1994; Siegel 1999) und in Bezug auf die Anpassungsfähigkeit, ein »kohärentes, andauerndes und ganzheitliches Gefühl von sich selbst aufrechtzuerhalten« (Devinsky 2000). Schwere Defizite der Affektregulation, die die pathologische Dissoziation, eine primitive Abwehr gegen überwältigende Affekte, begleiten, zeigen sich in einem Spektrum von schwerer Selbstpathologie, das sich von reaktiven kindlichen Bindungsstörungen (Hinshaw-Fuselier et al. 1999) bis hin zu psychotischen Erfahrungen (Allen & Coyne 1995), dissoziierten Identitätsstörungen (Putnam 1989), PTBS (van der Kolk et al. 1996a) und Borderline-Persönlichkeitsstörungen (Golynkina & Ryle 1999) erstreckt. *Frühe traumatische Bindungen stellen daher eine höchst bedeutsame Grundlage für die meisten schweren Defizite dar, die die Selbstpsychologie beschreibt.*

Der Zusammenhang zwischen früher traumatischer Bindung und späterer schwerer Selbstpathologie

James Henry integrierte Physiologie, Neurobiologie und Bindungstheorie und kam zu folgendem Schluss: »Die Fähigkeit, persönliche Bindungen aufrechtzuerhalten, ist lebensnotwendig für unser evolutionäres Überleben. Die Bindung des Kindes an die Stimme der Mutter und an ihren Geruch ist selbst bei Neugeborenen erkennbar, und dennoch können diese persönliche Bedeutsamkeit und das vertraute Erkennen durch angstvolle Unsicherheit beeinträchtigt werden – ausgelöst von schwierigen frühen Erfahrungen und traumatischem Stress. Die lebenserhaltende Aufgabe, ein persönlich relevantes Universum aufzubauen und Trost daraus zu ziehen, hängt von einem rechtshemisphärischen Funktionieren ab. Wenn diese Funktion in einer unsicheren Bindung tatsächlich verloren gegangen ist, ist vieles verloren gegangen« (Henry, zitiert in Wang, 1997).

Die allzu gewohnte, stressvolle Erfahrung eines unsicher gebundenen Säuglings mit einer Fürsorgeperson, die fortwährend lang andauernde dysregulierte Zustände, ohne sie zu reparieren, initiiert, wird in das rechtshemisphärische autobiographische Langzeitgedächtnis als eine pathologische innere Objektbeziehung inkorporiert und dadurch zu einer interaktiven Repräsentanz eines dysregulierten Selbst-in-Interaktion-mit-einem-nicht-abgestimmten-Objekt (Schore 1997c). Dieses innere Arbeitsmodell einer desorganisierten/desorientierten unsicheren Bindung verwahrt sowohl die wichtige exterozeptive Information über die soziale Quelle des Beziehungstraumas als auch die interozeptive physiologische Stressreaktion des Säuglings. Es kodiert die Erwartung der bevorstehenden »wechselseitig ansteigenden Übererregung« und die autoregulatorische Strategie, um mit überwältigendem interaktivem Stress umzugehen – die primitive Anpassungsstrategie der Dissoziation. Kiersky und Beebe (1994) beschrieben »nonverbale präsymbolische Formen des Sich-Beziehens«, die das Kind vor einem Trauma schützen und die vom Erwachsenen weiter benutzt werden, um eine Traumatisierung zu vermeiden. Eindeutig zeigen klinische Befunde – gestützt durch Forschungsergebnisse –, dass Kinder, die noch nicht reden können, selbst im ersten Lebensjahr, Formen innerer Repräsentationen traumatischer Ereignissen über signifikante Zeitperioden aufbauen und bewahren können« (Gaensbauer 2002, S. 259).

Der zentrale Grundsatz dieser psychoneurobiologischen Perspektive besteht darin, dass es eine Kontinuität zwischen früher traumatischer Bindung und späteren schweren Störungen in der Persönlichkeitsentwicklung gibt (Schore 1994, 1996, 1997b, 1998i, 1999f, g, 2001c, e, 2002c). Klinische Forscher beschrieben eine Kontinuität von kindlichen zu erwachsenen Anpassungsstrategien: »Die von Kindern gezeigten Stressreaktionen sind das Ergebnis eines unreifen Gehirns, das bedrohliche Stimuli zu verarbeiten und geeignete Reaktionen zu produzieren versucht, während der Erwachsene, der unreife Reaktionen zeigt, ein reifes Hirn hat, das … in der Lage ist, erwachsene Reaktionsmuster zu zeigen. Jedoch kann das Erwachsenen-Gehirn offenbar auf infantile Zustände regredieren, wenn es mit schwerem Stress konfrontiert ist« (Nijenhuis et al. 1998, S. 253).

Dieser »infantile Status« ist ein desorganisierter-desorientierter Zustand einer unsicheren Bindung. Wie in der frühen Kindheit können Kinder, Jugendliche und Erwachsene mit PTBS und schweren Selbstpathologien keine aktiven kohärenten behavioralen Anpassungsstrategien entwickeln, um subjektiv wahrgenommenen, überwältigenden, dysregulierenden Ereignissen die Stirn zu bieten, und so greifen sie schnell auf die passive Überlebensstrategie von Rückzug und Dissoziation zurück.

Tatsächlich bestätigen klinische Studien, dass beim Bindungstyp D in späteren Lebensphasen die Verwendung dissoziativen Verhaltens zu beobachten ist und dass das Erscheinungsbild der Dissoziation bei einem eintretenden stressvollen Trauma ein ernst zu nehmender Prädiktor für PTBS (Koopman et al. 1994; Shalev et al. 1996) ist. Die entwicklungsorientierte Psychopathologieforschung (Sroufe et al.) kam zu dem Schluss, dass ein frühes Trauma – mehr als ein späteres – größeren Einfluss auf die Entwicklung von dissoziativem Verhalten hat. Ogawa, Sroufe et al. schrieben: »Das verletzbare Selbst neigt eher zu Dissoziation als einem Anpassungsmechanismus, da es weder das Vertrauen in eine liebevolle und responsive frühe Beziehung noch ein gesundes Maß an Schutz und Integration – Voraussetzung für ein solches Vertrauen – entwickeln konnte« (Ogawa et al. 1997, S. 875). Die spezifische Benutzung der Dissoziation über die Entwicklungsphasen hinweg wurde von Allen und Coyne beschrieben: »Obwohl sie anfänglich vielleicht die Dissoziation nur als Anpassung an traumatische Ereignisse benutzt haben, dissoziieren sie in der Folge, um sich dadurch gegen ein großes Ausmaß an Alltagsstress, einschließlich ihrer eigenen posttraumatischen Symptome, die, um sich greifend, die Kontinuität ihrer Erfahrung unterlaufen, zu schützen« (1995, S. 620).

Diese »anfänglichen traumatischen Ereignisse« sind bei Kleinkindern mit dem Bindungstyp D in Missbrauch und Vernachlässigung eingebettet, d. h. in den ersten Beziehungskontext, in welchem Dissoziation zur Autoregulation von massivem Stress benutzt wird. Der ultimative Endpunkt chronisch erfahrener Katastrophenzustände durch beziehungsinduzierte Traumata im frühen Leben ist eine fortschreitende Verschlechterung der Fähigkeit, sich zu regulieren, defensive Aktionen zu unternehmen oder dem eigenen Interesse entsprechend zu handeln sowie eine Blockierung der Fähigkeit, Affekt und Schmerz wahrzunehmen – Anpassungsfunktionen, die für das Überleben von größter Wichtigkeit sind.

LeDoux beschrieb das »Erbe« von Kindheitsmissbrauch: »Wenn bei einem erheblichen Anteil der frühen emotionalen Erfahrungen des Kindes das Furchtsystem anstelle eines positiven Systems aktiviert ist, entwickelt sich aus parallelen Lernprozessen, die der jeweilige emotionale Zustand koordiniert, eine Persönlichkeit, die von negativen Einstellungen und Hoffnungslosigkeit und nicht von Zuneigung und Optimismus geprägt ist« (2002, dt. 2003, S. 422). Letztendlich nehmen sich diese Individuen als sich sehr von anderen Menschen unterscheidend und als Außenseiter wahr und als keiner bedeutungsvollen Beziehung wert (Lansky 1995). Diese Persönlichkeiten zeigen deutlich die Selbstpathologie einer Entwicklungsstörung. Doch können wir diesen Typus einer schweren Persönlichkeitsstörung, die mit einem frühen Beziehungstrauma einhergeht, noch exakter bestimmen?

Traumatische Bindung und psychoneurologische Ätiologie von Borderline-Störungen

Kohuts Mutmaßungen zu Entwicklung und Psychopathogenese zentrierten sich vor allem um die Ätiologie der Defizite bei narzisstischen Persönlichkeitsstörungen. In seinem letzten Buch stellte er fest, dass seine analytischen Erfahrungen mit Borderline-Zuständen »sehr begrenzt« seien. Und dennoch stellte er Vermutungen zu dieser Entwicklung an: dass bei Borderline-Zuständen »in der frühen Entwicklung kein »Kernselbst gebildet« (1984, dt. 1987, S. 26) wurde. In meiner eigenen Arbeit habe ich darauf hingewiesen, dass die psychoneurobiologischen Ursprünge einer sich früh formenden Borderline-Persönlichkeitsstörung von denen einer sich später herausformenden narzisstischen Persönlichkeitsstörung unterschieden werden können (Schore 1991, 1994). Im Gegensatz zur narzisstischen Säugling-Mutter-Dyade, deren Bindungskommunikation im letzten Drittel des ersten Jahres bis ins zweite Lebensjahr hinein entgleist, entgleist die Borderline-Dyade viel früher im ersten Lebensjahr. Im Gegensatz zu der hier diskutierten desorganisierten unsicheren Bindung ist die narzisstische Persönlichkeitsstörung das Ergebnis eines organisierten unsicheren Musters, besonders eines vermeidenden (abweisender Erwachsener) Bindungsmusters (Pistole 1995). Dies weist auf eine qualitativ andere Entwicklungsgeschichte als bei der an dieser Stelle behandelten Gruppe von Persönlichkeitsstörungen hin. Erinnern wir uns, dass unsichere desorganisierte/desorientierte und nicht organisierte unsichere Bindungen mit Missbrauch und Vernachlässigung einhergehen.

Zur gleichen Zeit, als Kohut sein Konzept zu frühen Persönlichkeitsstörungen anbot, entwickelten auch zwei andere Pioniere Vorstellungen zu diesen Störungen. 1975 betonten Masterson und Rinsley, die durch die Entwicklungsmodelle von Mahler beeinflusst waren, die Rolle der Mutter bei der Genese der veränderten intrapsychischen Struktur bei Borderline-Persönlichkeitsstörungen. Vor einiger Zeit integrierte Masterson (2000) sowohl die zeitgenössische entwicklungsorientierte Psychoanalyse als auch die Entwicklungsneurobiologie in dieses Modell. Der andere wichtige Theoretiker in Bezug auf schwere Persönlichkeitsstörungen war Kernberg, der die Rolle einer exzessiven (unregulierten) endogenen Aggression betonte. Er vertrat ein Psychopathogenese-Konzept, das dem psychoneurobiologischen Beziehungstrauma-Modell, das zuvor beschrieben wurde, ähnelt: »Die wichtigste Verursachung schwerer Persönlichkeitsstörungen besteht in massiven, chronischen traumatischen Erfahrungen, wie z.B. physischer oder sexueller Missbrauch, ein schwerer Mangel an Liebe, extreme Vernachlässigung, nicht erreichbare elterliche Objekte und familiären Dispositionen, die zur Entwicklung von Persönlichkeitsstörungen führen können« (Kernberg 1988a).

In der Tat weisen zahlreiche Studien auf Bindungsbrüche, frühe Traumata und Missbrauch in der Geschichte von Kindern und Erwachsenen hin, bei denen insbesondere Borderline-Persönlichkeitsstörungen (Lyons-Ruth & Jacobvitz 1999) diagnostiziert werden; die Korrelation zwischen PTBS- und Borderline-Diagnosen ist hoch (Famularo et al. 1992; Herman et al. 1989; van der Kolk et al. 1994). Es wurde festgestellt, dass, neben dem belastenden sexuellen Missbrauch (Fossati et al. 1999), die Geschichte dieser Patienten zudem von Vernachlässigung und traumatischen Erfahrungen geprägt war (Zanarini et al. 1997). Die zuletzt genannten Forscher berichten, dass 91 % der Borderline-Patienten Missbrauchserfahrungen in der Kindheit und 92 % Vernachlässigung schildern. In einem Literaturüberblick fasste Paris die Entwicklungsbefunde zusammen und kam zu dem Schluss, »dass maßgebliche Forschungsergebnisse die Hypothese unterstützen, dass Missbrauch in der Kindheit ein wesentlicher Risikofaktor für Borderline-Persönlichkeitsstörungen ist« (1995, S. 15).

Viele Forscher auf dem Feld der Kinderpsychiatrie bestätigen bei dieser klinischen Population das Vorliegen von frühem Missbrauch und Vernachlässigung und neuropsychologischen Defiziten. Die Ätiologie der Borderline-Pathologie in der Kindheit wird derzeit in einem Zusammenspiel von Diathese (konstitutioneller Veranlagung) und Stressoren gesehen. Diese Diathese zeigt sich an neurobiologischen und neuropsychologischen Markierungen sowie an Defiziten der Frontallappenfunktionen; Stressoren sind Kindheitstraumata und elterliche Psychopathologie (Ad-Dab'Bagh & Greenfield 2001). Man nimmt an, dass die Kombination der zuletzt genannten

Umgebungsstressoren im Verbund mit neurobiologischen Verletzbarkeiten das klinische Syndrom herauskristallisieren (Zelkowitz et al. 2001). Neueste Konzepte weisen darauf hin, dass neuropsychologische Anomalitäten von Borderline-Kindern das *Ergebnis* von Umgebungsstressoren sind, die insbesondere mit den Auswirkungen von neonatalem Stress auf die Hirnentwicklung in Zusammenhang gebracht werden (Graham et al. 1999).

Spätere neuropsychologische Verletzbarkeiten erklären die kognitiven Einschränkungen, die sich negativ auf die Fähigkeit des Kindes, traumatische Erfahrungen zu integrieren, auswirken und den Resilienzmechanismus stören, der die Anpassung an die traumatische Umgebung leisten könnte. Diese neurobiologischen Schädigungen sind von Dauer. In klinischen Studien mit Erwachsenen beobachtete Stone: »... der rote Faden zieht sich durch ... Borderline-Persönlichkeitsstörung bedeutet Verletzbarkeit: eine ganz spezifische Art von nervöser Irritierbarkeit, heterogen in der Ätiologie, die zu impulsivem, oft chaotischem Verhalten führt« (1992, S. 9). Tatsächlich gibt es bei Borderline-Persönlichkeitsstörungen, ähnlich wie PTBS, über die ganze Lebensspanne hinweg massive Störungen der Affektregulation, der Impulskontrolle, bei zwischenmenschlichen Problemen, in der Selbstintegration und es besteht die Neigung, unter Stress mit Dissoziation zu reagieren (Herman & van der Kolk, 1987). Diese Funktionen stehen unter der Herrschaft der rechten Hemisphäre; und so erzeugen auf diese Weise Missbrauch und Vernachlässigung ein ineffizientes rechtes Gehirn, das zentral in Affektregulation, Dissoziation und Überlebensfunktionen involviert ist. Der Neuropsychiater Vadim Rotenberg (1995) schloss daraus: »Das funktionale Defizit der rechten Hemisphäre ist vermutlich durch einen Mangel an emotionaler Beziehung zwischen dem Kind und seinen Eltern verursacht. Derartige emotionale Beziehungen stimulieren die Entwicklung der Funktionen der rechten Hemisphäre und funktionieren wie ein Schlüssel zum Schlüsselloch. Wenn diese emotionalen Beziehungen unzureichend sind, entwickelt sich die rechte Hemisphäre unzureichend, ihr Beitrag zu psychologischen Schutzmechanismen und emotionaler Stabilisierung geht verloren, und es entsteht daraus eine generelle Disposition für weitere mentale und psychosomatische Störungen« (S. 59).

Psychosomatische Störungen, PTBS, Borderline-Störungen und Alexithymie spiegeln Dysfunktionen der rechten Hemisphäre wider (Dewarja & Sasaki 1990; Jessimer & Markham 1997; Parker et al. 1992; Schore 2001c; Sifneos 1988).

Der Neurowissenschaftler R. Joseph schrieb dazu: »Frühes emotionales Lernen findet in der rechten Hemisphäre statt, ohne dass die linke davon weiß; später mögen Lernen und damit einhergehende emotionale Reaktionen den Sprachzentren des Gehirns völlig unzugänglich sein« (1982, S. 243). Zum Thema »Trauma« haben

McFarlane und Yehuda Folgendes beobachtet: »Der Kern des traumatischen Syndroms besteht im Wesentlichen darin, dass gegenwärtige Auslösefaktoren aus der Umwelt (real oder symbolisch) die Möglichkeit haben, affektiv-traumatisch verankerte Gedächtnisstrukturen wieder intensiv in Erinnerung zu rufen, was dann das aktuelle Verhalten und die Wahrnehmung bestimmt« (2000, S.900). Nach Valent (1998) werden frühe Handlungen und Unstimmigkeiten im späteren Leben nicht im verbal expliziten Gedächtnis, sondern in Form von zusammenhanglosen physiologischen Reaktionen, Gefühlen und im Ausagieren erinnert.

Die bedeutsamste Konsequenz des frühen Beziehungstraumas ist der Verlust der Fähigkeit, die Intensität und die Dauer von Affekten zu regulieren. Die klinische Forschung konnte zeigen, dass Borderline-Persönlichkeiten, wenn sie unter Stress stehen, anderen in hohem Maße primitive, negative »Alles-ist-schlecht-Einschätzungen« zuordnen (Spaltungsprozesse), kaum über Empathie und psychologisches Verstehen verfügen sowie ein höheres Maß an intensiver negativer Reaktion bei Alltagserlebnissen und eine verstärkte Sensitivität bei emotionalen Reizen, selbst mit geringem Niveau, zeigen (Arntz & Veen 2001; Herpetz et al. 1999; Levine et al. 1997). Diese schweren Defizite in den sozioemotionalen Funktionen laufen parallel zu strukturellen Defekten im limbischen System, das in die Verarbeitung von sozioemotionalen Informationen involviert ist. Die wachsende Zahl neurobiologischer Studien belegt Dysfunktionen der Amygdala und des orbitofrontalen Kortex, der »Senior Exekutive« [exekutiven Kontrolle] des sozial-emotionalen Gehirns, sowohl bei PTBS als auch bei Borderline-Persönlichkeitsstörungen (Berthier et al. 2001; Galletly et al. 2001; Goyer et al. 1994; Herpetz et al. 2001; Koenen et al. 2001; Shin et al. 1999). Diese Arbeiten verweisen auf eine Ähnlichkeit mit entwicklungsgeschichtlichen Vorboten – den funktionalen Defiziten und strukturellen Defekten dieser früh entstandenen Selbst-Psychopathologien.

Psychotherapie: Veränderungen der regulatorischen Strukturen in der rechten Hemisphäre

In *The Restoration of the Self* (1977) kam Kohut in Bezug auf Borderline-Zustände zu dem Schluss, dass diese »nicht analysierbar sind«. Die schweren rechtshemisphärischen Defizite, die aus frühen traumatischen Bindungen resultieren, prägen das Bild viel stärker als die Selbstwert-Regulation bei narzisstischen Persönlichkeitsstörungen; sie beschreiben eher die Defizite in den körperlich basierten Überlebensfunktionen, was für schwere Borderline-Persönlichkeitsstörungen charakteristisch ist. Diese Defizite liegen derzeit im Fokus von Behandlungskonzepten.

Dazu Rotenberg: »Die Wichtigkeit der emotionalen Beziehung zwischen Psychotherapeut und Klient kann als eine Wiederherstellung der Aktivität der rechten Hirnhälfte durch einen solchen Prozess erklärt werden. Durch emotionale Beziehungen werden im Prozess der Psychotherapie Defizite, die durch einen Mangel an emotionaler Bezogenheit in der Kindheit verursacht sind, überformt« (1995, S.59). Die Unzulänglichkeiten der rechten Hemisphäre, des Orts des emotionalen Selbst und der menschlichen Stressreaktion, spiegeln die Defizite in der psychischen Struktur, die in Kohuts Selbstpsychologie dargestellt wird, wider.

Die Affektdysregulation, ein zentraler Aspekt der Borderline-Persönlichkeitsstörung, wird besonders dann deutlich, wenn die »Hochs und Tiefs zu extrem sind, zu ausgedehnt oder zu schnell und unvorhersagbar auftauchen« (Bach 1998, S.188). Solche plötzlichen Zustandswechsel finden innerhalb einer nahen interpersonalen Beziehung, einschließlich der therapeutischen Beziehung, in Momenten von zwischenmenschlichem Stress ihren Ausdruck. Das Beziehungstrauma bei desorganisiert-desorientierter, unsicherer Bindung, verankert im implizit-prozeduralen Gedächtnis, wird in der Erregung und bei der automatisch ablaufenden Dysregulation schwerer Selbstpathologien wiedererlebt. Liotti (1992) beschrieb, dass Patienten, die dissoziieren, »oft sehr schnell zwischen Anklammerung an den Therapeuten, emotionalem Rückzug oder Angstentwicklung (als wenn sie von ihm eine Verletzung erwarten würden) oszillieren. Zuweilen ist das Erscheinungsbild dieser unvereinbaren Muster zwischenmenschlicher Verhaltensweisen fast ähnlich, und sie tauchen innerhalb einer einzigen Sitzung auf: in einem derartigen Fall zeigt der Patient vielleicht einen tranceähnlichen oder benommenen Ausdruck, während er von einer Haltung zur anderen wechselt. Dies ist natürlich eine dramatische Erinnerung an ein desorganisiertes-desorientiertes Verhalten, das bei Kindern beobachtet werden kann« (S.202).

Valent machte geltend, dass »Übertragung und Gegenübertragung vermutlich der einzige Weg für Kinder und schwer traumatisierte Personen sind, um ihre Lebensgeschichte, die von Verzweiflung geprägt ist, zu kommunizieren, und dass sie daher zentrale Werkzeuge sind, um unverarbeitete oder abgewehrte Erlebnisse wahrzunehmen« (1999, S.73). Dies geschieht häufig in Form von projektiver Identifikation, besonders in hoch besetzten, vor allem negativ besetzten intersubjektiven Abläufen (Schore 2002b, d, f). Howell merkte an, dass »die Kraft der projektiven Identifikation als blinder Fleck sowohl in zwischenmenschlichen Situationen als auch in einer psychotherapeutischen Dyade ein signifikanter Teil der ›Schwierigkeit‹ bei der Arbeit mit ›Borderline-Personen‹ ist« (2002, S.941). Um diesen »blinden Fleck« zu verstehen, bot Sands (1997b) folgende klinische Beobachtung an: »Patienten benutzen den Abwehrmechanismus der projektiven Identifikation, weil sie danach streben, in die therapeutische Beziehung affektive Erfahrungen hineinzutragen, die symbolisch nicht kodiert wurden und deswegen nicht verbal kommuniziert werden können. Das Material ist vielleicht unsymbolisiert geblieben, weil es unter traumatischen Bedingungen kodiert wurde oder weil es zur präverbalen Phase des Lebens gehörte. Da solche Erfahrungen in somatosensorischer oder ikonenhafter Form verhaftet bleiben, müssen sie in der beschriebenen Art und Weise kommuniziert werden« (S. 703).

Um diese Übertragungskommunikation traumatisch dissoziierter Affekte zu erreichen, muss der Therapeut vom linken auf den rechtshemisphärischen dominanten Zustand der gleichmäßigen schwebenden Aufmerksamkeit überwechseln (Schore 1994, 1997c, 2000b, 2001d, 2002b, d), zu einem empathischen Zustand, im welchem, gemäß Kohut, die tieferen Schichten der Psyche des Analytikers offen sind für Stimuli, die aus der Kommunikation mit dem Patienten auftauchen, während die intellektuellen Aktivitäten der höheren Ebenen der Kognition zeitweilig weitgehend, aber selektiv, ausgeschaltet sind (1971, S. 274). Wenn die Suche nach dem Selbstobjekt im Vordergrund steht, muss der Analytiker auf der tiefsten Schicht seiner Persönlichkeit Resonanz anbieten, um ausreichend für die entwicklungs- und selbstregulatorischen Bedürfnisse verfügbar zu sein (Fosshage 1994).

Die klinische Erforschung der empathischen (spiegelnden) Prozesse ist das zentrale Thema der Selbstpsychologie, doch sind die zugrunde liegenden Mechanismen schwer fassbar. Es ist wichtig zu betonen, dass die empathische Kommunikation in der therapeutischen Allianz nicht willkürlich ist. Der Therapeut tut nicht »irgendetwas«, wie z. B. »lernen, beim Patienten zu sein«, er nimmt nicht das offen gezeigte Verhalten an oder imitiert es, sondern er bietet mit externem Ausdruck Resonanz auf einen inneren Zustand des Patienten an. Klinische Studien haben gezeigt, dass dieser nonverbale Austausch den wesentlichen Faktor im therapeutischen Prozess darstellt. Diese nonverbale Kommunikation drückt sich in der Art des Sprechens, in der Körperhaltung, im Gesichtsaudruck – unterhalb der bewussten Wahrnehmung von beiden – aus, und auch Selbstübertragungs- und Gegenübertragungsreaktionen geschehen als Reaktion auf diese Zeichen (Eisenstein et al. 1994).

Wie schon zuvor erwähnt, mediiert die rechte Hemisphäre, die auf nonverbale Kommunikation und unbewusste Handlungen spezialisiert ist, Empathie (Schore 1994; Perry et al. 2001). Neuropsychologische und entwicklungspsychologische Studien nonverbaler interpersoneller Prozesse bei schnellen Handlungsabläufen, die unterhalb der bewussten Wahrnehmung ablaufen, zeigen, dass empathische Phänomene mehr als nur rezeptive Funktionen beinhalten. Vielmehr ist die nicht-bewusste Face-to-face-Kommunikation von affektiven Zuständen dyadisch, bi-direktional, wechselseitig, dynamisch und sich gegenseitig verstärkend, d. h. eine mimische Feedback-Schleife mit sensorisch-rezeptiven und motorisch-expressiven Komponenten. Forscher in den Bereichen der Sozialpsychologie und der Psychophysiologie untersuchen daher nicht nur Empathie – die Fähigkeit, den emotionalen Zustand anderer zu erfassen –, sondern auch die emotionale Ansteckung, die Fähigkeit, einen affektiven Zustand herzustellen, der zum emotional gezeigten Zustand des Anderen passt (Cappella 1993; Hatfield et al. 1992; Lundqvist & Dimberg 1995).

Parallele neurobiologische Untersuchungen haben gezeigt, dass sich das Erfassen und die komplexe Verarbeitung selbst kleinster Veränderungen im menschlichen Gesicht innerhalb von 100 Millisekunden abspielen (Lehky 2000) und dass diese Zustandsveränderungen gespiegelt (Dimberg & Ohman 1996) und synchron durch die rechte Hemisphäre des Beobachters innerhalb von 300–400 Millisekunden angepasst werden – alles auf Ebenen weit unterhalb der bewussten Wahrnehmung (Stenberg et al. 1998). Diese Studien zeigen, dass unbewusst aufgenommene positive und negative emotionale Gesichtsausdrücke Reaktionen in Form einer unbewussten Mimik auslösen und dass die rechte Hemisphäre bei der Kontrolle dieser spontan hervorgerufenen emotionalen Reaktionen dominant ist (Dimberg & Petterson 2000; Dimberg et al. 2000). Erinnern wir uns, dass die rechte Hemisphäre ein Gefühl in einem Gesichtsausdruck erkennt und eine somatosensorische, körperlich verankerte Repräsentation hervorruft, wie sich der Andere fühlen mag, wenn ein solcher Gesichtsausdruck gezeigt wird (Adolphs et al. 2000).

Dieser psychoneurobiologische Mechanismus wird im therapeutischen Kontext insbesondere während stressvoller Unterbrechungen und heilender Transaktion aktiviert (Beebe & Lachmann 1994, 2002; Lewis 2000; Schore 1994). In diesen Momenten primitiver Kommunikation von intensiven negativen, aber nicht bewussten dissoziierten Affekten, entdeckt der Therapeut Veränderungen in der Stimme des Patienten, im Gesichtsausdruck, in der Haltung und reagiert auf dessen dysregulierten, negativ bewerteten psychobiologischen Status. In einem ko-kreierten intersubjektiven Feld greift der Kliniker auf autoregulatorische Fähigkeiten zurück, um den belastenden negativen Zustand, der in ihm durch die Kommunikation der dysregulierten negativen Affekte von Seiten des Patienten induziert ist, zu modulieren und auszuhalten. Der selbstreflexive empathische Therapeut hat dadurch die Möglichkeit, als ein interaktiver Affektregulator für den dysregulierten Zustand des Patienten zu dienen (Schore 1994, 1997c, 2002b). Dieser klinische Mechanismus ist eine zentrale Komponente bei der Behandlung von Patienten mit traumatischer Bindung, die ohne psychologisches Verstehen, ohne reflexive Fähigkeiten und alexithym (keine Worte für Gefühle) sind. Im Laufe der Zeit erleichtert dies die »Evolution der Affekten von ihrer frühen Form, in welcher sie als Körpersensationen erlebt wurden, hin zu subjektiven Zuständen, die allmählich verbal artikuliert werden können« (Stolorow & Atwood 1992, S. 42).

Die Beeinträchtigung der Borderline-Persönlichkeit beim Erkennen und in der Kommunikation von überwältigenden und daher dissoziierten subjektiven Zuständen spiegelt die Tatsache wider, dass sich durch das frühe Trauma, das sich in einer entwicklungshemmenden Umgebung ereignet hat, die höheren rechtshemisphärischen kortikolimbischen Regulationssysteme nicht optimal entwickelt konnten. In zahlreichen Arbeiten habe ich interdisziplinäre Befunde zusammengetragen, die zeigen, dass die ko-konstruierte therapeutische Allianz als eine entwicklungsfördernde Umgebung für die erfahrungsabhängige Reifung dieser Regulationssysteme dienen kann (Schore 1994, 1997c, 1999h, 2000b, 2001d, 2002c). Erinnern wir uns an Kohuts Beschreibung einer »fehlenden psychischen Struktur« und an seine Behauptung: »Psychoanalyse heilt, indem sie psychologische Strukturen anlegt« (1984, vgl. dt. 1987, S. 148). Spezzano (1993) formulierte seine Gedanken zur Psychoanalyse dahingehend: »Die analytische Beziehung heilt, indem sie sich die Methoden der Verarbeitung und Affektregulierung, auf die sich der Patient zum psychologischen Überleben verließ, zu Eigen macht und sie dann verändert. Der Mechanismus dieser Veränderung besteht aus einer – im Vergleich zu vorher – verbesserten Affektregulation mit Hilfe der Analyse, mit anschließender Modifikation dessen, was man, klassisch ausgedrückt, als die unbewussten affektregulierenden Strukturen des Patienten bezeichnen könnte« (S. 215 f.).

Zur gleichen Zeit kam Andreasen, der Herausgeber des *American Journal of Psychiatry,* zu dem Schluss, dass eine psychoanalytische Intensivtherapie »als ein lang andauernder Wiederaufbau und eine Neustrukturierung der Erinnerungen und der emotionalen Reaktionen, die im limbischen System eingebettet sind, angesehen werden kann« (2001, S. 314).

Ich weise darauf hin, dass diese Autoren Entwicklungsfortschritte in der Komplexität des orbitofrontalen Systems und seiner kortikalen und subkortikalen Verbindungen beschreiben. Dieser hierarchische Apex des limbischen Systems stellt das am meisten plastische Gebiet im Kortex dar (Barbas 1995). Eine fMRI-Studie liefert Beweise, dass höhere Regionen, insbesondere der rechte präfrontale Kortex, emotionale Reaktionen auf der tiefsten Ebene des Gehirns abschwächt, dass solche modulierenden Prozesse »zu den Grundlagen fast aller modernen psychotherapeutischen Verfahren gehören«, dass dieses seitenspezifische neokortikale Netzwerk bei »modulierenden emotionalen Erfahrungen durch Deutung und Benennung emotionaler Ausdrücke« aktiv ist und dass »diese Form der Modulation bei verschiedenen emotionalen Störungen beeinträchtigt ist und die Grundlage für Therapien dieser Störungen darstellt« (Hariri et al. 2000, S. 48).

Neue Forschungen mittels bildgebender Verfahren (Furmark et al. 2002) belegen, dass die symptomatische Verbesserung bei sozialen Phobien durch eine Psychotherapie von einer signifikant reduzierten Durchblutung in amygdala-limbischen Kreisläufen, insbesondere in der rechten Hemisphäre, begleitet ist. Nach diesen Autoren spiegelt sich darin »eine Veränderung der emotionalen Erfahrung wider« (2002, S. 431). Diese Ergebnisse bestätigen eine PET-Studie, die bewies, dass Patienten signifikante Veränderungen in der metabolischen Aktivität des rechten orbitofrontalen Kortex und seiner subkortikalen Verbindungen als Ergebnis von erfolgreichen psychologischen Behandlungen zeigten (Schwarz et al. 1996). 1994 vertrat ich die Meinung, dass »die Patient-Therapeut-Beziehung eine die Entwicklung fördernde Umgebung darstellt, die die erfahrungsabhängige Reifung der rechten Hirnhälfte unterstützt, insbesondere solcher Gebiete, die in Verbindung mit der subkortikalen limbischen Struktur, die die emotionale Erregung mediiert, stehen« (Schore 1994, S. 473).

Durch eine Langzeitbehandlung ermöglicht die erfahrungsabhängige Organisation komplexer vertikaler Kreisläufe innerhalb der rechten Hemisphäre und horizontaler Kreisläufe in der linken Hemisphäre das Auftauchen von komplexeren Funktionen. Der dyadische therapeutische Kontext stellt eine wachstumsfördernde Umgebung für die dichter vernetzten rechts- und linkshemisphärischen Systeme dar, die nun nicht nur auf einen voll entwickelten, subjektiven, nonverbalen, affektiven, »auf Erfahrung« beruhenden Faktor zurückgreifen können, sondern auch auf einen objektiven »Einsicht«-Faktor, der durch adäquate Deutung aktiviert wird (De Jonghe et al. 1992). Es gilt als gesichert, dass Einsicht und kreatives Denken aus unbewussten Prozessen stammen und dass der rechtshemisphärische grobe Verarbeitungsmodus, der »entfernt zusammenhängende Informationen oder ungewöhnliche Interpretationen von Worten aktiviert«, die Lösung von inneren Problemen ermöglicht (Bowden & Beeman 1998, S. 435).

Die beginnende Fähigkeit, einen unterstützenden Faktor nutzen zu können (ein System von interaktiver Regulation mit dem Therapeuten zu ko-kreieren), und auch der Zugriff auf Einsicht stärken die reflexive Funktion des Patienten. Diese auftauchende Funktion, das Produkt einer strukturellen Reorganisation der »integrativen« rechten Hemisphäre (Federmeier & Kutas 1999) mit ihren Verbindungen zu den linksseitigen verbalen Fähigkeiten des logischen Denkens (Langdon & Warrington 2000), wird durch empathisch-regulatorische Aspekte der therapeutischen Beziehung unterstützt. Dem Entwicklungsfortschritt des Patienten liegt ein höheres Niveau integrativer Fähigkeiten zugrunde, das »freien Zugang zu affektiven Erinnerungen alternierender Zustände zulässt, eine Art superordinatives reflexives Gewahrwerden, das verschiedene Aspekte des Selbst erlaubt« (Bach 1985, S. 179).

Die herausragende Rolle der rechten Hemisphäre bei sozial-emotionalen, moralischen und empathischen Funktionen zeigt ihren wichtigen Beitrag zu hoch entwickelten kognitiven Funktionen an. Sie dominiert die linke Hemisphäre, indem sie große Mengen an Information mit vielen Einzelheiten über lange Zeitperioden aufrechterhält (Kirsner & Brown 1981; Marsolek et al. 1996). Es liegt nahe, dass diese Beschreibung auch die zentrale Involviertheit dieser Hemisphäre in soziale Kognitionen betrifft. Therapeutische Fortschritte, die Stern und Mitarbeiter als »implizites Beziehungswissen« bezeichneten (Lyons-Ruth et al. 1998), gehören zu komplexeren Operationen des rechten Gehirns, des zentralen Orts des »impliziten Lernens« (Hugdahl 1995). Veränderungen im nonverbalen impliziten Beziehungswissen sind der Kern der therapeutischen Veränderung (Stern et al. 1998a, c). Um dahin zu gelangen, gelten affektiv fokussierte Deutungen sowohl dem tieferen Verständnis der emotionserweiternden und emotionsdistanzierenden Anpassungsmechanismen des Patienten als auch den Konflikten und Spannungen zwischen Autoregulation (Autonomie) und interaktiver Regulation (Bezogenheit). Bei dieser Arbeit »ist es nicht die Vergangenheit, die wir suchen, sondern die Logik der Strategien des Patienten, mit der er seine Zustände reguliert« (Sander in Schwaber 1990, S. 238).

Im Allgemeinen wird angenommen, dass das Sprach- und Abstraktionsvermögen der linken Hemisphäre die höchste menschliche Fähigkeit darstellt. Wenn die linke Hemisphäre einen Anpassungsvorteil über die rechte bei logischen Prozessen hat, die abstrakten Inhalt haben, dann belegen Arbeiten zur »Neurologie der Logik«, dass die rechte Hälfte besser für analoges Denken und das Denken, welches vertraute Situationen mit einschließt, geeignet ist (Shuren & Grafman 2002). In einer Konzeptbildung, die mit psychodynamischen Modellen in Einklang steht, schlussfolgerten Shuren und Grafman: »Die rechte Hemisphäre beinhaltet die Repräsentationen emotionaler Zuständen, die mit Ereignissen assoziiert sind, die das Individuum erlebte. Wenn der Mensch auf ein vertrautes Szenario stößt, werden Repräsentationen vergangener emotionaler Erfahrungen in der rechten Hemisphäre wachgerufen und in einen gedanklichen Prozess eingebaut. Sind solche Repräsentationen nicht vorhanden oder misslingen sie, verwendet die linke Hemisphäre gelernte Regeln der Logik« (ebd., S. 918).

Andere Untersuchungen mit bildgebenden Verfahren enthüllten die Existenz eines logisch-exakten Netzwerks in der rechten Hemisphäre, das das deduktive logische Denken unterstützt. In der Zusammenfassung ihrer Arbeit stellten Parsons und Osherson (2001) fest, dass ihre Untersuchungsergebnisse »dem oft in den kognitiven Wissenschaften und in der Philosophie ausgedrückten Glauben widersprechen, dass deduktives Denken ein Derivat sprachlicher Verarbeitung ist … Deduktion (wie auch andere Formen der Logik) ist eher in einer Struktur möglich, die der natürlichen Sprache vorausgeht, wobei Letztere erworben wird, um Meinungen auszudrücken, die vor dem sprachlichen Ausdruck existierten« (S. 963). Diese Arbeit lässt klar darauf schließen, dass ein vorbewusstes, sogar fundamentales Meinungssystem vor einem bewussten Sprachbedeutungssystem operieren kann.

Zuvor habe ich van Lancker und Cummings Behauptung zitiert, dass »die rechte Hemisphäre – während die linke Hirnhälfte den größten Teil des sprachlichen Verhaltens vermittelt – für umfassendere Aspekte der Kommunikation wichtig ist« (1999, S. 95). Buck charakterisierte die rechtshemisphärisch forcierte, »spontane emotionale Kommunikation« dahingehend, dass sie die »artspezifischen Ausdrucksmerkmale beim Sender benutzt – die, wenn ihnen große Aufmerksamkeit zukommt, emotionales Abgestimmt-Sein aktivieren und direkt vom Empfänger wahrgenommen werden … *Die ›Bedeutung‹ des Gezeigten ist dem Empfänger unmittelbar bekannt* … Diese spontane emotionale Kommunikation stellt eine *Konversation zwischen limbischen Systemen dar«* (1994, S. 266; Hervorhebung A. S.). Dieser wechselseitige rechtshemisphärische Prozess erlaubt den Affekten, kommuniziert und innerhalb der therapeutischen Allianz interaktiv reguliert zu werden und erleichtert dadurch eine soziale Erweiterung der sowohl nicht-bewussten als auch bewussten Emotion-Kognition und der bedeutungsverarbeitenden Strukturen.

Die Behandlung der »Entwicklungsstagnation« (Stolorow & Lachmann 1980) früher Selbstpathologien wird derzeit mit Blick auf die Mobilisierung fundamentaler Modi der Entwicklung (Emde 1990) und die Wiederaufnahme dieses unterbrochenen Entwicklungsprozesses (Gedo 1979) konzeptualisiert. Erinnern wir uns daran, dass aktuelle Entwicklungskonzepte betonen, dass das »Lernen, wie man kommuniziert, den vielleicht wichtigsten Entwicklungsprozess in der Kleinkindzeit darstellt« (Papoušek & Papoušek 1997, S. 42). Insgesamt zeigt die Inkorporation interdisziplinärer Befunde in die klinische Theorie der Psychoanalyse, dass die Psychoanalyse keine »talking cure«, sondern eine höchst präzise »communicative cure« ist.

Festzustellen bleibt, dass das System, das in der Psychotherapie einem Wandel unterliegt, in der nonverbalen rechten und nicht in der verbalen linken Hemisphäre liegt. Die rechte Hemisphäre – das biologische Substrat des menschlichen Unbewussten – ist somit der Ort des emotionalen Selbst. Kohuts Betonung der zentralen Rolle der nichtbewussten Selbstobjekt-Dynamik, die auf nonverbalen Ebenen unterhalb der bewussten Wahrnehmung abläuft, weist gleichermaßen auf die rechte Hemisphäre, den Ort des dynamischen Unbewussten, hin (Schore 2001i). In einer früheren Arbeit (Schore 1999c) postulierte ich, dass die neuesten Fortschritte in der Entwicklungspsychologie und Neuropsychoanalyse klar darauf hinweisen, dass sich das Zentrum des psychischen Lebens von Freuds (1923) Ich, das »in der Hirnrinde … links die Sprachzone trägt« (GW, Bd. XIII, S. 254), und von den späteren Zonen der verbalen linken Hemisphäre auf die höchsten Ebenen der nonverbalen rechten

Hemisphäre, den Ort des körperlich verankerten Selbstsystems, verlagerte (Schore 1994). In einer neueren Zusammenschau kamen Stuss und Levine zu folgendem Schluss: »Im Frontallappen – bei vermutlich herausragender Rolle des rechten Frontallappens – wird die gesamte Integration subjektiver Erfahrungen bei einer sich umfassend selbstwahrnehmenden Person erreicht« (2002, S. 417).

Die klinische Theorie der Psychoanalyse beruht auf Konzeptionen von Psychopathogenese und Wandel. Einer der wichtigsten Beiträge Kohuts bestand in der Erweiterung der klinischen Theorie von Neurosen hin zu Persönlichkeitsstörungen, insbesondere narzisstischen Persönlichkeitsstörungen. Dokumentierte Forschungsergebnisse zeigen, dass fast die Hälfte aller psychoanalytisch behandelten Patienten unter einer Persönlichkeitsstörung leidet, wobei Borderline-Persönlichkeiten häufig vorkommen und schwer zu behandeln sind (Doidge et al. 1994; Friedman et al. 1998). Kliniker, die der Selbstpsychologie, der relationalen und der intersubjektiven Psychoanalyse zugehören, sollten daher das derzeitige entwicklungs- und neurobiologische Wissen in ihre Konzeption von Psychopathogenese integrieren. Weiter sollte die Selbstpsychologie sich über narzisstische Persönlichkeitsstörungen hinaus mit der Organisation der Trauma- und Borderline-Persönlichkeit beschäftigen. Wenn neue neuropsychoanalytische Befunde und Forschungsergebnisse zu Entwicklungspsychoanalyse und Trauma in das theoretische Konzept der Selbstpsychologie eingebaut werden, könnte eine bedeutsame Erweiterung des klinischen Modells –hinsichtlich sowohl der Vertiefung der therapeutischen Wirksamkeit als auch der Erweiterung ihrer Anwendung – schwere Selbstpathologien miteinbeziehen.

Teil II

Entwicklungsorientierte Neuropsychoanalyse

Kapitel 5

Hundert Jahre nach Freuds »Entwurf«: Ist eine Annäherung zwischen Psychoanalyse und Neurobiologie absehbar?

Am 27. April 1895 schrieb Freud an seinen Freund Wilhelm Fliess, dass ihn ganz plötzlich eine Problematik zutiefst beschäftigte – einer Besessenheit ähnlich – und seinen Verstand ergriffen hatte. In diesem kreativen »Anfall« versuchte er, sein ausgedehntes Wissen zur Anatomie des Gehirns und der Physiologie sowie seine derzeitigen psychologischen und psychopathologischen Erfahrungen zu integrieren, um ein systematisches Konzept der Funktionsweise des menschlichen Bewusstseins zu erstellen – mit Begriffen der zugrunde liegenden neurobiologischen Mechanismen. Im vorausgegangenen Monat hatte er das letzte Kapitel über Psychotherapie für die *Studien über Hysterie* beendet, und er hatte zu dieser Zeit – er konnte auf 20 Berufsjahre zurückblicken – schon über 100 wissenschaftliche Ausarbeitungen erstellt. In diesem Brief an Fliess gestand er ehrlich ein: »Wissenschaftlich bin ich übel daran, nämlich so in die ›Psychologie für den Neurologen‹ verrannt, die mich regelmäßig ganz aufzehrt, bis ich wirklich überarbeitet abbrechen muß. Ich habe nie eine so hochgradige Präoccupation durchgemacht. Und ob etwas damit wird?« (*Aus den Anfängen der Psychoanalyse*, 1962, S. 106)

Während des Sommers fuhr Freud fort, seinem Freund Berichte sowohl über seinen Fortschritt als auch über die Frustration im Hinblick auf seinen *Entwurf* zukommen zu lassen; er beschrieb seine Stimmung abwechselnd zwischen »stolz und selig« oder »beschämt und elend« (8.10.95, ebd., S. 112): Breuer berichtete Fliess im Juli 1895 über Freuds geistige Höhenflüge (in Sulloway 1979, S. 114). Im September begann er fieberhaft den *Entwurf* niederzuschreiben, und innerhalb eines Monats füllte er zwei Notizbücher mit zusammen 100 Manuskriptseiten, die er Anfang Oktober an Fliess schickte. In einem Brief vom 20. Oktober, in dem er sein hochgestecktes Ziel – eine direkte Beziehung zwischen den Operationen des Gehirns und den Funktionen des Bewusstseins herauszuarbeiten – kommentierte, schrieb er: »In einer fleißigen Nacht der verflossenen Woche, bei jenem Grad von Schmerzbelastung, der für meine Hirntätigkeit das Optimum herstellt, haben sich plötzlich die Schranken gehoben, die Hüllen gesenkt, und man konnte durchschauen vom Neurosendetail bis zu den Bedingungen des Bewußtseins. Es schien alles ineinanderzugreifen, das

Räderwerk paßte zusammen, man bekam den Eindruck, das Ding sei jetzt wirklich ein Maschine und werde nächstens auch von selber gehen … Ich weiß mich vor Vergnügen natürlich nicht zu fassen« (*Aus den Anfängen der Psychoanalyse*, 1962, S. 115).

Der Zustand der Hochstimmung und der Aufregung sollte nicht lange andauern. Einen Monat später (29.11.95) gab er Fliess gegenüber zu: »Den Geisteszustand, in dem ich die ›Psychologie‹ ausgebrütet, verstehe ich nicht mehr; kann nicht begreifen, daß ich sie Dir anhängen konnte« (ebd., S. 119). Tatsächlich bat er nie um die Rücksendung des Manuskriptes und wollte es auch nie mehr wieder sehen. Fliess behielt es jedoch, und nach Freuds Tod wurde es 1950 schließlich unter einem Titel, den Strachey ihm gab, veröffentlicht: *Entwurf einer Psychologie.*

Obwohl Freud über diesen Essay enttäuscht war und ihn ablehnte, erachtete Strachey ihn in der editorischen Einleitung (S. 375–386) als einen Beweis für Originalität und Fruchtbarkeit in Freuds Denken bezüglich der »Neuronenmaschine« (GW, Nachtragsband, S. 385). Jones bezeichnete ihn als eine glänzende »tour de force« und schlussfolgerte, dass die empirische Erfahrung seiner klinischen Beobachtungen in Freud etwas Entscheidendes freisetzte, das bald zu einem Ausgangspunkt für weitreichende Gedankengänge werden sollte (1953, dt. 1978, S. 442 f.). Weiter schrieb Jones, dass der *Entwurf* »höhere Anforderungen an den Leser stellt, als irgendeine andere seiner Arbeiten; die wenigsten werden ihn schon beim ersten Durchlesen ganz verstehen« (ebd., S. 442). Später stellte Sulloway fest: »Kein anderes Dokument hat in der Geschichte der Psychoanalyse einen solchen Wust an Auseinandersetzungen mit einem derartigen Minimum an Zustimmung nach sich gezogen wie Freuds *Entwurf*« (1979, dt. 1982, S. 176). Gay äußerte sich dahingehend, dass »der *Entwurf*, oder vielmehr sein unsichtbarer Geist, Freuds gesamtes theoretisches Werk bis zum Schluss heimsucht« (1989, S. 87).

Welches Ziel wollte Freud erreichen, und warum schuf die scheinbare Möglichkeit, dieses Ziel zu erreichen, in ihm eine Hochstimmung, die er alleine fast nicht aushalten konnte, bis sein Scheitern eine schnelle und offensichtlich unwiderrufliche Ablehnung hervorrief? Was ist der Inhalt dieser kontroversen Ausarbeitung, die in den Anfängen der Psychoanalyse auftauchte, und wie beeinflusste sie Freuds nachfolgendes Denken? Wie sah Freud später die Möglichkeit einer Annäherung zwischen Neurobiologie und Psychoanalyse, und warum stehen diese Fragestellungen, die im *Entwurf* angesprochen wurden, mit dem derzeitigen Stand der Psychoanalyse, die in ihr zweites Jahrhundert schreitet, in bedeutsamem Zusammenhang?

Zu Beginn dieses kurzen Aufsatzes verkündete Freud, dass die wesentliche Absicht des *Entwurfs* darin bestehe, »*eine naturwissenschaftliche Psychologie zu liefern*« (GW, Nachtragsband, S. 387). Und dann stellte er – zum ersten Mal – zahlreiche neue, grundlegende gedankliche Konstrukte vor, die die wesentliche Grundlage – das wahre Urgestein der psychoanalytischen Theorie – darstellen. In diesem bemerkenswerten Dokument führte Freud das Konzept der Primär- und Sekundarvorgänge ein (die Jones als den grundlegenden Beitrag Freuds zur Psychologie bezeichnete), sodann das Lust-Unlust-Prinzip, die Konstanz und die Realitätsprüfung, die Konzepte von libidinöser Besetzung und Identifikation, die Theorie der psychischen Regression und Halluzination, die Wahrnehmungssysteme, das Gedächtnis und die unbewusste und vorbewusste psychische Aktivität und die Wunscherfüllungs-Theorie der Träume.

Diese Vorstellungen sind uns sehr vertraut, aber es sollte erwähnt werden, dass diese zukunftsweisende Ausarbeitung auch Freuds früheste Gedanken zur wesentlichen Natur zweier Probleme, mit denen er für den Rest seines Lebens kämpfte, enthielt – Affekt und Motivation. In seinem neuropsychologischen Konzept eines lebenden Organismus, der mit seiner Umgebung in Interaktion steht, wirken Kräfte der externen Welt auf die sensorische Neuronen, die dadurch mit einer »Erregungssumme« (GW, Nachtragsband, S. 481) oder »einem Affektbetrag« versorgt werden, der proportional zur sich auswirkenden Energie ist. Es gehört zur grundlegenden Eigenschaft eines jeden Neurons und daher des gesamten Organismus, sich selbst durch den Prozess der Entladung von Erregung zu befreien. Der Organismus erhält auch Reize von innen – den primären Bedürfnissen –, und diese Stimuli führen ebenfalls zu Erregung, die durch den motorischen Apparat abgeführt werden muss. Der Affekt wird durch eine plötzliche Entladung einer zuvor gespeicherten Erregung verursacht. Freud vermutete, dass der Affekt – obwohl er durch Umgebungsreize initiiert wird – durch die sich ergebende endogene Erregung unterstützt und gesteigert wird. Ein Affekt kann auch plötzlich durch eine von der Umwelt ausgelöste aktivierte Erinnerung hervorgerufen werden, die endogen belastet ist.

Freuds besonderes Interesse am Problem der Regulation wurde also zunächst in dieser Monographie sichtbar. Der *Entwurf* verwies im Wesentlichen auf »ein Konzept, bei dem Erregung, die aus verschiedenen Quellen – von innen oder von außen – stammt, durch Verarbeitungsprozesse, die im Wesentlichen im Menschen liegen, reguliert werden muss« (Sander 1977, S. 14). Freud postulierte eine nahe Verbindung zwischen Affekt und Primärprozess und stellte fest, dass Erinnerungen, die einen Affekt hervorrufen können – wenn er ausschließlich ein »Signal« auslöst – »gezähmt sind«. In späteren Schriften wich Freud nie weit von diesem grundlegenden Gedanken zum Affekt und zu seiner Regulation ab (auch wenn er sie nicht wirklich ausarbeitete). Bis heute bedarf die Psychoanalyse dringlich einer umfassenden Affekttheorie.

Der *Entwurf* enthielt auch das Samenkorn zu Freuds »entwicklungsbezogenem

Standpunkt in der Psychoanalyse« (Sulloway 1979, dt. 1982, S.195). Tatsächlich erstellte Freud damit ein Konzept zur frühen Säuglingszeit – eines, das sich nie in seiner weiteren Arbeit geändert hat. Es ist die Hilflosigkeit und die Verzweiflung des Säuglings, die dieser mit seinem Schreien ausdrückt, was eine Veränderung in der äußeren Welt herbeiführt – das Schreien bringt die Mutter zum Kind. Der grundlegende Sinn besteht darin, sich einer inneren Spannung zu entledigen. Zudem birgt dieser Weg der Entladung die höchst wichtige sekundäre Funktion der Herstellung von menschlichem Kontakt in sich.« Wir sind uns alle dessen bewusst, dass die gegenwärtige Entwicklungsforschung und Bindungstheorie Freuds Konzept eines monadischen, ausschließlich auf Triebe reduzierten Säuglings zugunsten eines dyadischen, objektbezogenen und die Stimulation suchenden Säuglings ersetzt haben.

Es ist wichtig zu wissen, dass jedes dieser Phänomene von Freud in einer Sprache beschrieben wurde, die ihm vertraut war: die wissenschaftliche Sprache der zerebralen Physiologie und Heilkunde. Jede individuelle psychische Funktion wird im Kontext eines übergeordneten Versuchs dargestellt, eine umfassende Neuropsychologie der hirnorganischen Funktion zu entwickeln. Um dieses Konzept der hirnorganischen Mechanismen zu entwerfen, die den Prozessen, die für seinen psychodynamischen Zugang zentral waren, entsprachen (Segalowitz 1994), musste Freud, der begabte Wissenschaftler und Neurologe, die Existenz bestimmter neurobiologischer Phänomene ableiten, die noch nicht entdeckt waren. So sprach er z.B. von der wesentlichen Funktion der »Kontaktschranken« (GW, Nachtragsband, S.391 ff.). Sherrington führte den Ausdruck *Synapse* erst zwei Jahre, nachdem der *Entwurf* beendet war, ein! Freud verwies schon auf die wichtige Aktivität der »sekretorischen Neuronen« (»Schlüsselneuronen«, GW, Nachtragsband S.413, Fn.4) im Hirnstamm, während die biogenen Amine des retikulären Kerns des Gehirns erst im 20. Jahrhundert entdeckt wurden.

Wenn es wahr ist, dass Freud den *Entwurf* verleugnete, warum sind wir dann so vertraut mit den Konzepten, die er einführte? Jones gab uns die Antwort – sie ist im 7. Kapitel von Freuds Meisterwerk *Die Traumdeutung* enthalten. Am 13. Februar 1896 schrieb Freud an Fliess, dass er den *Entwurf* überarbeitet und ihn offiziell mit dem neuen Namen »Metapsychologie« benannt habe. Das war im gleichen Jahr, in welchem er den Begriff *Psychoanalyse* zum ersten Mal benutzte. In seinem Aufsatz »Zur Geschichte der psychoanalytischen Bewegung« (1914) stellte er fest, dass *Die Traumdeutung*, obwohl erst 1900 veröffentlicht, »in allem Wesentlichen anfangs 1896 fertig war« (GW, Bd. X, S.60). Zu dieser Arbeit, in der Freud öffentlich verkündete, dass sie der Ausgangspunkt einer neuen und tieferen Wissenschaft vom Seelenleben sei, stellte Jones fest, dass Freud »hier ein Arbeitsmodell der Psyche verwendete, das dem im *Entwurf* benutzten sehr ähnlich war, und auch eine beträchtliche Zahl der gleichen Grundbegriffe; *aber die physiologische Terminologie war fast ganz verschwunden«* (1953, dt. 1978, S. 465; Hervorhebung A. S.).

Mit anderen Worten: Jedes wesentliche psychoanalytische Konzept, das Freud im *Entwurf* einführte, war ursprünglich von einem Konzept der ihm zugrunde liegenden Mechanismen begleitet. Anfänglich formulierte er diese Mechanismen auf der Basis seines biologischen und neurologischen Wissens. Dann kam er zu dem Entschluss, diese Mechanismen unberührt zu lassen, verließ aber deren implizite neurobiologische Grundlagen: »Beraubt ihrer Wurzeln und Klarheit, wurden die Mechanismen von den Entwicklungen in der Wissenschaft abgetrennt« (Pribram & Gill 1976, S. 10).

Freuds Verleugnung des *Entwurfs* ereignete sich im Augenblick der Geburt der Psychoanalyse. Es sollte daran erinnert werden, dass die Neurowissenschaft »um die Jahrhundertwende der dynamischen Psychologie wenig anzubieten hatte, da versucht wurde, psychologische Prozesse in abgegrenzten kortikalen Regionen zu lokalisieren« (Solms & Saling 1986, S. 411) – eine Position, die Freud zuvor in *Zur Auffassung der Aphasien: Eine kritische Studie* (1891) verworfen hatte. Seine Ambivalenz bezüglich der Wichtigkeit einer umfassenden Integration von Psychoanalyse, Psychologie und Neurobiologie durchzog seine späteren Schriften. In der *Traumdeutung* verkündete er: »Wir wollen ganz beiseite lassen, daß der seelische Apparat, um den es sich hier handelt, uns auch als anatomisches Präparat bekannt ist, und wollen der Versuchung sorgfältig aus dem Weg gehen, die psychische Lokalität etwa anatomisch zu bestimmen. Wir bleiben auf psychologischem Boden …« (GW, Bd. II/III, S. 541).

1916 kam er in den *Vorlesungen zur Einführung in die Psychoanalyse* zu folgendem Schluss: »Zu diesem Zweck muß sie [die ›Psychoanalyse‹, Anm. der Übers.] sich von jeder ihr fremden Voraussetzung anatomischer, chemischer oder physiologischer Natur freihalten, durchaus mit rein psychologischen Hilfsbegriffen arbeiten, und gerade darum fürchte ich, wird sie Ihnen zunächst fremdartig erscheinen« (GW, Bd. XI, S. 14).

Und doch stellte Freud etwa zur gleichen Zeit in *Das Interesse an der Psychoanalyse* (1913) fest: »Wir haben es notwendig gefunden, biologische Gesichtspunkte während der psychoanalytischen Arbeit fernzuhalten, und solche auch nicht zu heuristischen Zwecken zu verwenden, damit wir in der unparteiischen Beurteilung der uns vorliegenden psychoanalytischen Tatbestände nicht beirrt werden. Nach vollzogener psychoanalytischer Arbeit *müssen wir aber den Anschluß an die Biologie finden* und dürfen zufrieden sein, wenn er schon jetzt in dem einen oder anderen wesentlichen Punkt gesichert scheint« (GW, Bd. VIII, S. 410; Hervorhebung A. S.).

Aber wie wird der *Entwurf* neuerdings gesehen? McCarley und Hobson (1977) argumentierten, dass diese Arbeit jenen Ursprung darstelle, aus dem heraus Freud die wesentlichen Konzepte seines psychoanalytischen Modells entwickelte, und Gay äußerte sich dahingehend, dass sie »in sich selbst den Kern fast aller späteren Theorien Freuds trägt« (1989, S. 87). Dazu Solomons Meinung: »Was Freud im *Entwurf* versuchte, war ein monumentales Bemühen, den Dualismus von Psychologie und Neurologie zu überwinden, ein Dualismus, der auch heute noch der Psychologie und der Neurologie zu schaffen macht« (1974, S. 39). Nach Sulloway, dem Autor von *Freud, Biologist of the Mind*, gab Freud »nie die Hoffnung auf, dass seine psychoanalytischen Gedanken eines Tages eine solidere Stütze in der Neurophysiologie finden würden« (1979, dt. 1982, S. 188). Er wies darauf hin, dass der *Entwurf* in seinem interdisziplinären Zugang sehr modern ist; er ist nicht reduktionistisch, sondern kombiniert »klinische Einsichten und Daten, Freuds grundlegendste psychophysikalische Voraussetzungen, bestimmte unwiderlegbare mechanische und neuroanatomische Konstrukte und eine Reihe von organischen, evolutionären und biologischen Gedankengängen – und das zu einem bemerkenswert gut integrierten psychobiologischen System« (ebd., S. 183). Hofer, der in seiner Arbeit Psychobiologie und Psychoanalyse integriert, kam vor einiger Zeit zu dem Schluss, dass der *Entwurf* »die Entwicklung eines neuen wissenschaftlichen Gebietes in einem derartigen Ausmaß antizipierte, das die Ahnung einer unheimlichen Voraussicht aufkommen lässt, wenn man ihn heute liest« (1990, S. 56).

In der vielleicht ausführlichsten Analyse des *Entwurfs* wies der Psychoanalytiker Gill in Zusammenarbeit mit dem Neurowissenschaftler Pribram in *Freud's Project Reassessed* darauf hin, dass »seine Wichtigkeit auf der Tatsache beruht, dass er explizite Formulierungen und Definitionen so vieler zentraler Konzepte und Begriffe der psychoanalytischen Theorie enthält, die als Metapsychologie bekannt sind, Konzepte und Begriffe, die Freud kontinuierlich in seinem Leben benutzte, aber nie mehr explizit und ausführlich definierte« (Pribram & Gill 1976, S. 5). Diese Autoren argumentieren, dass die konkreten neurobiologischen Thesen im *Entwurf* Gegenstand der Überprüfung und Modifikation im Licht neuerer Forschungsergebnisse und geänderter Konzeptualisierungen sein sollten. Mit anderen Worten, die schwer verständlichen Konzepte der psychoanalytischen Metapsychologie – insbesondere Freuds produktive Hypothese, was die regulatorischen Strukturen und die Dynamiken betrifft, die den Mechanismen des Affekts, der Motivation, der Aufmerksamkeit und des Bewusstseins zugrunde liegen –, können durch die moderne Neurobiologie erhellt werden. Weiter stellten sie fest, dass Freud ahnte, »dass letztendlich diese psychoanalytische Wissenschaft zu ihren biochemischen und neurologischen Ursprüngen zurückgehen würde, dass aber a) *die Zeit noch nicht reif war,* dass b) diese Verbindung keine simple ›Übernahme‹ oder eine ›reduzierende Erklärung‹ des psychoanalytischen Wissens in biochemischen oder neurophysiologischen Begriffen« sein würde (Pribram & Gill 1976, S. 168; Hervorhebung A. S.).

Die gegenwärtige Situation

Ist eine Annäherung von Psychoanalyse und Neurobiologie absehbar? Ich meine, dass *die Zeit reif ist.* Die Psychoanalyse – im Zustand eines »dynamischen Ferments« (Wilson 1995) – ist vielleicht mehr denn je für diese Annäherung bereit: eine Möglichkeit, die eine bedeutende Herausforderung darstellt. Der zentrale Kern ihres Konzepts des Mentalen – fast unverändert in ihrem ersten Jahrhundert – ist seit geraumer Zeit einem schnellen Wandel unterworfen. Das Gerüst der klinischen Psychoanalyse wird durch theoretische Konzeptionen der psychischen Entwicklung und Struktur unterstützt, und es sind diese Basiskonzepte, die nun neu formuliert werden – vor allem durch die Ergebnisse vitaler Beiträge der modernen entfaltungsorientierten Psychoanalyse.

Es bleibt festzuhalten, dass der »Anschluss an die Biologie«, auf den Freud hinwies, insbesondere im Hinblick auf die zentrale Rolle der rechtshemisphärischen psychobiologischen Vorgänge bei der Organisation und Regulation des Affektes, bei der Motivation und der unbewussten Kognition erreicht werden kann. Obwohl die Psychoanalyse viele anfängliche Konzeptualisierungen Freuds eingearbeitet hat, ist sie nun dabei, sein ursprüngliches Konzept der Emotion neu zu bewerten. Dies geschieht derzeit umso mehr, als Theoretiker und Kliniker sich durch die grundlegende Bedeutung der sowohl intrapsychischen als auch interpersonellen Affektregulation allmählich näher kommen. Und tatsächlich »wird die Affekt-Theorie vermehrt als der wahrscheinliche Kandidat anerkannt, um die Kluft zwischen klinischer Theorie und allgemeiner Theorie der Psychoanalyse zu überbrücken« (Spezzano 1993, S. 39).

Ähnlich wie die psychoanalytische Theorie einem grundlegenden Wandel unterliegt, ergründen nun auch viele angrenzende Wissenschaften – die inzwischen von dem einengenden behavioralen Modell befreit sind, das die Psychologie in diesem Jahrhundert stark dominierte – die Fragen nach den inneren Vorgängen des Mentalen: Fragen, die zu lange als außerhalb des Bereiches der »wissenschaftlichen« Analyse liegend erachtet wurden und die einzig von der Psychoanalyse aufgenommen wurden. In *Affect Regulation and the Origin of the Self* (Schore 1994) konnte ich belegen, wie Forscher aus einem breiten Spektrum der Wissenschaften – von der entwicklungsorientierten, kognitiven, physiologischen und Sozialpsychologie bis hin zur Soziobiologie und behavioralen Neurologie – die versteckten wesentlichen Mechanismen (insbesondere jene, die die Rolle der emotionalen Zustände miteinbeziehen) erforschen, die dem offen gezeigten Verhalten zugrunde liegen.

Insbesondere sind es die Psychobiologen, die neurochemischen Mechanismen, die affektive Funktionen mediieren, detailliert darstellen können, während die Psychophysiologen die bidirektionalen Übergänge der psychologischen und physiologischen Prozesse systematisch untersuchen, die dem Verhältnis von Bewusstsein und Körper zugrunde liegen. Und Neurobiologen können die Operationen des Gehirns erhellen, die in die Verarbeitung emotionaler Information involviert sind, insbesondere die limbischen und kortikalen Kreisläufe, die den Affekt und seine Regulation mediieren. Fortschritte auf diesen neuen Feldern der »affektiven Neurowissenschaft« (Panksepp 1991) und der »sozialen Neurowissenschaft« (Cacioppo & Berntson 1992), im Verbund mit Befunden der etablierten Bereiche der »kognitiven Neurowissenschaft« (Gazzaniga 1995), vermitteln uns ein sehr detailliertes Bild der hemisphärischen strukturellen Systeme, die die psychologischen und besonders die emotionalen Phänomene mediieren, die Freud in seinem *Entwurf* zu beschreiben begann.

Diese Arbeit liefert uns wichtige Anhaltspunkte für die Identifikation psychischer Strukturen; psychoanalytische Konzepte zu internen Struktursystemen können nicht auf die Neurobiologie reduziert werden, aber sie sollten mit derzeitigem Wissen über Gehirnstrukturen kompatibel sein. Das bedeutet, dass die »psychische Struktur« dahingehend definiert werden muss, was man heute über biologische Strukturen, wie sie in der Natur vorkommen, weiß. Pioniere, die an der Schnittstelle von Psychoanalyse und Neurowissenschaft arbeiteten, liefern wertvolle Beiträge zu dieser Revitalisierung (Hadley 1989; Levin 1991; Miller 1991; Reiser 1985; Schwartz 1992). Cooper führte an, dass uns »die Neurobiologie Verständnishilfen anbieten kann, welche unserer Konzepte mit biologischen Erkenntnissen kongruent sind und welche nicht« (1985, S. 1401). Dies bringt die Psychologie im Verbund mit der Psychoanalyse zur Biologie zurück und betont die Wichtigkeit der Neurowissenschaft. Die Integration von neurobiologischen und psychologischen Perspektiven, von Struktur-Funktion-Beziehungen – Freuds Ausgangspunkt in dem *Entwurf* –, ist für zukünftige Erkenntnisfortschritte in der gegenwärtigen Psychoanalyse von größter Wichtigkeit, und ihr primärer Forschungsfokus wurde von Langs und Badalamenti (1992) in der »Entwicklung und dem Funktionieren der menschlichen Emotion« gesehen. In der Tat nehmen Modell (1993), Gedo (1991), Lichtenberg (1989) und andere die Neurowissenschaft in den Blick, um Elemente und dynamische Eigenschaften der psychischen Strukturen zu identifizieren.

Lassen Sie mich an den Anfang dieser Überlegungen zurückkehren – zu den Fragestellungen, die zuerst im *Entwurf* auftauchten: In ihrem Buch stellten Pribram und Gill fest: »Der *Entwurf* zeigt im Detail, auf welche Weise die neuralen Strukturen, die das Verhalten *regulieren* – d. h. die motivationalen Strukturen des Organismus –, entstehen« (1976, S. 48). Wenn Freuds metapsychologische Theorien der psychischen Struktur unzureichend oder zu einfach sind – was kann uns dann die moderne Neurobiologie zur anatomischen Natur und den funktionalen Eigenschaften der Gehirnsysteme sagen, die die intrapsychischen Mechanismen regulieren, die für ein adaptives psychologisches – insbesondere emotionales, motivationales und soziales – Funktionieren sorgen?

Es ist seit geraumer Zeit bekannt, dass die Seiten der Frontallappen zwischen den Hemisphären und die Nervenbahnen zwischen und unter den Hemisphären, die den Kortex mit den subkortikalen Trieb- und affektiven integrativen Zentren verbinden, spezifische Rollen bei der emotionalen Verarbeitung spielen. In der Arbeit von Alexander Lurija, dem vielleicht wichtigsten klinischen Neuropsychologen des 20. Jahrhunderts, zeigte sich deutlich, dass der orbitale präfrontale Kortex das wesentliche kortikale System ist, das adaptiv niedrigere Strukturen moduliert, den Trieb hemmt und Erregung und affektive Zustände reguliert. Lurija konnte umfassend neurologische Störungen der orbitalen frontalen Regionen beschreiben, die die schweren Veränderungen in den affektiven Verarbeitungen hervorrufen: in Form eines Mangels an Selbstkontrolle, emotionaler Durchbrüche, generalisierter Enthemmung und einer desorganisierten Persönlichkeit. (Es ist interessant festzustellen, dass Lurija in seiner Jugend von Freud beeinflusst war. Während der 20er Jahre des 20. Jahrhunderts gründete er eine russische psychoanalytische Gesellschaft und übersetzte Freuds Werk ins Russische.)

Tatsächlich wurde – durch den Zusammenhang zwischen der geschädigten präfrontalen Aktivität und dysregulierten Zuständen – in der Mitte des 20. Jahrhunderts in der Psychiatrie die Ablation der orbitalen Regionen bei der Behandlung unheilbarer schwerer psychiatrischer Störungen durchgeführt. Das Verfahren der Lobotomie besteht aus der Trennung der Nervenbahnen zwischen dem Kortex und dem Subkortex (Hofstatter et al. 1945). Die gründliche Forschung an lobotomisierten Patienten verschaffte die Möglichkeit zu Einblicken, über welche Funktionen dieses System verfügt, und tatsächlich wurden einige wenige psychoanalytische Studien über diese Patienten durchgeführt. Ostow (1954) berichtete, dass diese Menschen eine Tiefe der Persönlichkeit vermissen ließen und unter dem Verlust der Fähigkeit, Triebderivate zu kreieren und unbewusste Wunschvorstellungen zu phantasieren und zu verarbeiten, litten und eine umfassende affektive Selbstwahrnehmung nicht aufrechterhalten konnten. Kurze Zeit zuvor beobachtete Frank (1950), dass Patienten mit segmentierten orbitalen Kortices Schädigungen in den vorbewussten Funktionen der Internalisierung und symbolischen Ausführung aufwiesen, und er schloss daraus, dass ein Verlust der orbitofrontalen Aktivität zu einer »emotionalen Entsymbolisierung« führe. Es muss betont werden, dass zur Zeit dieser Studien – in den 50er Jahren des 20. Jahrhunderts – die umfassenden extensiven anatomischen Studien zu orbitofrontalen Regionen vorgelegt wurden. (Viele dieser Studien wurden von Pribram durchgeführt, der nicht nur zusammen mit Gill, sondern auch mit Lurija veröffentlichte – jenem bahnbrechenden Pionier der modernen Neurowissenschaft.)

Erst in den 90er Jahren des 20. Jahrhunderts begannen experimentelle Studien detailliertere anatomische und funktionale Informationen über dieses relativ unerforschte Gebiet des Gehirns zu liefern. Der orbitofrontale Kortex (so genannt wegen seiner Nähe zur Augenhöhle) ist in der ventralen und medialen Oberfläche des präfrontalen Lappens »versteckt« (Price et al. 1996). Dieses kortikale System, das zudem multimodale Eindrücke vom limbischen Thalamus und von allen sensorischen Arealen des posterioren Kortex aufnimmt und diese an die motorischen Areale im anterioren Kortex weiterleitet, verfügt über ausgedehnte Leitungsbahnen zu anderen limbischen Strukturen in den temporalen Polen und in der Amygdala, zu den subkortikalen Triebzentren im Hypothalamus, zu Erregungs- und Belohnungszentren im Mittelhirn, zu den vagalen Nuklei und zu autonomen Zentren der Medulla oblongata. Diese Verbindungen sowohl zum Kortex als auch zum Subkortex erlauben dem kortikalen System, als eine »konvergente Zone« zu agieren, und »so enthält der präfrontale Cortex einige der wenigen Hirnregionen, die jederzeit Signale über praktisch jede Aktivität in unserem Geist oder Körper empfangen« (Damasio 1994, dt. 2006, S. 247). Aber dieses System reagiert auch auf Ereignisse der externen Umgebung, insbesondere der sozialen Umgebung. Studien belegen, dass orbitofrontale Neuronen als Reaktion auf den emotionalen Ausdruck mittels Mimik (Thorpe et al. 1983) feuern und dass diese Struktur funktional in Bindungsprozesse und in freudvolle Qualitäten der sozialen Interaktion involviert ist (Steklis & Kling 1985).

Das orbitale präfrontale Areal liegt auf dem hierarchischen Apex des limbischen Systems, jenes Hirnsystems, das für die Belohnungs-/ Erregungs- und aversive-inhibitorische Aspekte des Gefühls verantwortlich ist. Es dient auch als wesentliches Zentrum der ZNS-Kontrolle über die Energie mobilisierenden sympathischen und Energie bewahrenden parasympathischen Komponenten des ANS, die in das emotionale Verhalten involviert sind. Zusätzlich zu ausgelösten Veränderungen in den biogenen Aminen in der Formatio reticularis führt seine Stimulation zu Veränderungen in den neurohormonellen Niveaus des Hypothalamus, der Hirnanhangdrüse und den Nebennieren. Die Zustandsveränderungen des Gehirns und des Körpers, die durch diese biochemischen Aktivitäten ausgelöst werden, werden phänomenologisch als das Auftauchen eines Gefühls erlebt. Von größter Bedeutung ist, dass im Kortex *einzig die orbitofrontale Region in soziales und emotionales Verhalten und in die homöostatische Regulation von körperlichen und motivationalen Zuständen involviert ist* (Schore 1994, 1996).

Vor allem die Verortung an der Schnittstelle von höheren und niedrigeren Hirnstrukturen ermöglicht es dem orbitalen System, eine adaptive Rolle zu spielen. Auf der orbitofrontalen Ebene werden kortikal verarbeitete Informationen, die die externe Umgebung betreffen (z. B. durch visuelle und auditive Stimuli, die den emotionalen Gesichtsausdruck des Anderen begleiten), sowie subkortikal verarbeitete Informationen, die die innere viszerale Umgebung (z. B. derzeitige Veränderung im emotionalen oder körperlichen Selbstzustand) betreffen, integriert, um dadurch eintreffende Informationen zur Umgebung mit motivationalen und emotionalen Zuständen zu verknüpfen. Neuroanatomen haben beschrieben, dass die Funktion dieses Systems in die internen Zustände des Organismus involviert und »eng mit der Synthese von objekt-emotionalen Beziehungen in einem behavioralen Kontext« verknüpft ist (Pandya & Yeterian 1990, S. 89).

Orbitofrontale Areale unterstützen auch das Gedächtnis und kognitiv-emotionale Interaktionen und werden beim mentalen Abrufen von Vorstellungen von Gesichtern aktiviert. Diese Areale sind darauf spezialisiert, an der Kodierung hoch angesiedelter psychologischer Repräsentationen anderer Individuen mitzuwirken (Brothers & Ring 1992). Dieses System enthält somit die operationale Fähigkeit, eine internalisierte Objektbeziehung zu generieren: eine Selbstrepräsentanz, eine Objektrepräsentanz und einen verbindenden Affektzustand (Kernberg 1976) oder eine Repräsentation von Interaktionen, die generalisiert worden sind (RIGs [= *representation of interactions that have been generalized;* dt.: generalisierte Interaktionsrepräsentationen]; Stern 1985, dt. 1992, S. 143). Ähnlich beschrieb Edelman (1987), wie das Gehirn Modelle der Umgebung, Bilder eines Kontextes, kreiert, die aus internen Zuständen des Gehirns, mit denen es auf bestimmte Objekte und Ereignisse in der Welt reagiert, bestehen.

Die orbitale präfrontale Region erstreckt sich vor allem im rechten Kortex – in jener Hemisphäre, die dafür verantwortlich ist, homöostatische Zustände zu regulieren und physiologische Zustände als Reaktion sowohl auf interne (d. h. viszerale) als auch auf externe (d. h. aus der Umgebung) Rückmeldung zu modulieren. Da die früh reifende (Chiron et al. 1997) und »primitive« rechte kortikale Hemisphäre (mehr als die linke) extensive reziproke Verbindungen mit limbischen und subkortikalen Regionen hat, ist sie bei der Verarbeitung, dem Ausdruck und der Regulation emotionaler Informationen dominant (R. Joseph 1988; Porges et al. 1994). Diese präfrontale Region wirkt mit der Fähigkeit einer exekutiven Steuerungsfunktion für den gesamten rechten Kortex – jene Hemisphäre, die den Affekt, die nonverbale Kommunikation und die unbewusste Verarbeitung moduliert.

Es ist höchst erstaunlich, dass gerade die Aktivität dieser »nicht-dominanten« Hemisphäre und nicht die der später reifenden »dominanten« verbal-sprachlichen linken für die Fähigkeit zu empathischer Kognition und zur Wahrnehmung der emotionalen Zustände anderer Menschen von Bedeutung ist (Voeller 1986). Sie enthält ein affektives konfigurationales Repräsentationssystem, das Selbst- und Objektbilder kodiert und sich vom lexikalisch-semantischen Modus der linken unterscheidet (Watt 1990). Nach Hofer (1984) spielen die innere Repräsentationen einer externen menschlichen interpersonalen Beziehung eine wichtige intrapsychische Rolle als »biologische Regulatoren«, die die physiologischen Prozesse überwachen.

Das orbitofrontale System, »der denkende Teil des emotionalen Gehirns« (Goleman 1995), ist ein wesentliches Element dessen, was Langs »das emotionsverarbeitende Bewusstsein« nannte – »das kognitive mentale Modul, das für die menschlichen Adaptionen im Bereich der Emotionen verantwortlich ist« (1996, S. 106). Es spielt eine wesentliche Rolle im inneren Zustand des Organismus (Mega & Cummings 1994), bei der zeitlichen Organisation des Verhaltens (Fuster 1985) sowie bei der Bewertung (Pribram 1987) und bei der Anpassung oder Korrektur emotionaler Reaktionen (Rolls 1986) – d. h. bei der Affektregulation. Dieses System agiert als ein Erholungsmechanismus, der wirksam die Dauer, die Häufigkeit und die Intensität nicht nur positiver, sondern auch negativer Affektzustände überwacht und autoreguliert. Dies ermöglicht die Fähigkeit, Affekte sowohl als Signale wie auch als eine selbsttröstende Funktion zu benutzen, die schmerzliche psychobiologische Zustände modulieren und positiv getönte Zustände wiederherstellen kann.

Die wesentliche Aktivität dieses psychischen Systems besteht in der adaptiven Änderung innerer Körperzustände als Reaktion auf Veränderungen in der externen Umwelt, die vom Individuum als bedeutungsvoll eingeschätzt werden. Diese orbitofrontale Funktion mediiert »die Fähigkeit, das Verhalten als Reaktion auf Fluktuationen der emotionalen Bedeutung von Stimuli zu verändern« (Dias et al. 1996). Mit seiner einzigartigen Lage am Konvergenzpunkt des rechten kortikalen und subkortikalen Systems hat das orbitofrontale System wesentlich Einfluss auf die überlegene Rolle, die das nonverbale rechte Gehirn bei der Überwachung vitaler Funktionen, die das Überleben unterstützen, spielt und den Organismus in die Lage versetzt, aktiv und passiv mit Stress und äußeren Veränderungen umzugehen. Erinnern wir uns, dass Freuds Strukturmodell (1923) die Theorie eines Systems entwarf, das die Anpassungsfähigkeit des Individuums an die Umgebung regulierte.

Dieses neurobiologische System wird mit jener internalisierten Struktur in Verbindung gebracht, die von Stolorow et al. (1987) beschrieben wurde – eine Struktur, die intensive Affekte moduliert und aufrechterhält und zentraler Bestandteil eines Hirnsystems ist, das die komplexe symbolische Repräsentation evokativer Erinnerungen generiert (genau beschrieben von Fraiberg), die es dem Individuum, das einen negativen Zustand erfährt, ermöglichen, sich das Bild eines tröstenden Anderen in Erinnerung zu rufen. Dieses System erlaubt es daher dem Menschen, sich von Zusammenbrüchen zu erholen und das Gefühl eines Selbst-im-Übergangszustand zu integrieren, was die Kontinuität des Erlebens in verschiedenen Umgebungskontexten ermöglicht. Diese Fähigkeiten sind für die Operationen eines Selbst-Systems wichtig, das sowohl stabil als auch anpassungsfähig ist. Auch der herausragende Neurologe Damasio (1994) kam zu dem Schluss, dass der orbitale präfrontale Kortex eine wesentliche adaptive Rolle in bio-regulatorischen und sozialen Bereichen spielt. Seine neurologischen Studien haben verdeutlicht, dass dieses homöostatische System eine wesentliche Komponente dessen ist, was er das »neuronale Selbst« nannte, das »somatische Marker« generiert, die als Emotionen ausgedrückt werden. Konvergente Forschung im Bereich der psychoanalytischen Literatur kam zu dem Schluss (Modell 1993, S. 48), dass »Kontinuität und Kohärenz des Selbst eine homöostatische Voraussetzung des Psyche-Soma-Systems sind« – ein Befund, der für Modell bedeutete, dass es sich um »Grenzbereiche zwischen Psychoanalyse und Biologie handelt« (ebd.).

Die Auswirkungen der interdisziplinären Forschung auf die Psychoanalyse

Dies führt uns erneut zum Ausgangspunkt zurück – zu den Berührungspunkten der Psychoanalyse mit anderen Wissenschaften. Meines Erachtens eröffnet uns das Grenzland zwischen den Disziplinen einen Zutritt zu Wissenschaftsaspekten, die es noch zu erforschen gilt – so auch zu den bewussten und unbewussten Gebieten des menschlichen Geistes, der sich selbst mit dieser Erforschung beschäftigt. Der wesentliche Gewinn eines interdisziplinären Zugangs – um innere Verarbeitungsprozesse zu studieren – besteht darin, dass wir heute den metapsychologischen Fragen und Hypothesen zu Affekt, Motivation, Bewusstsein und psychischer Struktur einen neuen Rahmen liefern können, der sie heuristisch und »falsifizierbar« (Popper 1962) werden lässt. Grunbaum stellte dazu fest: »Wenn es empirische Beweise für die Grundlagen der psychoanalytischen Doktrin gibt, können diese ohne klar umrissene extra-klinische Studien – die schon zuvor hätten angewandt werden sollen – nicht erstellt werden« (1986, S. 217). Um diese Anstrengung geht es heute.

Mit Blick auf den hundertsten Geburtstag von Freuds Versuch, eine biologische Psychologie zu kreieren, kam Krystal zu folgendem Schluss, »Je mehr wir wissen und je mehr wir unsere eigenen Standpunkte mit den neuen Entwicklungen in anderen Wissenschaften abgleichen, desto besser können wir unsere bisher unlösbaren Probleme lösen; zudem werden wir fähiger, unsere Perspektiven und Ansätze zu differenzieren« (1992, S. 409). Lassen Sie mich in diesem Sinn an Hand einiger Beispiele zeigen, wie die interdisziplinäre Integration helfen kann, zahlreiche und lange ungelöste psychoanalytische metapsychologische Rätsel zu klären. Zuerst lege ich den Fokus auf die theoretische Psychoanalyse und stelle Befunde anderer Wissenschaften dar, die sich auf das Triebkonzept, auf innere Repräsentanzen, auf das Bewusstsein, auf das Gewahrwerden emotionaler Zustände und auf das Träumen beziehen. Im Anschluss möchte ich kurz die Relevanz der zeitgenössischen Forschung für die klinische psychoanalytische Konzeption der Psychopathologie und der Behandlung diskutieren.

Theoretische Auswirkungen

Trieb

Neuropsychologische Studien zeigen, dass der orbitofrontale Kortex und seine kortikalen und subkortikalen Verknüpfungen wesentlich an der adaptiven Funktion der Vermittlung zwischen externer Umgebung und innerem Milieu beteiligt sind, wobei ein Gleichgewicht zwischen inneren Bedürfnissen und externer Realität gesucht wird; ebenso ist er an der Modulation von Trieberregung und Triebhemmung beteiligt. Dieses System ist somit für die Psychoanalyse von besonderer Bedeutung, da seine operationalen Fähigkeiten interne Mechanismen beschreiben (begonnen im *Entwurf*), die die Erregung (inner- und außerhalb des Menschen ausgelöst) regulieren. Dieses System ist auch mit einer Steuerungsstruktur identisch, wie sie Rapaport (1960) beschrieben hat, eine Struktur, die Konstanz gewährleistet, indem sie den Druck zur Entlastung erregter Triebe verlagert, bei Zuständen psychischer Erregung, die den Menschen zu einer gebremsten und verminderten Aktivität nötigen (Freud 1920, GW, Bd. XIII, S. 1–69). Die von Freud am häufigsten benutzte Definition geht dahin, den »Trieb als ein Konzept im Grenzbereich von Psyche und Soma, als eine endogene Quelle von Reizen anzusehen, die sich aufgrund der Verbindung des Bewusstseins mit dem Körper auf das Mentale auswirkt« (Greenberg & Mitchell 1983, S. 21). Holzman und Aronson schrieben: »Die Anerkennung der wichtigen Rolle der Antizipation und des Planens beim auftauchenden Realitätsprinzip hätte bei Freud vermutlich großes Interesse an den gegenwärtigen neuropsychologischen Studien zu den Frontallappen erregt, da sie die organische Infrastruktur zur Kanalisierung der Triebe darstellen« (1992, S. 72).

In *Descartes' Irrtum* sprach sich Damasio dafür aus, dass »Emotionen eine ausdrucksstarke Erscheinungsform der Triebe und Instinkte sind«, und betonte deren motivationale Rolle: »Grundsätzlich beruht die Wirkung von Trieben und Instinkten darauf, dass sie ein bestimmtes Verhalten direkt hervorrufen oder dass sie physiologische Zustände erzeugen, die das Individuum veranlassen, … sich in einer bestimmten Weise zu verhalten« (1994, dt. 1996, S. 165). Descartes' Irrtum – bis heute in die psychologischen und medizinischen Wissenschaften hineingetragen – bestand im Wesentlichen in der Trennung der Operationen des Mentalen von der Struktur und den Operationen des biologischen Organismus: d. h. dem Körper. Der Psychoanalytiker Deri erinnerte uns daran, dass das Ich im Kontext eines ganzheitlichen psychobiologischen Organismus funktioniert, und warnte vor »der Gefahr eines rein psychologischen Konzeptes, das die unumgängliche psychosomatische Einheit eines funktionierenden menschlichen Wesens missachtet« (1990, S. 518). Psychobiologische und neurobiologische Studien im letzten Jahrzehnt weisen klar darauf hin, dass das *Triebkonzept, das in den letzten 20 Jahren vernachlässigt wurde, in das zentrale Konstrukt der psychoanalytischen Theorie wieder eingeführt werden sollte.*

Innere Repräsentationen

Andere Befunde aus unterschiedlichen Disziplinen können gleichermaßen zur Klärung einer anderen metapsychologischen Konstruktion beitragen, die einen Kernpunkt der klinischen Psychoanalyse darstellt: das Konzept der inneren Repräsentationen. Freud (1891) führte den Ausdruck *Objektvorstellung* in seiner neurologischen Abhandlung *Zur Auffassung der Aphasien* ein. Seine ersten Diskussionen betrafen nicht nur Vorstellungen zur Natur und Bildung von Vorstellungen, sondern auch Vermutungen über die zugrunde liegenden hirnorganischen Mechanismen. Er war ihm wichtig festzustellen, dass »das physiologische Korrelat der Vorstellung … offenbar nichts Ruhendes, sondern etwas von der Natur eines Vorganges« (ebd., S. 58) ist. Freud kam somit zu dem Schluss, dass weder die psychologische Vorstellung noch deren physiologische Korrelate in einer Struktur lokalisiert werden können, und bis jetzt haben spätere Theoretiker Struktur mit Funktion verwechselt und haben irrtümlicherweise angenommen, dass Vorstellungen Strukturen *sind.* 1991, genau 100 Jahre nach *Zur Auffassung der Aphasien,* kam Pribram in seinem Buch *Brain and Perception* zu dem Schluss, dass eine Vorstellung keine »unveränderliche Struktur«, sondern eher »ein Prozess« ist.

Nach Freud erweiterte sich unser Verständnis zum Konzept der inneren Repräsentationen besonders durch Hartmann, der das Konzept der »Selbstrepräsentanz« als eine logische Erweiterung von Freuds »Objektvorstellungen« darstellt, und durch Jacobson und Kernberg, die die affektiven Verknüpfungen zwischen Objektrepräsentanzen und Selbstrepräsentanzen hervorhoben. Loewald (1970) betonte den wichtigen Grundsatz, dass das, was internalisiert wird, nicht Objekte, sondern Beziehungen und Interaktionen sind. In ihren entwicklungsorientierten Arbeiten zeigten Beebe und Lachmann (1988b), dass affektive Erfahrungen mit der frühen sozialen Umgebung mental in Form von interaktiven Repräsentationen des Selbst, das sich emotional in wechselseitigem Austausch mit signifikanten Objekten befindet, verankert werden. Es gibt heute Beweise dafür, dass die Entwicklung der elterlichen Repräsentationen und die Entwicklung von Selbstrepräsentanzen synchron ablaufen (Bornstein 1993b) und dass sich innere Repräsentanzen des Selbst und Anderer in hierarchischen Stufen entwickeln und als Matrix kodiert werden, die die Erwartungen des Kindes, die Wahrnehmungen und das Verhalten gegenüber der interpersonellen Umgebung beeinflussen (Horner 1991). Von größter Wichtigkeit ist, dass die derzeitige interdisziplinäre Forschung zur Affektregulation grundlegend Schafers Behauptung (1968) – von vor mehr als 30 Jahren – stützt, dass Internalisierungsvorgänge vor allem aus der Transformation einer zunächst externen zu einer inneren Regulation bestehen.

Mittlerweile wird das Konzept der mentalen Repräsentation akzeptiert, und es wurde in die entwicklungsorientierte, soziale und kognitive Psychologie und in die Neurobiologie aufgenommen. Der Neurowissenschaftler Kandel (1983, S. 1281) schrieb, dass die Psychoanalyse »durch ihre Betonung der mentalen Struktur und der internen Repräsentationen der modernen kognitiven Psychologie als ein Fundus diente«. Wie ich schon erwähnte, beweisen moderne Studien, dass internalisierte Repräsentationen von Beziehungen als »biologische Regulatoren« fungieren. Meine integrierende Arbeit kann belegen, dass dieselben interaktiven Repräsentationen im orbitalen Kortex und seinen kortikalen und subkortikalen Verbindungen verteilt sind und dass sie als Vorgaben dienen, die das interpersonale Verhalten beeinflussen. Sie beinhalten Informationen über psychobiologische Zustandsübergänge und kodieren Strategien der Affektregulation, zu denen Zugang besteht, um interne körperliche Zustände als Reaktion auf Veränderungen in der externen Umgebung, die als emotional bedeutsam eingeschätzt werden, herbeizuführen.

Ein Jahrhundert, nachdem Freud sein Konzept der Repräsentationen entworfen hat, ist nun die Wissenschaft in der Lage, dieses heuristisch zu benutzen. Die interdisziplinäre Forschung hat das Konzept validiert und weiterentwickelt, und heute wird die grundlegende Funktion der Repräsentation nicht als »mental«, sondern als »psychobiologisch« beschrieben. Das neuere neurologische Denken legt nahe, dass das Gehirn die äußere Welt im Sinne von Modifikationen repräsentiert, die es im Körper selbst erzeugt (Damasio 1994). Das scheint eine wichtige Abkehr von Freuds ursprünglichem Konzept zu sein; aber ist es tatsächlich so? In *Zur Auffassung der Aphasien* stellte Freud ausdrücklich fest, dass das, was im Kortex repräsentiert ist, »die Peripherie des Körpers« ist (1891, S. 53) und dass sich alle Objektvorstellungen auf körperliche Repräsentationen beziehen!

Das Bewusstsein, die Wahrnehmung emotionaler Zustände und Träume

Studien können belegen, dass das orbitofrontale System eine grundlegende Rolle bei vorbewussten Funktionen (Frank 1950), bei der Verarbeitung von emotionsevozierenden Reizen ohne bewusstes Gewahrwerden (Wexler et al. 1992) und bei der Steuerung der Bereitstellung von Aufmerksamkeit für mögliche Inhalte des Bewusstseins (Goldenberg et al. 1989) spielt. Diese verdeckten Prozesse können heute durch moderne bildgebende Verfahren untersucht werden, die uns erlauben, sowohl die Funktionen als auch die Anatomie bildlich darzustellen, d. h. uns buchstäblich »die Bilder des Bewusstseins« vorzuführen (Raichle 1994). Diese Technik eröffnet der Psychoanalyse, die im Wesentlichen eine Theorie des Bewusstseins ist, wertvolle Einsichten. Zum Beispiel beweisen PET-Studien die wichtige Rolle des orbitofrontalen Kortex bei emotional-kognitiven Vorgängen (Pardo et al. 1993). Wenn gesunde Versuchspersonen dysphorische, affektgeladene Bilder eines Objektverlustes fantasieren, wie z. B. den Tod eines geliebten Menschen, wird eine zunehmende Durchblutung und eine Aktivierung in spezifischen orbitalen präfrontalen Arealen beobachtet. Interessanterweise zeigten die PET-Scans von Frauen eine orbitofrontale Aktivität in beiden Hemisphären, während bei Männern nur eine einseitige Aktivierung sichtbar war, und ebenfalls erlebten mehr Frauen als Männer emotionale Ergriffenheit. Darüber hinaus zeigte eine weitere PET-Studie, dass bei Frauen eine signifikant größere Aktivierung dieser affektregulierenden Strukturen als bei Männern zu sehen war – insbesondere in der rechten Hemisphäre (Andreason et al. 1994). Diese Befunde belegen den Geschlechtsunterschied im Netzwerk des limbischen Systems und zeigen die geschlechtsspezifischen Unterschiede in den Empathiestilen oder in der Fähigkeit, nonverbale Affekte zu verarbeiten.

In einer Untersuchung mit funktionalen bildgebenden Verfahren zur introspektiven und selbstreflexiven Fähigkeit wurden die Testpersonen gebeten, sich zu entspannen und auf spezifische Worte zu lauschen, die das beschreiben, was im Bewusstsein vorgeht (mentale Zustandsbeschreibungen wie *Wünsche, Hoffnungen, Vorstellungen, Sehnsüchte, Traum und Fantasie*). Es kam zu einer eindrucksvoll ansteigenden Aktivierung des rechten orbitofrontalen Kortex (Baron-Cohen et al. 1994). Andreason et al. (1995) berichteten, dass sich beim fokussierenden episodischen Erinnern (das Erinnern an und der Bezug auf persönliche Erfahrungen mit einem Anderen) eine intensivierte Durchblutung in den orbitofrontalen Arealen einstellte. Eine rechte frontale Aktivität kommt vor allem dann auf, wenn sich das Gehirn aktiv an persönliche Ereignisse in der Vergangenheit erinnert. Noch interessanter ist, dass die gleiche inferiore frontale Region dann aktiviert wird, wenn der Testperson erzählt wird, dass das Bewusstsein sich ausruhen darf. Unter der Bedingung unzensierter und zugelassener intimer Gedanken besteht die mentale Aktivität eines Menschen aus lose verbundenen und frei sich bewegenden vergangenen Erinnerungen und zukünftigen Plänen. Die Autoren kamen zu dem Schluss, dass jene orbitofrontale Aktivität die »freie Assoziation« widerspiegelt, was den psychoanalytischen Primärprozess berührt.

Solms, dessen Arbeit sich an der Schnittstelle zwischen Neurologie und Psychoanalyse bewegt, bezog sich auf einen anderen Aspekt der primärprozesshaften Verarbeitung und stellte neurologische Befunde vor, die beweisen können, dass der Steuerungsmechanismus beim Träumen wesentlich durch anteriore limbische orbitofrontale Strukturen mediiert wird. Er kam zu dem Schluss: »Diese Regionen sind für die Affektregulation, die Impulskontrolle und die Realitätsüberprüfung von Bedeutung; sie fungieren in Form einer ›Zensur‹«(1995, S. 60 f.). Eine normale Aktivität in diesem Hirnsystem während des Schlafens ermöglicht im Traum eine Informationsverarbeitung durch symbolische repräsentationale Mechanismen, während ein Misslingen der regulatorischen Funktionen – bedingt durch überwältigende Erfahrungen – einen Zusammenbruch der Träume, gestörten Schlaf und Alpträume verursacht. Diese Ergebnisse bestätigen die früheren Beobachtungen Franks (1950), der beschrieb, dass Patienten mit ablatierten orbitalen Kortices eine Reduktion der Frequenz und der Komplexität von Träumen und einen Trauminhalt zeigen, der (wie in den Träumen von Kindern) eine direkte Wunscherfüllung widerspiegelt. Das Problem der Erfassung der Mechanismen der Traumbildung und des Primärprozesses wurde – wie könnte es anders sein – zu erst von Freud in seinem *Entwurf* angesprochen.

Klinische Auswirkungen

Psychoanalytische Konzepte bei struktureller Psychopathologie

In einer zukunftsweisenden interdisziplinären Arbeit stellte Grotstein (1986) fest, dass jede Psychopathologie auf primären oder sekundären Bondings- oder Bindungsstörungen beruht und sich als eine Störung des Selbst und/oder eine interaktionelle Regulationsstörung manifestiert. Dies deutet klar darauf hin, dass das orbitofrontale System mit seiner wesentlichen Rolle bei Bindungs- oder regulatorischen Prozessen in psychiatrische Störungen involviert ist. Meine eigene theoretische Forschung lässt darauf schließen, dass die orbitalen präfrontalen Areale gegen Ende des ersten und im zweiten Säuglingsjahr eine kritische Wachstumsphase durchlaufen und dass extensive Erfahrungen mit affektiv fehlabgestimmten primären Fürsorgepersonen eine wachstumshemmende Umgebung für ein sich in Reifung befindendes kortikolimbisches System darstellen (Schore 1994, 1996, 1997b). Interaktiv generierte dysregulierte psychobiologische Ereignisse können – im Verbund mit genetischen Faktoren – in eine Prädisposition für eine spätere psychiatrische oder psychosomatische Psychopathologie münden. In der Tat gibt es heute weitreichende Belege, dass ein beeinträchtigtes Funktionieren dieses frontolimbischen Systems von einer affektiven Symptomatologie begleitet ist.

Die funktionalen Indikatoren für eine Beeinträchtigung der affektregulatorischen Systeme, die das Ergebnis einer Entwicklungspsychopathologie ist, manifestieren sich besonders durch Erholungsdefizite der inneren reparativen Mechanismen. Diese Defizite bei der Bewältigung eines intensiven Affektes werden meist unter belastenden Umständen sichtbar, die eine behaviorale Flexibilität und adaptive Reaktionen bei sozioemotionalem Stress verlangen. Mit anderen Worten: Eine Affekt-Pathologie spiegelt eine regulatorische Dysfunktion der orbitofrontalen Struktur wider, die zentral in die Anpassung oder Korrektur emotionaler Reaktionen involviert ist. Tatsächlich zeigen moderne Studien mit bildgebenden Verfahren ein eingeschränktes orbitofrontales Funktionieren bei vielen Störungen mit früher Entwicklungsätiologie: Autismus (Baron-Cohen 1995), Manie (Starkstein et al. 1990), phobische Zustände (Rauch et al. 1995), Alkoholismus (Adams et al. 1995), Drogenabhängigkeit (Volkow et al. 1991). Von besonderem Interesse für die klinische Psychoanalyse sind PET-Studien, die orbitale präfrontale Defizite bei Depression (Mayberg et al. 1994), posttraumatischen Belastungsstörungen (Semple et al. 1992) und Charakter- und Borderline-Persönlichkeitsstörungen (Goyer et al. 1994) zeigen.

Psychoanalytische Behandlung

Viele dieser entwicklungspsychologisch frühen emotionalen Störungen können heute von psychoanalytischen Behandlungskonzepten erfasst werden. Zur nächsten Frage: Kann die psychoanalytische therapeutische Beziehung diese psychoneurobiologischen Defizite verändern? Eine Antwort auf diese Frage kommt von der derzeitigen Hirnforschung, die beweisen kann, dass die Fähigkeit zu erfahrungsabhängigen plastischen Veränderungen im Nervensystem über die gesamte Lebensspanne erhalten bleibt. Tatsächlich gibt es wichtige Hinweise, dass der präfrontale limbische

Kortex, mehr als jeder andere Teil des zerebralen Kortex, seine plastische Fähigkeit der frühen Entwicklung beibehält (Barbas 1995). Der orbitofrontale Kortex fährt (selbst im Erwachsenenalter) fort, anatomische und biochemische Merkmale zu zeigen, die schon in der frühen Ontogenese zu beobachten sind, und diese Eigenschaft ermöglicht eine strukturelle Veränderung, z. B. als Resultat einer psychotherapeutischen Behandlung (Schore 1994, 1997c).

Es gibt überzeugende Beweise dafür, dass der orbitofrontale Kortex funktionell die Fähigkeit zur Einfühlung in das Erleben anderer mediiert (Mega & Cummings 1994) und auch in die Fähigkeit, die eigenen inneren emotionalen Zustände und die der anderen zu reflektieren (Povinelli & Preuss 1995). Diese Ergebnisse sind sowohl für zwischenmenschliche als auch für intrapsychische Prozesse relevant, die in der psychotherapeutischen Beziehung aktiviert werden. Eine sehr beeindruckende PET-Studie, die 1996 veröffentlicht wurde, konnte belegen, dass Patienten als Ergebnis einer erfolgreichen psychologischen Behandlung erstaunliche Veränderungen in der metabolischen Aktivität im rechten orbitofrontalen Kortex und seinen subkortikalen Vernetzungen zeigten (Schwarz et al. 1996). Diese Befunde unterstützen die inzwischen umfangreiche Literatur zu Veränderungen im »Bewusstsein und Gehirn« durch psychotherapeutische Behandlungen (Gabbard 1994).

Spezzano (1993) meinte, dass die analytische Beziehung beim Patienten vor allem Veränderungen in dessen »unbewussten affektregulatorischen Strukturen hervorruft«. Gedo führte an, dass ein Durcharbeitungsprozess »die tatsächliche Reorganisation der relevanten Aspekte der Gehirnfunktion bewirkt«, bei der »der Kortex und das Mittelhirn zusammenarbeiten, um eine bessere Steuerung zu erreichen« (1995b, S. 352 f.). Den Prozess des Durcharbeitens erachtete er als eine »Weiterführung der Entwicklung« (S. 341). Dieser Prozess, das Kernstück der Therapie, wird durch »die Steuerung der affektiven Intensität« erreicht, und er erleichtert das Auftauchen »neuer Möglichkeiten der intrapsychischen Kommunikation« (S. 353). Als Resultat wird der Patient, der vorher nicht in der Lage war, seine affektiv-somatischen Signale zu lesen, befähigt, die Bedeutung der persönlichen Erfahrung zu erfassen. Gedo kam weiter zu dem Schluss, dass »das Durcharbeiten den schwierigen Übergangsprozess im Auge behalten muss, durch den das Sich-Verlassen auf frühere Modi der behavioralen Regulation allmählich durch effektivere adaptive Maßnahmen ersetzt wird« (S. 344). Obwohl er nicht das regulatorischen System beschrieb, das in solche Aktivitäten involviert ist, erfasst diese Charakterisierung deutlich die orbitofrontalen Funktionen (Schore 1994). Im abschließenden Teil seiner Ausarbeitung stellte Gedo(1995a) zuversichtlich fest, dass seine Vorstellungen sowohl »mit Freuds Ausarbeitungen im *Entwurf* von 1895« als auch »mit der Perspektive der heutigen Neurowissenschaft« kongruent seien (S. 385).

Schlussfolgerungen

Lassen Sie mich mit der Frage zum Schluss kommen, mit der ich begann: Ist eine Annäherung zwischen Psychoanalyse und Neurobiologie in Sicht? Ich bin mir sicher, dass dies so lange nicht geschehen kann, wie sich die Psychoanalyse, die Langs (1995) als eine »Wissenschaft der emotionalen Kognition« definierte (genau wie andere Humanwissenschaften), nicht ernstlich der Erforschung emotionaler Prozesse stellt: Der Neurowissenschaftler A.R. Damasio (1995) äußerte sich dazu:

> »Am Ende des 19. Jahrhunderts war es Charles Darwin, der scharfsinnige Beobachtungen zum Ausdruck der Emotionen bei Tieren und Menschen machte; er stellte dabei die Emotion unter den Blickwinkel der biologischen Evolution; William James entwickelte eine wissenschaftliche Beschreibung des Phänomens der Emotion, was den Weg zu deren experimenteller Erforschung ermöglichte; und Sigmund Freud schrieb über Gefühle, durch die sich eine Psychopathologie entwickeln kann. Wenn im Jahr 1994 jemand neues auf der Erde erschienen und am Thema ›Emotion‹ interessiert gewesen wäre, hätte er guten Grund gehabt, sich zu fragen, warum solche bahnbrechenden Entwicklungen nicht dazu geführt hatten, das Thema der ›Neurobiologie der Emotion‹ in Angriff zu nehmen. Was konnte in dem dazwischen liegenden Jahrhundert falsch gelaufen sein? Die einfachste Antwort … ist, dass die Emotion von der Neurowissenschaft schlicht übersehen wurde und man dazu übergegangen war, vorzugsweise die Aufmerksamkeit, die Wahrnehmung, das Gedächtnis und die Sprache zu studieren« (S. 19).

In einer Arbeit im Journal *Brain and Cognition* mit dem Titel »Personal relevance and the human right hemisphere« führte van Lancker neuropsychologische Beweise an, die zeigten, dass ein wichtiger Bestandteil des menschlichen Verhaltens in der Fähigkeit besteht, »persönlich relevante Objekte in der Umgebung zu etablieren, zu bewahren und zu erkennen« (1991, S. 66). Dieses Phänomen »involviert eine affektive Interaktion zwischen Subjekt und Objekt« (S. 72); zudem erfordert das Erkennen von vertrauten Objekten eine Beziehung und ist von einem »kognitiv/affektiven inneren Zustand« begleitet (S. 65). Die Neurobiologie bewegt sich im Augenblick dahin, das Konzept der Objektbeziehung miteinzubeziehen, und die kognitive Psychologie hat das psychoanalytische Konzept der inneren Repräsentanzen übernommen.

Ist die Zeit für eine Annäherung reif? Ich denke, dass die Antwort auf diese grundlegende Frage mehr als eine objektive Bewertung der Passung oder Nicht-Passung der unterschiedlichen aktuellen Wissensbestände involviert, obwohl das sicher ein Teil des Prozesses ist. Aber auch die Psychoanalyse muss eine Integration ihrer eigenen internen theoretischen Verschiedenheiten erzielen: d.h. eine neue Einordnung ihrer edukativen Prioritäten, eine Neu-Bewertung ihrer derzeitigen dominanten Betonung der Kognition – insbesondere der verbalen Mechanismen – und auch eine Aufarbeitung ihrer kartesianischen Dichotomie von Bewusstsein und Körper. Diese neue Definition umfasst die Identität der Psychoanalyse, bezogen auf ihr Selbstverständnis, und ihre Beziehung zu anderen Wissenschaften. Ob eine Annäherung zwischen zwei Parteien nach einer Trennung stattfindet oder nicht hängt nicht nur vom Wissensstand ab, den sie miteinander teilen, sondern auch von der jeweiligen individuellen Bereitschaft, in ein kommunikatives System einzutreten.

Im letzten Abschnitt von Pribrams und Gills Buch zum *Entwurf* (1976) weist Gill darauf hin, dass die Psychoanalyse ihren eigenen Weg gehen und dass sie sich ihrer naturwissenschaftlichen Metapsychologie entledigen müsse; Pribram stimmte dem nicht zu und heißt die Psychoanalyse in den Naturwissenschaften wieder willkommen. Knapp 10 Jahre später stellte Reiser (1985) einen beunruhigenden Trend fest: Neurobiologische Forschungsergebnisse wurden vermehrt von Psychoanalytikern ignoriert und aktuelle psychoanalytische Befunde von den Neurobiologen vernachlässigt. Etwa zur gleichen Zeit schrieb Sabshin: »Es wäre tragisch für jene Disziplin, die maßgeblich vom Autor des *Entwurfs* beeinflusst wurde, sich 100 Jahre später von wichtigen neuen Entwicklungen abzukapseln« (1984, S.489). 1989 kam Holt in seinem Buch *Freud Reappraised* zu dem Schluss: »Wir müssen ein nonbehaviorales Gebiet betreten, wie z.B. das der Neurophysiologie, um wesentliche Aspekte der klinischen Theorie zu überprüfen: Die Psychoanalyse ist nicht autonom; sie existiert nicht in einer selbstzufriedenen Isolation – auf einer Insel fern der anderen Wissenschaften. Keine Wissenschaft kann sich das erlauben, und es war ein großer Fehler der Psychoanalyse, die Verbindungen zur übrigen wissenschaftlichen Welt zu zerschneiden« (1989, S.340).

Die Ausgaben der *Psychoanalytic Abstracts* vom Dezember 1994 bis März 1997, die Veröffentlichungen aus 40 verschiedenen psychoanalytischen Journalen, aus Büchern und auch Kapiteln aus Büchern aufnehmen, verzeichneten im jährlichen Index nicht einen einzigen Titel, der sich auf Affekt, Emotion, Motivation, psychoanalytische Forschung oder Gehirn bezog. Analytiker sollten den Worten Modells Beachtung schenken: »Alle Wissenschaften sind autonom, doch müssen sie Interesse an jenen Konzepten haben, die jenseits ihrer Grenzen liegen« (1993, S.198).

Kapitel 6

Die rechte Hemisphäre, das rechte mentale System und die Psychoanalyse

Ein wesentlicher Grundsatz meiner Arbeit besteht darin, dass fundamentale Probleme des menschlichen Seins am besten aus einer interdisziplinären Perspektive untersucht werden sollten. In meinem Buch *Affect Regulation and the Origin of the Self* (1994) stellte ich dar, dass die Grenzen der Wissenschaft im Grenzland zwischen ihren unterschiedlichen Feldern liegen, und somit sprach ich mich im letzten Kapitel für eine Annäherung von Psychoanalyse (der Erforschung des Mentalen) und Neurobiologie (der Erforschung des Gehirns) aus. In einem Aufsatz im *Journal of the American Psychoanalytic Association* (Schore 1997a) vertrat ich den Gedanken, dass die Zeit für einen Anschluss gekommen ist. Diese Thematik arbeitete ich 1998 in einer programmatischen Rede bei der Georgetown University Conference zu »Freud at the Millennium« – eine Konferenz, die mit der Ausstellungseröffnung der Freud-Archive der Library of Congress zusammenfiel – weiter aus. 1999 war ich an der Erstausgabe des interdisziplinären Journals *Neuro-Psychoanalysis* beteiligt, dessen Herausgeberkreis sowohl aus Neurowissenschaftlern als auch aus Psychoanalytikern besteht.

Die erste Ausgabe mit dem Titel *Freud's Theory of Affect: Questions for Neuroscience* enthielt Aufsätze von Panksepp, Damasio, LeDoux, von mir selbst und anderen. Dies war ein wichtiger Schritt in Richtung eines aktiven interdisziplinären Dialogs zwischen der Neurowissenschaft und der Psychoanalyse, und es wurde deutlich, dass dieser gegenseitige Austausch für beide Wissenschaften intellektuell anregend und bereichernd ist. Das Erscheinen dieses Journals zeigt, dass es nun eine gemeinsame Basis gibt, um zwischen diesen Disziplinen einen weiterführenden Austausch zu pflegen – z. B. zum Thema »Affekt«. Es besteht Übereinkunft darüber, dass der tiefe Mechanismus, der affektiven Prozessen zugrunde liegt (die eine wichtige Rolle bei adaptiven Funktionen spielen), durch eine neuropsychoanalytische Perspektive, die die psychische Struktur und Funktion mit einbezieht, aufgezeigt werden kann. Der gemeinsame Fokus – die Zentralität des affektiven Zustandes – macht deutlich, dass sowohl die Neurowissenschaft als auch die Psychoanalyse der Verbindung von Gehirn-Bewusstsein-Körper größere Beachtung schenken müssen.

Freuds (1901) eindrucksvoller Beitrag zur Wissenschaft war seine Entdeckung der wichtigen Rolle des dynamischen Unbewussten im Alltagsleben (GW, Bd. IV); er erarbeitete eine theoretische Perspektive, die die unbewusste, subjektive innere Welt, die die alltäglichen, fortwährenden Interaktionen des Menschen mit der äußeren Umgebung im Wesentlichen bestimmt, in den Blick bringen konnte. In seinem weiteren produktiven beruflichen Leben als Psychoanalytiker benutzte er seine frühe Erfahrung als Wissenschaftler und Neurologe, und alle seine Untersuchungen stellten Versuche dar, die Bereiche des Mentalen unterhalb der bewussten Wahrnehmung aufzuklären.

Zudem präsentierte Freud sowohl ein entwicklungsorientiertes Konzept der Psychopathogenese als auch ein anwendbares wissenschaftliches Konzept – die klinische Psychoanalyse –, d. h. einen Behandlungsansatz, der auf seinem Verständnis der intrapsychischen Abläufe, die dem normalen und dem anomalen Funktionieren zugrunde liegen, beruhte. Diese Interventionen – abgeleitet von einem theoretischen Grundsatz – stellten die Summe der experimentellen Methoden dar, die einen effektiven Zugang zu dieser inneren Welt verschaffen, um dadurch die Möglichkeit einer Veränderung im unbewussten internen Struktursystem des Patienten zu erreichen. Zu Beginn seiner Laufbahn als Theoretiker und klinischer Neurologe, aber auch später als theoretischer und klinischer Psychologe des Mentalen, betonte Freud zunehmend die zentrale Rolle, die das unbewusste motivationale und affektive System beim Verstehen des menschlichen Erlebens spielt (Schore 1997a, 1998g).

In meinem Beitrag im ersten Heft der Zeitschrift *Neuro-Psychoanalysis* (Schore 1999a) wies ich darauf hin, dass Freuds höchst scharfsinnige Beobachtungen der unbewussten Mechanismen, die den affektiven und motivationalen Ausdruck des intrapsychischen strukturellen System herbeiführen, die Operationen der rechten Hemisphäre beschreiben – die »des rechten mentalen Systems« (Ornstein 1997). Mir lag daran, das Problem des Affektes und seiner Regulation in den Blick zu nehmen – ein Problem, das zunächst von Freud thematisiert wurde und inzwischen im Brennpunkt des Interesses der experimentellen und der klinischen Wissenschaften liegt. Eine zentrale Hypothese seiner Arbeit war, dass die Probleme des Affektes und der Motivation nur dann erforscht werden können, wenn sich der Blick vom Kortex weg und hin zu den kortiko-subkortikalen Systemen wenden würde – insbesondere zu jenen in der rechten Hemisphäre, die mit dem Körper verbunden sind.

Emotionstheoretiker außerhalb der Psychoanalyse betonen, dass Emotionen schnelle Beurteilungen von Ereignissen, die für das Individuum wichtig sind (Frijda 1988), involvieren und dass sie Reaktionen (die adaptive Bedeutung haben) auf grundlegend Wichtiges im Beziehungskontext darstellen (Lazarus 1991). In *Der Ausdruck der Gefühle bei Mensch und Tier* (1872/1965) wies Darwin zuerst auf diesen adaptiven Aspekt der nonverbalen Kommunikation von Emotionen hin, der nun mit Freuds Konzept des Affektes, der Motivation und des Unbewussten, das er anfangs in seinem *Entwurf einer Psychologie* (1895) darstellte, integriert werden sollte. Diese interpersonalen und intrapsychischen Konzepte der Emotion können nun in einem psychoneurobiologischen Modell der unbewussten Verarbeitung der sozioemotionalen Information in der rechten Hemisphäre zusammengeführt werden.

Meinen Beitrag in der Zeitschrift *Neuro-Psychoanalysis* habe ich weiter ausgearbeitet und mit multidisziplinären Beweisen belegt, die zeigen, dass ein tieferes Verstehen affektiver Phänomene nicht ohne die Mitbetrachtung der Probleme der Affektregulation erreicht werden kann. Der wesentliche Aspekt dieser Funktion wurde von Westen herausgehoben: »Der Versuch, den Affekt zu regulieren – unerfreuliche Gefühle zu minimieren und angenehme zu maximieren –, ist die Triebkraft der menschlichen Motivation« (1997, S. 542). Daher liegt mein Fokus auf dieser vertikalen Organisation der rechten Hemisphäre, insbesondere auf den »höheren« orbitofrontalen Arealen, die sich strukturell in die rechte Hemisphäre ausdehnen (Falk et al. 1990) und funktionell in zahlreiche adaptive selbstregulatorische Prozesse involviert sind.

Auf der orbitfrontalen Ebene werden komplexe kortikal verarbeitete exterozeptive Informationen, die die externe Umgebung betreffen (z. B. visuelle und prosodische Informationen, die aus der Mimik hervorgehen), sowie subkortikal verarbeitete interozeptive Informationen integriert, die die interne viszerale Umgebung (z. B. gleichzeitige Veränderungen des Körperzustandes) berücksichtigen. Dieser Kortex dient der Differenzierung der Emotionen, indem ein sensorischer Eindruck beibehalten wird und daher adaptive Veränderungen innerer körperlicher Zustände als Reaktion auf Veränderungen in der externen Umgebung ermöglicht, die als persönlich bedeutungsvoll eingeschätzt werden (Schore 1998b).

Das orbitofrontale System befindet sich auf dem hierarchischen Apex des limbischen Systems, das sich tiefer in die rechte als in die linke Hemisphäre ausdehnt. Dank dieser Tatsache kann dieses höhere kortikale System, wenn es effektiv handelt, niveauniedrigere subkortikale Strukturen, die in frühere Verarbeitungsphasen der sozioemotionalen Informationen involviert sind, regulieren. Dieses präfrontolimbische Regulationssystem fungiert somit als eine »interne reflexive und organisierende Agentur« (Kaplan-Solms & Solms 1996). Der Versuch, tiefere Verknüpfungen zwischen dem rechten Gehirn und dem rechten mentalen System herzustellen, führt zu der Vermutung, dass die Organisation des orbitofrontalen Systems der niedrigeren Ebenen des vertikal angelegten, rechtslateralen limbischen Systems jenen strukturellen intrapsychischen Mechanismus repräsentiert, durch den höhere Schichten von Freuds System des Vorbewussten tiefere Ebenen des Unbewussten regulieren. Mit anderen Worten, das orbitofrontale System fungiert als ein höheres vorbewusstes System, das niedrigere Ebenen unbewusster mental-körperlicher Zustände organisiert.

Im Folgenden möchte ich den Gedankengang entwickeln, dass »das emotionsverarbeitende rechte mentale System das neurobiologische Substrat von Freuds dynamischem Unbewussten ist« (Schore 1999a, S. 53). Das derzeitige Wissen über die Entwicklung und Organisation des orbitofrontalen Systems, das die »Senior-Exekutive [exekutive Kontrolle] des emotionalen Gehirns« (Joseph 1996) genannt wurde, kann zur Überprüfung von Freuds topographischen, strukturellen und affektbezogenen Theorien benutzt werden. Weiter werde ich zeigen, wie diese psychoneurobiologische Perspektive die Rolle des rechtslateralen unbewusst-vorbewussten Systems im Spektrum der affektiv bedingten adaptiven Funktionen erklären kann.

Jackson und Freud: der gemeinsame Usprung von Neuropsychologie und Psychoanalyse

Mehr als jede andere Disziplin kann die Psychoanalyse – die wissenschaftliche Erforschung des Unbewussten (Brenner 1980) – den anderen Wissenschaften ihr ein Jahrhundert altes Wissen über die besondere Beschaffenheit wesentlicher Verarbeitungsvorgänge, die fortwährend auf Ebenen unterhalb der bewussten Wahrnehmung operieren, anbieten. Bis heute hat sich die Psychoanalyse vor allem an der »kognitiven Neurowissenschaft« orientiert (Gazzaniga 1995), um Konzepte psychoanalytischer Phänomene zu entwickeln, d.h. an einem Wissenschaftsbereich, dessen Forschung meist die expliziten Funktionen der rechten Hemisphäre an der bewussten Verarbeitung von verbalem Material zu erfassen versucht. Man weiß, dass diese paralimbischen Netzwerke, die der schnellen, nicht-bewussten Verarbeitung des Affektes zugrunde liegen, mehr in der rechten Hemisphäre repräsentiert sind (Joseph 1996; Tucker 1992). Alles deutet darauf hin, dass das derzeit expandierende Feld der »affektiven Neurowissenschaft« (Panksepp 1998) und der »sozialen Neurowissenschaft« (Cacioppo & Berntson 1992) verstehbarere Modelle zu den unbewussten Abläufen zwischen Mentalem und Körper entwickelt, mittels derer rechtslateralisierte nonverbale Systeme implizit die adaptiven und nicht-adaptiven emotionalen Reaktionen und motivationalen Zustände des Menschen beeinflussen.

Die Kreisläufe im ZNS, die soziale und emotionale Informationen auf unbewussten Ebenen verarbeiten, sind tief mit den sympathischen und parasympathischen Kreisläufen des ANS, die die Funktionen eines jeden Organs im Körper regulieren, verbunden, und diese Kreisläufe spielen sich vor allem im rechten Gehirn ab (Schore 1994, 1996, 1997b, 1998b). Porges (1997) beschrieb diese Interaktion von ANS und ZNS in einem Beitrag mit dem Titel *Emotion: An Evolutionary By-product of the Neural Regulation of the Autonomic Nervous System:* »Die Emotion hängt von der Kommunikation zwischen dem ANS und dem Gehirn ab; viszerale Leitungsbahnen geben dem Gehirn Auskunft über den psychologischen Zustand und sind für das sensorische oder psychologische Erleben eines Gefühls von Bedeutung; kraniale Nerven und das sympathische Nervensystem sind Verfügbarkeiten des Gehirns, die für die somatomotorische und viszeromotorische Steuerung des Emotionsausdruckes sorgen« (S. 65).

Freud (1895) erkannte die wichtige Rolle des ANS in seiner Behauptung an, dass das Gehirn im Wesentlichen als ein »Sympathicusganglion« (GW, Nachtragsband, S. 395) funktioniere – obwohl er, wie ich schon in einer früheren Arbeit angeführt habe (Schore 1994), die wesentliche Rolle des parasympathischen Nervensystems übersehen hatte.

Emotional rezeptive und expressive Funktionen werden somit durch die Ko-Aktivierung der limbischen Kreisläufe des ZNS und durch Energie mobilisierende sympathische und Energie bewahrende parasympathische Komponenten des ANS mediiert. Die Bedeutung dieser neuroanatomischen Beziehung von Struktur und Funktion besteht darin, dass jedes theoretische Konzept der affektiven Phänomene nicht nur das »höhere« zentrale, sondern auch das »niedrigere« autonome Nervensystem in Betracht ziehen muss. John Hughlings Jackson (1931), der bedeutendste Neurologe des 19. Jahrhunderts, der Freud zutiefst beeinflusste (Goldstein 1995; Sulloway 1979), beschrieb das ANS als »die physiologische Basis des Bewusstseins«. Neafsey zitierte Jackson und kam zu dem Schluss: »Der Schlüssel zum Verstehen des zerebralen Kortex scheint der Körper zu sein« (1990, S. 147). Mit anderen Worten, der Affekt verweist sowohl die rechte Hemisphäre des Neurowissenschaftlers als auch das rechte mentale System der Psychoanalyse auf den Körper.

Obwohl Jackson den meisten Psychoanalytikern (und vielen Neurowissenschaftlern) unbekannt ist, sind seine anfänglichen Konzepte, die Freud später weiterentwickelte, den meisten Behandlern vertraut. Die wesentlichen Beiträge seiner umwälzenden neurologischen Theorie (auf die Freud in seinen zentralen Konzepten Bezug nahm) werden in der psychoanalytischen Literatur von zahlreichen Autoren unterstrichen. Solms und Saling (1986) beschrieben den gemeinsamen Kampf von Freud und Jackson gegen die vorherrschende Tradition der Lokalisationstheorie der Neurologie des 19. Jahrhunderts, und Sulloway bezog sich auf eine Behauptung Freuds, die er so wiedergab: »Worauf es wirklich ankommt … ist die Würdigung der Art und Weise, wie eine hypothetische Läsion *das ganze System – dynamisch verstanden – in*

Mitleidenschaft ziehen kann … (1979, dt. 1982, S. 379; Hervorhebung A. S.). Meine Arbeit, die eine dynamische systemische Annäherung darstellt (Schore 1994, 1997b, 2000e), erweitert Jacksons hierarchisches Modell und zeigt die Entwicklung eines unbewussten regulatorischen Systems, das von Freud beschrieben wurde, auf.

Sulloway (1979, dt. 1982) präsentierte Jacksons hierarchisches Entwicklungsmodell und äußerte dazu: »Jackson stellte sich das psychische Geschehen des Menschen im Sinne einer hierarchisch geschichteten Reihe von funktionalen Ebenen vor, wobei die ›höheren‹, willensbestimmten die eher unwillkürlichen, ›niedrigeren‹ überlagerten und ›in Schach hielten‹. Die niedrigeren funktionalen Fähigkeiten des menschlichen Geistes waren, so Jackson, im Laufe der Evolution durch die höheren ersetzt worden, die jetzt zur Integration und Überwachung des Ganzen dienen; und eine *ähnliche evolutionäre Sequenz ließ sich in der individuellen geistigen Entwicklung beobachten* … Ebenso lehrte er, dass die niedrigeren Funktionsebenen des Geistes – die dynamisch und unbewusst bei allen gesunden Individuen präsent sind – in Phasen von Schlaf und Traum zeitweilig freigegeben werden« (S. 377 f.; Hervorhebung A. S.).

Diese Funktionen auf einem niedrigeren Niveau repräsentieren die frühesten Phasen der Kognition, die von Jackson als präverbal und nah mit den viszeralen Funktionen verbunden beschrieben wurden. Die Ähnlichkeit von Jacksons niedrigerem Funktionsniveau mit Freuds Primärprozess-Funktionen ist von zahlreichen Autoren, einschließlich Goldstein (1995), dargestellt worden.

Weiter führte Jackson aus, dass eine Pathologie eine »Dissolution« involviert, d. h. einen Verlust der inhibitorischen Fähigkeiten der am frühesten entwickelten Schichten des Nervensystems, die höhere Funktionen (negative Symptome) sowie die Freisetzung von niedrigeren automatischeren Funktionen (positive Symptome) unterstützen. Freud machte sich Jacksons Schichtenmodell zu Eigen, das er ganz besonders in *Zur Auffassung der Aphasien. Eine kritische Studie* (1891) hervorhob. Hier beschrieb Freud den pathologischen Zustand als eine Rückentwicklung auf einen früheren Zustand der funktionalen Entwicklung – eine Konzeptualisierung, die er für den Rest seines Lebens benutzte. Mit anderen Worten: Die Regression, der wesentliche psychoanalytische Mechanismus der Freud'schen Psychopathologie, lässt sich unmittelbar von Jacksons neurologisch-hierarchischem Modell ableiten. Und tatsächlich bezog sich Sulloway auf die »Jackson-Freud-Theorie der psychischen Regression« (1979, dt. 1982, S. 380). Zudem inkorporierte Freud später Jacksons hierarchisches Konzept der höheren Ebenen (die niedrigere Funktionsschichten hemmen) sowohl in sein topografisches (1900) Schichtenmodell des bewussten, vorbewussten und unbewussten Systems als auch in sein Strukturmodell (1923) eines Über-Ichs und Ichs, die rittlings auf dem Es sitzen.

Jacksons Vorstellungen, die seiner Zeit weit voraus waren, sind für die derzeitige Neurowissenschaft und die Psychoanalyse von unmittelbarer Bedeutung, besonders da sich nun beide intensiv auf die Probleme des Affektes und der Motivation konzentrieren. Dazu Goldstein (1995): »Die Beobachtungen Jacksons zu Aphasien brachten ihn dazu, eine Lateralisation zweier Hauptaspekte der Mentation – emotiv und intellektuell – zu postulieren. Die emotiven Funktionen werden im Wesentlichen als präverbal und automatisch und als zur rechten Hemisphäre gehörig beschrieben. Von dort taucht alle Mentation auf – in Übereinstimmung mit nichtexperientellen Funktionen –, und erst danach werden Vorstellungen in Worten in der linken Hemisphäre organisiert, wo sie eine propositionale Form annehmen« (S. 498).

Jacksons Arbeit beeinflusste nicht nur stark Freud, sondern auch die nachfolgende neurologische Arbeit von Head und Goldstein und ganz besonders die von Lurija, der in seiner Jugend mit Freud korrespondierte. Lurija stellte fest, dass, im Gegensatz zum »strengen Lokalisationismus« von Broca und den anderen Neurologen des 19. Jahrhunderts, »Jackson die These vertrat, daß man sich der zerebralen Organisation komplexer psychischer Prozesse vom Standpunkt des Aufbaus und nicht von demjenigen der Lokalisation im Gehirn nähern sollte« (1973, dt. 1995, S. 20). Lurija fuhr fort: »Deshalb können psychische Funktionen als funktionelle Systeme nicht in engen Zonen des Kortex oder in isolierten Zellgruppen lokalisiert sein. Sie müssen sich vielmehr in Systemen gemeinsam arbeitender Bereiche organisieren, von denen jeder seine Rolle in einem vielschichtigen Zusammenhang spielt. Dabei mögen diese Bereiche in unterschiedlichen und oft in weit auseinanderliegenden Gehirnzonen liegen« (ebd., S. 26). Und zum vorliegenden Thema der emotionalen Funktionen schrieb er schon vor drei Jahrzehnten: »Vor fast einem Jahrhundert behauptete John Hughlings-Jackson, daß die rechte Hemisphäre … unmittelbar an Wahrnehmungsprozessen beteiligt und für die visuelle Gestaltung der Beziehung zur Außenwelt verantwortlich ist. Diese Hypothese wurde jahrzehntelang nicht gebührend beachtet. Erst vor verhältnismäßig kurzer Zeit fing man an, sie in ihrer Tragweite zu würdigen. Zuerst stellt man fest, daß die rechte Hemisphäre an der Analyse *körpereigener Informationen* beteiligt ist, die – und das ist leicht einsichtig zu machen – viel eher mit Empfindungen als mit verbal-logischen Codes zusammenhängen« (ebd., S. 165; Hervorhebung A. S.).

Seit Lurijas Ausführungen bestätigten sehr viele daran anschließende Forschungsergebnisse die wesentliche Rolle der rechten Hemisphäre bei der Verarbeitung emotionaler Informationen, und Jacksons Erkenntnisse erfuhren damit Anerkennung. Ich stelle seine Gedankengänge zu den Operationen des Gehirns vor allem deswegen vor, da es den Sachverhalt zu betonen gilt, dass Probleme bezüglich der Emotionen nicht aus der Sicht der Lokalisation – eine Perspektive, die immer noch die Neurowissenschaft dominiert – verstanden werden können. Versuche, das explizite Lernen im Hypocampus, Triebe im Hypothalamus, die Angstverarbeitung in der Amygdala oder tatsächlich exekutive Funktionen im Frontallappen zu lokalisieren, sind Folgen dieser Perspektive. Dieser Grundsatz wurde auch von Bigler et al. vertreten: »Die Suche nach einer spezifischen Struktur wird nie die Frage nach der Rolle jener Struktur erfolgreich beantworten können – ohne nicht auch in irgendeiner Form die Beziehung dieser Struktur zu anderen Systemen im Netzwerk zu klären. Und auch Goldberg diskutierte im Kontext der kognitiven Neurowissenschaft überzeugend den Paradigmawechsel von modularen zu interaktiven Gehirnsystemen« (1996, S. 340). Der Ansatz der Lokalisationstheorie kann kein derartiges komplexes Konzept anbieten; auch Damasio beschrieb die wesentliche adaptive Rolle der Gehirnsysteme: Das Gehirn hat »grundsätzlich die Aufgabe, gut informiert zu sein, was im übrigen Körper, dem Körper im eigentlichen Sinn, vorgeht, über das, was in ihm selbst vorgeht, und über die Umwelt, die den Organismus umgibt, so dass geeignete, dem Überleben dienliche Anpassungsprozesse zwischen dem Organismus und der Umwelt vorgenommen werden können« (1994, dt. 2006, S. 132).

Die Tatsache, dass die meisten Lokalisationsstudien – z. B. mittels einer neuropathologisch-experimentellen Läsions-Analyse, eines EEG oder bildgebender Methoden – nur die kortikale Schicht untersuchen, stellt ein besonderes Problem der tieferen Erforschung der affektiven, körperlich basierten Prozesse dar. Viel eher müssen wir uns vom Kortex weg- und hin zu den vertikalen Dimensionen der kortikal-subkortikalen Systeme bewegen. Das Gehirn ist als ein komplexes dynamisches System organisiert (Lewis & Granic 2000; Siegel 1999), und jedes theoretische Konzept der Affekte oder der Gehirnentwicklung, der Psychopathogenese oder des Unbewussten sollte ebenfalls einen dynamischen systemischen Zugang benutzen (Schore 1997b, 2000e). Das weist klar darauf hin, dass jede Annäherung zwischen Psychoanalyse und Neurobiologie einen Anschluss an derzeitige psychoanalytische Konzeptionen und an eine nicht lokalisierende Neurobiologie – besonders im Sinne Jacksons – involvieren muss. Ganz am Anfang waren Neurologie und Psychoanalyse in einer von Jackson und Freud ko-konstruierten Konzeption verbunden, und eine Annäherung zwischen diesen Disziplinen wird zu einem komplexeren und integrierteren Modell eines hierarchischen Gehirns im Sinne Jacksons und eines unbewussten mentalen Systems im Sinne Freuds führen.

Der vorliegenden Beitrag dient der Erweiterung meiner Thesen: Sehr viele psychoanalytische klinische und theoretische Veröffentlichungen zum strukturellen Unbewussten beschreiben die funktionalen Eigenschaften der strukturellen Systeme der Neurowissenschaft, die rechtshemisphärisch lokalisiert sind. Klinische neuropsychologische Studien bei Erwachsenen haben das rechte Gehirn und das Unbewusste (Joseph 1992) zueinander in Beziehung gesetzt, und sie werden als ein Modell für die Generierung einer »Anatomie des Unbewussten« (Solms 1996) benutzt. Ich weise aber darauf hin, dass nur eine entwicklungsorientierte Perspektive beide Aspekte aufspüren kann – wie die frühesten sozioemotionalen Erfahrungen einerseits im tiefen Unbewussten registriert werden und wie sie andererseits die Entwicklung der Systeme, die dynamisch unbewusste Informationen für den Rest des Lebens verarbeiten, beeinflussen. Das Wissen über diese Entwicklungsereignisse gibt uns die Möglichkeit, nicht nur den Inhalt des dynamischen Unbewussten, sondern auch seine Entstehung, seine Struktur und seine Dynamik besser zu verstehen.

Die zentralen Fragestellungen zu Affekt, Motivation, Entwicklung, Psychopathologie, Bewusstsein und Regulation tauchen bei Freud (1895) zuerst in seinem *Entwurf einer Psychologie* auf, einem Versuch, eine »naturwissenschaftliche Psychologie zu liefern« (GW, Nachtragsband, S. 387). Ein besseres Verstehen der psychoneurobiologischen Mechanismen dieser bedeutsamen Prozesse kann mehr als nur eine intensivere Verknüpfung *zwischen* Psychoanalyse und Neurowissenschaft bewirken. Vielmehr könnten eine verbindende theoretische Konzeption zu Affekt, Motivation, Unbewusstem und eine gemeinsame klinische Konzeption der Übertragungs-Gegenübertragungsbeziehungen eine Integration der verschiedenen theoretischen Ströme *innerhalb* der Psychoanalyse erlauben. Dies wäre eine Annäherung an das, was Rangell als einen »völligen Theorien-Verbund« beschrieben hat: ein Verbund, der nicht »unvereinbare [theoretische] Systeme gleichmacht, sondern der sinnvolle und Bestand habende Elemente aller in einem vereinigt« (1997, S. 585).

Das isolierte Gehirn und eine Ein-Personen-Psychologie; das interagierende Gehirn und eine Zwei-Personen-Psychologie

Alles in allem geht die wesentliche Ausrichtung der meisten Neurowissenschaftler auf jene Ansicht zurück, die Freud in *Zur Auffassung der Aphasie* (1891) und im *Entwurf einer Psychologie* (1895) vertreten hat: d. h. eine Vorgehensweise, die in der klinischen Neurologie, in der Neuroanatomie und in der Neuropsychologie begründet ist. Dieser klassische methodologische Zugang erforscht im Kontext neurologisch erkrankter Patienten und in Studien an verletzten Tieren die Beziehungen von Gehirn und Verhalten und versucht, sowohl anomale als auch normale Verarbeitungsweisen zu konzeptualisieren. Seine Anwendung bei affektiven Phänomenen gehört einer späteren Entwicklung an; aber Damasio, LeDoux und andere haben wiederholt gezeigt, dass diese klinisch-anatomische Perspektive innerhalb der Neurowissenschaften wesentliche Beiträge nicht nur zu unserem Verständnis hirnorganischer Erkrankungen, sondern auch zum menschlichen Erleben liefert.

Ich verzichte darauf (andere haben es schon getan) die Grenzen dieser Betrachtungsweise zu beschreiben, doch möchte ich erwähnen, dass gerade die Psychoanalyse deshalb kritisiert wurde, weil sie die Konzepte einer normalen Entwicklung aus der Beobachtung neurotischer Patienten abgeleitet hat; die Erforschung anomaler Hirnsysteme zur Konzeptualisierung normaler hirnorganischer Funktionen leidet jedoch unter der gleichen methodologischen Schwäche. Heutige moderne bildgebende Verfahren, die non-invasiv hirnorganische Zustände am normalen Menschen beobachten und messen können, kommen natürlich an dieser Begrenzung vorbei. Ich bin jedoch der Meinung (in Übereinstimmung mit Brothers), dass ein anderes Vorurteil – ein wesentlicher Bestandteil dieser klassischen Methodologie – das Konzept eines isolierten Gehirns betont: »Das Gehirn wird implizit als ein Alleswisser erachtet, als ein sozial isoliertes Organ, dessen Zweck darin besteht, die unbeseelte Welt außerhalb von ihm zu erfassen« (1997, S. 66).

Dieses Paradigma, mit seiner sehr restriktiven Ausrichtung auf die Kognition (die Handlung oder die Möglichkeit geistigen Funktionierens), wurde wie selbstverständlich als die wesentliche, wenn nicht sogar ausschließliche experimentelle Methodologie zur Erforschung der affektiven Phänomene benutzt. In diesen Studien wird »Kontext« – insbesondere die potentiellen zwischenmenschlichen Einflüsse auf jenen Menschen, der Versuche zur Gehirnaktivität des Subjekts durchführt – als ein Störfaktor angesehen, den es zu beherrschen gilt. In Tierstudien wird ein isoliertes passives Tier durch die Intensivierung oder Reduzierung von Parametern in der physischen Umgebung Belastungen ausgesetzt und nicht dadurch, dass es artspezifischen organismischen Belastungsfaktoren ausgesetzt ist; danach erfolgt eine Auswertung der Anpassungsreaktionen. Bei Studien am Menschen wird dieser meist mit supraliminalen verbalen Reizen konfrontiert, d. h. mit Aspekten einer unbeseelten Welt und nicht mit nonverbalen mimischen Stimuli der beseelten Welt; verbale Selbstberichte oder Fragebögen werden zur Reaktionsüberprüfung herangezogen. Diese Forschung untersucht vor allem die Fähigkeit eines einsamen Gehirns, homöostatische Veränderungen durch Belastungsfaktoren in der physischen Umgebung zu *autoregulieren*. Die Neurowissenschaft bemüht sich derzeit um ein besseres Verständnis des Affektes in Bezug auf hirnorganische Kreisläufe und interne Hirnsysteme, die effizient oder ineffizient dysregulierte psychobiologische Zustände und negative Affekte autoregulieren.

Es ist kein Zufall, dass diese objektive »intra-Gehirn«-neurologische Perspektive parallel zu psychoanalytischen Konzepten verläuft, die im Wesentlichen eine ausschließliche »intra-psychische« Perspektive betonen. In diesem Konzept des »isolated mind« wird Motivation im Wesentlichen als triebverursacht erachtet, als biologische Kraft, die ihren Ursprung im Organismus hat; zudem operiert das Unbewusste nach den Grundregeln einer »Ein-Personen-Psychologie«, die in »klassischen« oder »strukturellen« psychoanalytische Theorie-Konzepten ausgearbeitet ist. Während der Jahrzehnte, in denen die Psychoanalyse von den anderen Wissenschaften fast völlig abgeschnitten war, wurden die »triebbeherrschten« Konzepte der Psyche stark entwertet, als irrelevant erachtet und von der Psychoanalyse fast völlig verworfen.

Und doch unterstützen neurobiologische Studien, die die wesentliche Rolle der adaptiven Funktionen der rechtshemisphärischen Steuerungszentren bei der Regulation der Triebzentren im Hypothalamus (Schore 1994) und die der rechten Hemisphäre bei der Metakontrolle grundlegender physiologischer und endokrinologischer Funktionen (Wittling & Pfluger 1990) hervorheben, die Vorstellung eines Unbewussten, das in Form einer »Ein-Personen«-autoregulatorischen Strategie operiert. Dieser Modus repräsentiert eine organisatorische Konfiguration des Unbewussten – einen Modus, auf den zurückgegriffen wird, wenn Emotionen verarbeitet werden, die aber nicht mit äußeren sozialen Objekten im Austausch sind.

Klinische psychotherapeutische Interventionen, die ausschließlich auf »triebzentrierten« Konzepten des Mentalen beruhen, sind auf das therapeutische Ziel einer zunehmenden Autoregulation der bewussten Systeme gegenüber den unbewussten Systemen ausgerichtet – auf ein »Bewusst-machen-des-Unbewussten«. »Bewusstsein« – ein mentaler Zustand »emotionsloser Kognition« – wird somit als eine wichtige Manifestation der menschlichen Erfahrung erachtet – ebenso Autonomie und Autoregulation als der ersehnte Endzustand. Da der intensive negative Affekt den Status des Bewusstseins stört, muss er autoreguliert werden.

Dieses Szenario scheint einzig zur Psychoanalyse zu gehören; dennoch beruhen psychopharmakologische Behandlungen negativer Affektzuständen auf dem Versuch, die Effizienz der autoregulierenden Hirnsysteme zu erhöhen. Obwohl beide Behandlungsformen als antithetisch zur jeweils anderen erachtet werden, basieren sie auf der gemeinsamen vorgefassten Meinung eines »isolierten Geistes« und dem Bewusstseinskonzept einer »Ein-Personen-Psychologie«. Diese Modelle, die sich ausschließlich auf interne Abläufe im Gehirn konzentrieren, führen meines Erachtens auch zu ätiologischen Konzeptionen der Psychopathologie, die stark die Rolle der genetischen und konstitutionellen Faktoren der Psychopathogenese betonen.

Im Gegensatz zu diesem Fokus, der derzeit in der kognitiven Neurowissenschaft umfassend angewendet wird, erforschen die neueren Gebiete der affektiven Neurowissenschaft und insbesondere der sozialen Neurowissenschaft die Interaktionen zwischen den Gehirnen. Diese Disziplinen legen ihre Schwerpunkte nicht nur auf die perzeptuellen, kognitiven und motorischen Abläufe innerhalb des einzelnen menschlichen Gehirns, sondern auch darauf, wie diese inneren Prozesse durch affektive Transaktionen mit anderen Gehirnen interaktiv reguliert und dysreguliert werden. Bei dieser Betrachtungsweise wird das Individuum artspezifischen Reizen ausgesetzt, die Veränderungen in der Gehirnorganisation hervorrufen, was mit subjektiven Reaktionen, die zwischenmenschlich induzierten Stress begleiten, einhergeht. In nach diesem Muster durchgeführten Tierstudien stellt sich die An- oder Abwesenheit anderer Organismen als ein Stressor dar. Bei Untersuchungen am Menschen werden visuelle Darbietungen mimischer Emotionsäußerung – oft auf subliminalen Ebenen – als experimentelle Stimuli benutzt; im Anschluss daran werden die Anpassungsreaktionen – meist auf einer nonverbalen, physiologischen Ebene – bewertet.

Der Gedanke, dass der mimische Emotionsausdruck in der sozialen Kommunikation eine adaptive Bedeutung hat, da er dem Gegenüber den eigenen inneren Zustand verdeutlicht, wurde 1872 zuerst von Darwin in einer Arbeit, die Freud sehr wohl kannte (Sulloway 1979), geäußert. In der Fachliteratur führte dieses Paradigma zu vielen Veröffentlichungen zum Thema »Basis-Emotionen« (z.B. Ekman 1992; Izard 1992). Es wurde aber auch von der entwicklungsorientierten Wissenschaft übernommen, um die dyadische affektive Kommunikation innerhalb der emotionsübertragenden Bindungsbeziehung zu erforschen. Die zeitgenössische psychobiologische Forschung an Tier und Mensch untersucht, auf welche Weise visuelle und auditive affektive Transmissionen bei mimischen Emotionsäußerungen zwischen Mutter und Baby als Signale dienen, um die inneren Zustände der Beteiligten zu ko-regulieren. Diese frühen interaktiven Ereignisse werden im inneren Arbeitsmodell der Bindung kodiert, das das menschliche Verhalten in zwischenmenschlichen Interaktionen beeinflusst und dieses Modell der frühesten intersubjektiven Erfahrung wird in den limbischen Arealen der rechten Hemisphäre gespeichert (Schore 1994, 1996, 1997b, 1998b, d, 1999d). MacLean definierte die adaptive Rolle des limbischen Systems als jenes Hirnnetzwerk, das »subjektive Information in Form von emotionalen Gefühlen, die das Verhalten beeinflussen, gewinnt« (1985, S.220).

Der vorrangige Schwerpunkt dieser Perspektive liegt nicht nur auf dem subjektiven affektiven Phänomen, sondern auch auf der Aufnahme und dem Ausdruck affektiver Kommunikation und »gefühlsbetonter Kognitionen« zwischen den Gehirnen verschiedener Individuen. Dazu Brothers: Emotionen treten »in einem Kontext entwickelter Systeme zur gegenseitigen Verhaltensregulation auf und beinhalten häufig körperliche Veränderungen, die als Signale dienen« (1997, S.123). Trevarthen stellte fest: »Emotionen konstituieren ein Zeit-Raum-Feld intrinsischer Gehirnzustände von mentaler und behavioraler Vitalität, Zustände, die als Signale in der Kommunikation mit anderen Subjekten dienen und die für den unmittelbaren Einfluss der Signale jener anderen offen sind« (1993, S. 155). Diese interaktive Gehirn-zu-Gehirn-Perspektive erforscht die Neurobiologie der Intersubjektivität, d.h. jene Mechanismen, mittels derer zwischenmenschliche Interaktionen psychobiologische Zustände im intersubjektiven Feld ko-regulieren, das durch zwei interagierende Gehirne geschaffen wird. Dieses Forschungsgebiet studiert jene Mechanismen, die von Freud (1937) am Ende seines Lebens gesucht wurden: »denn für das Psychische spielt das Biologische wirklich die Rolle des unterliegenden gewachsenen Felsens« (GW, Bd. XVI, S. 99).

Ein »Inter-Gehirn-Paradigma« [Gehirn-zu-Gehirn-Interaktion] unterstützt somit die derzeitigen »relationalen« Konzepte, die auf der Grundlage einer Zwei-Personen-Psychologie arbeiten. Dabei wird Empathie als die wesentliche Manifestation menschlichen Erlebens angesehen und Bezogenheit und interaktive Regulation als der ersehnte Endzustand. Weiter interpretieren diese »intersubjektiven« Konzeptualisierungen »die grundlegenden Operationen des Geistes als sein Streben nach relationaler Verbundenheit und Kommunikation und nicht als Entlastung und Befriedigung eines endogenen instinkthaften Druckes« (Dunn 1995, S. 724). »Relationale« psychoanalytische Konzepte betonen somit die mächtigen intersubjektiven Einflüsse, die sich zwischen zwei affektiv miteinander kommunizierenden mentalen Systemen ergeben (Natterson 1991; Stolorow & Atwood 1996). Diese Kommunikationen finden sowohl auf bewussten – ganz besonders wichtig – als auch auf unbewussten Ebenen statt (Schore 1994, 1997c, 1998c). Aus diesem Blickwinkel betrachtet, sind die affektiv geladenen Übertragungs-Gegenübertragungsinteraktionen zwischen Patient und Therapeut jene Mechanismen, durch die das Unbewusste des einen mit dem Unbewussten des anderen kommuniziert.

Dieses Konzept der Gehirn-zu-Gehirn-Interaktion wird besonders durch Forschungsergebnisse bezüglich der wichtigen Rolle der rechten Hemisphäre bei der Verarbeitung sozialer und emotionaler Informationen gestützt sowie durch Studien zur Rolle der wechselseitigen rechtshemisphärischen affektiven Kommunikation auf Ebenen unterhalb der bewussten Wahrnehmung in den Dyaden Mutter-Säugling und Therapeut-Patient (Schore 1997a, c). Die Dominanz des rechten Kortex bei der Organisation der »subjektiven emotionalen Erfahrung« (Wittling & Roschmann 1993) legt nahe, dass die schnell ablaufenden affektiven Kommunikationen in diesen Dyaden als »Intersubjektivität« charakterisiert werden können. »Inter«-Gehirn-Konzepte sind – mehr als »Intra«-Gehirn-Konzepte – somit eine fruchtbare Quelle für Hypothesen, um zu verstehen, auf welche Weise der Therapeut die unbewussten Zustände des Patienten aufnimmt und sich die emotionale Kommunikation innerhalb der therapeutischen Beziehung vermittelt. Weiter betont die interaktive

Gehirn-Perspektive soziale Umgebungsfaktoren in der Psychopathologie und zeigt, wie affektiv dysregulierte frühe Erfahrungen mit nicht abgestimmten Objekten die Transmission einer Psychopathologie herbeiführen.

Diese Gedanken sollten als Anregung dafür dienen, dass die nachfolgende Generation der Hirnforschung die unterschiedlichen Aktivierungsmuster zweier Gehirne simultan messen sollte, wenn sich diese in unterschiedlichen Kontexten affektiv geladener interpersonaler Interaktion befinden. Die Stress induzierende und die Stress regulierende Transaktion der Dyaden von Mutter-Säugling/Therapeut-Patient sind zweifelsohne Anwärter für eine solche Forschung. Solche Studien könnten uns detailliertere Informationen über subtile sozioaffektive Signale liefern, die Veränderungen in den verschiedenen Mustern der psychobiologischen Zustände der beiden Gehirne hervorrufen. Diese Übergänge könnten Umschaltstellen zwischen rechtshemisphärisch interaktiven und autoregulatorischen Modi darstellen.

Es ist von größter Wichtigkeit, dass sich die einflussreichsten theoretischen und klinischen Konzepte von Psychoanalyse und Neurowissenschaft sowohl die Aspekte der Ein-Personen-Psychologie des sich autoregulierenden isolierten Gehirns als auch die der Zwei-Personen-Psychologie eines sich interaktiv regulierenden Gehirns zu Eigen machen. Sowohl die »klassischen« als auch die »relationalen« Konzepte der Psychoanalyse gehen von der grundlegenden Annahme der Schlüsselrolle der frühen Erfahrung und dem Primat des dynamischen Unbewussten aus – was zuerst von Freud postuliert wurde. Wallerstein schrieb, dass theoretisch »die Psychoanalyse unvermeidlich und notwendigerweise sowohl eine Ein- als auch eine Zwei-Personen-Psychologie ist« (1998, S. 1031) und dass klinisch »die rezeptive Rolle des Analytikers darin besteht, so gut wie nur möglich zu erkennen, welche Psychologie der Patient im jeweiligen Moment vermittelt, um angemessen darauf reagieren zu können« (S. 1033).

Es bleibt festzustellen, dass die adaptiven selbstregulatorischen Prozesse des »rechten mentalen Systems«, die auf Ebenen unterhalb der bewussten Wahrnehmung ablaufen, nach diesen beiden Modi arbeiten: Autoregulation mittels der Prozesse einer »Ein-Personen-Psychologie« oder interaktive Regulation mittels der Vorgänge einer »Zwei-Personen-Psychologie«. Die Fähigkeit des unbewussten rechten mentalen Systems, sich – abhängig vom Kontext – zwischen diesen zwei Modellen hin- und herzubewegen, reflektiert die verschiedenen Organisationsmodi des rechten Gehirns, und diese adaptiven Funktionen erlauben dem Individuum, sich mit oder ohne andere Objekte selbst zu regulieren.

Entwicklungsorientierte psychoanalytische und entwicklungsorientierte neuropsychoanalytische Beiträge zur Affekttheorie

Die Erforschung der grundlegenden Prozesse, die die Selbstregulation herbeiführen, ist ein zentrales Thema meiner fortwährenden Bemühungen, Neurowissenschaft und Psychoanalyse zu integrieren. In meinem Buch *Affect Regulation and the Origin of the Self: The Neurobiology of Emotional Development* (1994) stellte ich ein Modell der affektiven Ontogenese vor, das sowohl mit Jacksons triadischem Konzept einer »evolutionären Sequenz in der mentalen Entwicklung« als auch mit der Konzeptualisierung, wo höhere Funktionen niedrigere ablösen oder überlagern, sowie mit dem Konzept der herausragenden Rolle der rechten Hemisphäre bezüglich der emotionalen Funktionen kompatibel ist. Sein hierarchisches Prinzip – angewandt auf affektive Phänomene – lässt es als sinnvoll erscheinen, den sich später entwickelnden höheren kortikalen affektregulatorischen Systemen, die die früher entwickelten niedrigeren subkortikalen (in affektive Prozesse involvierten) Zentren modulieren, Beachtung zu schenken.

Im oben erwähntem Buch stellte ich ein psychoneurobiologisches Konzept vor und sprach mich dafür aus, dass affektive Ereignisse, die in den frühen postnatalen Phasen der Reifung des emotionalen Gehirns stattfinden, für die Entwicklung jener Systeme entscheidend sind, die sozioemotionale Informationen auf Ebenen unterhalb der Wahrnehmung verarbeiten und affektive und motivationale Zustände im weiteren Leben regulieren (Schore 1994). Im Laufe der ersten beiden Jahre erweitern sich die regulatorischen Fähigkeiten des Kindes: Anfangs reguliert die primäre Bezugsperson extern die affektiven Zustände des Kindes, und später internalisiert das Kind diese Funktionen. Diese Transformation wurde in der entwicklungsorientierten Psychoanalyse als »der Prozess, durch den die primären Objektbeziehungen internalisiert und in eine Struktur transformiert werden«, beschrieben (Stechler & Halton 1987, S. 823). Das heißt, dass die Erfahrungen, die für die erfahrungsabhängige Reifung des emotionsverarbeitenden rechten Gehirns notwendig sind, jene Bindungserfahrungen sind, die von der entwicklungsorientierten Psychoanalyse beschrieben wurden.

In den letzten drei Jahrzehnten wurde die entwicklungsorientierte Psychoanalyse zu einer zentralen Kraft, und alle zeitgenössischen theoretischen und klinischen Modelle integrieren die Konzepte der frühen emotionalen Entwicklung. Die Titelbilder der beiden auf diesem Gebiet einflussreichsten Bücher, Bowlbys *Attachment and Loss* (1969 und Sterns *The Interpersonal World of the Infant* (1985), und auch mein Buch zeigen das Bild einer Mutter mit ihrem Baby und verbildlichen die Zentralität der frühen Lebensereignisse für die Persönlichkeitsentfaltung. Diese bahnbrechenden Bücher boten nicht nur detaillierte Konzepte der früh auftauchenden affektiven Prozesse an; sie betonten auch die herausragende Rolle der affektiv abgestimmten Mutter bei der Prägung der emotionalen Fähigkeiten des Menschen. Durch den großen Einfluss dieser Bücher, erweitert durch zahlreiche andere Veröffentlichungen vieler entwicklungsorientierter psychoanalytischer Forscher und Theoretiker, trägt diese entwicklungsorientierte Disziplin inzwischen wesentlich zu den aktualisierten und klinisch relevanten affektiven Konzepten der Psychoanalyse bei.

Das Titelbild von Panksepps herausragendem Buch *Affective Neuroscience: The Foundations of Human and Animal Emotions* (1998) zeigt ebenfalls das Bild einer Mutter und ihres Babys; in diesem Fall ist es eine Primatenmutter mit ihrem Kind. Die Ähnlichkeit mit den Titelbildern der oben genannten Bücher ist vermutlich nicht zufällig; auch Panksepp erforschte gründlich die Psychobiologie der von Bowlby beschriebenen Bindungsprozesse. Diese Perspektive zeigt die wichtigen Beiträge der affektiven Neurowissenschaft zu einem vertieften Verständnis der – über die Arten hinweg – grundlegenden psychobiologischen Prozesse, die diesen entscheidenden Mechanismus der frühen Entwicklung hervorbringen.

Die entwicklungsorientierte Neurowissenschaft – das heutige Derivat des hierarchisch-entwicklungsorientierte Modells von Jackson und Freud – kann in Ergänzung zur entwicklungsorientierten Psychoanalyse und der affektiven Neurowissenschaft ebenfalls wesentliche Informationen zur Theorie der Affekte und zur frühen Entwicklung des Unbewussten anbieten. Es darf nicht vergessen werden, dass eines der Hauptergebnisse der Neurowissenschaften darin besteht, dass sich das entwickelnde Gehirn – sei es bei Tier oder Mensch – qualitativ von einem Erwachsenengehirn unterscheidet (Noebels 1989; Schore 1994; Thatcher et al. 1996). Ich weise auf die bekannte Fragestellung hin, die nicht nur für psychoanalytische Affektmodelle, sondern auch für grundlegende Probleme der Wissenschaft unmittelbar relevant ist: Wie und warum entwickelt sich anfangs ein primitiver Organismus und fährt dann in der Entwicklung fort, mehr und mehr komplex zu werden? Die zentrale Frage ist: Wie kann eine Entwicklung sowohl diskontinuierlich als auch kontinuierlich sein?

Es ist anzunehmen, dass ein realistisches Modell der frühen Entwicklung nicht aus der psychoanalytischen Konstruktion eines erwachsenen Bewusstseins hervorgehen kann, und daher gilt gleichermaßen, dass ein umfassendes neuropsychologisches Modell der Selbstorganisation und Reorganisation des Gehirns und von dessen Plastizität und Veränderungsmöglichkeiten durch Erfahrung nicht nur durch das Studium erwachsener normaler oder anomaler Gehirne gewonnen werden kann. Dennoch hat die Neurowissenschaft, die sich viel mehr mit der »kognitiven« als mit der »affektiven« Neurowissenschaft befasst, dem sich entwickelnden Gehirn wenig Aufmerksamkeit geschenkt.

Und doch kann uns die Forschung, insbesondere die der entwicklungsorientierten Neurowissenschaft, detailliertere Informationen zum breiten Spektrum der wesentlichen menschlichen Problemstellungen liefern, die die Konstruktion exakterer Modelle der Entwicklung des primitiven Bewusstseins miteinbeziehen: Modelle, die die Ereignisse zwischen Genen und Umwelt mitbedenken, die der Entwicklung der Hirnsysteme, die die Affekte verarbeiten, zugrunde liegen; Modelle, die das Auftauchen der verschiedenen Formen des Bewusstseins darstellen; solche, die die erfahrungsabhängige Reifung von Hirnsystemen, die die Resilienz oder das höhere Risiko für Psychopathologien fördern, beschreiben; jene, die das Verstehen der ontogenetischen Progression von primitiven hin zu komplexeren psychobiologischen Zuständen des Systems aus Gehirn, Mentalem und Körper ermöglichen, und solche Modelle, die letztendlich ein aussagekräftiges Modell anbieten, wie menschliche Beziehungen – zum Guten und zum Schlechten – innere affektive Systeme verändern können. Diese umfassende Perspektive benötigt die Integration der entwicklungsorientierten Neurowissenschaft, der entwicklungsorientierten Psychologie und Psychoanalyse bis hin zu Konzepten, die erklären, wie und warum frühe Erfahrungen für die Evolution der adaptiven und maladaptiven Mechanismen so wichtig sind.

Der Kern von Freuds entwicklungsorientierter Perspektive wird in seiner folgenden Äußerung (1913) deutlich: »So ist die Psychoanalyse von allem Anfang an auf die Verfolgung von Entwicklungsvorgängen gewiesen worden. Sie … musste … die Arbeit einer genetischen Psychologie leisten« (GW, Bd. VIII, S. 411). Freuds entwicklungsorientierte Perspektive schloss eine ontogenetische Phasentheorie ein – ein Konzept, das er von Jackson übernahm (Goldstein 1995). Obwohl seine Konzepte der Oralität, der Analität oder der Phallizität zuweilen unpräzise zu sein scheinen, wird seine Vorstellung, dass sich Entwicklung in Phasen ereignet, durch die derzeitige neurobiologische Forschung gestützt, die nun beweisen kann, dass das Gehirn in Stufen reift (Martin et al. 1988; Schore 1994; Thatcher 1991).

Freuds Überzeugung, dass die Ausarbeitung dessen, was Sulloway (1979) seine »genetische Psychobiologie« nannte, ein fruchtbarer und bedeutsamer Bereich der wissenschaftlichen Forschungen sein könnte, hat sich als solche bestätigt. Seine These, dass frühe belastende Erfahrungen durch die Entwicklungsumgebung lang andauernde Auswirkungen haben, wird nun mit Hilfe zahlreicher entwicklungsorientierter psychobiologischer Studien erforscht (z. B. Cabib et al. 1993; Champoux et al. 1992, Clarke et al. 1996, Kehoe et al. 1996; Ladd et al. 1996; Liu et al. 1997;

Poeggel et al. 1999; Rosenblum et al. 1994; Suomi 1995). Dabei kamen Coplan et al. zu folgendem Schluss: »diese Befunde bekräftigen neurobiologisch die Perspektive, die von Freud angeregt wurde …, da sie die Bedeutung der frühen Lebenserfahrung für die psychopathologische Entwicklung im Erwachsenenalter betonen« (1996, S. 1622).

Später wurde Freuds ontogenetische Perspektive weitgehend von anderen Psychoanalytikern übernommen: Moderne entwicklungsorientierte Konzepte wurden zu fruchtbaren Begegnungsfeldern mit anderen entwicklungsorientierten Wissenschaften und zu einer zentralen Kraft in der psychoanalytischen Theorie und Praxis (Schore 1994, 1996, 1997b, c). Interessanterweise spielte Freud die Rolle der Mutter in der frühen Entwicklung herunter und gab einem Konzept den Vorrang, in welchem der Vater und später sich formende ödipale Dynamiken den primären frühen Einfluss ausüben. Und so war es Ferenczi, der sich in der Psychoanalyse für die formale Anerkennung der Bedeutung der Mutter einsetzte (d. h. für einen intersubjektiven Zugang) – eine Position, die dazu führte, dass Freud seine Arbeit ablehnte (Vida 1997).

Zahlreiche Psychoanalytiker, die die Entwicklung nicht nur mittels der Rekonstruktion erwachsener Patienten, sondern durch die psychoanalytische Beobachtung von Säuglingen und Kindern erforschten, arbeiteten jedoch die Entwicklungskonzepte Freuds weiter aus. Diese reiche Tradition schließt die Schriften von Freuds Tochter Anna, von Melanie Klein, Winnicott, Bowlby und Mahler ein und wird derzeit durch die Arbeiten von Stern, Emde, Beebe, Fonagy und anderen entwicklungsorientierten Theoretikern und Klinikern fortgeführt. Meine eigenen Beiträge zielten dahin, die unmittelbare Bedeutung der entwicklungsorientierten Psychoanalyse bezüglich folgender theoretischer Feststellungen aufzuzeigen: die Determinierung des frühen Beginns für das primitiven Bewusstsein; die Verarbeitungsprozesse, durch die sich das dynamische Unbewusste selbst organisiert und fortfährt, sich über die Lebensspanne hinweg zu entwickeln. Ich bezog mich auch auf klinisches Material: Wie sehen die interpersonalen und intrapsychischen Mechanismen aus, die einen Reifungszuwachs in einer psychoanalytischen Behandlung ermöglichen? Ein zentraler Lehrsatz aller entwicklungsorientierten psychoanalytischen Konzepte betont den Primat der Affekte in den ersten beiden Lebensjahren. Krystal (1988) stellte fest, dass die Reifung der Affekte das Schlüsselereignis in der Säuglingszeit darstellt und dass das Auftauchen der Selbstregulation von Affekten in der Entwicklung eine ontogenetische Errungenschaft ist, d. h. eine wichtige adaptive Fähigkeit.

Tatsächlich sind die drei bedeutsamsten Weiterentwicklungen in der psychoanalytischen Theorie seit Freud in affekt-transaktionalen Phänomenen der Entwicklung begründet. Die Objektbeziehungstheorie (Greenberg & Mitchell 1983; Horner 1991; Scharff & Scharff 1998) zeigt, wie frühe affektgeladene Erfahrungen mit den primären Fürsorgepersonen unauslöschlich die internen psychischen (repräsentationalen) Struktur-Systeme beeinflussen. Das Konzept der Selbstpsychologie (Kohut 1971, 1977) zeigt deutlich, wie frühe affektiv geladene Interaktionen zwischen dem auftauchenden Selbst des Säuglings und den psychobiologisch regulierenden Funktionen der Mutter (»Selbstobjekt«) für die Organisation des Selbst wichtig sind. Und Bowlbys (1969, 1973) Bindungstheorie, die bis heute die erfolgreichste Integration von Psychoanalyse und biologischen Wissenschaften darstellt, betont die Wichtigkeit der emotionalen Anbindung des Säuglings an die Mutter, damit er die Fähigkeit erwerben kann, später zwischenmenschliche Beziehungen einzugehen. Sein Konzept stellt das Kernstück der Entwicklungspsychologie dar, die sich auch intensiv mit den lang andauernden Effekten der frühen emotionalen Entwicklung beschäftigt (z.B. Cassidy & Shaver 1999; Sroufe 1996).

Es ist wichtig, darauf hinzuweisen, dass sich die affektiven Transaktionen, die durch die psychoanalytische Selbstpsychologie, durch die Objektbeziehungs- und die Bindungstheorie beschrieben werden, in wichtigen Phasen der neurobiologischen Reifung des sich entwickelnden limbischen Systems ereignen. Anders und Zeanah (1984) stellten die These auf, dass das emotionsgenerierende limbische System der nachweisbare Ort von Entwicklungsveränderungen ist, die mit zunehmendem Bindungsverhalten in Zusammenhang stehen. In der Tat erweist sich die Periode zwischen dem 7. und 15. Lebensmonat (Bowlbys Phase der sich entwickelnden Bindungsmuster) als besonders wichtig für die Myelinisierung und daher für die Reifung der sich schnell entwickelnden limbischen und kortikal assoziierten Gebiete (Kinney et al. 1988; Yakovlev & Lecours 1967). Psychoanalyse und Neurowissenschaft befruchten einander daher bei der Ko-Kreation interdisziplinärer Konzepte der emotionalen Entwicklung (Schore 1994, 1998b).

Während die Psychoanalyse Entwicklungsbefunde der letzten Jahrzehnte aktiv in sich aufgenommen hat, verlief dieser Prozess in den Neurowissenschaften viel langsamer. Es muss jedoch erwähnt werden, dass MacLean, einer der Pioniere der Erforschung des limbischen Systems, zu folgendem Schluss kam: »Es bleibt die Frage, ob sich das limbische System je zu einem solchen ›Solarplexus‹ hinsichtlich des emotionalen Fühlens hätte entwickeln können, wenn es bei den Säugetieren nicht die Entwicklung zu einer Familie, die von der ernährenden Mutter abhängt, gegeben hätte« (1985, S. 220). Bis jetzt untersuchen neurowissenschaftliche Affekt-Studien vor allem die Gehirne von Erwachsenen, obwohl das neurologische Interesse schon lange den Auswirkungen früher Erfahrungen auf das junge Gehirn gilt. 1891, im Erscheinungsjahr von Freuds *Zur Auffassung der Aphasien,* formulierte Dareste (der neurobiologische Befunde benutzte) die bedeutsame Phasenhypothese, in der er darlegte, dass sich im reifenden Organismus unterschiedlich lokalisierte Entwicklungsprozesse mit unterschiedlichen Geschwindigkeiten abspielen. Während dieser Perioden der Differenzierung und des intensivierten Wachstums ist der Organismus Umweltbedingungen unterworfen; und wenn diese abseits des normalen Spielraums ablaufen, kommt es zu einer andauernden Entwicklungsstagnation. Dieses Konzept zeigte, wie nachteilige frühe Erfahrungen die Hirnreifung *negativ* beeinflussen können; und Freud (1895) nahm diese Hypothese in seine Vorstellungen bezüglich der früh belastenden pathologischen Umwelt für die spätere Psychopathologie des Erwachsenen auf.

1984, ein Jahr vor Freuds *Entwurf*, beschrieb Ramon y Cajal (1899/1995), wie förderliche epigenetische Erfahrungen den neuralen Ausdruck *vorteilhaft* beeinflussen, was zu positiven psychologischen Ergebnissen führt. Diese Forschungsrichtung wurde weitergeführt, und man konnte beweisen, dass eine frühe »bereichernde« Umwelt das Gehirnwachstum vorantreibt (Rosenzweig et al. 1972) und dass die Zunahme des dendritischen Wachstums und der Synapsenbildung des sich postnatal entwickelnden Gehirns »erfahrungssensitiv« (Greenough 1986) und »erfahrungsabhängig« (Aoki & Stekevitz 1988) ist. Was das Wachstum des emotionsverarbeitenden limbischen Systems betrifft, so sind diese »Erfahrungen« in die kontingent responsiven und synchronisierten psychobiologischen frühen Mutter-Säuglings-Interaktionen eingebettet. Daher finden sich die neuesten Veröffentlichungen zu dieser Thematik im Forschungsfeld der Neurobiologie der Mutter-Säugling-Beziehung. Fleming et al. (1999) schrieben dazu: »Die optimale Koordination zwischen der Säugetiermutter und ihrem Jungen involviert auf beiden Seiten eine Verhaltenssequenz, die garantiert, dass das Junge adäquat versorgt wird und eine gesunde physische, emotionale und soziale Entwicklung durchlaufen kann. Diese Koordination wird von beiden Teilnehmern der Beziehung geleistet, indem jeder mit angemessener Sensitivität auf Hinweise, die den anderen charakterisieren, reagiert. [Dieses Entwicklungskonzept] … betont die Wichtigkeit des Lernens und der Plastizität bei der Bildung und Aufrechterhaltung der Mutter-Kind-Beziehung und der Mediation der Erfahrungseffekte durch das Gehirn und seiner Neurochemie« (S. 673).

Zur nächsten Frage: Können wir derzeit Auskunft darüber geben, welche spezifischen Teile des Gehirns durch diese frühen interaktiven Erfahrungen beeinflusst werden? Zahlreiche Studien an Mensch und Tier belegen, dass die früh reifende rechte Hemisphäre des Säuglings (Best 1988; Geschwind & Galaburda 1987; Hellige 1993; Ornstein 1997; Schore 1994; Taylor 1969) durch frühe soziale Erfahrungen (Denenberg et al. 1978; Schore 1994) spezifisch beeinflusst wird. Diese Studien werden durch eine (Single-Photon-Emissionscomputertomographie-) SPECT-Studie von Chiron et al. (1997) gestützt, die beweist, dass die rechte Hemisphäre bei menschlichen Säuglingen dominant ist.

Dies legt nahe, dass das sich entwickelnde rechte Gehirn des Säuglings spezifische Formen der Erfahrung verlangt, die durch das mütterliche rechte Gehirn geliefert werden (Rotenberg 1994; Schore 1994). Tatsächlich gibt es heute Beweise für die wechselseitige rechtshemisphärische Kommunikation in der frühen Säuglingszeit. Studien zeigen, dass die meisten Frauen die Tendenz haben, den Säugling an der linken Seite ihres Körpers zu tragen (Manning et al. 1997). Dieses Verhalten ist bei Frauen ausgeprägter als bei Männern und hängt nicht von der Händigkeit ab. Manning et al. vermuteten, dass die Tendenz, links zu tragen, »den affektiven Informationsfluss vom Säugling über das linke Ohr und Auge zum Zentrum des emotionalen Kodierens, d. h. zur rechten Hemisphäre der Mutter, erleichtert« (1997, S. 327). Visuelle Affektsignale sind für die Beibehaltung des linksseitigen Tragens wichtig, da das Bild des Babys zur linken Seite des visuellen Feldes der Mutter (rechte Hemisphäre) übermittelt wird und daher ein erforderlicher Stimulus für diese Präferenz ist (Manning & Chamberlain 1991).

Der rechte Kortex des Säuglings zeigt seine Überlegenheit bei der Verarbeitung von menschlichen Gesichtern (Deruelle & De Schonen 1998), beim Erkennen von erregungsinduzierenden mimischen Affektausdrücken der Mutter (Nelson 1987), bei Reaktionen des Kindes auf die Prosodie der Ammensprache (Fernald 1989) und bei der frühen Sprachentwicklung (Locke 1997; Schumann 1997). Semrud-Clikeman und Hynd beschrieben die größere Involviertheit der rechten Hemisphäre in der Säuglingszeit: Man hat beobachtet, dass »sich die emotionale Erfahrung des Säugling durch Töne, Wahrnehmungen und Bilder, die einen Großteil der frühen Lernumwelt ausmachen, entwickelt und dass sie in der rechten Hemisphäre disproportional während der formenden Phasen der Gehirnontogenese gespeichert und verarbeitet wird« (1990, S. 198).

Die rechte Hemisphäre ist zentral in den menschlichen Bindungsprozess und in die Entwicklung der reziproken Interaktionen innerhalb des Mutter-Säugling-Regulationssystems involviert (Henry 1993; Schore 1994, 1996, 1997b, 1998a; Siegel 1999). In zahlreichen Beiträgen habe ich Beweise angeführt, dass Face-to-face-Interaktionen, die ein hohes Niveau an positiver Erregung zwischen der psychobiologisch eingestimmten Mutter und ihrem Kind erzeugen, einen wesentlichen Mechanismus der Entwicklung der Affektregulation darstellen. Das zwischenmenschliche Zusammenspiel, das sich in wechselseitigen Blick-Transaktionen entwickelt, erlaubt das Kreieren einer »Affektsynchronisierung« (Feldman et al. 1999). Je mehr die Mutter in diesem Prozess der »kontingenten Responsivität« während Perioden des sozialen

Miteinanders ihr Aktivitätsniveau an das des Babys angleicht, je mehr sie ihm erlaubt, sich in diesen Perioden der Zurücknahme zu erholen, und je mehr sie auf die Signale des Kindes zur Wiederaufnahme des Interaktionsaustauschs achtet, um so synchronisierter werden ihrer beider Interaktionen sein.

Diese gegenseitige Affektregulation ereignet sich durch Erfahrungen im Spiel von Mutter und Kind. In diesen positiv geladenen Transaktionen bewertet die rechte Hemisphäre des Säuglings, die bei der Wiedererkennung des mütterlichen Gesichtes, bei der Wahrnehmung der erregungsinduzierenden mimischen Affektausdrücke der Mutter, bei visuellen emotionalen Informationen und bei der Prosodie des mütterlichen Tonfalls dominant ist, den Output der rechten Hemisphäre der Mutter, die ebenfalls bei der nonverbalen Kommunikation und der Verarbeitung und dem Ausdruck emotionaler Information dominant ist (Schore 1994). Auch das tröstende Substrat der Mutter ist in deren rechter Hemisphäre lokalisiert (Horton 1995). Die Tatsache, dass Verknüpfungen mit dem ANS besonders rechtshemisphärisch lateralisiert sind (Schore 1994, 1997b), mag Baschs (1976, S. 766) Behauptung erhellen, dass »die Kommunikation von Mutter und Säugling aus Signalen besteht, die durch das autonome, unwillkürliche Nervensystem beider Parteien erzeugt werden«.

Trevarthen stellte fest: »Die intrinsischen Regulatoren des menschlichen Gehirnwachstums sind während der Kindheit spezifisch darauf ausgerichtet, sich durch emotionale Kommunikation an die Regulatoren eines Erwachsenengehirns anzukoppeln« (1990, S. 357). In diesem affektiven Austausch erhöht die Mutter positive und minimiert negative Affektzustände im Säugling, und dieser Austausch gipfelt in die Entwicklung eines Bindungssystems, dessen Funktion in der dyadischen Regulation der Emotionen besteht (Sroufe 1996). Die Mutter ist somit der Regulator der Erregung (van der Kolk & Fisler 1994), und der Affekttransfer zwischen Mutter und Säugling wird daher durch wechselseitige erregungsregulierende Transaktionen mediiert. Ryan et al., die EEG- und durch bildgebende Verfahren gewonnene Befunde herangezogen, bestätigten dieses Konzept und regten folgenden Gedankengang an: »Der positive emotionale Austausch, der aus einer die Autonomie unterstützenden Elternschaft resultiert, schließt die Beteiligung der rechtshemisphärischen kortikalen und subkortikalen Systeme mit ein, die an der gesamten, tonisch-emotionalen Modulation mitwirken« (1997, S. 719).

Diese Ereignisse werden im implizit-prozeduralen Gedächtnis der sich früh entwickelnden rechten Hemisphäre eingeschrieben, die auf die Verarbeitung visuospatialer Information (Galin 1974) spezialisiert ist. Dieses Konzept fügt sich gut in klinische psychoanalytische Beobachtungen ein, die feststellen, dass frühe mentale Repräsentationen ganz besonders visuell ausgerichtet sind (Giovacchini 1981) und dass sich historische visuelle Bilder von Ereignissen früher Entwicklungsphasen ableiten lassen (Anthi 1983). Aber der rechte Kortex ist auch beim »impliziten« Lernen dominant (Hugdahl 1995), bei einem adaptiven Prozess, der allen emotionalen Phänomenen zugrunde liegt – einschließlich jenen, die den Kern der psychotherapeutischen Beziehung betreffen. Dazu Siegel: »Wenn implizite Erinnerungen wieder auftauchen, involvieren die neuronalen Vernetzungsprofile, die wieder aktiviert werden, hirnorganische Kreisläufe, die grundlegende Anteile unserer Alltagserfahrung sind: Verhalten, Emotionen und Bilder. Diese impliziten Elemente formen grundlegende Aspekte unseres Selbstgefühls. Wir handeln, fühlen und stellen uns etwas vor, ohne den Einfluss vergangener Erfahrungen auf unsere jetzige Realität wahrzunehmen« (1999, S. 29).

Die frühen Face-to-face-Bindungserfahrungen, die im impliziten Gedächtnis eingeschrieben werden, finden ihren Ausdruck in der weiterlaufenden Entwicklung, und der rechte Kortex spielt bei der Verarbeitung affektiv bedeutsamer visueller und auditiver Informationen, die über die gesamte Lebensspanne vom menschlichen Gesicht ausgehen, eine wichtige Rolle. Unter optimalen frühen Umständen kommt der Wachstumsschub der rechten Hemisphäre – das lateralisierte Substrat des frühen sozioemotionalen Lernens und des Bindungsprozesses – im zweiten Lebensjahr zu seinem Ende, wenn die lineare linke Hemisphäre mit dem Wachstum beginnt; die rechte Hemisphäre zeigt jedoch auch in späteren Perioden des Lebenszyklus Amplituden, die eine Weiterentwicklung erlauben (Thatcher 1994). Dies ermöglicht die Kontinuität der Bindungsmechanismen in ihrem späteren Funktionieren und die potenziell lebenslange Reorganisation des emotionsverarbeitenden rechten Gehirns.

Die rechtshemisphärische Verarbeitung sozioemotionaler Informationen und die rechtshemisphärischen Verknüpfungen von Bewusstsein und Körper

Obwohl die meisten Neurowissenschaftler die experimentelle Aktivität ihrer Disziplin als »Gehirnforschung« bezeichnen würden – ein Begriff, der Untersuchungen zu einem einzelnen umschriebenen System voraussetzt –, gibt es in der neurologischen Wissenschaft eine lange Tradition zum Konzept des zweiseitig lateralisierten Gehirnsystems (Harrington 1985). Im 19. Jahrhundert, dem goldenen Zeitalter der Neurologie, wurde Brocas (1861) Entdeckung, dass eine linkshemisphärische Läsion häufig zu einem Sprachverlust führt, durch Jacksons (1931) Forschungsergebnisse abgerundet, wonach die rechte Hemisphäre das emotionale Sprachvermögen unterstützt und präverbale Mentationen und automatische emotionale Funktionen mediiert, die dann linkshemisphärisch durch Worte in einer propositionalen Form organisiert werden.

Die daraus resultierende Asymmetrie der Hemisphären wurde folglich in Dominanz-Konzepte überführt, und »etwa um 1900 ... kam die Sichtweise auf, dass die linke Hemisphäre bei allen höheren Funktionen dominant ist (Bogen 1997, S. 12). Freuds Vermutung (1923), dass das Ich im Kortex »links in der Sprachzone« (GW Bd. XIII, S. 254) lokalisiert sei, war zweifelsohne durch diese Tendenz der neurologischen Wissenschaft zur Lateralisation beeinflusst. Zudem reflektiert sie aber auch das hemisphärische Vorurteil in Freuds eigenem Denken. Es wurde darauf hingewiesen, dass seine Entwicklung einer »sich nicht kompromittierenden oralen und auditiven Psychotherapie« die Tatsache widerspiegelt, dass bei Freud »die subtile kortikale Organisation der unbedeutenden Hemisphäre (sein ›rechtes Gehirn‹) weniger hoch als das der majorisierten entwickelt war« (Cheshire 1996, S. 1160).

Im Laufe des 20. Jahrhunderts vermehrten sich die Beweise für die Lateralisation der menschlichen Hemisphären. Es gilt als gesichert, dass die rechte Hemisphäre auf eine nonlineare, holistische und analoge Verarbeitung und die linke auf lineare und analytische Prozesse spezialisiert ist (van Kleeck 1989); dass die rechte einen expansiven Aufmerksamkeitsmechanismus benutzt, der globale Züge fokussiert, während die linke einen restriktiven Modus, der lokale Details in den Blick nimmt, anwendet (Derryberry & Tucker 1994); und dass die beiden Hemisphären auch zwei unterschiedliche Typen der Bilderzeugung benutzen (Kosslyn et al. 1995). Ergebnisse der Seitenforschung aus den Split-brain-Studien der 70er Jahre wurden sowohl von psychoanalytischen (Galin 1974) als auch von neurowissenschaftlichen Autoren herangezogen, um die Ähnlichkeit der rechtshemisphärischen Kognition mit Freuds Primärprozess und die der linkshemisphärischen mit der sekundärprozesshaften Kognition zu belegen.

Es gibt aber noch weitere, für die Psychoanalyse relevante Weiterentwicklungen in der Seitenforschung. Diese Studien gehen über die Erforschung der hemisphärischen Verarbeitung kognitiver Informationen hinaus; sie untersuchen die rechtshemisphärische Verarbeitung affektiver Informationen (Silberman & Weingartner 1986) auf unbewussten Ebenen (Wexler et al. 1992). Diese Hemisphäre ist sowohl bei der Wahrnehmung nonverbaler Informationen, die in mimische und prosodische Stimuli eingebettet sind (Blonder et al. 1991), als auch beim impliziten Lernen dominant (Hugdahl 1995). Experimentelle Studien belegen das intensive Interesse an der impliziten Wahrnehmung affektiver Informationen, die mimisch übertragen werden (Niedenthal 1990), und an den verschiedenen dynamischen Eigenschaften des »nicht-bewussten« Affektes, der relativ undeutlich – dennoch aber sichtbar – ist und mehr oder weniger starke oder schwache gefälschte Effekte hervorbringt (Murphy et al. 1995).

Diese »automatische Emotion« ereignet sich in der Säuglingszeit und darüber hinaus auf nicht bewussten Ebenen (Hansen & Hansen 1994), und solche frühen automatischen Reaktionen prägen die spätere bewusste emotionale Verarbeitung eines Reizes (Dimberg & Ohman 1996). Da die unbewusste Verarbeitung emotionaler Information extrem schnell ist, können die dynamischen Operationen der »Transmission des nicht-bewussten Affektes« (Murphy et al. 1995, S.600) und die spontane Kommunikation der »automatischen Emotion« nicht bewusst wahrgenommen werden. Diese Prozesse laufen sehr schnell ab, da die implizite Einschätzung von mimisch ausgedrückten emotionalen Zeichen in weniger als zwei Millisekunden (Niedenthal 1990), d.h. auf Ebenen weit unterhalb der bewussten Wahrnehmung, stattfindet (Schore 2001i).

Zudem ist die rechte Hemisphäre nicht nur zentral in die Wahrnehmung, sondern auch in den Ausdruck affektiver Zuständen involviert. Rechte kortikale Funktionen mediieren den Ausdruck mimischer Darstellungen einer Emotion (Borod et al. 1997) und ermöglichen dadurch eine »spontane emotionale Kommunikation« (Buck 1994) und eine »spontane« gestische Kommunikation (Blonder et al. 1995). Diese raschen Kommunikationsabläufe werden nicht nur im Gesicht des Anderen abgelesen, sie erzeugen auch motorische Reaktionen in der mimischen Muskulatur des Empfängers. Derartige Studien beschreiben das lateralisierte neurobiologische Substrat der »primitiven emotionalen Ansteckung« (Hatfield et al. 1992). Zudem beschreibt dieser Prozess die unbewusste, automatische und nicht kontrollierbare Tendenz, den Gesichtsausdrucks einer anderen Person, deren Haltung, Bewegung und Vokalisation mimisch und synchronisierend nachzuahmen, was die interpersonale Modulation von Emotionen ermöglicht.

Und so beweisen z. B. Studien zur emotionalen Kommunikation, dass der menschliche vokale Affektausdruck elektromyographisch nachweisbare Veränderungen im mimischen Affektausdruck des Empfängers auslöst (Hietanen et al. 1998). Und mehr als das: Der Empfänger ahmt den wahrgenommenen Ausdruck innerhalb von 300 bis 400 Millisekunden auf Ebenen unterhalb der bewussten Wahrnehmung nach (Stenberg et al. 1998). Bei der Erörterung der Frage, wie der Wahrnehmende derart unvermittelt die Mimik imitieren kann, kam Bruner zu folgendem Schluss: »Die schnell ausgelöste mimische Reaktion ermöglicht nicht nur die *affektive Anbindung* an einen mutmaßlichen Partner, sondern sie kann ebenfalls reafferente Signale ins System zurücksenden, um sich der erregungsangemessenen Wahrnehmungsverarbeitung des Partners zu versichern« (1994, S.278, Hervorhebung A.S.). Man beachte, dass diese Beschreibung meiner früheren Charakterisierung eines wechselseitigen rechtshemisphärischen affektiven Bindungsmechanismus, der in eine Säugling-Mutter-Bindungsbeziehung eingebettet ist, entspricht. Dies passt auch gut zu der beschriebenen Rolle der rechten Hemisphäre bei der Mediation mimischen Ausdrucks während der spontanen sozialen Interaktionen, die im »natürlichen Gespräch« der »zwischenmenschlichen familiären Verständigung« stattfinden (Blonder et al. 1993).

Wechselseitige rechtshemisphärische psychophysiologische Prozesse verweisen auch auf Dimbergs und Ohmans Behauptung, dass »fortwährende menschliche Interaktionen teilweise durch die nicht-bewusste Wahrnehmung und automatische Reaktionen sowohl seitens des Senders als auch des Empfängers bestimmt werden. Ihr bewusstes Verstehen dessen, was in der Interaktion tatsächlich vor sich geht und was verbal formuliert werden kann, mag von dieser grundlegenden Ebene der Interaktion unabhängig sein« (1996, S. 177). Tatsächlich bringen diese Autoren ausdrücklich rechtshemisphärische Prozesse mit diesem Geschehen in Zusammenhang. Es muss darauf hingewiesen werden, dass auch diese Charakterisierung nonverbale, unbewusste rechtshemisphärische Kommunikationen innerhalb der psychotherapeutischen Übertragung-Gegenübertragungs-Beziehung beschreibt (Schore 1994, 1997c, 2001i).

Weiter können die neuesten neurowissenschaftlichen Befunde belegen, dass die hemisphärische Asymmetrie nicht nur ein menschliches Charakteristikum ist, sondern dass sie auch bei anderen Säugetieren (Adamec 1997), bei Fischen, Reptilien, Amphibien (Bisazza et al. 1998) und Vögeln (Vallortigara 1992) vorkommt. Zudem gibt es heute – während das frühere Denken nur die Lateralisation auf der kortikalen hemisphärischen Ebene in Betracht zog – fundierte Beweise für die rechte versus linke Lateralisation der menschlichen subkortikalen Strukturen, die affektive Phänomene vermitteln. Rechtslateralisierte Bestandteile der Emotionen und des mimischen Ausdrucks befinden sich z. B. in der menschlichen rechten Amygdala (Cahill et al. 1996; Morris et al. 1999), in der rechten Insula (Berthier et al. 1987), in den rechten Basalganglien (Cohen et al. 1994) und im rechten Thalamus (Woodman & Tabatabai 1998).

Eine höchst wichtige Erscheinung in der Beziehung zwischen asymmetrischen subkortikalen Strukturen und affektiven Funktionen ist die Lateralisation der rechtshemisphärischen Verknüpfungen mit der Formatio reticularis, die die grundlegenden Hirnerregungsmechanismen unterstützt (Schore 1994). Nach Solms (1996) stellen Erregungsprozesse, die ihr Epizentrum im aufsteigenden retikulären Aktivierungssystem haben, die psychologischen Korrelate jener mentalen Verarbeitungsprozesse dar, die von Freud als »psychische Energie« konzeptualisiert wurden. Dies wurde durch Studien bestätigt, die zeigten, dass Erregungsniveaus mit Veränderungen der metabolischen Energie einhergehen (Gonzalez-Lima & Scheich 1985) und dass biogene Amine, die die Erregung herbeiführen, auch die Durchblutung regulieren – ein Indikator für den oxydativen energetischen Metabolismus (Krimer et al. 1998, Schore 1994). Weiter haben diese Bioamine – zur Mediation der Erregungsdimension der emotionalen und motivationalen Zustände – eine entwicklungsfördernde trophische Auswirkung auf die sich entwickelnden neuronalen Systeme (Schore 1994).

Von großer Wichtigkeit sind Befunde, die belegen können, dass die rechte Hemisphäre in die bilaterale Regulation der Erregung involviert ist (Heilman & van den Abell 1979) und dass dieses phasische Erregungssystem rechtslateralisiert ist und dadurch die globale Perzeption und die kognitiven Prozesse dieser Hemisphäre unterstützt (Derryberry & Tucker 1994). Übereinstimmend mit diesen Forschungsergebnissen habe ich auf eine präferentielle reziproke Vernetzung der höheren rechtskortikolimbischen Strukturen mit den dopaminen Neuronen des ventralen tegmentalen Areals der rostralen Formatio reticularis und den noradrenalinen Neuronen im Nukleus des Tractus solitarius in der kaudalen Formatio reticularis hingewiesen (Schore 1994, 1996, 1997b). In Kapitel 22 von *Affect Regulation and the Origin of the Self* (1994) habe ich detailliert dargestellt, wie die rechtskortikal verarbeitete visuelle und auditive Information, die aus der Mimik eines bedeutungsvollen Anderen hervorgeht, sowohl Top-down- als auch Bottom-up-Veränderungen in den subkortikalen Erregungssystemen hervorrufen kann.

Eine andere wichtige subkortikale Struktur, die eng mit affektiven Prozessen in Verbindung steht, ist das neuroendokrine neuronale System im Hypothalamus. Diese Neuropeptide produzierenden Neuronen beeinflussen ebenfalls Erregungsniveaus – insbesondere die periphere Erregung. Es gilt als gesichert, dass der dienzephale Hypothalamus für den Ausdruck emotionalen Verhaltens (Thatcher & John 1977) wichtig und das Zentrum des motivationalen Systems ist (Hadley 1989). In einer bahnbrechenden Studie bewiesen Kalogeras et al. (1996), dass die rechte Seite des menschlichen Hypothalamus bei der durch den Corticotropinausschüttungsfaktor (CRF) induzierten Neurosekretion von ACTH (adrenocorticotropes Hormon), Vasopressin und Oxytocin (alle sind in die sich entwickelnde Psychobiologie der Bindung involviert) dominant ist. Sie führten Beweise an, dass »die rechte Hemisphäre bezüglich spatialer Fähigkeiten, des Affektausdruckes und bei der Steuerung vitaler Funktionen, die das Überleben unterstützen, dominant ist«; und sie kamen zu folgendem Schluss: »Die Dominanz dieser Seite des Hypothalamus könnte aus dem Anstieg der stimulatorischen Zufuhr aus höheren Zentren des limbischen Systems und/oder des Kortex resultieren« (1996, S. 2049).

Die rechte Hemisphäre zeigt – mehr als die linke – präferentielle Verknüpfungen mit dem limbischen System (Joseph 1996; Tucker 1992). Dazu Hugdahl: »Lateralität schließt – obwohl traditionell auf kortikale Funktionen beschränkt – … nicht nur subkortikale Funktionen, sondern auch periphere, autonome, endokrinologische und immunologische Funktionen ein. Somit … geht Lateralität über die traditionelle Bedeutung der Spezialisierung für höhere kognitiven Funktionen, wie Sprache und visuospatiale Verarbeitung, hinaus« (1995, S. 238). Dieser allgemeine Grundsatz wird nicht nur von den zuvor erwähnten hypothalamischen Neuropeptiden unterstützt; es wird auch deutlich, dass die kortikalen Regulationen des in der Nebennierenrinde produzierten Stresshormons Cortisol unter der primären Steuerung der rechten Hemisphäre stehen (Wittling & Pfluger 1990, Wittling & Schweiger 1993).

Der Hypothalamus, das Hauptganglion des ANS, fungiert im Wesentlichen als ein subkortikales Zentrum, das sowohl sympathische als auch parasympathische autonome Aktivitäten reguliert (Truex & Carpenter 1964). Zum Beispiel aktiviert der hypothalamische CRF den Sympathicus durch Anhebung von Plasmanoradrenalin, das seinerseits den Energie-Metabolismus verstärkt und Zustände von emotionaler Aufregung hervorruft (Brown et al. 1982). Zunehmend mehr Forschungsberichte arbeiten die herausragende Rolle der rechten Hemisphäre bei der Steuerung der sympathischen und parasympathischen Komponenten des ANS heraus (z. B. Lane & Jennings 1995, Porges et al. 1994, Spence et al. 1996, Yoon et al. 1997). Wittling et al. (1998) berichteten: Als sich Menschen die »deprimierenden, schockierenden, mitleiderregenden und tief bewegenden« mit negativen Affekten beladenen Szenen von *Schindlers Liste* ansahen, erhöhte sich das sympathisch geregelte Schlagvolumen des Herzens – aber nur, wenn der Film der rechten und nicht der linken Hemisphäre gezeigt wurde.

Eine rechte Lateralisation findet sich auch im Hirnstamm-System (Medulla oblongata und Pons), das in die autonome Regulation des parasympathischen Nervensystems involviert ist – besonders durch die Aktivität des rechten Vagus. Porges et al. (1994, S. 176) stellten fest, dass »der rechte Vagus und somit der kardiale Vagotonus mit den Verarbeitungsprozessen, die den Ausdruck und die Regulation von Bewegung, Emotion und Kommunikation involvieren, in Verbindung steht«. Auf diese Art und Weise »fördert die rechte Hemisphäre – einschließlich der rechtskortikalen und subkortikalen Strukturen – die effiziente Regulation autonomer Funktionen mittels der Ursprungskerne des Hirnstammes« (S. 175).

Dieser Konzeptualisierung ist hinzufügen, dass affektiv geladene und mimisch mediierte wechselseitige rechtshemisphärische Kommunikationen auf Ebenen unterhalb der Wahrnehmung die Regulation (oder Dysregulation) der autonomen Funktionen einleiten können. Trotz früherer Kontroversen steht fest, dass das ANS auf Wahrnehmungsstimuli, die nie das Bewusstsein erreichen (Lazarus & McCleary 1951), reagiert und es dadurch in die Entstehung eines nicht-bewussten Affektes, der durch die visuelle Wahrnehmung einer emotionalen Gesichtsmimik hervorgerufen wird, involviert ist. Dieser unbewusste Prozess beginnt in der frühen Säuglingszeit mit dem »impliziten Effekt des Ausgesetzt-Seins« (Gordon & Holyoak 1983) durch die Bindungsprägung (Lickliterl & Gottlieb 1986) und findet später als »primitive emotionale Ansteckung« (Hatfield et al. 1992) seinen Ausdruck. Ich weise auch darauf hin, dass dieser Transfer des nicht-bewussten Affektes durch eine wechselseitige rechthemisphärische Amygdala-Kommunikation mediiert wird, da diese lateralisierte Struktur durch Blickkontaktvorgänge aktiviert wird (Kawashima et al. 1999).

Sowohl Neurowissenschaftler (Joseph 1992) als auch Psychoanalytiker (Galin 1974; Hoppe 1977; McLaughlin 1978; Miller 1991; Stone 1977) haben behauptet, dass Freuds unbewusste Systeme in der rechten Hemisphäre lateralisiert sind. Die Lateralisation des Hypothalamus, der anatomische Ort der Triebzentren (Stellar 1954), unterstützt Freuds Vorstellung der zentralen Rolle der Triebe im unbewussten System. Die Tatsache, dass rechtshemisphärische Gehirnfelder die »umfassendste und integrierteste Karte des aktuellen Körperzustands produzieren, über die das Gehirn verfügt« (Damasio 1994, dt. 2006, S. 103), weist darauf hin, dass Freuds Definition (1915) des »Triebes« als »der psychische Repräsentant der aus dem Körperinneren stammenden, in die Seele gelangenden Reize« (GW, Bd. X, S. 214) präziser als »das rechte mentale System« (Ornstein 1997) charakterisiert werden könnte. Damit erklärt sich auch die Bemerkung Freuds gegenüber Groddeck (Brief vom 5. Juni 1917): »Das Unbewusste ist der eigentliche Vermittler zwischen dem Körper und dem Geist, vielleicht das lang gesuchte ›fehlende Bindeglied‹« (in Groddeck 1977, S. 38).

Die oben erwähnten neurobiologischen Studien zum rechtskortikal-subkortikalen System unterstützen die Vorstellungen, dass die linke Hälfte des Körpers (reguliert durch das kontralaterale rechte Gehirn) größeren Zugang zu unbewussten Impulsen hat (Ferenczi 1926), dass die frühe Entwicklung der rechtslimbischen Verbindungen mit dem Immunsystem die Ätiologie der Verletzbarkeit für psychosomatische Störungen beeinflusst (Schore 1994, 1997b), dass die rechte Hemisphäre mehr als die linke in die Bildung von Somatisierungssymptomen, die sich auf emotionale Störungen beziehen (Min & Lee 1997), involviert ist, dass eine mangelnde Aktivierung des rechten Gehirns in hohem Maß mit physischen Gesundheitsbeschwerden einhergeht (Wittling & Schweiger 1993) und dass rechtshemisphärische Strategien Herzpatienten unzureichend zugänglich sind (Soufer et al. 1998). In der Tat mag die Integration von Neurowissenschaft und Psychoanalyse zu einem tieferen Verständnis der Verbindungen von Bewusstsein und Körper (Pally 1998) und zu Behandlungsmodellen psychosomatischer Erkrankungen – ein Fokus der derzeitigen klinischen Schriften (Aron & Anderson 1998) – führen.

Ein hierarchisches Konzept der Ontogenese des limbischen Systems

Die Wichtigkeit des vertikalen kortiko-subkortikalen Funktionssystems wurde von Hecaen und Albert beschrieben: »Kortikale neurale Mechanismen einer Hemisphäre sind für spezifische Leistungen verantwortlich; und subkortikale Strukturen, die mit diesen kortikalen Zonen verbunden sind, sind an der Verwirklichung dieser Aufgaben beteiligt, indem sie ein komplexes kortiko-subkortikales Funktionssystem, das für jede Hemisphäre typisch ist, kreieren« (1978, S. 414). Die klinische Brauchbarkeit dieses Konzeptes der vertikalen Organisation des Gehirns wird heute in verschiedenen neurobiologischen Domänen angewandt – ausgehend von funktionalen Studien zur auftauchenden Selbstregulation im sich entwickelnden Gehirn (Luu & Tucker 1996) und bis hin zur Forschung an der »tiefen und frühen zerebralen Asymmetrie« des Gehirns des Kleinkinds (Trevarthen & Aitken 1994) und zu Untersuchungen zur Dysfunktion der neuronalen Kreisläufe bei emotionaler Dysregulation (Davidson 1998b; Davidson et al. 2000). Diese Tendenz leitet sich unmittelbar – ich wiederhole mich – von der weitsichtigen Arbeit Jacksons ab (1931).

Jackson machte geltend, dass die Entwicklung des Gehirns ein Wachstumsprozess ist, in dem die ontogenetisch früh reifenden Strukturen progressiv von später reifenden Strukturen abgelöst werden. Über die unterschiedlichen Phasen der Entwicklung hinweg repräsentiert jede höhere Ebene ein erweitertes, komplexeres Niveau der Organisation jener Funktionen, die sich in einer vorausgegangenen und primitiveren Schicht der Organisation dargestellt hatten. In diesem hierarchischen Konzept der Gehirnreifung in der vertikalen Dimension regulieren später sich entwickelnde höhere kortikale die früher entwickelten, niedrigeren, subkortikalen Schichten. Die Weiterentwicklung dieser aufschlussreichen Einsichten erfolgte von Pribram (1960); er stellte fest, dass an der Spitze der kortiko-subkortikalen Hierarchie der Frontallappen sitzt, der als Regulator interner Funktionen fungiert; Nauta (1971) und Fuster (1980) argumentierten dahingehend, dass der Frontallappen die kortikale Repräsentation der retikulären erregungsaktivierenden Systeme des subkortikalen Hirnstammes ist; Lurija (1973) postulierte, dass die Entwicklung der ventralen und medialen präfrontalen Areale, die die Erregung regulieren, postnatal stattfindet und von sozialen Umgebungsfaktoren beeinflusst wird.

Diese neurobiologische Perspektive wird auch von Luu und Tucker vertreten:

»Übereinstimmend mit Jacksons Grundgedanken der vertikalen Organisation, kann angenommen werden, dass die präfrontalen Areale – vor allem die medialen und ventralen Oberflächen – vermutlich eine regulatorische Rolle *durch Hemmung und Stützung* gegenüber dem aufsteigenden System spielen, so dass es indirekt den Erregungszustand des restlichen Gehirns regulieren kann« (1996, S. 299, Hervorhebung A. S.). Da der orbitofrontale Kortex als ein assoziiertes Areal für das limbische Endhirn positioniert ist (Pribram 1960), funktioniert dieses ventromediale präfrontale System als die »Senior-Exekutive« der limbischen Erregung (Joseph 1996). Aber wichtige Fragen tauchen auf: Welche spezifischen »niedrigeren« limbischen Strukturen und Erregungsmechanismen regulieren dieses »höhere« kortikale System? Und welcher Art sind die Veränderungen, die innerhalb der kortikal-subkortikalen Kreisläufe mit normalen und pathologischen Gehirn-Bewusstsein-Körper-Systemen assoziiert sind?

In Übereinstimmung mit Jacksons und Freuds ontogenetischer Perspektive schlage ich vor, dass einzig eine entwicklungsorientierte psychoneurobiologische Perspektive – ein Konzept der erfahrungsabhängigen Ontogenese des limbischen Systems – diese Frage beantworten kann. Und weiter denke ich, dass dieses Wissen unmittelbar auf die Frage zusteuert, wie und warum sich das primitive Bewusstsein zuerst entwickelt und dann immer komplexer wird (Schore 2000e) und warum die Psychiatrie an hirnorganischen Mechanismen interessiert ist, die eine Pathogenese mediieren (Schore 1997b, d). Diese Arbeit erinnert gleichermaßen an die wertvollen Forschungen von John Gedo (1991) zu hierarchischen Konzepten in der Psychoanalyse.

Ich möchte dazu einige Gedanken zur frühen Ontogenese des limbischen Systems anführen, die Luu und Tucker (1996) als den entwicklungsorientierten Prozess »der zerebralen Reifung in der vertikalen Dimension« beschrieben haben. Wenn die orbitofrontalen Areale, der hierarchische Apex des limbischen Systems (Schore 1994), sich vom 10. bis 12. und vom 16. bis 18. Monat in einer kritischen Reifungsperiode befinden – welche limbischen Strukturen operieren in den vorausgegangenen Monaten des ersten Lebensjahres? Erinnern wir uns, dass sich die rechte Hemisphäre in den ersten 1½ Lebensjahren in einem Wachstumsschub befindet und dass diese Hemisphäre tief mit dem limbischen System verknüpft ist.

Anhaltspunkte für eine Antwort kommen von zahlreichen Forschern, die simultan ein »rostrales limbisches System« beschrieben haben, eine hierarchische Folge von miteinander verbundenen limbischen Arealen im orbitofrontalen, im insularen Kortex, im anterioren Cingulum und in der Amygdala (Devinsky et al. 1995); ein »anteriores limbisches System«, das sich aus dem orbitofrontalen Kortex, dem basalen Vorderhirn, der Amygdala und dem Hypothalamus zusammensetzt (Schnider &

Ptak 1999); ein »paralimbischer Kreislauf«, der orbitofrontale, insuläre und temporopolare Kortices enthält (Mesulam & Mufson 1982); und ein »anteriores limbisches präfrontales Netzwerk«, das den orbitalen und medialen präfrontalen Kortex mit dem temporären Pol, dem Cingulum und der Amygdala verknüpft, das »in affektive Reaktionen auf Ereignisse, in mnemonische Prozesse und in die Speicherung dieser Reaktionen involviert ist« (Carmichael & Price 1995, S. 639).

Es gibt zahlreiche anatomische Belege dafür, dass das orbitofrontale-insuläre, das mediale frontale anteriore cinguläre und das Amygdala-System sowohl alle miteinander als auch mit den monoaminergen und hypothalamischen neuroendokrinen Nuklei des Hirnstamms verknüpft sind (A. N. Schore 2001b, 2003). Da sie alle Bestandteile des limbischen Systems sind, verarbeitet jedes die jeweils aktuelle exterozeptive Information zu Veränderungen in der externen sozialen Umgebung mit der interozeptiven Information über gleichzeitige Veränderungen des internen Körperzustandes. Und da sie alle direkt mit dem ANS verbunden sind (Neafsey 1990), sind sie durch jene Ereignisse beeinflusst (und regulieren sie zudem), die sich auf der »physiologischen Basis des Bewusstseins« abspielen (Jackson 1931). Somit ist auch jedes in die Regulation körperlich verursachter Affektzustände involviert.

Auf der Basis von Jacksons ontogenetischem Konzept der vertikalen Gehirnorganisation und des Prinzips der kaudalen hin zur rostralen Gehirnentwicklung kann ein Modell der limbischen Ontogenese generiert werden. Die Umkehrung der Abfolge des rostralen limbischen Systems (Amygdala, anteriores Cingulum, Insula, orbitofrontaler Kortex) kann spezifische Vorstellungen aufkommen lassen, wie einige limbische Komponenten mit der dargestellten Abfolge im ersten Lebensjahr in Verbindung gebracht werden können. Einmal mehr weise ich darauf hin, dass diese adaptiven Systeme vertikal vom Einfachsten hin zum Komplexesten organisiert sind und dass sie ihren Anfang in einer festgelegten Abfolge wichtiger Phasen im ersten Lebensjahr haben – mit den später reifenden kortikalen Strukturen, die hierarchisch die früh reifenden Systeme regulieren. Dieser Grundsatz wurde auch in der psychoanalytischen Literatur artikuliert; Hartmann (1939) schlug vor, dass Anpassung zunächst eine reziproke Beziehung des Organismus und seiner Umgebung ist und dass Entwicklung eine Differenzierung ist, in der primitive regulatorische Systeme fortwährend ersetzt oder durch effektivere regulatorische Systeme ergänzt werden.

Bei der Geburt ist nur die Amygdala schon funktionstüchtig – ein primitives limbisches Regulationssystem, das undifferenzierte Information über externe Reize einschätzt und autonome und Erregungssysteme moduliert (Chugani 1996). Von der Amygdala weiß man, dass sie in die Verarbeitung olfaktorischer Stimuli (Zald et al. 1998) in der Beziehung von Mutter und ihrem perinatalen Kind (van Toller &

Kendal-Reed 1995) involviert ist. Das legt nahe, dass die durch die rechte Amygdala angeregten olfaktorischen Prozesse jenen Proto-Bindungsmechanismen unterliegen, die durch die einzigartige Bedeutung des mütterlichen Brustgeruchs für neugeborene Babys (Porter & Winberg 1999) angeregt werden, was die Organisation der frühesten Repräsentanzen der Säugling-Mutter-Beziehung erklärt, die es sechs Tage alten Babys zuverlässig ermöglicht, den Geruch eines Brusttuches ihrer Mutter von dem einer anderen Mutter zu unterscheiden (MacFarlane 1977).

Die Areale der Amygdala im medialen temporalen Lappen – ganz besonders die zentralen und medialen Nuklei – befinden sich in einer weiteren wichtigen Reifungsperiode, die im letzten Trimenon der Schwangerschaft beginnt und sich in die ersten beiden Lebensmonate des Menschen erstreckt – die früheste Phase der Anbindung. In einer entwicklungsförderlichen perinatalen Umgebung kann die erfahrungsabhängige Reifung der Verknüpfungen zwischen der rechten Amygdala und den rechten paraventrikulären hypothalamischen Kernen die Ko-Regulation der Ausschüttung von Oxytocin und Vasopressin in den frühen Mutter-Säuglings-Interaktionen ermöglichen (Panksepp 1998). Andererseits wird eine frühe wachstumshemmende Entwicklung, die mit einem ängstigenden mütterlichen Verhalten einhergeht (Schuengel et al. 1999), ebenfalls in der rechten Amygdala des Säuglings verwahrt: eine Struktur, von der man weiß, dass sie in visuo-affektive Interaktionen involviert ist, die durch Blickkontakt (Kawashima et al. 1999) aufrechterhalten werden, und die bei bedrohlichen Gesichtern aktiviert wird (Phillips et al. 1997). Eine frühe Misshandlung richtet im Säugling mehr als nur eine Desorganisation an – schwerwiegender Stress durch die Mutter prägt auch die lateralisierten Kreisläufe der Amygdala und wird dort gespeichert. In der psychoanalytischen Literatur wurde die Bedeutung der Amygdala für die frühesten (insbesondere stressvollen) affektiven und Erinnerungsprozesse des Säuglings von Share (1994) beschrieben.

In neuen fMRI-Studien wurde von Yamada et al. (1997, 2000) bewiesen, dass in der 8. Lebenswoche ein spektakulärer metabolischer Zuwachs im zerebralen Kortex stattfindet, was eine signifikante Weiterentwicklung in der Gehirnreifung ankündigt. Insbesondere visuelle Stimulationen induzieren einen rapiden Wechsel im Energiemetabolismus des okzipitalen Kortex, und die Autoren kamen zu dem Schluss, dass dies für den Beginn einer wichtigen Periode spricht, in der synaptische Verbindungen im primären visuellen Kortex durch visuelle Erfahrung modifiziert werden. Es ist die gleiche Zeit, in der die früher beschriebenen Face-to-face-Interaktionen – ureigenste Erfahrungen im menschlichen Spiel – zuallererst auftauchen (Cohn & Tronick 1987).

Gerade dieses Intervall repräsentiert eine kritische Periode in der Entwicklung der anterioren cingulären Areale im medialen frontalen Kortex – einem Areal, das in

Spiel- und Trennungssituationen, in Lachen und Weinen, in mimische Repräsentationen und in die Modulation autonomer Aktivität involviert ist (MacLean 1985, 1993; Paus et al. 1993). Erinnern wir uns an die vorausgegangene Darstellung wechselseitiger regulierter Zustände von hoher Erregung, die in Spielerfahrungen, die zu dieser Zeit auftauchen, eingebettet sind. Dies ist ebenfalls der Anfang der positiven Resonanz, die sich in der Mutter-Säugling-»Protokonversation« ereignet, die das induziert, was Trevarthen »primäre Intersubjektivität« nannte (Trevarthen et. al. 1998). In diesen mit positivem Affekt hoch besetzten Interaktionen ko-regulieren Mutter und Säugling ihre opiaten Systeme (Kalin et al. 1995) und ko-regulieren dadurch gemeinsam hohe Zustände von positiver Erregung und vergnüglichem Affekt. Diese Befunde unterstreichen ein wesentliches Prinzip, das von vielen Emotionstheoretikern übersehen wurde – die Affektregulation ist nicht nur die Dämpfung von Emotion und die Reduktion von negativer affektiver Intensität. Sie schließt auch eine Verstärkung und eine Intensivierung der positiven Emotion ein.

Weiter liegt die Vermutung nahe (Kennard 1955) – angesichts der bekannten Rolle des Cingulum für das Bewusstsein –, dass die erfahrungsabhängige Reifung dieser limbischen Struktur in Momenten dyadisch erweiterter Bewusstseinszustände aktiviert wird, die in der Mitte des ersten Lebensjahres ihren Anfang haben. Tronick et al. (1998) beschrieben, auf welche Weise mikroregulatorische sozial-emotionale Prozesse der Kommunikation intersubjektive Bewusstseinszustände in der Säugling-Mutter- (Patient-Therapeut-) Dyade bedeutsam erweitern. Tronick wies darauf hin, dass das selbstorganisierende System des Babys, wenn es mit dem der Mutter verbunden ist, eine Gehirnorganisation ermöglicht, die zu kohärenteren und komplexeren Bewusstseinszuständen führen kann. Diese entwicklungspsychologische Arbeit bekräftigt die Vorstellung, dass das Bewusstsein das Ergebnis jenes Teils des Gehirns ist, das sich mit menschlicher Beziehung befasst, und dass es eine Eigenschaft des Gehirns ist, in Kommunikation mit anderen Gehirnen zu stehen (Barlow 1980; Schore 1994). Innerhalb der psychoanalytischen Literatur sprach Davies (1996) von einem »beziehungsorientierten Unbewussten«.

Tronick beschrieb eine Expansion, die Edelman (1989) als »primäres Bewusstsein« bezeichnete. Edelman stellte fest, dass das primäre Bewusstsein mit viszeralen und emotionalen Erfahrungen zusammenhängt, die zum biologischen Selbst gehören, und Informationen speichert, die zur äußeren Realität gehören, und dass es zudem rechtshemisphärisch lateralisiert ist. Dieser rechtshemisphäre limbisch beeinflusste Zustand entspricht Jacksons (1931) »subjektivem Bewusstsein« – einem präverbalen Modus, der Wahrnehmungen und Erinnerungen automatisch und nicht bewusst organisiert – je nach Ähnlichkeit und affektiver Valenz. Die Primäreprozess-Kognition ist somit in Gang gesetzt und erfährt bis zur Mitte des ersten Lebensjahres eine

Erweiterung. Neisser zufolge »ruht primärprozesshaftes Denken auf einer Allgemeinform, auf einfachen Bewegungen und Geräuschmustern – auf gerade jenen Elementen, auf die die vor-aufmerksame Verarbeitung des Sehens und des Hörens sensibel reagiert« (1967, S. 302).

Im letzten Viertel des ersten Lebensjahres ändert sich – dank der gleichzeitig fortschreitenden Myelinisierung und Reifung der sich entwickelnden limbischen und kortikalen Assoziationsfelder (Kinney et al. 1988) – dramatisch die Qualität der sozialen Bezogenheit des Säuglings (Schore 1994). Wenn frühere Face-to-face-Interaktionen nur eine spontane Kommunikationsverarbeitung involvieren, dann kann sich der Säugling nach neun Monaten auf eine »Joint Attention« einlassen, d. h. auf jene Fähigkeit, die Aufmerksamkeit zwischen Objekt und Person zu verlagern. Bei dieser Form der nonverbalen Kommunikation koordiniert der Säugling seine visuelle Aufmerksamkeit mit der der Fürsorgeperson und ist sich in diesem Augenblick nicht nur eines Objektes, sondern gleichzeitig der mütterlichen Aufmerksamkeit in Bezug auf dieses Objekt bewusst. In solchen Augenblicken, die Trevarthen et al. (1998) »sekundäre Intersubjektivität« genannt haben, stellt sich jedes Mitglied der Dyade auf getrennte, aber dennoch aufeinander bezogene Formen des Bewusstseins ein.

Joint Attention ereignet sich in affektiv hoch besetzten sozialen referenziellen Transaktionen, d. h. es handelt sich um einen Bindungsprozess, der die Resonanz eines positiven Affektes herbeiführt. Dieser dyadische Mechanismus ermöglicht es dem Säugling, sich dessen bewusst zu werden, dass »der andere Mensch der Welt gegenüber ein eigenes Zentrum psychologischer Handlungen ist und dass der Andere davon ausgeht, dass getrennte Erfahrungen möglich sind« (Hobson 1993, S. 267) – ein wichtiger Fortschritt in den adaptiven Möglichkeiten des Kindes. Dieser Fortschritt steht für eine weitere Reifung der rechten Hemisphäre, und Forschungsergebnisse weisen auf »eine besondere Rolle des rechtes Frontallappens bei der Aufrechterhaltung von Aufmerksamkeit über längere Zeit« hin (Rueckert & Grafman 1996, S. 952). Die entwicklungsorientierte neurobiologische Forschung stellte die Hypothese auf, dass »die Entwicklung der Joint Attention die Reifung des präfrontalen Kortex widerspiegelt« (Caplan et al. 1993, S. 589).

Mit meiner Arbeit versuche ich zu belegen, dass die frontolimbischen Areale des orbitalen präfrontalen Kortex in eine wichtige Wachstumsphase eintreten, die sich von dem letzten Viertel des ersten bis in die Mitte des zweiten Lebensjahres erstreckt – ein Zeitabschnitt, der dem Beginn der menschlichen Sozialisation entspricht (Schore 1994). Das erfahrungsabhängige postnatale Wachstum der Verknüpfungen innerhalb des frontolimbischen Systems und der Insula (Augustine 1996), des anterioren Cingulum (Devinsky et al. 1995) und der Amygdala (Barbas & De Olmos

1990) stellt die anatomische Konstruktion des »rostralen limbischen Systems« dar. Ich habe auch darauf hingewiesen, dass der orbitofrontale Kortex auf dem hierarchischen Apex zweier limbischer Kreisläufe – einem exzitatorischen, dopaminergen, ventralen, tegmentalen, limbischen Vorderhirn-Mittelhirn-Kreislauf und einem inhibitorischen, noradrenergen, lateralen, tegmentalen, limbischen Vorderhirn-Mittelhirn-Kreislauf – positioniert ist (Schore 1994, 1996, 1998b).

Da es Neuronen enthält, die als Reaktion auf Gesichter aktiv werden (Scalaidhe et al. 1997), und da es Informationen, die vom Gesicht und der Stimme ausgehen, verarbeitet (Hornak et al. 1996), ist dieses System in der Lage, Veränderungen in der externen Umgebung, insbesondere der sozialen, objektbezogenen Umgebung, zu überprüfen. Das orbitale präfrontale System – die zuvor erwähnte »Senior-Exekutive« des emotionalen Gehirns (Joseph 1996) –, das sensorische Eindrücke erhält, die im limbischen Thalamus verarbeitet werden, wird im Kontext von Unsicherheit (Elliott et al. 1999) aktiviert, und es verursacht – auf einer Augenblick-zu-Augenblick-Basis –, die affektive Bedeutung der externen Stimuli zu ermitteln (Schore 1998b). Der Grundsatz, dass diese Einschätzung auch bei Freuds Lust-Unlust-Prinzip eine Rolle spielt, zeigt sich in Studien zur orbitofrontalen Verarbeitung von Reaktionen auf angenehme Berührung, auf Geschmack, Geruch (Francis et al. 1999) und Musik (Blood et al. 1999) wie auch auf unerfreuliche Bilder mit ärgerlichen oder traurigen Gesichtern (Blair et al. 1999).

Neben dieser bewertenden, den Affekt aufnehmenden Funktion unterstützt dieses System zudem auch den Ausdruck von Affektzuständen. Durch seine Projektion in das ventrale Striatum (Basalganglion) – die Schnittstelle zwischen dem limbischen Kortex und den motorischen Systemen und auch den autonomen Arealen (Neafsey 1990) – beeinflusst es sowohl emotionale als auch motivationale Reaktionen (Haber et al. 1995; Mogenson et al. 1980). Orbitofrontale Areale sind in die Regulation autonomer Reaktionen auf soziale Stimuli (Zald & Kim 1996) und in die Verarbeitung von Feedback-Informationen (Elliott et al. 1997) involviert. Und so steuert nach einer schnellen subkortikalen Evaluation der regulatorischen Bedeutung eines Umgebungsstimulus das rechte orbitofrontale Anpassungssystem das Feedback auf ablaufende interne Zustände, um eine Bewertung der Anpassungsressourcen vorzunehmen, und es aktualisiert adaptiv angemessene autonome Reaktionen, um adaptive Regulationen in Bezug auf besondere Umgebungsstörungen zu leisten (Schore 1998b). Diese Operationen organisieren den Ausdruck eines regulierten emotionalen Zustandes, der für einen besonderen sozialen Umgebungskontext angemessen ist.

In früheren Publikationen (Schore 1991, 1994) führte ich Beweise an, dass dieser rechtshemisphärische präfrontale Affektregulator, der eine Evaluationsfunktion erfüllt, dem Ich-Ideal gleichzusetzen ist, einer Steuerungsagentur des Über-Ichs (Hartmann & Loewenstein 1962), das im Alter von 18 Monaten entsteht – zur Zeit der orbitofrontalen Reifung. Dieses strukturelle System ist in temporale und Zeitverzögerungs-Funktionen involviert (Chasseguet-Smirgel 1985) und fungiert als »richtungsgebend« für das Ich (Jacobson 1954, dt. 1973, S. 105). Nach Freud besteht die Funktion des internen überwachenden Über-Ichs in der Regulation der Triebe (d. h. überstimulierte Aggression und Sexualität), doch betonen derzeitige Überarbeitungen der psychoanalytischen Theorie, dass das Über-Ich (und nicht das Ich) den emotionalen Ausdruck und Stimmungszustände moduliert (Jacobson 1971; Kernberg 1984; Schore 1991, 1994). In Übereinstimmung mit diesem Modell machte auch Solms geltend, dass »die Funktionen des Über-Ichs sehr eng mit den mediobasalen Regionen des präfrontalen Lappens verbunden sind« (1996, S. 359).

Vitz (1990) betonte die Wichtigkeit der rechtshemisphärischen emotional-bildhaften Prozesse in der moralischen Entwicklung. Auch derzeitige Konzepte der Moralentwicklung heben die Wichtigkeit einer Über-Ich-Funktion heraus, die Freud in seinem Strukturmodell vorausgesehen hatte: der aufkommenden Fähigkeit für Einfühlung – ein ebenfalls rechtshemisphärischer Prozess (Voeller 1986). Diese neurobiologisch-psychoanalytische Konzeptualisierung der zentralen Involviertheit der rechtshemisphärischen, orbifrontalen, regulatorischen Aktivität bei Über-Ich-Funktionen stellt eine Aktualisierung von Jacksons hierarchischem Prinzip und Freuds (1923) strukturellem Modell (GW, Bd. XIII, S. 235–289) eines Über-Ichs, das rittlings auf dem Es sitzt, dar.

Dieses hierarchische Entwicklungsmodell der Ontogenese der niedrigeren und höheren Schichten des limbischen Systems ähnelt Freuds Vorstellungen von der frühen »Archäologie« des primitiven Bewusstseins. In seiner letzten Arbeit (Freud 1940) schrieb er: »... sein Inhalt [das ›Es‹, Anm. d. Übers.] ist alles, was ererbt, bei Geburt mitgebracht, schon da ist und konstitutionell festgelegt ist ...« (GW, Bd. XVII, S. 67 f.). Dies wird durch die derzeitige Neurowissenschaft bestätigt, und Luu und Tucker beschrieben, dass »das Gehirn veränderbar ist, und seine strukturelle Organisation spiegelt die Geschichte des Organismus wider. Und mehr noch reflektiert diese Struktur, was für den Organismus von Bedeutung ist, und auch das, wozu er zu dieser besonderen Zeit fähig ist« (1996, S. 297).

Eine ontogenetische Konzeption postuliert, dass das limbische System ein dreischichtiges hierarchisches System ist, wo jede Ebene (Amygdala, anteriores Cingulum und insula-orbitofrontale Ebene) getrennte, zustandsabhängige, affektive, kognitive und behaviorale Funktionen enthält. Jede Schicht besitzt eine eingeprägte und somit gespeicherte Repräsentation des frühen sensorisch-affektiv geladenen Modus des Sich-Einlassens auf die soziale Umwelt. Das heißt, dass es dort verschiedene Schichten des impliziten Gedächtnisses geben kann – jede assoziiert mit einem einzigartigen Cluster psychobiologischer Selbstzustände. Jede dieser drei Ebenen manifestiert sich auch in differenzierten Bewusstseinszuständen – mit der Amygdala als der tiefsten unbewussten und der orbitofrontalen Schicht als der höchsten Ebene. Die primitive Amygdala-Schicht, die am weitesten von höheren kortikalen Operationen entfernt ist, aber nahe an hypothalamische und autonome Strukturen angrenzt, enthält Freuds Areal (1923) des »Körper-Ichs« und Bollas' (1987) »unreflektiertes Wissen«.

Da dieses vertikal organisierte System ontogenetisch reift, können die Affekte komplexer werden; sie bewegen sich von Ausdrucksformen, die Stern (1985) die früh erscheinenden, niedrig angesiedelten »Vitalitätsaffekte« nannte, die sich formal und in Umrissen gefühlshaft darstellen, bis hin zu später erscheinenden, höher angesiedelten »kategorialen Affekten«, die sich in umschriebenen und inhaltsangemessenen Emotionen ausdrücken. Dieser Fortschritt ermöglicht somit die Entwicklung der Affekte von ihrer frühen Form, wo sie als körperliche Sensationen erlebt wurden, hin zu einer späteren, mehr komplexen Form, wo sie als diskrete subjektive Zustände erfahren werden.

Anatomische Stellen der synaptischen Verknüpfungen zwischen diesen drei rechtslateralisierten, vertikal organisierten Systemen repräsentieren getrennte, jedoch ineinander vernetzte Schnittstellen von Freuds Unbewusstem-Vorbewusstem. Luu und Tucker (1996, S. 302) formulierten den Grundsatz: »Aus einer vertikalen Perspektive muss die Information die vertikale Hierarchie auf- und absteigen, um Kohärenz zu erreichen – eine Form einer erneut eintretenden Verarbeitung« (Edelman 1989). Wenn diese drei limbischen Ebenen interkommunikativ resonant sind, arbeitet das Gehirn als ein effizientes, kohäsives System, das sich schnell und relativ flexibel an sich ändernde Anforderungen der inneren und äußeren Welt anpassen kann und sich dadurch adaptiv ein kohärentes subjektives Erleben bewahrt.

Damit postuliert dieses ontogenetische Modell der hierarchischen Organisation des dynamischen Unbewussten, dass sich die unbewusst-vorbewussten Systeme als getrennte, sich unterscheidende und dennoch verknüpfte Ebenen in Phasen entwickeln. Wenn jedoch frühe Umgebungstraumata die erfahrungsabhängige Reifung der Verknüpfungen zwischen diesen drei limbischen Systemen des »rostralen limbischen Systems« stören, dann werden sie – in zukünftigen interaktiven Stresszuständen – zu schnell an Kohärenz verlieren und voneinander getrennt werden. Dies würde zu von der Amygdala bearbeiteten, intensiv dysregulierten somatischen Zuständen führen, in denen es nicht möglich ist, zu einem besser organisierten und komplexeren Verarbeiten in die vertikale Hierarchie aufzusteigen; dadurch werden nie die höchsten orbitofrontalen Schichten erreicht, die als das Zentrum nicht nur der Affektregulation, sondern auch für die Verarbeitung von kognitiven emotionalen Interaktionen (Barbas 1995) und für affektbezogene Bedeutungen bekannt sind (Teasdale et al. 1999).

Mit anderen Worten: Traumabezogene dissoziierte Affekte können sich nicht zu umschriebenen, subjektiv erfahrenen kategorialen Affekten entwickeln, sie sind vielmehr »unbewußte Affekte« (GW, Bd. X, S. 276) wie es schon Freud 1915 in *Das Unbewußte* beschrieb: … dass die »unbewußte Vorstellung nach der Verdrängung als reale Bildung im System Ubw bestehen bleibt, während dem unbewußten Affekt ebendort nur eine Ansatzmöglichkeit, die nicht zur Entfaltung kommen durfte, entspricht« (GW, X, S. 277). Diese psychoneurobiologische Konzeption verweist unmittelbar auf das derzeitige klinische Interesse an primitiven mentalen Zuständen, am Trauma, an pathologischer Dissoziation und an multiplen Selbstzuständen (z. B. Bromberg 1994; Davies 1999).

Durch den Anknüpfungspunkt des neu entdeckten »emotionalen Gehirns« gibt es nun einen Ruf nicht nur nach der Integration von Neurowissenschaft und Psychoanalyse (Kandel 1999), sondern auch nach der von Neurowissenschaft und Psychiatrie (Sacks 1998). Auch mein bisheriges Bemühen ging dahin, ein psychoneurobiologisches Konzept zu entwerfen und dabei zu zeigen, wie eine interaktive, stressinduzierte übermäßige Eindämmung der kortikal-subkortikalen rechtshemisphärischen Kreisläufe für verschiedene Muster der unsicheren Bindung verantwortlich ist, die ihrerseits mit einem wachsenden Risiko für Erscheinungsbilder einer sich später herauskristallisierenden Psychopathologie in Zusammenhang steht (Schore 1994, 1997b, d, 1998h). Ich habe auch auf die Bedeutung der aktuellen Forschung zum Säuglingsgehirn für die klinische Psychiatrie hingewiesen. Weiter liegt nahe, dass ein frühes Trauma – ob in Form von Vernachlässigung oder Misshandlung – die Entwicklung der rechten Hemisphäre beeinträchtigt und die Prädisposition zu PTBS (Schore 1998i, 1999f) und/oder Gewalt schafft (Schore 1999d, 2001c).

Und so führt zum Beispiel eine experientell forcierte Entwicklungshemmung (Schore 1994, 1997b) der orbital-amygdaloid synaptischen Verknüpfungen zu einer rechtshemisphärischen Amygdala-Aktivität, die nicht durch höhere kortolimbische Systeme moduliert wird. Bildgebende Verfahren haben eine subkortikale Leitungsbahn zu der von der rechten Amygdala mediierten »unsichtbaren Angst« (Morris et al. 1999) und eine Dysfunktion der anterioren limbischen Kreisläufe bei PTBS-Patienten beim Erleben traumatischer emotionaler Reaktionen (Rauch et al. 1996; Shin et al. 1997) bewiesen. Die Methodologie dieser Forschung schließt nicht nur die Messung des basalen Zustandes eines individuellen Patienten ein, sondern auch die Evaluation stressbedingter Veränderungen, die das Entstehen von Symptomen begleiten. Dieses experimentelle Denkmuster sollte für die Erforschung von effizienter oder uneffizienter Affektregulation übernommen werden. Diese Befunde unterstreichen auch die Tatsache, dass sich jede aktualisierte Affekttheorie den Problemen der Affektdysregulation zuwenden muss – einem grundlegenden Merkmal aller Psychopathologien (Schore 1994, 1996, 1997b).

Die vertikale Organisation der rechten Hemisphäre ermöglicht adaptives affektives Funktionieren

Eine optimale frühe Umgebung ermöglicht die erfahrungsabhängige Reifung des rechtslateralisierten hierarchischen Systems, und sie erlaubt den später sich entwickelnden höheren kortikolimbischen Zentren, effizient psychobiologische Zustände zu regulieren, was sich in sich früh entwickelnden, niedrigeren subkortikalen limbischen Zentren darstellt. Diese Entwicklungserrungenschaft bedeutet einen ontogenetischen Fortschritt in der Fähigkeit des Menschen, adaptiv auto- und interaktiv körperlich gesteuerte affektive Zustände zu regulieren. Obwohl die früh reifende Amygdala als sensorisches Eingangstor zum limbischen System dient, ist deren Verarbeitung – obwohl diese schnell abläuft – im Vergleich mit der komplexeren Verarbeitung affektiv bedeutsamer Stimuli durch die später reifenden kortikolimbischen Areale primitiv. In einer Veranschaulichung dieses Grundgedankens von Jackson stellten Morgan und LeDoux (1995) fest: »... während die Amygdala das Ausmaß der emotionalen Bedeutung bedrohlicher Stimuli bestimmt, benutzt der ventromediale präfrontale Kortex diese Information, um über den internen Status des Organismus Feedback zu geben und ihn zu steuern, und um die Reaktionen, die von diesem internen Status abhängen, zu aktualisieren. Ohne die ständige interne Rückmeldung, die das Niveau der Bedrohung durch den Stimulus anzeigt, kann der Organismus – für adaptive Zwecke – länger, als es eigentlich notwendig wäre in einem defensiven Reaktionszustand verbleiben« (S. 687). Dazu Tucker et al.: »Die ventrale limbische Leitungsbahn von der Amygdala zum orbitofrontalen Kortex vermag einen engen, begrenzten Modus der motorischen Kontrolle zu benutzen, der die adaptive Begrenztheit der Selbstbewahrung widerspiegelt« (1995, S. 233 f.).

Eine fMRI-Studie (Teasdale et al. 1999) konnte beweisen, dass die subkortikale Amygdala bei emotionalen Stimuli auf einer unmittelbaren Wahrnehmungsebene reagiert, wobei ihre Operationen bei kognitiv hervorgerufenen Emotionen weniger bedeutsam sind. Im Gegensatz dazu ist der ventromediale Kortex, »der denkende Teil des emotionalen Gehirns« (Goleman 1995), zentral in »emotionsbezogenes Lernen« involviert (Rolls et al. 1994). Der orbitofrontale Kortex übernimmt somit Amygdala-Funktionen (Rolls 1996) und »stellt ein höheres Niveau des Kodierens zur

Verfügung, das flexibler exterozeptive und interozeptive Bereiche und Funktionen koordiniert, um die Reaktionen an veränderte Bedingungen anzugleichen« (Derryberry & Tucker 1992, S. 335). »Ohne die Mithilfe des orbitofrontalen Kortex ist die ursprüngliche Kodierung schwieriger zu verändern, und sie übt eine strenge Kontrolle über das Verhalten aus. Mit anderen Worten: Das Verhalten wird starrer und immer weniger durch veränderte Möglichkeiten und subtilere kontextuelle Umgebungsmerkmale beeinflussbar« (Schoenbaum et al. 2000, S. 5188).

Dazu Rolls: »Obwohl in der Amygdala einige ähnliche Funktionen wie im orbitofrontalen Kortex ablaufen und sie ähnliche Eingaben erhält, gibt es Beweise, dass sie bei sehr schnellem Lernen und bei der Umkehrung der reizverstärkenden Assoziationen weniger effektiv funktioniert« (1996, S. 1443). Dieses Konzept wird auch in einer neueren PET-Studie von Morris et al. erläutert, die zu folgendem Schluss kamen: »Obwohl es genügend subkortikale sensorische Leitungsbahnen für die schnelle und unbewusste Verarbeitung von behavioral wichtigen Stimuli gibt, ist der intensive Einsatz spezialisierter neokortikaler Areale für hoch angesiedelte Prozesse offenbar notwendig – einschließlich der Objektidentifikation und der unbewussten Wahrnehmung« (1999, S. 1684). Wie schon zuvor erwähnt, lieferten Teasdale et al. (1999) vor einigen Jahren experimentelle Beweise dafür, dass die orbitofrontale Funktion grundlegend wichtig für die Verarbeitung *affektbezogener Bedeutung* ist.

Die Involviertheit des orbitofrontalen Systems in kognitiv-emotionale Interaktionen (Barbas 1995) kann nach Rolls (1996) als »das exekutive Funktionieren des orbitofrontalen Kortex« bezeichnet werden. Diese exekutiven Funktionen schließen mehr als nur regulierende rechte anteriore und posteriore kortikale Aktivitäten ein; diese »Senior-Exekutive« der limbischen Erregung (Joseph 1996) reguliert hierarchisch die Aktivität der gesamten rechten Hemisphäre. Studien belegen die zentrale Beteiligung dieses kortikolimbischen Systems bei der Abstimmung von Hungerzuständen (Tataranni et al. 1999), bezüglich des Energiehaushalts (McGregor & Atrens 1991), am *slow wave sleep* (SWS) (Maquet et al. 1997), bei der Regulation von körperlichen (Lurija 1980) und motivationalen Zuständen (Pandya & Yeterian 1985) und bei der motivationalen Kontrolle des zielgerichteten Verhaltens (Tremblay & Schultz 1999).

Diese funktionalen Fähigkeiten entsprechen der Tatsache, dass »der orbitofrontale Kortex die einzige kortikale Struktur mit direkten Verbindungen zum Hypothalamus, zur Amygdala und zu den biogenen Amine-Nuklei im Hirnstamm ist, und durch diese Verbindungen kann er *instinkthaftes* Verhalten modulieren« (Starkstein & Robinson 1997, S. 113; Hervorhebung A. S.). Wegen seiner Verbindungen in die cervikalen, thorakalen, lumbalen und sakralen Areale des Rückenmarks (Burstein & Potrebic 1993) und in den Vagus, der autonome Informationen liefert (Schore 1994), und dank seiner Sensibilität für hormonelle und energetische Substrate, die sich im Blutkreislauf bewegen (Schore 1994), empfängt er (wie die Amygdala und das Cingulum) augenblickliche interozeptive Informationen über den gesamten Körper, insbesondere (»Trieb«) Informationen, die Veränderungen des körperlichen Zustandes betreffen. Die orbitofrontale Aktivierung geht somit mit einer niedrigen Bewusstseinsschwelle für Empfindungen sowohl inneren als auch äußeren Ursprungs einher (Goldenberg et al. 1989).

Jackson (1931) kam zu dem Schluss, dass »die nervalen Prozesse in den höchsten Schichten potenziell den gesamten Organismus darstellen«. Aus seiner einzigartigen Position am konvergenten Punkt des höchsten Verarbeitungszentrums von ZNS und ANS verarbeitet dieses frontolimbische System exterozeptive Informationen, die die externe Umgebung betreffen, und integriert sie mit subkortikal verarbeitenden interozeptiven Informationen, die die viszero-endokrinologische Umgebung berücksichtigen (Nauta 1971), um dadurch eine komplexe Repräsentation von hochintegrierten Informationen des jeweiligen Organismuszustandes zu generieren (Tucker 1992). In einer neuen Arbeit konnte Craig nachweisen, dass der rechte orbitofrontale Kortex, der hierarchische Apex des rechten limbischen Systems, die komplexeste subjektive Einschätzung interozeptiver Zustände, d.h. die höchste Repräsentation des Gewahrwerdens der physiologischen Verfassung des Körpers, generiert (Craig 2002).

Die herausragende Bedeutung der Neuropsychoanalyse für die klinische Psychoanalyse

Dieses hierarchische Konzept zur Ontogenese des rechten limbischen Systems bedeutet eine Ausweitung von Jacksons hierarchischem entwicklungsorientierten Konzept, das – wie ich früher erwähnte – Freuds ursprüngliches Konzept des Unbewussten tief beeinflusst hat. Ein erweitertes neuropsychoanalytisches Verstehen der dynamischen Operationen des rechten mentalen Systems vermag unser Verständnis für die psychoanalytische »Metapsychologie« zu vertiefen, die der theoretischen und klinischen Psychoanalyse zugrunde liegt (Schore 1994, Kapitel 37). Die zentrale Involviertheit des orbitofrontalen Systems bei der Differenzierung eines Affektes, der mit Körpergefühlen einhergeht – gemäß den homöostatischen Bedürfnissen des Körpers (Craig 2002), bei der Modulation des instinkthaften Verhaltens (Starkstein & Robinson 1997) und bei der Triebkontrolle (Cavada & Schultz 2000) –, verweist direkt auf Freuds Konzept des *Triebes*. In *Triebe und Triebschicksale* (1915) definiert er Trieb als ein Grenzkonzept, an der Grenze zwischen Soma und Psyche – eine psychische Repräsentation eines Reizes, der aus einer inneren organischen Quelle stammt.

Diese Befunde weisen klar darauf hin, dass – sollte die psychoanalytische Theorie eine echte psychobiologische sein, was bereits Freud intendierte – Freuds Trieb-Konzept beibehalten werden müsste, wenn auch in einer aktualisierten Form. Das psychodynamische Triebkonzept verweist – mehr als jedes andere – ganz deutlich auf Beweggründe, die das menschliche Handeln beeinflussen. Weder das Problem der Motivation noch das der Emotion – beide sind begrifflich als *Prozesse* einer physiologischen Aktivierung oder De-Aktivierung definiert – kann ausschließlich im Hinblick auf Kognitions*inhalte* erfasst werden. In neurobiologischer Hinsicht argumentierte Damasio, dass Emotionen »eine ausdrucksstarke Erscheinungsform der Triebe und Instinkte« seien, und betonte deren motivationale Rolle: »Grundsätzlich beruht die Wirkung von Trieben und Instinkten darauf, dass sie entweder ein bestimmtes Verhalten direkt hervorrufen oder dass sie physiologische Zustände erzeugen, die das Individuum veranlassen ... sich in einer bestimmten Weise zu verhalten« (1994, dt. 2006, S. 163). Wenn die Psychoanalyse den Trieb missachtet, verfällt sie Descartes' Irrtum: Die »Trennung der höchsten geistigen Tätigkeiten vom Aufbau und der Arbeitsweise des biologischen Organismus« (1994, dt. 2006, S. 330).

Zudem liefert der anatomische Befund, dass sich nämlich das früh reifende orbitale präfrontale Areal in die visuospatiale rechte Hemisphäre ausdehnt (im Gegensatz zum später reifenden nonlimbischen, dorsolateralen präfrontalen Areal, das weiter in die linke reicht) (White et al. 1994), die Begründung für die Dominanz dieser Hemisphäre bei der Verarbeitung emotionaler Information (Falk et al. 1990). Die Tatsache, dass das orbitale präfrontale System Informationen von der ventralen oder objektverarbeitenden visuellen Strömung (Ungerleider & Haxby 1994) und das nonlimbische dorsolaterale System Informationen vom dorsalen Verarbeitungsstrom erhält, erklärt den Befund, dass den Gesichtsausdruck verarbeitende Neuronen nur in den ventromedialen Arealen gefunden werden (Scalaidhe et al. 1997).

Da die präfrontalen Areale als die Endpunkte der dorsalen und visuellen Bahnen betrachtet werden können (Kolb & Whishaw 1996) und da jede Hemisphäre ihre eigenen kortikalen Verbindungen hat, liegt es nahe (Schore 1994), dass die Expansion des orbitalen präfrontalen Kortex in die rechte Hemisphäre hinein es ihm erlaubt, als eine funktionell abgegrenzte exekutive Funktion des »nonlinearen« rechten Gehirns zu fungieren, und dass die Expansion des dorsolateralen präfrontalen Kortex in die linke Hemisphäre hinein es diesem erlaubt, als eine exekutive Funktion des »linearen« linken Gehirns zu dienen. Die Tatsachen, dass sich die orbitalen präfrontalen Oberflächen in sehr frühen Phasen entwickeln und der dorsolateralen

Reifung vorangehen (Pandya & Barnes 1987) und dass diese Sequenz parallel zur frühen Reifung der rechten Hemisphäre läuft, der dann die linke folgt, stützen ebenfalls diese Feststellung.

Dieses Konzept, das die lateralisierte Spezialisation der verbalen linken und der emotionsverarbeitenden rechten Hemisphäre erklärt, wird durch Untersuchungsbefunde gestützt, die belegen können, dass der linke dorsolaterale präfrontale Kortex bei der Verarbeitung semantischer Informationen (Binder et al. 1995) und der rechte orbitale präfrontale Kortex bei der Verarbeitung sozioemotionaler Informationen dominant ist. Dies führt zur Spezialisierung der ventromedialen präfrontalen Areale für die primäre Verarbeitung und der dorsolateralen präfrontalen Areale für die sekundäre Kognitionsverarbeitung – ein Konzept, das auch schon Solms (1996) vorgeschlagen hat. In einer früheren Arbeit aktualisierte ich Freuds Strukturtheorie und entwarf ein Über-Ich-System, das aus zwei Komponenten besteht: einem früh sich entwickelnden rechts-orbitalen präfrontalen Ich-Ideal und einem sich später entwickelndes links-dorsolateralen präfrontalen Gewissen (Schore 1991).

Folglich vermag die Expansion der ventralen Bahn in die rechte Hemisphäre deren Rolle beim »impliziten« (Hugdahl 1995) oder »prozeduralen« (Grigsby & Hartlaub 1994) Lernen zu erklären, während die Prädominanz der dorsalen Bahnen in der linken Hemisphäre deren Bedeutung bei den »expliziten« oder »erklärenden« Funktionen untermauert. Der Vorschlag von Zaidel et al., dass »das menschliche Gedächtnissystem in den beiden Hemisphären unterschiedlich verdrahtet ist, um in ihnen getrennte, aber komplementäre funktionale Spezialisierungen zu ermöglichen« (1998, S. 1050), weist darauf hin, dass die Speicherung des rechtshemisphärischen implizit-prozeduralen Lernens affektiver Informationen durch sehr unterschiedliche Operationen mediiert werden kann – anders als die expliziten Lernmechanismen der linken Hemisphäre. Autoren aus dem Kreis der Psychoanalyse sind stark an den impliziten und expliziten Bereichen (Cooper 1994) und an dem Einfluss der impliziten Erinnerungen interessiert (Bornstein 1999).

Es besteht heute kein Zweifel mehr, dass die rechte Hemisphäre vor der linken reift und daher das implizit-prozedurale Erinnerungssystem ontogenetisch vor dem expliziten arbeitet – eine Tatsache, die auf das Problem der »infantilen Amnesie« hinweist. Kandels Beobachtung, dass »sich der Säugling während der ersten 2 bis 3 Lebensjahre zunächst nur auf seine prozeduralen Erinnerungssysteme verlässt« (1999, S. 513), wirft Licht auf Josephs Aussage, dass sich »frühes emotionales Lernen in der rechten Hemisphäre ereignet, ohne dass die linke davon weiß; später mögen Lernen und damit einhergehende emotionale Reaktionen den Sprachzentren des Gehirns völlig unzugänglich sein« (1982, S. 243). Die klinische Psychoanalyse ist schon lange an jenen Mechanismen interessiert, die Zugang zu präverbalen

Erinnerungen herstellen und diese Forschungsergebnisse legen nahe, dass diese Erinnerungen in dem gespeichert sind, was Stern und Mitarbeiter das »implizite Beziehungswissen« (Lyons-Ruth et al. 1998; Stern et al. 1998a, b) genannt haben.

Das orbitale präfrontale System, der zentrale Mechanismus der Affektregulation im dual-hemisphärischen Gehirn, hat Zugang zu den Erinnerungsfunktionen (Frey & Petrides 2000; Schnider et al. 2000; Stuss et al. 1982) und arbeitet bei impliziten Vorgängen (Rolls 1996). Westen et al. schrieben: »Aus einer kognitiven Perspektive bilden Affektregulationsmechanismen eine Form des prozeduralen Wissens; d.h. sie werden ausgelöst, wenn Situationen zu einem Prototyp vergangener Erfahrungen passen, bei denen sie sich als nützlich erwiesen haben« (1997, S.430). Ein effizientes Funktionieren ermöglicht ein visuelles und auditives Abklären von Informationen, die dem emotionalen Gesichtsausdruck entnommen werden können, sowie schnelle orbitofrontale Einschätzungen der sozialen Umgebung auf Ebenen unterhalb der Wahrnehmung, und diese Einschätzungen wirken als nicht-bewusste Vorurteile, die das Verhalten leiten, bevor das Bewusstsein davon Kenntnis hat (Bechara et al. 1997). Das heißt, dass sie als Voreingenommenheiten in der Übertragung auftauchen – jedoch werden bei belastenden Übertragungs-Gegenübertragungsunterbrechungen die frontolimbischen Systeme nicht in der Lage sein, höhere regulatorische Funktionen den niedrigeren Ebenen gegenüber zu leisten, was sich (nach Jackson) als eine vorübergehende Auflösung manifestiert (Schore 1994, 1997c, 2001i). In solchen Momenten werden limbischen Aktivitäten auf niedrigerem Niveau entladen, und die damit einhergehenden, zutiefst unbewussten psychobiologischen Zustände werden in der Übertragung ausgedrückt. Eine Studie von Schnider und Ptak legte nahe, dass eine orbitofrontale Dysfunktion mit »einem Scheitern der Unterscheidung zwischen einer augenblicklich relevanten und einer früher erhaltenen Information, d.h. zwischen Jetzt und Vergangenem verbunden ist« (Schnider & Ptak 1999, S.680). Diese Charakterisierung ähnelt stark einer Übertragungsverzerrung, die ich andernorts als ein rechtshemisphärisches Phänomen charakterisiert habe (Schore 1994, 1997c). Solms beschrieb ebenfalls einen Mechanismus, bei dem die Desorganisation einer geschädigten oder entwicklungspsychologisch defizitären rechten Hemisphäre mit einem »Zusammenbruch der internalisierten Repräsentationen der externen Welt«, bei dem »der Patient von kohärenten zu partiellen Objektbeziehungsanteilen regrediert«, assoziiert ist (Solms 1996, S.347).

Dieses desorganisierende, affektiv beladene Geschehen ereignet sich während szenischer Übertragungs-Gegenübertragungssequenzen, die eine intersubjektive Matrix repräsentieren, die es dem Patienten erlaubt, »ein höheres Niveau an psychischer Organisation« zu erreichen (Katz 1998). Bornstein schrieb: »Die Übertragungsreaktion ... repräsentiert tatsächlich einen Ausdruck der impliziten Wahrnehmungen und impliziten Gedächtnisinhalte des Patienten« (1999, S. 170). Er machte weiter geltend: »Wenn eine implizite Erinnerung explizit gemacht wird, wird der Ursprung dieser Erinnerung ebenfalls explizit gemacht, und der Patient kann besser die Verursachungskette der Ereignisse erkennen, die von einer vergangenen Erfahrung zum gegenwärtigen Handeln führt. Einfach ausgedrückt: Die Übersetzung impliziter Erinnerungen erlaubt dem Patienten, Einsicht in das Beziehungsgefüge zwischen vergangener und gegenwärtiger Erfahrung zu erlangen« (1993, S. 341).

Interessanterweise behauptete Freeman (2000), dass die ventromedialen präfrontalen Regionen mit »sozialen Eigenschaften und der Fähigkeit für tiefe interpersonelle Beziehung zu tun haben« und zur »Einsicht« beitragen. Dies legt nahe, dass der wesentliche Mechanismus für Einsicht auf höheren Ebenen der »nonverbalen« rechten Hemisphäre und nicht in der linken lokalisiert ist und dass »Einsicht« auf ein rechtshemisphärisches, präfrontales, vorbewusstes Abgleichen der körperlichen Zustände verweist, die auf niedrigeren Ebenen des rechtshemisphärischen Bewusstsein-Gehirn-Körper-Systems repräsentiert sind. Aber »Einsicht« bezieht sich ebenfalls auf »Einsicht« in das unbewusste mentale System eines Anderen. Zu diesem Thema äußerten Stone et al. (1998), dass die »Theorie des Mentalen« eine Fähigkeit des orbitalen und nicht des linkshemisphärisch-dorsolateralen präfrontalen Systems darstelle.

Diese Gedanken betonen den wichtigen Grundsatz, dass jede aktualisierte psychoanalytische Affekttheorie auch klinisch relevant sein sollte, um heuristische und umfassendere Modelle der Behandlungsmechanismen anzubieten – d. h. der Übertragungs-Gegenübertragungs-Beziehung. Ich habe dazu Beiträge vorgestellt: zum psychoneurobiologischen Konzept der therapeutischen Empathie, zu den Abläufen der Kommunikation (die in das therapeutische Bündnis eingebettet sind), zur Wichtigkeit der körperlich basierten Gegenübertragungsreaktionen auf die affektive Kommunikation des Patienten und zum psychobiologischen Mechanismus, der der sich früh entwickelnden primitiven Affektabwehr zugrunde liegt, wie z. B. der projektiven Identifikation und der Dissoziation; des Weiteren zu einem Konzept, wie die psychoanalytische Behandlung als eine entwicklungsfördernde Umgebung für die Entwicklung struktureller Veränderungen im vorbewussten Regulationssystem des Patienten fungieren kann, um dadurch die Toleranz des Patienten für positive und negative Affekte zu erweitern und das Auftauchen einer selbstreflexiven Position, die die Wichtigkeit und die Bedeutung von Affekten einschätzen kann, zu ermöglichen (Schore 1994, 1997c, 1998c, d, 1999e, 2000b, i).

Die gegenwärtige Beurteilung von Jacksons (1931) ursprünglichen Vermutungen zu automatischen präverbalen Funktionen der rechten Hemisphäre wie auch der

Beweis der zentralen Involviertheit des orbitofrontalen Systems in vorbewusste Funktionen (Frank 1950) und in die Steuerung der Bereitstellung von Aufmerksamkeit für mögliche Inhalte des Bewusstseins (Goldberg et al. 1989) sind somit für eine Aktualisierung von Freuds topografischem Modell von großer Wichtigkeit. Erinnern wir uns, dass es das Kennzeichen des vorbewussten Materials (nach Freud) ist, dass es durch einen intentionalen Akt bewusst gemacht werden kann. Diese Konzeption wird durch neuropsychologische Studien gestützt, die die Überlegenheit der rechten Hemisphäre bei der Mediierung von Intention zeigen (Verfaellie et al. 1988), und sie spiegelt sich in kognitiven Theorien wider, die behaupten, dass »automatische Evaluationen eine Form des vorbewussten Filterns sind – mit dem Ziel, die bewusste Aufmerksamkeit mehr auf die einen und weniger auf andere Reize zu lenken« (Pratto 1994, S. 134).

In der psychoanalytischen Literatur gibt es ein wachsendes Interesse an den vorbewussten Funktionen, das sowohl den Patienten (Ross 1999) als auch den Analytiker (Hamilton 1996) betrifft. Kantrowitz bezog sich auf die »vorbewusste Resonanz zwischen Patient und Analytiker« (1999, S. 65). Schon vor über zwei Jahrzehnten beschrieb Epstein tiefgründig die Bedeutung der »vorbewussten Ebene der Wahrnehmung«, wo vorbewusste Kognitionen eine wesentliche Rolle bei der Strukturierung der Erfahrung spielen, insbesondere bei ›Emotionen und Stimmungen‹: »Freud glaubte, dass der unbewusste Beweggrund die bedeutsamste Quelle des menschlichen Verhaltens darstelle. Ich behaupte, dass der vorbewussten Ebene des Funktionierens diese Ehre zukommen sollte, da der implizite Glaube und Werte an dieser Stelle beheimatet sind und diese automatisch unsere Alltagserfahrung und das Verhalten organisieren und leiten« (1983, S. 235). Ähnlich beschrieb er die adaptiven Funktionen des rechten orbitofrontalen Kortex, eines Systems, das das hervorruft, was entweder als vorbewusste (Erdelyi 1985) oder als nicht-bewusste (Lewicki 1986) oder auch als implizite (Bornstein 1999) Wahrnehmung bezeichnet wird. Wie schon früher erwähnt, kann dieses System psychobiologische Zustände nicht nur wahrnehmen, sondern auch zum Ausdruck bringen und kommunizieren. Kantrowitz (1999) beschrieb Resonanz gebende, wechselseitige, rechtshemisphärische, nicht-bewusste Kommunikationen zwischen den rechten orbitofrontalen Systemen von Patient und Therapeut.

Dieses frontolimbische System sitzt auf dem Apex des rostralen limbischen Systems und wird beschrieben als »ein mentales Steuerungssystem, das wichtig für die Anpassung von Denken und Verhalten an die jeweilige Realität ist« (Schnider & Ptak 1999, S. 680). Die objektbezogene Ontogenese dieser vorbewussten »internen reflexiven und organisierenden Agentur« (Kaplan-Solms & Solms 1996), die dahingehend funktioniert, »um interne Wünsche und externe Realität abzuwägen« (Jouandett & Gazzaniga 1979), wird für das Auftauchen von Freuds Realitätsprinzip als wichtig erachtet – einer Entwicklungserrungenschaft, die von der Beherrschung und Restriktion des Affektes begleitet wird (Suler 1989). Dazu Bronson: »Die Fähigkeit, die motivationale Orientierung zu steuern (eine grundlegende Fähigkeit für die Entwicklung des Realitätsprinzips), muss – mit Blick auf die Faktoren, die in der unmittelbaren Umgebung nicht präsent sind – teilweise von der Reifung der präfrontalen Lappen abhängen« (1963, S. 59).

Dem vom Neuropsychologen Thatcher (1991) angeführten Beweis für die stufenweisen Entwicklung des Frontallappens mag somit Ferenczis Beschreibung der stufenweisen Entwicklung des Realitätssinnes von vor 80 Jahren (Ferenczi 1916) zugrunde liegen. Die logische Konsequenz dieses Entwicklungskonzeptes legt nahe, dass »die Realitätsprüfung« – insbesondere die adaptive Fähigkeit, die sozioemotionalen Informationen, die von anderen Menschen ausgehen, zu verarbeiten – durch vorbewusste Aktivitäten des »rechten mentalen Systems« der nonverbalen rechten Hemisphäre mediiert wird und nicht vom bewussten mentalen System der verbalanalytischen linken. Rotenberg kam ebenfalls zu dieser Schlussfolgerung, indem er die organisierenden Modi der beiden Hemisphären kontrastierend einander gegenüberstellte. Er argumentierte dahingehend, dass sich die Fortschritte der rechtshemisphärischen Strategien »nur manifestieren, wenn die Information komplex, intern widersprüchlich und grundlegend nicht auf einen eindeutigen Kontext« reduzierbar ist, während die linkshemisphärische Strategie »es möglich macht, ein pragmatisch zweckmäßiges, aber vereinfachtes Modell der Realität zu entwickeln« (1994, S. 489).

Die vielleicht komplexeste aller Funktionen des rechten präfrontalen Kortex haben die Neurowissenschaftler Wheeler und seine Kollegen das *autonoetische Gewahrwerden* genannt – »die Fähigkeit, sich subjektive Erfahrungen in der Vergangenheit, in der Gegenwart und in der Zukunft mental vorzustellen und ihrer bewusst zu werden« (1997, S. 331). Diese einzigartige Fähigkeit, »mental durch die Zeit zu reisen«, und der Selbstreflexion entsteht um den 18. Lebensmonat (die Zeit der orbitofrontalen Reifung). Diese Autoren schlugen vor, dass das Individuum in einem rechtshemisphärischen präfrontalen Status sein müsse, um persönliche Erfahrungen der Vergangenheit wieder zu erinnern. Ich weise darauf hin, dass die Beschreibung dieser Fähigkeiten von Wheeler et al. (1997) für den Kontext der psychoanalytischen Erfahrung steht: »Der präfrontale Kortex stattet – im Zusammenspiel mit seinen wechselseitigen Verbindungen mit anderen kortikalen und subkortikalen Strukturen – gesunde menschliche Erwachsene mit der Fähigkeit aus, das Selbst als eine sich in die Zeit ausgedehnte Existenz zu erachten. Der vollkommenste Ausdruck dieser Fähigkeit, das autonoetische Gewahrwerden, geschieht immer dann, wenn man sich bewusst an ein Ereignis in einer wichtigen Zeit in der Vergangenheit wieder erinnert, dieses unmittelbar in der Gegenwart bei gerade ablaufender Erfahrung noch einmal erlebt oder wenn man die Existenz und Lebensgestaltung in einer zukünftigen Zeit im Blick hat« (S. 350).

Daniel Brown (1993) kam zu dem Schluss, dass der Entwicklungsprozess, der sich auch im Erwachsenenalter fortsetzt, Möglichkeiten des Beobachtens und des Verstehens mentaler Prozesse in sich birgt. »Die affektive Entwicklung besteht in dem Potential der Selbstbeobachtung und Reflexion über ureigenste Prozesse des mentalen Funktionierens … nicht nur des affektiven Inhaltes der Erfahrungen, sondern auch der tatsächlichen Verarbeitung, durch die der Affekt in die Erfahrung kommt – wie er vom Selbst erlebt wird und wie das Selbst über seine Beziehung zur internen und externen Realität informiert wird. Die Psychotherapie ist ein Medium der affektiven Entwicklung eines Erwachsenen – in dem Sinn, dass sie für disziplinierte bewusste Reaktionen auf affektive Prozesse zweckdienlich ist« (S. 56).

Die rechte Hemisphäre, das Substrat des emotionalen Gehirns, beendet ihre Wachstumsphase im zweiten Lebensjahr, wenn das Wachstum der linken Hemisphäre beginnt. Thatcher (1994) konnte aufgrund von EEG-Befunden belegen, dass der linkshemisphärische Wachstumsschub bis zum dritten Lebensjahr andauert und dass dann der der rechten Hemisphäre erneut beginnt. Dennoch ist sie während dieser Zeit dominant – Chiron et al. berichteten, dass zwischen dem ersten und dem dritten Lebensjahr im körperlichen Ruhezustand die Hirndurchblutung eine rechtshemisphärische Prädominanz zeigt, die dann im vierten Lebensjahr nach links überwechselt. Sie kamen zu dem Schluss: »Die Rechts-nach-links-Asymmetrie scheint mit dem aufeinander folgenden Auftauchen von Funktionen in Beziehung zu stehen, die erst dem rechten (visuospatiale Fähigkeiten) und dann dem linken posterioren assoziativen Kortex (Sprachfähigkeit) zuzuordnen sind« (1997, S. 1064).

Ich weise darauf hin, dass der Beginn der linkshemisphärischen Dominanz (das normale Organisationsmuster der meisten Gehirne) aus einem Wachstumsschub des präfrontalen Balken-Axons in die rechte Hemisphäre hinein resultiert. Levin (1991) machte geltend, dass die Balken-Transmission mit 3½ Jahren beginnt – ein Zeitraum, der für Freud von größtem Interesse war: »Der Beginn der ödipalen Phase, ein psychologischer und neuroanatomischer Wendepunkt in der Entwicklung, fällt mit dem Beginn der Fähigkeit (oder Unfähigkeit) der Hemisphären, ihre Aktivitäten zu integrieren, zusammen … Die Entwicklung dieser defensiven Funktion, die Freud ›Verdrängungsschranke‹ nannte, wird durch den Zuwachs und die reversible Dominanz der linken über die rechte Hemisphäre erreicht – ein Sachverhalt, den man bezüglich der Hirnreifung kennt« (S. 21, 194).

Basch schlug dazu vor: »In der Verdrängung ist der Pfad vom episodischen zum semantischen Gedächtnis, vom rechten zum linken Gehirn, blockiert« (1983, S. 151). Ich verwies bereits auf die frühere Reifung des orbito-präfrontalen Systems, das sich in die rechte Hemisphäre erstreckt, und auf die spätere Reifung des dorsolateralen präfrontalen Systems, das sich in die linke Hälfte ausdehnt. Diese zwei Systeme beginnen ihre Zusammenarbeit erst zwischen dem dritten und vierten Lebensjahr – beim Beginn von Freuds ödipaler Phase. Davidson (1994) schlug vor, dass die Hemmung des negativen Affektes ein Ausdruck dorsolateraler Aktivität ist, und er nahm an, dass diese Einschränkung eine linkshemisphärische Hemmung rechtshemisphärischer Affekte darstellt.

Das bedeutet, dass zu diesem Punkt der Entwicklung jede Hemisphäre in der Lage ist, unabhängige Selbstrepräsentationen zu bilden: einerseits aufbewahrt im expliziten Gedächtnis mit Zugang zu den Sprachfunktionen der linken und andererseits gespeichert im impliziten Gedächtnis der rechten Hemisphäre. Dieses duale hemisphärische System erlaubt sowohl eine Zusammenarbeit als auch einen Wettbewerb zwischen dem rechtshemisphärischen und dem linkshemisphärischen (rechtes mentales System-linkes mentales System) System und zudem die Anwesenheit von *Konflikt* – insbesondere, wie Brenner (1982) feststellte, durch sexuelle und aggressive Kräfte, die zu dieser Zeit aktiv sind. Aber dieser Zustand stellt auch einen Entwicklungsfortschritt dar, bei dem somatische Signale durch das rechte orbitofrontale System zu komplexeren subjektiven Affektzuständen verarbeitet werden können; anschließend werden sie für eine weitere semantische Verarbeitung zur linken Hemisphäre kommuniziert, um dann zur rechten zurückzukehren.

Falls das sich entwickelnde Kind jedoch einer frühen wachstumshemmenden Umgebung ausgesetzt ist, die es einer ernährenden und/oder emotionalen Unterstützung beraubt, kann diese ontogenetische Schicht der Reifung nicht erreicht werden. Als Ergebnis arbeitet das rechtshemisphärische vertikale, kortikal-subkortikale System ineffizient (Hinshaw-Fuselier et al. 1999; Schore 1994, 1997b), und die daraus resultierende orbitofrontale Kommunikation von rechts nach links ist daher mangelhaft. Wenn sich Konflikt oder Wettbewerb zwischen den beiden hemisphärischen Prozessoren abspielen sollte, müsste die später aktiv werdende verbale linke Hemisphäre Zugang zu den emotionalen Beurteilungen und den Resultaten des nonverbalen frühen rechten Prozessors haben, den sie ihrerseits hemmen kann. Aber durch die nicht-optimale erfahrungsabhängige Reifung der höheren Schichten der rechten präfrontalen Areale ist der subgenuale (Drevets et al. 1997) interhemisphärische Transfer der affektiven Information nicht effizient, und dieses resultiert »in einem rechts-nach-links-hemisphärisches Balken-Transfer-Defizit« und in Alexithymie – »keine Worte für Gefühle« (Dewarja & Sasaki 1990). Man weiß über die Alexithymie, dass sie eine rechtshemisphärische Dysfunktion widerspiegelt (Jessimer & Markham 1997).

In einer wegweisenden Arbeit konnte Krystal (1988, 1997) zeigen, dass Alexithymie – ein Mangel an reflexiver Kapazität – und affektregulatorische Störungen primäre Manifestationen einer »präödipalen« Psychopathologie sind, die allesamt im Wesentlichen eine »Stagnation« der affektiven Entwicklung darstellen. Mit anderen Worten, frühe Selbstpathologien zeigen eine unzureichende Entwicklungsorganisation und daher ein *Defizit* innerhalb der vertikalen Dimension des emotionsverarbeitenden rechten Gehirns. Diese entwicklungsorientierte neurobiologische (»strukturelle«) Konzeptualisierung verweist unmittelbar auf das derzeitige Interesse an Konzepten zur Integration von Defiziten und Konflikten (Druck 1998) und Behandlungsmöglichkeiten des früh dysregulierten »schwierigen« Patienten (Bach 1998). Das Konzept der Psychotherapie der »Entwicklungsstagnation« (Stolorow & Lachmann 1980) richtet sich auf die Mobilisierung der grundlegenden Modi der Entwicklung (Emde 1990) und auf die Fortsetzung des unterbrochenen Entwicklungsprozesses (Gedo 1979), insbesondere der defizienten rechten Hemisphäre des Patienten (Schore 1994, 1997c, 2001i). Dazu Rotenberg: »Die Wichtigkeit der emotionalen Beziehung zwischen Psychotherapeut und Klient kann als eine Wiederherstellung der Aktivität der rechten Hemisphäre durch einen solchen Prozess erklärt werden. Durch emotionale Beziehungen werden im Psychotherapieprozess Defizite, die durch einen Mangel an emotionaler Bezogenheit in der Kindheit verursacht sind, überformt (1995, S. 59).

Das Problem der Langzeitfolgen früher affektiver Defizite wurde auch von Freud in seinen veränderten Konzepten zum frühen Trauma erforscht. Erinnern wir uns, dass Breuer und Freud 1893 das neueste Werk von Janet zitierten (1889), das die Dissoziation als den wesentlichen Mechanismus bei der »Bewußtseinsspaltung« beschrieb; jedoch verwarf Freud ab 1900 und in *Die Traumdeutung* diese Vorstellung und favorisierte die Verdrängung als den einzigen Mechanismus, durch den Material aus dem Vorbewussten unbewusst wird. Ellman (1991) wies darauf hin, dass Freud in all seinen Schriften mit seinem »pathogenen Erinnerungs-Konzept« und der Vorstellung einer unbewussten Abwehr kämpfte. Die derzeitige Neurobiologie kann belegen, dass die Verdrängung eine entwicklungstheoretisch fortgeschrittenere linkshemisphärische Abwehr gegen Affekte – wie z. B. Angst – ist, die sich auf der kortikalen Ebene des rechten Gehirns darstellt; aber die früher erscheinende und primitivere Dissoziation stellt eine Abwehr gegen traumatische Affekte wie z. B. Schrecken dar, die subkortikal rechtshemisphärisch gespeichert werden.

Diese neurobiologische Konzeptualisierung legt nahe, dass Freuds Vorstellungen zum Trauma neu beurteilt (van der Kolk et al. 1996) und dass das Konzept der Dissoziation in den theoretischen und klinischen Rahmen der Psychoanalyse wieder inkorporiert werden sollte. Man weiß heute, dass die Dissoziation die primitivste Abwehr gegen traumatische Affektzustände repräsentiert und dass dies bei der Behandlung schwerer Psychopathologien nicht vergessen werden darf (Putnam 1997; Schore 1994, 1997c; van der Kolk et al. 1996). Eine psychoneurobiologische Aktualisierung der Traumatheorie führt zu verschiedenen therapeutischen Zugängen, die mit derzeitigen klinischen Konzepten übereinstimmen, bei denen sich der primäre Behandlungsverlauf auf die relationalen, »nicht interpretativen« Interventionen anstelle verbaler Interpretationen konzentriert (z.B. Bromberg 1994; Davies 1996; Stern et al. 1998b; Schore 2000e). Ein wichtiger Lehrsatz der klinischen psychoanalytischen Konzepte ist, dass sich die Behandlung der Entwicklungsebene des Patienten anpassen muss (Gedo 1991; Hollinger 1999). Bei früh entstandenen schweren rechtshemisphärischen Pathologien ist die primäre Funktion des Behandlers, ein Affektregulator für die primitiven traumatischen Zustände des Patienten zu sein, einschließlich jener affektiver Affektzustände, die durch die Dissoziation wie durch eine Wand abgetrennt sind.

Das dynamische Unbewusste: eine Neuformulierung

Freuds Konzept des dynamischen Unbewussten wurde üblicherweise dahingehend gedeutet, dass es dabei um die selbstregulatorischen Fähigkeiten eines unbewussten Systems ginge, das mittels des Prozesses der Verdrängung operiere, um sexuellen und aggressiven Wünschen den Zugang zum Bewusstsein zu verwehren. Diese Charakterisierung beschreibt die linkshemisphärische horizontale Hemmung der rechtshemisphärisch kognitiv-emotionalen Repräsentationen. Das heutige, stark erweiterte Wissen zur rechten Hemisphäre verweist auf eine wesentliche Veränderung der Konzeptualisierung des Freud'schen Unbewussten. Es gilt als gesichert, dass »die Operation des rechten präfrontalen Kortex integraler Bestandteil der autonomen Regulation ist« (Ryan et al. 1997, S. 718). Freuds einflussreiches Konzept eines dynamischen, fortwährend aktiven Unbewussten beschreibt die Augenblick-zu-Augenblick-Operationen eines hierarchischen, selbstorganisierenden regulatorischen Systems, das im rechten Hirn lokalisiert ist. Die orbitofrontalen, exekutiven regulatorischen Zentren der rechten Hemisphäre haben unmittelbaren Kontakt sowohl zu niedrigeren Schichten des rechten als auch zu höheren Arealen des linken Gehirns. Das Zentrum des psychischen Lebens verschiebt sich somit von Freuds *Ich* (1923) – welches nach ihm analog »dem ›Gehirnmännchen‹ der Anatomen … links die Sprachzone trägt« (GW, Bd. XIII, S. 253 f.) und in den posterioren Arealen der verbalen linken Hemisphäre lokalisiert ist – zu den höchsten Schichten der nonverbalen rechten Hemisphäre, dem Ort des körperlich basierten *Selbst*-Systems und des unbewussten mentalen Systems (Devinsky 2000; Mesulam & Geschwind 1978; Schore 1994).

Neue Befunde der Forschung mittels bildgebender Verfahren, die das Gehirn in Echtzeit untersuchen, weisen darauf hin, dass die adaptiven Operationen des dynamischen Unbewussten im Alltagsleben nicht mit Begriffen eines fortwährenden Verdrängungsprozesses, sondern eher als ein nicht-bewusst mediierter Vorgang beschrieben werden sollten, der wesentlicher Bestandteil sowohl der normalen als auch der anomalen Kognition ist. Solche dynamischen Operationen sind nicht bewusst, da sie zu schnell und daher auf Ebenen unterhalb der bewussten Wahrnehmung ablaufen. Diese frühen automatischen Beurteilungsprozesse, die Wachsamkeit und Unaufmerksamkeit für wichtige und geschätzte Aspekte der externen Umgebung bereitstellen, prägen die folgende bewusste Verarbeitung des Stimulus. Neue Befunde unterstützen Jacksons Vermutung, dass eine rechtslateralisierte, frühe, automatische, präverbale und emotionale Mentation der späteren Organisation der Vorstellungen in Worten in der linken Hemisphäre vorausgeht, wo sie eine präpositionale Form erreichen. Die kognitiv-emotionalen Prozesse, die der Repräsentation einer Theorie des Mentalen und einem unbewussten dynamischen inneren Arbeitsmodell, das den Menschen in seinen Transaktionen leitet, zugrunde liegen, sind in den subkortikalen und kortikalen Arealen der rechten Hemisphäre verteilt.

Und somit komme ich zu dem Schluss, dass »das rechte emotionsverarbeitende mentale System das neurobiologische Substrat von Freuds dynamischem Unbewussten ist« (Schore 1999c, S. 125). Winson beteuerte, dass »das Unbewusste eine kohäsive, fortwährend aktive mentale Struktur ist, die die Lebenserfahrungen mit einbezieht und gemäß ihrem Schema der Deutung reagiert« (1990, S. 96). Es ist erfreulich festzustellen, dass diese Konzeption nun in die Hauptströmung der Psychologie eingebracht wird. In einer Ausgabe des Journals *American Psychologist* von vor einigen Jahren formulierten Bargh und Chartrand: »Die meisten flüchtigen Momente des psychologischen Lebens erfahren keine bewusste Bedeutung – falls sie überhaupt je Bedeutung erfahren … Verschiedene nicht-bewusste mentale Systeme leisten den Löwenanteil der selbstregulatorischen Last und sorgen dafür, dass der Mensch sicher in seiner derzeitigen Umgebung verhaftet bleibt« (1999, S. 462).

Eine noch komplexere Charakterisierung kam von Davies (1996) – eine, die mit den dynamischen Operationen der vertikalen Dimensionen des rechten Gehirns bzw. mentalen Systems übereinstimmt; er beschrieb ein »relationales Unbewusstes«, das »sich aus einem fortwährend anwesenden, sich jedoch ständig ändernden System von affektiven, kognitiven und physiologisch begründeten Selbsterfahrungen, die in einem fortwährenden interaktiven und dialogischen Diskurs mit vielen bedeutsamen intern und extern abgeleiteten Objekten stehen, entwickelt ... Nicht ein Unbewusstes, nicht *das* Unbewusste, sondern verschiedene Ebenen von Bewusstsein und Unbewusstheit beeinflussen – durch einen fortwährenden Zustand interaktiver Artikulation wie auch durch vergangene Erfahrungen – die Gegenwart, und die gegenwärtige Erfahrung ruft zustandsabhängige Erinnerungen entscheidender interaktiver Repräsentationen hervor (S. 197).

Weiter weisen sowohl Thatchers (1996) neurobiologische Befunde eines kontinuierlichen lebenslangen rechtshemisphärischen Wachstums als auch die entwicklungsorientierte Arbeit von Tronick et al. (1998) zur dyadischen Expansion des Bewusstseins deutlich darauf hin, dass das dynamische Unbewusste in der Lage ist – als Ergebnis einer effektiven und affektiv fokussierten psychoanalytischen Behandlung –, komplexer zu werden. Das heißt, dass die kontinuierliche Entwicklung dieses somatopsychischen Selbstsystems von fortwährenden externen und internen affektiv besetzten Beziehungserfahrungen abhängt und dass sein ontogenetischer Fortschritt ein größeres Spektrum an auto- und interaktiven regulatorischen Aktivitäten erlaubt und damit auch die Generierung von komplexeren psychobiologischen Zuständen und höheren Ebenen des selbstreflexiven Bewusstseins. Jung (1928/1943) beschrieb das »kollektive Unbewusste« als »das allgemein menschliche Erbgut« – als »ererbte Möglichkeit des psychischen Funktionierens ... aus der ererbten Hirnstruktur« –, das alle jene kompensatorischen Bestandteile enthält, um dem Menschen das für die Selbstregulation »ursprünglich Gegebene« und damit eine dem »Total-Psychischen gemäße adäquate Haltung zu ermöglichen« (in Jacobi 1971, S. 11 ff.).

Die wissenschaftlichen Erforschung der Natur des menschlichen Gehirns begann genau genommen vor 100 Jahren, und gleich zu Beginn wurde offensichtlich, dass unter der Schädeldecke zwei strukturell getrennte jedoch miteinander kommunizierende Gehirnhälften liegen. Die frühen Beobachtungen, wonach die linke Hemisphäre auf sprachliche Funktionen und die rechte auf die affektive Verarbeitung spezialisiert ist – dass da ein duales Gehirn war –, sagten etwas derart Fundamentales über das menschliche Erleben aus, dass sie nicht ignoriert werden konnten. Und so wurde ein Versuch unternommen (der noch andauert), die Bedeutung dieser einzigartigen Struktur-Funktion-Beziehungen der anatomisch unterschiedlichen rechten und linken Hirnhälften zu verstehen. Diese Studien gibt es auch noch heute, und sie erforschen, wie jede Hirnhälfte als eine unabhängige Ganzheit handelt, aber auch, wie ihre Struktur-Funktion-Beziehung sich ändert, wenn sie sich dahingehend organisieren, dass sie ein einzelnes System – »ein Gehirn« und »ein mentales System« – werden.

Dies wiederum verweist auf das weiterhin bestehende Interesse am neuropsychologischen Konzept der »Dominanz« – ein Konzept, das auch die Frage aufwirft, was uns im Wesentlichen »menschlich« macht. Bis heute fährt die »Wissenschaft« fort, von der linkshemisphärischen Spezialisierung als einer sequenziellen linearen Verarbeitung der verbal-sprachlichen Information zu sprechen: als Erklärung für die »Dominanz« des linken Gehirns. Das linke Gehirn, das bewusste mentale System, wird als die Essenz der menschlichen Erfahrung angesehen. In scharfem Kontrast zu dieser Position wirft Freuds Gesamtwerk ein Licht auf ein anderes Gebiet der menschlichen Erfahrung – jenseits der bewussten Wahrnehmung: eines, das sich im alltäglichen Leben ausdrückt und grundlegend das menschliche Handeln beeinflusst. Freuds Werk fährt fort zu sagen: »Schau hinter die Worte«, und mit diesem Hintergrund verweise ich auf seine frühen Beiträge zur wissenschaftlichen Erforschung des Gehirns und auf seine späteren Beiträge zur Erforschung des Bewusstseins und des Weiteren darauf, dass diese Forschungen sich nun einander annähern, um der Neurowissenschaft zu sagen: *»Schau auf das rechte Gehirn«*.

In den letzten Jahren des 20. Jahrhunderts stellte die Neurowissenschaft fest, dass das rechte Gehirn eine zentrale Rolle bei der Organisation der psychobiologischen Prozesse spielt, die zahlreichen vitalen Funktionen zugrunde liegen, die sich auf Ebenen unterhalb der bewussten Wahrnehmung abspielen: die Regulation grundlegender physiologischer und endokrinologischer Funktionen, die in subkortikalen Regionen des Gehirns lokalisiert sind (Wittling & Pfluger 1990), die Steuerung der vitalen Funktionen, die das Überleben unterstützen und den Organismus in die Lage versetzen, mit Belastungen umzugehen (Wittling & Schweiger 1993), die Speicherung der frühen Bindungserfahrungen und inneren Arbeitsmodelle, die Strategien der Affektregulation kodieren und das Individuum bei seinen Interaktionen mit anderen leiten (Schore 1994), die Verarbeitung der sozioemotionalen Information, die für das Individuum bedeutungsvoll ist (Schore 1998b), die Fähigkeit, sich in die emotionalen Zustände anderer Menschen einfühlen zu können (Schore 1996; Voeller 1986), die Mediierung wichtiger emotional-bildhafter Prozesse in der moralischen Entwicklung (Vitz 1990), die zerebrale Vorstellung der eigenen Vergangenheit und die Aktivierung des autobiografischen Gedächtnisses (Fink et al. 1996), die Errichtung eines »persönlich relevanten Universums« (van Lancker 1991) und die Fähigkeit zur Selbstreflexion, um »mental durch die Zeit zu reisen« (Wheeler et al. 1997). Diese grundlegenden Anpassungsmechanismen spiegeln die wesentliche Rolle des rechten mentalen Systems bei der primären Verarbeitung von Kognition und affektiven und motivationalen Phänomenen wider. Es besteht kein Zweifel, dass adaptives internes und externales Funktionieren die Aktivierung sowohl rechtshemisphärischer als auch linkshemisphärischer Prozesse involviert. Ich interpretiere

Freuds Maxime der Zentralität der dynamischen unbewussten Prozesse im Alltagsleben dahingehend, dass *das rechte Gehirn beim Menschen »dominant« ist* und dass die grundlegenden Probleme der menschlichen Existenz, die sowohl von der Psychoanalyse als auch von der Neurowissenschaft erforscht werden, nicht ohne Miteinbeziehung dieses ursprünglichen Gebietes verstanden werden können.

Kapitel 7

Die rechte Hemisphäre: Das neurobiologische Substrat von Freuds dynamischem Unbewussten

In den letzten drei Jahrzehnten hat Sigmund Freuds zukunftweisendes Konzept eines dynamischen, fortwährend aktiven Unbewussten einen wesentlichen Wandel erlebt. Diese Neuformulierung erfolgte nicht nur aufgrund klinischer Erkenntnisfortschritte, sondern auch durch Modifikationen der theoretischen Grundlagen dieser Theorie – besonders durch aktualisierte Konzepte zu Entwicklung und Struktur. Gedo lieferte dazu einen umfassenden Überblick und kam zu dem Schluss, dass der substanzielle Fortschritt der Theorie vor allem durch die »ungeheure Expansion der Säuglingsbeobachtung (ehemals ein Abkömmling der Psychoanalyse, der nun weit über deren Grenzen hinausreicht)« möglich war und vielleicht – noch wichtiger – durch die »Explosion des aktuellen Wissens zur frühen Entwicklung des ZNS« (1999, S. XV).

Damit wird auch nachvollziehbar, warum dieser Wissenschaftsbereich im gleichen Zeitraum – mehr als zu jeder anderen Zeit während seiner hundert Jahre alten Geschichte –zu seinen Anfängen zurückkehrte, die zuerst in Freuds interdisziplinärem Werk *Entwurf einer Psychologie* (1895) umrissen wurden. In dieser bahnbrechenden Arbeit, die in der Morgenröte der Psychoanalyse – der Wissenschaft der unbewussten Prozesse – erschien, versuchte Freud mit Begriffen der zugrunde liegenden neurobiologischen Mechanismen ein systematisches Konzept der Funktionsweise des menschlichen mentalen Systems zu kreieren. In diesem bemerkenswerten Dokument formulierte er jedes einzelne seiner wesentlichen theoretischen Konzepte aus, die er jedoch erst später in seiner Arbeit erforschen sollte. Zwei zentrale Fragestellungen tauchten auf: die eine zur grundlegenden Natur des menschlichen Unbewussten und die andere zur zentralen Rolle des Affekts und seiner Ausgestaltung im menschlichen Verhalten. Gegenwärtige psychoanalytische Neuformulierungen haben – einhergehend mit einer Rückbesinnung auf eine interdisziplinäre Perspektive – ihren Fokus vor allem auf diese beiden wichtigen Themenbereiche gelegt.

Zur gleichen Zeit begannen zahlreiche andere wissenschaftliche Disziplinen (befreit vom einengenden behavioralen Konzept, das die Psychologie im 20. Jahrhundert weitgehend beherrschte) präzise Fragen zu den internen Prozessen des Mentalen zu stellen, die bis dahin nur von der Psychoanalyse aufgegriffen wurden und einer »wissenschaftlichen« Betrachtung nicht wert erschienen. In meinen Arbeiten beschreibe ich, wie ein breites Spektrum an Wissenschaften – mit Berührungspunkten zur Psychoanalyse – die verdeckten, jedoch wesentlichen Mechanismen untersucht, die dem offen gezeigten Verhalten zugrunde liegen: besonders die Rolle der emotionalen Zustände. In einem Aufsatz im *Journal of the American Psychoanalytic Association* (»A century after Freud's Project: Is a rapprochement between psychoanalysis and neurobiology at hand?« Siehe Kap. 5 in diesem Band) wies ich darauf hin, dass der Affekt und seine Regulation einen möglichen Konvergenzpunkt von Psychoanalyse und Neurowissenschaft darstellen und dass die Zeit für eine Annäherung, die Freud schon früher voraussagte, reif ist (Schore 1997a).

Und so bin ich – gemeinsam mit anderen, die diese Integration erhoffen – hoch erfreut über das Erscheinen der neuen Fachzeitschrift *Neuro-Psychoanalysis.* Ich fühle mich geehrt, einer der Herausgeber sein zu dürfen, zu denen auch herausragende Psychoanalytiker wie Otto Kernberg und Arnold Modell und Neurowissenschaftler wie Oliver Sacks, Eric Kandel, Karl Pribram, R. Joseph LeDoux und Antonio Damasio gehören. Die erste Ausgabe dieser Zeitschrift war Freuds Affekttheorie aus der Sicht der zeitgenössischen Wissenschaft gewidmet; im Folgenden möchte ich einige Gedanken weiterentwickeln, die ich in jenem Aufsatz, der mein Beitrag in jener ersten Ausgabe war, umrissen hatte (Schore 1999a).

Ich wies darauf hin, dass es eine Gemeinsamkeit von Psychoanalyse und Naturwissenschaft gibt: eine detaillierte Vorstellung der einzigartigen Beziehung von Struktur und Funktion bei der emotionsverarbeitenden rechten Hemisphäre, die Ornstein (1997) als »das rechte mentale System« bezeichnete. Die Psychoanalyse ist seit den Split-brain-Experimenten der 70er Jahre des 20. Jahrhunderts stark an der rechten Hemisphäre interessiert, da mehrere psychoanalytische Forscher deren herausragende Rolle bei unbewussten Verarbeitungsprozessen belegen konnten (Galin 1974; Hoppe 1977; McLaughlin 1978). Ich denke, dass Freuds Affekttheorie ein strukturelles System beschreibt, das mit unbewusster, primärprozesshafter, affektgeladener Kognition einhergeht und durch das Lust-Unlust-Prinzip, das durch die rechte Hemisphäre organisiert ist, reguliert wird. Ein größeres Wissen über dieses rechtshemisphärische System bietet uns die Möglichkeit, nicht nur die Inhalte des Unbewussten, sondern auch seinen Ursprung, seine Struktur und seine Dynamik besser zu verstehen.

Im weiteren Verlauf möchte ich kurz Freuds Affekttheorie aus der Sicht der derzeitigen Neurowissenschaft bewerten. Die moderne neuropsychoanalytische Perspektive integriert die neurowissenschaftliche Erforschung des Gehirns – da es Informationen aus der Umgebung und aus dem Selbst dynamisch verarbeitet – und reiche Beobachtungsbefunde zu subtilen funktionalen Prozessen des dynamischen Unbewussten, die von bedeutenden psychoanalytischen Theoretikern in den vergangenen 100 Jahren der Psychoanalyse dokumentiert wurden. Anschließend erörterte ich eine Sichtweise zur Entwicklung der affektiven Phänomene, um schlussendlich die Perspektive einer dynamischen Systemtheorie der emotionalen Verarbeitung zu entwerfen.

Freuds Affekttheorie im Licht der zeitgenössischen Neurowissenschaft

Freuds Vorstellung zu den Affekten

Freuds Überlegungen zum Affekt wurden zu einer Zeit formuliert, als sich sein berufliches Arbeitsfeld von der Neurologie hin zu einer anderen Disziplin, der Psychoanalyse, verlagerte. Sie tauchten zuerst im *Entwurf einer Psychologie* (1895) auf und blieben im Wesentlichen in all seinen weiteren Schriften unverändert (Schore 1999a; Zusammenfassung bei Solms & Nersessian 1999). In seinen *Vorlesungen zur Einführung in die Psychoanalyse* kam Freud (1916–1917) zu dem Schluss: »Was ist nun im dynamischen Sinne ein Affekt? Jedenfalls etwas sehr Zusammengesetztes. Ein Affekt umschließt erstens bestimmte motorische Innervationen oder Abfuhren, zweitens gewisse Empfindungen, und zwar von zweierlei Art, die Wahrnehmungen der stattgehabten motorischen Aktionen und die direkten Lust- und Unlustempfindungen, die dem Affekt, wie man sagt, den Grundton geben« (GW, Bd. XI, S. 410).

Wie schon zuvor erwähnt, wies Freud darauf hin, dass der Affekt – obwohl er durch einen Umgebungsreiz initiiert wird – durch die daraus resultierende endogene Erregung unterstützt und verstärkt wird. Ein Affekt kann also plötzlich durch eine durch die Umgebung aktivierte Erinnerung ausgelöst werden, die mit einer aus dem Endogenen stammenden Last besetzt ist. Derzeitige experimentelle Befunde zur Metaphorik emotionaler Stimuli bestätigen diese letztere Konzeption (z. B. Kreiman et al. 2000). In einer Übersicht zur neuronalen Grundlage der Metaphorik kamen Kosslyn et al. zu folgendem Schluss: »… sich das Objekt visuell vorzustellen, hat die gleiche Auswirkung wie das Objekt zu sehen … Eine Verbildlichung kann neuronale Strukturen mobilisieren, die auch die Wahrnehmung miteinbeziehen, und diese neuralen Strukturen können ihrerseits Geschehnisse im Körper beeinflussen« (Kosslyn et al. 2001, S. 641).

Basis-Emotionen

Weiter schrieb Freud: »Affekte sind Reproduktionen alter lebenswichtiger, eventuell vorindividueller Ereignisse, und wir bringen sie als allgemeine, typische, mitgeborene hysterische Anfälle in Vergleich mit den spät und individuell erworbenen Attacken der hysterischen Neurosen ...« (GW, Bd. XIV, S. 163 f.). Heute besteht ein intensives Interesse an den »biologisch primitiven Emotionen«, die evolutionär sehr alt sind, früh in der Entwicklung auftauchen und mimisch ausgedrückt werden (Johnson & Multhaup 1992). Die früh reifende rechte Hemisphäre (Saugstad 1998; Schore 1994) ist in den ersten drei Lebensjahren dominant (Chiron et al. 1997), und sie enthält ein grundlegendes »primitives Affektsystem« (Gazzaniga 1985), das in die Modulation der primären Emotionen involviert ist (Ross et al. 1994) .

Die wahrnehmbaren Aspekte der Affekte

Obwohl Freud den *Entwurf* nicht weiter erwähnte, erscheinen dessen zentrale Gedanken im siebten Kapitel der *Traumdeutung*. Hier äußerte Freud (1900), dass sich der psychische Apparat der äußeren Welt mit seinem »Sinnesorgan für die Wahrnehmung« zuwendet und dass er durch die Regulation der Einschätzung des »Lustprinzips« zur mentalen Verarbeitung berufen ist (GW, Bd. II/III, S. 580, 605). Freud betonte damit die Wichtigkeit der affektiven Beurteilung der persönlichen Bedeutung externer Stimuli bei der Entwicklung von Signifikanz und Sinnzuweisung.

Zeitgenössische Emotionsforscher betonen die Bedeutung der Beurteilung des mimischen Ausdrucks und die evaluative Funktion der Affekte. Die rechte Hemisphäre ist von der Säuglingszeit (Acerra et al. 2002; Deruelle & De Schonen 1998) bis ins Erwachsenenalter (Gur et al. 2002; Kim et al. 1999; Nakamura et al. 1999, 2000) bei der Verarbeitung der mimischen Information dominant, und sie leistet schneller als die linke eine valenzabhängige, automatische und aufmerksame Verarbeitung des emotionalen mimischen Ausdrucks (Pizzagalli et al. 1999). Es besteht Übereinkunft darüber, dass das frühe Erleben mit der Entwicklung von Repräsentationen für den mimischen Emotionsausdruck einhergeht (Pollak & Kistler 2002) und dass Emotionen an der raschen Beurteilung der Ereignisse beteiligt sind, die für das Individuum wichtig sind (Frijda 1988), wie auch an Reaktionen auf grundlegende relationale Wichtigkeiten, die adaptive Bedeutung haben (Lazarus 1991).

Der Neurobiologe LeDoux (1989) stellte fest, dass »der Kern des emotionalen Systems« Verfahrensweisen zur Beurteilung der affektiven Signifikanz von Reizen erstellt. In einer früheren Arbeit habe ich die Reifung eines evaluativen Systems im rechte Kortex erörtert (Schore 1998b). Dieses lateralisierte System leistet eine

»Valenz-Markierungs«-Funktion (Watt 1998), mittels derer die Wahrnehmungen eine positive oder negative affektive Besetzung erhalten – in Abstimmung mit einer Kalibrierung der Lust-Unlust-Abstufung. Die wichtige Rolle der rechten Hemisphäre bei der emotionalen Wahrnehmung (Adolphs et al. 1996; Borod et al. 1998; Keil et al. 2001) und bei der Bereitstellung von Aufmerksamkeit (Casey et al. 1997; Gainotti 1996; Mesulam 1990; Sturm & Wilness 2001) ist sehr gut dokumentiert.

Der expressive Aspekt der Affekte

Zusätzlich zur Wahrnehmungsdimension erfasste Freud in *Triebe und Triebschicksale* (1915) auch den »expressiven« Aspekt der Emotionen, d.h. dass der Emotionsausdruck reflexive Muster der motorischen Entladung repräsentiert. Die aktuelle interdisziplinäre Forschung kann die Dominanz der rechten Hemisphäre beim mimischen Emotionsausdruck (Borod et al. 1997; Nicholls et al. 2002), bei spontanen Gesten (Blonder et al. 1995) und bei der Steuerung spontan ausgelöster emotionaler Reaktionen (Dimberg & Petterson 2000) beweisen. Mit Blick auf Freuds Vorstellungen zur kommunikativen Funktion der Affekte können heute neuropsychologische Studien Zeugnis von der herausragenden Rolle der rechten Hemisphäre bei der emotionalen (Blonder et al. 1991), der spontanen (Buck 1994) und der nonverbalen (Benowitz et al. 1983) Kommunikation ablegen. Forschungsergebnisse zeigen, dass emotionale Worte in der rechten Hemisphäre verarbeitet werden (Borod et al. 1992; Neininger & Pulvermüller 2003), und sie können Freuds (1891) Annahme bestätigen, dass die Wort-Korrelate des Gehirns nicht auf die linkshemisphärischen Sprachzentren beschränkt, sondern auf kortikale Areale beider Hemisphären verteilt sind. Und mit Hochachtung für seine frühen Vermutungen zu Gedächtnisaspekten der Affekte gibt es heute Beweise für die rechtszerebrale Dominanz bezüglich der Repräsentation affektbeladener autobiografischer Informationen (Fink et al. 1996) und des Retrieval des episodischen Gedächtnisses (Henson et al. 1999; Nolde et al. 1998).

Der adaptive Aspekt der Affekte

Solms und Nersessian betonten Freuds Charakterisierung der adaptiven Funktion der Affekte: »Nach Freud dient der gesamte mentale Apparat dem biologischen Zweck, den imperativen inneren Bedürfnissen des Menschen in einer sich verändernden Umgebung gerecht zu werden« (1999, S.5). Diese wichtige psychobiologische Funktion wurde auch von Damasio betont, der zu dem Schluss kam: Das Gehirn hat »grundsätzlich die Aufgabe, gut informiert zu sein über das, was im übrigen Körper, dem Körper im eigentlichen Sinne, vorgeht; über das, was in ihm selbst vorgeht, und über die Umwelt, die den Organismus umgibt, so daß geeignete, dem Überleben dienliche Anpassungsprozesse zwischen Organismus und Umwelt vorgenommen werden können« (1994, dt. 2006, S. 132). Aber die beiden Hemisphären haben unterschiedliche Muster der kortikal-subkortikalen Verknüpfungen, und deshalb haben sie auch unterschiedliche Rollen. Die rechte Hemisphäre enthält die umfassendste und bestintegrierte Karte des körperlichen Zustandes, die dem Gehirn zur Verfügung steht (Damasio 1994), und sie ist grundlegend wichtig für die Überwachung vitaler Funktionen, die das Überleben unterstützen und den Organismus in die Lage versetzen, mit Stress und Veränderung umzugehen (Wittling & Schweiger 1993), und somit mediieren ihre adaptiven Funktionen die menschlichen Stressreaktionen (Wittling 1997).

Weiter gilt es heute als gesichert, dass die rechte Hemisphäre eine zentrale Rolle bei höheren kognitiven Funktionen spielt, wie z. B. beim deduktiven Schlussfolgern (Parsons & Osherson 2001; Shuren & Grafman 2002). Dazu die letzteren Autoren: »Die rechte Hemisphäre beinhaltet die Repräsentationen emotionaler Zustände, die mit Ereignissen assoziiert sind, die das Individuum erlebte; wenn der Mensch auf ein vertrautes Szenario stößt, werden Repräsentationen vergangener emotionaler Erfahrungen in der rechten Hemisphäre wachgerufen und in einen gedanklichen Prozess eingebaut« (S. 918).

Die neurowissenschaftliche Charakterisierung dieser adaptiven rechtshemisphärischen Funktionen, die auf Ebenen unterhalb der bewussten Wahrnehmung geleistet werden, stimmt mit überarbeiteten psychoanalytischen Konzepten zum Unbewussten überein. Winson kam zu dem Schluss: »Ich schlage vor, das Unbewusste als eine kohäsive, fortwährend aktive mentale Struktur zu betrachten, die die Lebenserfahrungen mit einbezieht und gemäß ihrem Schema der Deutung und nicht als ein Unruheherd ungezähmter Leidenschaften und zerstörerischer Wünsche reagiert« (1990, S. 96).

Bewusstsein-Körper-Verknüpfungen

Von Beginn an vertrat Freud (1915) die Meinung: »… so erscheint uns der ›Trieb‹ als ein Grenzbegriff zwischen Seelischem und Somatischem, als psychischer Repräsentant, der aus dem Körperinneren stammenden, in die Seele gelangenden Reize, als ein Maß der Arbeitsanforderung, die dem Seelischen infolge seines Zusammenhanges mit dem Körperlichen auferlegt ist« (GW, Bd. X, S. 214). Nach Greenberg und Mitchell ist »der Trieb eine Konzeption an der Grenze zwischen dem Psychischen und dem Somatischen, eine endogene Quelle von Stimulation, die sich auf das Mentale gerade wegen der Verbindung des Bewusstseins mit dem Körper auswirkt« (1983, S. 21). Damasio (1994, dt. 2006, S. 163) stellte fest, dass »Gefühle und Empfindungen ... eine einflußreiche Manifestation von Trieben und Instinkten« sind. Es gibt Analytiker, die allmählich beginnen, dem Körper Interesse entgegenzubringen, wenngleich es noch viele gibt, die »Descartes' Irrtum« verhaftet sind – d. h. der Trennung der Operationen des Bewusstseins von der Struktur und den Operationen des biologischen Organismus, des Körpers (Damasio 1994). Zeitgenössische Neurowissenschaftler betonten, dass »das Gehirn eine Komponente eines komplexen Systems, des Systems des Körpers, ist. Wir nehmen Informationen über unsere Körper auf und interagieren mit der Welt, und unsere Körper verändern sich mit der kognitiven und emotionalen Verarbeitung« (Kutas & Federmeier 1998, S. 135).

Die derzeitige »kognitive« Neurowissenschaft ist weniger am Körper als an den verbalen und bewussten Fähigkeiten der linken Hemisphäre interessiert. Aber es ist die rechte Hemisphäre, die tiefer als die linke sowohl mit den sympathischen als auch mit den parasympathischen Zweigen des peripheren ANS (Spence et al. 1996) verbunden ist, und sie ist somit dominant bei der »Metasteuerung der fundamentalen physiologischen und endokrinologischen Funktionen, deren primäre Steuerungszentren in den subkortikalen Regionen des Gehirns lokalisiert sind« (Wittling & Pfluger 1990, S. 260). Solms stellte fest, dass die rechte Hemisphäre Repräsentationen »auf der Basis von Wahrnehmungen, die anfänglich vom Körper-Ich abgeleitet wurden« (1996, S. 347), kodiert, was deutlich deren dominante Rolle bei triebbezogenen Funktionen anzeigt. In zahlreichen neueren Beiträgen habe ich beschrieben, wie die körperlichen und autonomen Reaktionen von Therapeut und Patient in die klinische Arbeit einbezogen werden können (Schore 2002b, d, e).

Affektregulation

Freuds besonderes Interesse am Problem der Regulation tauchte zunächst in seinem *Entwurf* auf, in einem Dokument, das auf ein Konzept hinweist, »wodurch eine Erregung aus verschiedenen Quellen, die den Menschen sowohl von innen als auch von außen erreicht, durch Prozesse *reguliert* werden muss, die vor allem im Menschen ablaufen« (Sander 1977, S. 14, Hervorhebung A. S.). Im gleichen weitsichtigen Werk führte Freud aus, dass es eine nahe Verbindung zwischen Affekt und Primärprozess gibt und dass Erinnerungen, die in der Lage sind, einen Affekt hervorzurufen, so lange »gezähmt« (reguliert) werden müssen, bis der Affekt nur noch »ein schwaches Signal« liefert.

In meinen Arbeiten habe ich detailliert die Entwicklung und die einzigartigen funktionalen Fähigkeiten der orbitalen präfrontalen Areale des Kortex, die emotionale motivationale Zustände regulieren, dargestellt (Schore 1994, 1998b, 1999a, c, 2001b, c, 2002c). Dank seiner extensiven reziproken Verbindungen mit den Energie kontrollierenden bioaminergen Kernen in der Formatio reticularis und in den triebinduzierenden und triebhemmenden Systemen im Hypothalamus ist der orbitofrontale Kortex für die Modulation des instinktiven Verhaltens (Starkstein & Robinson 1997), für das Erleben von Emotion (Baker et al. 1997) und für die motivationale Kontrolle zielgerichteter Aktivitäten (Tremblay & Schultz 1999) wichtig. Dieser präfrontale Kortex, lokalisiert auf dem Apex des »rostralen limbischen Systems« – einer hierarchischen Sequenz von verknüpften limbischen Arealen im orbitofrontalen, im insularen Kortex, im anterioren Cingulum und in der Amygdala (Schore 1997b, 2000e, 2001b) –, erstreckt sich in die rechte Hemisphäre (Falk et al. 1990). Diese Hemisphäre ist, mehr als die linke, wechselseitig dicht mit limbischen Regionen (Borod 2000; Gainotti 2000; Tucker 1992) vernetzt und enthält dadurch den wesentlichen Schaltkreis der emotionalen Regulation (Porges et al. 1994). Zudem reift das orbitofrontale System gegen Ende des rechtshemisphärischen Wachstumsschubs (in der späten Säuglingszeit) und ist zentral in Bindungsrepräsentationen, die die Strategien der Affektregulation kodieren, involviert (Schore 1994, 1996, 2000a, c, 2001a, b, c).

Eine psychoneurobiologische Perspektive der affektiven Entwicklung

Die aktuelle Forschung zur Zentralität der Bindungsbeziehung trägt innerhalb der Psychoanalyse wesentlich zur deutlichen Betonung des Affekts bei und stellt somit eine Weiterführung von Freuds Grundsatz des Primats der frühen Erfahrung dar. Freud (1940) spielte auf frühe Beziehungserfahrungen an, die »Erlebnisse … von unübertroffener Bedeutung für das ganze Leben« (GW, Bd. XVII, S. 113) sind, und obwohl er zeitlebens der Rolle des mütterlichen Einflusses in der frühesten Entwicklung eher ambivalent gegenüberstand, stellte er in seinem letzten Werk definitiv zur Mutter-Säugling-Beziehung fest, dass »in dieser Relation die einzigartige, unvergleichliche, fürs ganze Leben unabänderliche festgelegte Bedeutung der Mutter als erstes und stärkstes Liebesobjekt, als Vorbild aller späteren Liebesbeziehungen wurzelt« (ebd., S. 115).

Die entwicklungsorientierte Psychoanalyse – und ganz besonders Bowlbys Bindungstheorie – nahm sich dieses grundlegenden ontogenetischen Prinzips umfassend an: jenes Konvergenzpunkts von Psychoanalyse und behavioraler Biologie. In einer Abkehr vom klassischen Entwicklungskonzept Freuds erachtet die gegenwärtige Psychoanalyse diese »vitalen« Bindungserfahrungen der ersten zwei Jahre als grundlegender für die Persönlichkeitsbildung als die später stattfindende ödipale Phase im dritten und vierten Lebensjahr.

Meine eigenen Forschungen zu diesem Altersabschnitt (Schore 1994, 1996, 1997b, 1998b, 2001a, b, c) beschäftigten sich besonders mit den wechselseitigen affektiven Transaktionen innerhalb des dyadischen Systems von Mutter und Säugling; in dieser (Feldman et al. 1999) emotionalen »face to face«-Kommunikation reguliert die Mutter im Wesentlichen die psychobiologischen Zustände des Säuglings. Die Bindungsbeziehung ist somit ein Regulator der Erregung, und Bindung ist vor allem die dyadische Regulation von Emotion (Sroufe 1996). Noch bedeutsamer ist, dass diese interaktive affektive Regulation als ein Mechanismus für die »soziale Konstruktion des menschlichen Gehirns« (Eisenberg 1995) dient. Trevarthen (1993) kam zu dem Schluss, dass die »affektive Regulation des Gehirnwachstums« in den Kontext einer vertrauten Beziehung eingebettet ist und dass sie die Entwicklung der zerebralen Kreisläufe fördert. Dieser interaktive Mechanismus verlangt reifere Gehirne, die sich ganz bewusst, mit Gefühl und Interesse, auf jüngere Gehirne einlassen, und schließt eine Koordination der Motivationen des Säuglings und der subjektiven Gefühle des Erwachsenen ein. Trevarthen stellte weiter fest: »Die intrinsischen Regulatoren der menschlichen Gehirnentwicklung sind spezifisch darauf ausgerichtet, sich durch emotionale Kommunikation an die Regulatoren des Erwachsenengehirns anzukoppeln« (Trevarthen 1990, S. 357). Auf diese Weise sind Bindungsbeziehungen »prägend, weil sie die Entwicklung der Haupt-Regulationsmechanismen des Gehirns begünstigen« (Fonagy & Target 2002, dt. 2004, S. 127).

In zahlreichen Arbeiten konnte ich belegen, dass die Bindungskommunikation eine reziprok-rechtshemisphärische affektive Transaktion zwischen Mutter und Säugling darstellt (Schore 1994, 1996, 1997b, 2000b). Neuere Studien mit bildgebenden Verfahren beweisen, dass schon zwei Monate alte Säuglinge Aktivitäten der rechten Hemisphäre zeigen, wenn sie sich einem weiblichen Gesicht gegenübersehen (Tzourio-Mazoyer et al. 2002) und dass die Reaktion der Mutter auf den Schrei eines Säuglings – ein grundlegendes Verhalten der Bindungsdynamik – durch Aktivitäten in deren rechter Hemisphäre begleitet ist (Lorberbaum et al. 2002). Andere Studien bestätigen, dass diese Hemisphäre darauf spezialisiert ist, gegenseitigen Blickkontakt zu verarbeiten (Ricciardelli et al. 2002; Watanabe et al. 2002) – ein primärer Mechanismus der Bindungsdynamik. Die Grundlagenforschung beweist, dass die rechte Hemisphäre zentral in Prägungsprozesse involviert ist – in jenen Lernmechanismus, der der Bindung zugrunde liegt (Johnston & Rogers 1998).

Affektive Kommunikation durch mimischen Ausdruck, durch Prosodie und Gestik ist für die erfahrungsabhängige Reifung der sich früh entwickelnden rechten Hemisphäre des Säuglings von zentraler Bedeutung. Zeitgenössische Autoren betonen die wichtige Rolle der rechten Hemisphäre bei der auftauchenden Fähigkeit des Säuglings, sich »Gewissheiten über seine Umwelt« zu verschaffen (Burnand 2002). Ryan et al. (1997, S. 719), die Befunde aus EEG und bildgebenden Verfahren einsetzten, konnten zeigen, dass »der positive emotionale Austausch, der aus einer die Autonomie unterstützenden Elternschaft resultiert, die Beteiligung der rechtshemisphärischen kortikalen und subkortikalen Systeme mit einschließt, die an der gesamten tonisch-emotionalen Modulation mitwirken«.

Die emotionalen Interaktionen des beginnenden Lebens beeinflussen somit unmittelbar die Organisation der Hirnsysteme, die den Affekt und die Kognition verarbeiten. In der Konzeptualisierung einer entwicklungsorientierten Neurobiologie der Bindung habe ich darauf hingewiesen, dass die Bindungserfahrungen in der Säuglingszeit im impliziten Gedächtnis der früh reifenden rechten Hemisphäre gespeichert werden. Das implizite Gedächtnis ist ein regulatorisches Gedächtnis (Fogel 2003), und somit kodieren die unbewussten Arbeitsmodelle der Bindungsbeziehung die Strategien der Affektregulation zur Stressbewältigung, insbesondere bei zwischenmenschlichem Stress (Schore 1994, 1997, 2000b, 2001a, b). Im weiteren Leben wird auf diese interne Repräsentation als Leitlinie für zukünftige Interaktionen zurückgegriffen, und der Begriff »Arbeit« weist auf deren unbewusste Nutzung hin, um neue Erfahrungen zu deuten und mit ihnen umzugehen.

Dieser psychoneurobiologische Mechanismus führt zur Internalisierung der Bindungsbeziehung und der regulatorischen Funktionen der Mutter. Eine sichere Bindungsbeziehung erleichtert gegen Ende des zweiten Lebensjahres das Auftauchen eines Steuerungssystems im Kortex (Bowlby 1969). Ich identifiziere dieses als das orbitofrontale System, das – mittels seiner Kontrolle über das ANS (Neafsey 1990) – die höchste Steuerungsebene des emotionalen Verhaltens mediiert (Price et al. 1996), d.h. die Affektregulation. Dieses frontolimbische System ist auf die »inhibitorische Steuerung spezialisiert« (Garavan et al. 1999).

Die Beobachtungen, dass die rechte orbitofrontale Region zentral in die Selbstregulation (Schore 1994; Stuss & Levine 2002), in die Wahrnehmung freundlicher mimischer Ausdrücke, die mit sozialer Belohnung assoziiert sind (Gorno-Tempini et al. 2001), und in die Kurzzeit-Speicherung ikonenartiger Repräsentationen visueller Objekte (Szatkowska et al. 2001) involviert ist und dass der menschliche orbitofrontale Kortex »einen primären Verstärker kodiert, der affektiv positive emotionale Reaktionen hervorbringen kann« (Rolls 2000), stützen die Vorstellung, dass das visuelle Bild des positiven emotionalen Gesichtsausdruckes einer liebenden Mutter (ebenso wie die Einprägung der mütterlichen regulatorischen Fähigkeiten) in die Kreisläufe dieses lateralisierten präfrontalen Systems eingeschrieben ist.

Die Operationen dieses ventromedialen präfrontalen Kortex sind als »Senior-

Exekutive des emotionalen Gehirns« (Joseph 1996) für zahlreiche adaptive intrapsychische und zwischenmenschliche Funktionen von Bedeutung; sie bewerten mimische Informationen (Scalaidhe et al. 1997), fungieren durch implizite Verarbeitung (Rolls 1996) und generieren nicht-bewusste Vorurteile, die das Verhalten leiten, bevor es das bewusste Wissen tun kann (Bechara et al. 1997); sie funktionieren, um Reaktionen zu korrigieren, wenn die Bedingungen sich ändern (Derryberry & Tucker 1992); sie verarbeiten Feedback-Informationen (Elliott et al. 1997), überwachen, justieren und korrigieren dadurch emotionale Reaktionen (Rolls 1986) und modulieren die motivationale Steuerung des zielgerichteten Verhaltens (Tremblay & Schultz 1999).

In einer objektbezogenen Transaktion steuert – nach einer schnellen Beurteilung eines Umgebungsreizes – das orbitofrontale System das Feedback auf den jeweiligen inneren Zustand, um eine Bemessung der Anpassungsressourcen herbeizuführen, und es aktualisiert angemessene Reaktionen, um adaptive Anpassungen an besondere Umgebungsstörungen zu leisten (Schore 1998, 2000a). Daher »ist die Integrität des orbitofrontalen Kortex für den Erwerb spezifischen Wissens notwendig, um zwischenmenschliches und soziales Verhalten zu regulieren« (Dolan 1999, S. 928). Es ist von Bedeutung, dass dieses präfrontale System dem impliziten Verarbeitungssystem aufsitzt, das in spezifischen kortikal-subkortikalen Kreisläufen lokalisiert ist. Diese Prozesse, die Moment-zu-Moment-Ereignisse in der äußeren und inneren Umgebung aufspüren, ereignen sich sehr schnell auf Ebenen unterhalb der bewussten Wahrnehmung. Das Endprodukt dieser rechtslateralisierten Operationen ist ein bewusster emotionaler Zustand.

Der frontolimbische Kortex liegt auf dem hierarchischen Apex des »rostralen limbischen Systems«, einer hierarchischen Sequenz von verknüpften limbischen Arealen im orbitofrontalen, insularen Kortex, anterioren Cingulum und der Amygdala (Devinsky et al. 1995). Interaktionen zwischen kortikalen orbitofrontalen Arealen und subkortikalen Amygdala-Arealen ermöglichen es dem Menschen, »Entscheidungen zu vermeiden, die mit unerfreulichem Ausgang assoziiert sind, ohne dass zuvor diese negativen Resultate erfahren werden mussten«, und deswegen ist dieser Kreislauf von »immenser biologischer Signifikanz« (Baxter et al. 2000, S. 4317). Alles in allem »ist der orbitofrontale Kortex in wichtige menschliche Funktionen, wie z. B. in die soziale Anpassung und die Beherrschung von Stimmung, Trieb und Verantwortlichkeit, involviert: Eigenschaften, die wichtig sind, um die ›Persönlichkeit‹ eines Menschen zu definieren« (Cavada & Schultz 2000, S. 205).

Das Funktionieren des »sich selbst korrigierenden« orbitofrontalen Systems ist das Kernstück der Selbstregulation, jener Fähigkeit, um flexibel emotionale Zustände durch Interaktionen mit anderen Menschen zu regulieren: der Fähigkeit zu interaktiver Regulation im Beziehungskontext mittels einer Zwei-Personen-Psychologie und Autoregulation in autonomen Zusammenhängen mittels einer Ein-Personen-Psychologie ohne andere Menschen. Die Anpassungsfähigkeit, sich zwischen diesen beiden regulatorischen Modi zu bewegen, entwickelt sich – abhängig vom sozialen Kontext – in den Interaktionen einer sicheren Bindungsbeziehung des reifenden biologischen Organismus mit seiner abgestimmten sozialen Umwelt.

Die rechte Hemisphäre, Körpervorgänge und Symbiose

Das derzeitige intensive Interesse der Psychoanalyse und der benachbarten Wissenschaften am Affekt gilt der wichtigen Rolle der somatischen, körperlich basierten Aktivitäten bei adaptiven Selbstfunktionen, und zwar während der gesamten Entwicklung. Von Bedeutung sind Liebermans Ausführungen, die hervorhob, dass alle derzeitigen Entwicklungskonzepte stark die Kognition betonen und dass »der Körper des Babys mit seinen Freuden und Problemen weitgehend aus dem Blick verschwunden ist« (1996, S. 289). Und noch einmal: Kenntnisse über die Entwicklung und die dynamischen Operationen der rechten Hemisphäre sind für ein vertieftes Verständnis der Evolution der organismischen Substrate des körperlichen/sozialen/emotionalen Selbst von großer Bedeutung (Devinsky 2000; Schore 1994).

Diese Hemisphäre befasst sich vor allem mit der Analyse unmittelbarer Informationen, die aus dem Körper stammen. Die somatosensorische Verarbeitung und die Repräsentation viszeraler und somatischer Zustände, des Körpergefühls und der Schmerzempfindungen stehen unter der primären Kontrolle der »nicht-dominanten« Hemisphäre (Coghill et al. 2001; Damasio 1994; Devinsky 2000; Hsieh et al. 1996; Ostrowsky et al. 2002). Die Forschung mittels bildgebender Verfahren enthüllt, dass zwei andere körperlich verankerte Triebe, die das intensive Interesse Freuds hervorriefen – Sexualität und Aggression –, ebenfalls unter der Kontrolle dieser Hemisphäre stehen (Arnow et al. 2002; Janszky et al. 2002; Raine et al. 2001; A. N. Schore 2003). Andere Studien zu Konversionsanfällen und Konversionshysterie (hysterischer Paralyse) – Gebiete, die ebenfalls Freuds intensives Interesse weckten (1893) – beziehen sich auf rechtshemisphärische Strukturen; Konversionsanfälle und Konversionshysterie zählen heute zu den somatischen Störungen (Devinsky et al. 2001; Halligan et al. 2000; Marshall et al. 1997). Rechtshemisphärische Operationen gehören somit grundlegend zu den Möglichkeiten des Menschen, emotional zu reagieren und körperliche Reize zu verstehen, die körperliche Vorstellung des Selbst und seine Beziehung zur Umgebung zu definieren und das Selbst vom Nicht-Selbst zu unterscheiden (Devinsky 2000).

Diese adaptiven Funktionen und die Strukturen, die ihnen unterliegen, werden vor allem durch die Bindungsbeziehung beeinflusst. Somit werden wichtige Ereignisse im körperlichen Zustand des Säuglings durch emotionsregulierende Bindungstransaktionen im Verbund mit daraus resultierenden neurobiologischen Folgeerscheinungen hervorgerufen, d.h. auf psychobiologischem Niveau (Henry 1993; Schore 1994; Siegel 1999; Wang 1997). Winnicott äußerte sich dahingehend: »Das Wichtigste ist die Kommunikation zwischen Mutter und Kind im Anatomischen und Physiologischen der lebendigen Körper« (1986, S.258).

Diese wechselseitige Körper-Kommunikation involviert auch wechselseitige rechtshemisphärische Interaktionen. Und tatsächlich tragen die meisten Frauen ihre Babys an der linken Körperseite (die durch die rechte Hemisphäre kontrolliert ist). Diese Tendenz ist bei Frauen zu beobachten, nicht aber bei Männern, hängt nicht von der Händigkeit ab und durchzieht alle Kulturen (Manning et al. 1997). Manning et al. vermuteten, dass die Tendenz, links zu tragen, »den affektiven Informationsfluss vom Säugling über das linke Ohr und Auge zum Zentrum des emotionalen Kodierens, d.h. zur rechten Hemisphäre der Mutter, erleichtert« (1997, S.327). Und auch der Neurologe Damasio (1994) wies darauf hin, dass diese Hemisphäre die umfassendste und bestintegrierte »Landkarte« unseres körperlichen Zustandes, die dem Gehirn zur Verfügung steht, enthält.

Besonders psychobiologische Bindungsstudien können belegen, dass der intime Kontakt zwischen der Mutter und ihrem Baby durch die reziproke Aktivierung ihrer opiaten Systeme reguliert wird – gesteigerte Niveaus von Opiaten (Beta-Endorphine) erhöhen beider Freude (Kalin et al. 1995). Im gegenseitigen Blickkontakt induziert das Gesicht der Mutter im kindlichen Gehirn nicht nur die Produktion endogener Opiate, sondern auch regulierte Niveaus an Dopamin, welches intensive Erregung und Hochstimmung erzeugt. Dieser die Bindung vertiefende Mechanismus hält ansteigende regulierte, synchronisierte Erregungszustände im Spiel aufrecht, und die Mutter (selbst im Zustand der Hochstimmung) stimuliert dabei regulierte Niveaus jenes Faktors, der im kindlichen Gehirn Corticotropin freisetzt, das wiederum ACTH und die noradrenaline und adrenaline Aktivität im sympathischen Nervensystem erhöht (Schore 1994, 1996, 2001b).

Mit ihrem Trösten und Beruhigen reguliert die Mutter auch die oxytocinen Niveaus des Kindes. Es wurde darauf hingewiesen, dass Oxytocin, ein vom Vagus kontrolliertes Hormon mit Antistress-Effekt, durch »sensorische Stimuli, die sich durch Tonfall und mimischen Ausdruck von Wärme und Vertrautheit vermitteln, ausgeschüttet wird« (Uvnäs-Moberg 1997, S.42). Oxytocin induziert eine anhaltende Verringerung des Stresshormons Cortisol (Pettersson et al. 1999). Durch die Regulation des Vagaltonus und des Cortisol-Niveaus (Schore 2001b) – Aktivitäten, die durch das rechte Gehirn reguliert werden – beeinflusst die Mutter auch die weitere Entwicklung des postnatal reifenden parasympathischen kindlichen Nervensystems. Die sympathischen und parasympathischen Komponenten des ANS – wesentliche Elemente des transaktionalen Bindungsmechanismus – sind zentral an der sich entwickelnden Anpassungsfähigkeit beteiligt. Die neurobiologische und psychobiologische Forschung unterstützt das Bindungskonzept als – grundlegende – interaktive Regulation der biologischen Synchronisierung zwischen Organismen (Schore 2000a; Wang 1997).

Basch vermutete, dass die »Kommunikation von Mutter und Säugling aus Signalen besteht, die vom autonomen unwillkürlichen Nervensystem der beiden erzeugt werden« (1976, S.766). Diese Konzeption stimmt mit der umfangreichen entwicklungsorientierten psychobiologischen Forschung überein, die die Bindungsbeziehung mit Bezug auf die gegenseitige Regulation des vitalen endokrinen, autonomen und zentralen Nervensystems von Mutter und Kind durch Aspekte von deren Interaktion beschreibt. Hofer (1990) betonte die Wichtigkeit der »verdeckten« regulatorischen Prozesse, durch die das reifere und differenziertere Nervensystem der Betreuungsperson die »offenen«, unreifen internen homöostatischen Systeme reguliert. Bucks (1994) neuropsychologische Beschreibung der Bindung als ein Gespräch zwischen limbischen Systemen ähnelt somit stark Hofers neurobiologischer Beschreibung der individuellen homöostatischen Systeme eines Erwachsenen und eines Säuglings, die miteinander in einer übergeordneten Organisation verbunden sind.

Von großer Wichtigkeit ist, dass Hofer den zuletzt genannten relationalen Kontext als einen sich gegenseitig regulierenden »symbiotischen« Zustand beschrieb. Diese Tatsache verweist auf das Konzept der Symbiose, das auf eine historisch kontroverse Diskussion innerhalb der entwicklungsorientierten Psychoanalyse zurückblickt. Die Diskussion dreht sich um Mahlers normale symbiotische Phase, »in der sich der Säugling so verhält und seine Funktion ausübt, als ob er und seine Mutter ein allmächtiges System darstellten – eine Zweieinheit innerhalb einer gemeinsamen Grenze« (Mahler et al. 1975, dt. 1978, S.62). Obwohl sich der symbiotische Säugling nur schwach der Tatsache bewusst wird, dass die Mutter die Quelle seiner angenehmen Erfahrungen ist, befindet er sich in einem »Zustand der Undifferenziertheit, der Fusion mit der Mutter, in dem das ›Ich‹ noch nicht vom ›Nicht-Ich‹ unterschieden« ist (ebd., S.63).

Die letztere Definition der Symbiose weicht vom klassischen biologischen Konzept ab und stellt ein besonderes Merkmal der psychoanalytischen Metapsychologie dar. Derzeitige Forschungsbefunde erlauben keine Schlussfolgerung bezüglich dieser Begrenztheit der kindlichen Wahrnehmung, auch nicht zu der gesamten Phase, die das Verhalten des Säuglings als solches kennzeichnen könnte. Dennoch beginnen mit 2 bis 3 Monaten (dem Beginn von Mahlers symbiotischer Phase) die Augenblicke der affektiven »face to face«-Synchronisierung, und sie erzeugen ein hohes Niveau an positiver Erregung; solche wechselseitig abgestimmten Sequenzen können als das bezeichnet werden, was Mahler et al. (1975) als »das wechselseitige Austauschen von Signalen« beschrieben (1975, dt. 1978, S. 160). Tatsächlich betonte Mahler (1968) in ihren frühesten Schriften die affektive Natur dieser Interaktionen und beschrieb sie als die emotionale Verbindung, die durch die Bemutterung hergestellt wird – eine Art soziale Symbiose.

Hofers Ausführungen, wie auch die der aktuellen Hirnforschung, verlangen zwingend eine Rückbesinnung auf die Definition der Symbiose in ihrer ursprünglich biologischen Bedeutung. Das *Oxford Dictionary* bietet eine Ableitung vom griechischen Wort für »Zusammenleben« an und definiert *Symbiose* als eine Interaktion zwischen zwei ähnlichen Organismen, die in einer nahen physischen Gemeinschaft leben, insbesondere in *einer, in der beide voneinander profitieren*. Eine noch grundlegendere Definition der Biochemie legt nahe, dass die »Symbiose ein Verbund zweier verschiedener Organismen ist, der eine reziproke Erweiterung ihrer Fähigkeit zum Überleben mit sich bringt« (Lee et al. 1997, S. 591). Erinnern wir uns an Bucks Beschreibung einer emotional kommunizierenden Dyade als eine »tatsächlich biologische Einheit«, d. h. eine Konzeption, die Polans und Hofers (1999) Beschreibung einer Dyade als ein selbstorganisierendes regulatorisches System, das aus Mutter und Kind als einer Einheit besteht, wiedergibt. Diese Konzeptionen verweisen auf Momente positiv besetzter, psychobiologisch abgestimmter Bindungstransaktionen von Affektsynchronisierung – als Beispiele einer biologischen Symbiose.

Das Konstrukt der Symbiose reflektiert somit die Konzeption einer Bindung als eine interaktive Regulation biologischer Synchronisierung zwischen Organismen. Cole diskutierte die zentrale Rolle des mimischen Signalisierens in der Bindung: »Durch den Austausch mimischen Ausdrucks werden Mutter und Kind eins. Es ist – in einem biologischen Kontext (nach Darwin) – für das Baby wichtig, sich an die Mutter zu binden, um dadurch sein eigenes Überleben zu sichern« (1998, S. 11). Erinnern wir uns an Bowlbys (1969) Feststellung, dass das Entwickeln einer Bindung eine lebenserhaltende Bedeutung hat und dass die kindliche Fähigkeit, mit Stress umzugehen, mit spezifischen Aspekten des mütterlichen Verhaltens korreliert ist. Die sich früh entwickelnde rechte Hemisphäre ist für die Bindung und für die Steuerung vitaler Funktionen wichtig, die das Überleben garantieren und es daher dem Organismus möglich machen, mit Stress umzugehen (Schore 1994, 2001b, c, 2002c, e; Wittling & Schweiger 1993).

Die Bedeutung der neurobiologischen und psychobiologischen Emotionsforschung für die klinische Psychoanalyse

Diese neurobiologischen Befunde zu affektiven Beziehungen von Struktur und Funktion haben ihre Auswirkungen auf die klinische Psychoanalyse. In Behandlungskonzepten stellen die Affekte (auch die unbewussten Affekte) »das Kerngeschehen der empathischen Kommunikation dar«, und diese »primären Befunde« und »die Regulation der bewussten und unbewussten Gefühle stehen im Zentrum der Behandlung« (Sandler & Sandler 1978). Zu diesem Thema stellte Sander fest: »Es ist nicht die Vergangenheit, die wir suchen, sondern die Logik der Regulationsstrategien des Patienten bezüglich seiner eigenen Zustände« (in Schwaber 1990, S. 238).

Die unmittelbare Bedeutung der Erforschung der emotionalen Entwicklung im psychotherapeutischen Prozess leitet sich aus der Gemeinsamkeit der interaktiven emotionsvermittelnden Mechanismen der Fürsorgeperson-Säugling- und Therapeut-Patient-Beziehung ab (Schore 1994, 1997c, 2000a, 2001d, 2002b). Gegenwärtige neurobiologische Ausarbeitungen erachten die rechte Hemisphäre als dominant beim »subjektiven emotionalen Erleben« (Gainotti 2001; Wittling & Roschmann 1993). Der interaktive »Affekttransfer« zwischen den rechten Hemisphären der Beteiligten der Mutter-Säugling- und der Therapeut-Patient-Dyade wird somit treffend als »Intersubjektivität« beschrieben – ein Befund, der mit derzeitigen psychoanalytischen »intersubjektiven Konzepten des Mentalen« übereinstimmt (Natterson 1991; Stolorow & Atwood 1992). Emotionen involvieren – per definitionem – subjektive Zustände, und die Forschung zur rechten Hemisphäre zeigt uns detailliert die Neurobiologie der Subjektivität und Intersubjektivität.

Der Beitrag der Neurobiologie zur Psychoanalyse geht über die Entdeckung neuer pharmakologischer Mittel, um »Störungen des Mentalen zu behandeln«, weit hinaus. In »A clinician's view of attachment theory« kam Chused zu folgendem Schluss: »Die Bindungsforschung kann uns helfen zu verstehen, wie intersubjektive Erfahrungen (ein Aspekt der Psychoanalyse wie auch der Entwicklung) in intrapsychische Strukturen transformiert« werden (2000, S. 1187). Auch dazu habe ich in verschiedenen Publikationen eine interdisziplinäre Forschung vorgestellt, die zeigt, dass sich sowohl die Mutter-Säugling-Bindungs-Transaktionen als auch die Therapeut-Patient-Übertragungs-Gegenübertragungs-Kommunikationen auf Ebenen unterhalb der bewussten Wahrnehmung abspielen und schnelle, wechselseitige, rechtshemisphärische, nonverbale affektive Transaktionen darstellen (Schore 1994, 1997c, 2001d, 2002b).

Diese schnellen Veräußerungen des emotionalen rechten Gehirns weisen darauf hin, dass die kurzen Augenblicke der Mimik, der spontanen Gesten, des abgewendeten Blickes und des emotionalen Klangs der Stimme den affektiven Zustand eines Menschen weitaus besser als seine Verbalisierungen wiedergeben (Panksepp 1999; Schore 1994, 2001d, 2002b). In Nicht-Face-to-face-Kontexten (z.B. auf der Couch) spiegelt der emotionale Klang der Stimme sowohl des Therapeuten als auch des Patienten den rechtshemisphärischen Ausdruck wider. Rechtslateralisierte Kommunikationen wurden besonders gut von jenen beschrieben, die auf dem »nonverbalen Gebiet der Psychoanalyse« arbeiten (z.B. Jacobs 1994; Schwaber 1995).

Damit wird deutlich, dass das linke Gehirn seine Zustände durch bewusstes sprachliches Verhalten an andere linke Gehirne kommuniziert und die rechte Hälfte ihre unbewussten Zustände nonverbal an andere rechte Gehirne vermittelt, die darauf eingestimmt sind, diese Kommunikation zu empfangen (Schore 2001d, 2002b). Marcus stellte dazu fest: »Der Analytiker hört mittels Revêrie und Intuition mit dem rechten Gehirn unmittelbar in das rechte Gehirn des Analysanden hinein« (1997, S.238). Diese neurobiologische Perspektive stimmt mit Kantrowitz' Schlussfolgerung überein, der die Zentralität des »intensiven affektiven Sich-miteinander-Einlassens« betonte: »Es ist der Bereich der vorbewussten Kommunikation, in dem die Verwobenheit von intrapsychischen und interpersonellen Phänomenen am meisten sichtbar wird« (1999, S.72).

Die derzeitige psychobiologische Forschung kann beweisen, dass Affekte keine bloßen Nebenprodukte der Kognition sind: Sie haben ihre eigenen temporalen und physiologischen Charakteristika, die – mehr als man gedacht hat – unsere innere Selbsterfahrung festlegen. Obwohl der mimische Gefühlsausdruck im rechten Gehirn innerhalb von 30 Millisekunden beurteilt werden kann, innerhalb von Sekunden spontan geäußert wird und sich innerhalb von weniger als einer halben Minute intensiviert, kann es bei einigen Menschen Stunden (oder Tage oder sogar Wochen oder sogar noch länger) dauern, bis sie nach einer intensiv erlebten negativen Emotion wieder in einen »normalen« Zustand zurückkehren. Die zeitangemessene Bearbeitung sehr schneller affektiver Phänomene involviert das Gewahrwerden einer (ungewohnten) anderen Zeitdimension, d.h. zwischenmenschliche Bindung und Trennung müssen auf einer mikrotemporalen Skala Beachtung finden. Dieses mikroskopische Nachspüren begleitet die inneren Mechanismen, durch die der Patient die emotionale Distanz reguliert. Die Bedeutung liegt weniger auf beständigen Merkmalen, sondern mehr auf vergänglichen Zuständen, und weniger auf zeitlich entfernten als auf eher kurzfristigen plötzlichen Beweggründen.

Ferner beweisen neurobiologische Studien die Involviertheit der rechten Hemisphäre in das »implizite Lernen« (Hugdahl 1995) und in »nonverbale Prozesse« (Schore 1994). Derartige Beziehungen von Struktur und Funktion können erklären, wie sich Veränderungen in dem, was Stern et al. (Stern et al. 1998a) als das »implizite Beziehungswissen« beschrieben haben, als »das Kernstück des therapeutischen Fortschrittes darstellen«. Im Licht der zentralen Rolle des limbischen Systems sollte – bei Bindungsfunktionen wie auch bei »der Organisation von neuem Lernen« (Mesulam 1998) – die korrektive emotionale Erfahrung in der Therapie, die die Bindungsmuster verändern kann, unbewusstes rechtshemisphärisches limbisches Lernen mit einschließen.

Integrierte psychoanalytisch-neurobiologische Konzeptualisierungen der emotionalen Entwicklung können somit klinisch relevante, heuristische Behandlungsmodelle generieren. Westen zog Forschungsbefunde aus psychoanalytischen Studien heran und führte aus, dass »der Versuch, den Affekt zu regulieren – unerfreuliche Gefühle zu minimieren und erfreuliche zu maximieren – die treibende Kraft der menschlichen Motivation ist« (1997, S. 542). Zur gleichen Zeit stellten der Neurowissenschaftler Beauregard und Mitarbeiter fest, dass »die Fähigkeit, Gefühle zu modulieren, den Kern des menschlichen Erlebens« und »die Anwendung emotionaler selbstregulatorischer Prozesse das Kernstück verschiedener moderner psychotherapeutischer Ansätze ausmacht« (Beauregard et al. 2001, S. RC165) – eine Schlussfolgerung, die auch Posners und Rothbarts Feststellung wiedergibt, dass die Entwicklung der Selbstregulation »eine Veränderungsmöglichkeit im Erwachsenenleben eröffnet und die Grundlage zu dem liefert, was in der Therapie angestrebt wird« (1998, S. 1925).

Und tatsächlich liegt die Affektdysregulation im Zentrum aktualisierter klinischer psychoanalytischer Modelle – ein grundlegender Mechanismus rechtshemisphärischer (Cutting 1992) Dysfunktionen aller psychiatrischen Störungen (Schore 1997b, Taylor et al. 1997). Interdisziplinäre Konzepte zeigen klar, dass eine wesentliche Funktion der psychoanalytischen Behandlung darin besteht, den unterbrochenen Entwicklungsprozess zu vervollständigen (Gedo 1979) und dass es eine wichtige Rolle des Psychotherapeuten ist, als Affektregulator bei dysregulierten Zuständen des Patienten zu fungieren und eine entwicklungsfördernde Umgebung für dessen unreife affektregulatorische Strukturen anzubieten (Schore 1994, 1997c, 2002a).

Mit anderen Worten: Dyadische affektive Transaktionen innerhalb des therapeutischen Arbeitsbündnisses »ko-kreieren« einen intersubjektiven Kontext, der dem Patienten eine strukturelle Erweiterung seines orbitofrontalen Systems und der kortikalen und subkortikalen Vernetzung ermöglicht. Die orbitofrontale Funktion ist somit nicht nur für die Affektregulation, sondern auch für die Verarbeitung der kognitiv-emotionalen Interaktionen (Barbas 1995) und für die affektbezogene Bedeutungszuweisung (Teasdale et al. 1999) wichtig. Dieser »denkende Teil des emotionalen Gehirns« (Goleman 1995) funktioniert als eine »interne reflexive und organisierende Agentur« (Kaplan-Solms & Solms 1996), die in das »emotionsbezogene Lernen« (Rolls et al. 1994) involviert ist. Er handelt, indem er »emotional-motivationale Bedeutung zuweist und mit kognitiven Eindrücken integriert – die Assoziation von Emotion mit Vorstellungen und Gedanken« (Joseph 1996, S. 427); und »er zeigt den wichtigen Berührungspunkt zwischen emotionaler oder affektiver Information und Mechanismen der Handlungsselektion auf« (Rogers et al 1999). Alle diese Funktionen sind wesentliche Bestandteile des therapeutischen Prozesses.

Eine fMRI-Studie, die von Hariri et al. durchgeführt wurde, lieferte Beweise, dass höhere Regionen – spezifisch des rechten präfrontalen Kortex – emotionale Reaktionen in den tiefsten Schichten des Gehirns abschwächen, dass solche modulierenden Prozesse »grundlegend für die meisten psychotherapeutischen Verfahren« sind (2000, S. 43), dass dieses lateralisierte neokortikale Netzwerk bei der »Modulation emotionalen Erlebens durch Deutung und Bezeichnung des emotionalen Ausdrucks« aktiv ist (S. 47) und dass »diese Form der Modulation bei verschiedenen emotionalen Störungen beeinträchtigt ist und die Grundlage zur Therapie gerade dieser Störungen darstellt« (S. 48). Aktueller sind die Berichte von Furmark et al. (2000) über Patienten mit sozialer Phobie, die sich einer Psychotherapie unterzogen und eine signifikant reduzierte Durchblutung in amygdala-limbischen Kreisläufen zeigten – insbesondere in der rechten Hemisphäre: eine Verbesserung, die sie dahingehend interpretierten, »dass sie eine Veränderung in der emotionalen Erfahrung« widerspiegele. Diese Befunde stützen folgende Behauptung von Andreasen: »Wir realisieren fortwährend, dass die Auswirkungen einer Psychotherapie in der Entwicklung der Fähigkeit besteht, ›mentale Funktionen‹ zu beeinflussen – da Gefühle und Erinnerungen die ›Gehirnfunktionen‹ und auch die Verknüpfungen und Kommunikation zwischen den Nervenzellen beeinflussen« (2001, S. 31).

Nach Emde (1990) mobilisiert der therapeutische Kontext beim Patienten ein biologisch angelegtes, positives Entwicklungsvertrauen. Diese Befunde, wonach der präfrontale limbische Kortex – mehr als andere Teile des zerebralen Kortex – die plastische Kapazität der frühen Entwicklung bewahrt (Barbas 1995) und die rechte Hemisphäre ein Leben lang Wachstumsphasen durchläuft (Thatcher 1994), erlauben psychotherapeutische Veränderungsmöglichkeiten »im Mentalen und im Gehirn« (Gabbard 1994). Aktuelle psychobiologisch orientierte psychoanalytische Behandlungsmodelle machen vielleicht das möglich, was Kandel (1998) – in einem Aufruf zu einem Paradigmenwechsel in der Psychiatrie – als »Biologie und die Möglichkeit einer Wiedergeburt des psychoanalytischen Gedankenguts« beschrieb.

Die Betrachtung emotionaler Prozesse aus der Sicht einer dynamischen Systemtheorie

Der psychobiologische Bereich der affektiven Phänomene stellt einen Konvergenzpunkt nicht nur von Psychoanalyse und Neurowissenschaft, sondern auch wissenschaftsübergreifender Betrachtungen nonlinearer dynamischer Systemtheorien dar (z. B. Gleik 1987; Kaufmann 1993; Prigogine & Stengers 1984). Die kausalen Variablen, die mit dem Affekt und seiner Regulation einhergehen, sind erwiesenermaßen dynamisch; sie können im Laufe der Zeit schnell ihre Intensität und Frequenz in einem nonlinearen Muster verändern. Taylor et al. behaupteten, dass »lineare Konzepte für das Studium der Affektregulation und von Zustandsveränderungen ungeeignet sind ... Die Erforschung der Affektregulation wird durch die Anwendung von Konzepten und Vorstellungen aus der Chaostheorie und aus nonlinearen dynamischen Ansätzen erleichtert« (Taylor et al. 1997, S. 270).

Die nonlineare dynamische Systemtheorie, die J. S. und D. E. Scharff (Scharff & Scharff 1998) in die Psychoanalyse einführten, verweist auf Konzepte der Mechanismen der Selbstorganisation: d. h. darauf, wie es komplexen Systemen, die diskontinuierliche Veränderungen durchmachen, möglich ist, gleichzeitig neue Formen und Kontinuität zu entwickeln. Ein zentraler Grundsatz dieser Theorie ist, dass Energieströme für selbstorganisierende Prozesse benötigt werden. In einer Arbeit zur Selbstorganisation von Entwicklungsbahnen warf Lewis (1995) die Frage auf, »was in psychologischen Systemen die beste Analogie für Energie« sei. Er wies darauf hin, dass der benötigte Energiefluss der Selbstregulation als »Information« gewertet werden kann – eine Vorstellung, die gut zu Harolds (1986) Formulierung passt, dass Information eine besondere Art von Energie ist, die für den Erhaltungsprozess der biologischen Ordnung benötigt wird. Weiter definiert Lewis Information dahingehend, dass sie für die Ziele und Bedürfnisse eines Individuums subjektiv bedeutungsvoll sei – ein Gedanke, der die neuen Konzepte der Emotionen als adaptive Funktionen widerspiegelt, die die Aufmerksamkeit auf die wichtigsten Aspekte der Umgebung und emotionale Einschätzungen lenken; Letztere registrieren und interpretieren die Ereignisse, um deren Bedeutung für das Selbst zu bestimmen. Lewis kam zu dem Schluss, dass es keine bessere Markierung für eine solche Information gibt als die damit einhergehenden Gefühle, dass Emotionen die Schwankungsbreite im Dienste der Selbstorganisation erweitern und dass die Verarbeitung bedeutsamer Informationen in Anwesenheit von Emotionen analog zum energetischen Durchfluss im Zustand eines Ungleichgewichts abläuft. Stabilität ist eine Eigenschaft interpersonaler Attraktoren, die ihre Organisation sowohl durch die Bewahrung des

Gleichgewichts als auch durch die Behebung eines emotionalen Ungleichgewichts aufrechterhalten.

Der zentrale Grundsatz der dynamischen Systemtheorie besagt, dass der Energiefluss es den einzelnen Teilen eines selbstorganisierenden Systems in einem besonders kritischer Moment ermöglicht, zunehmend mehr verbunden zu sein; auf diese Weise konstruiert sich in Entwicklungsprozessen eine organismische Form. Da die Beziehungsmuster zwischen den einzelnen Teilen eines selbstorganisierenden Systems zunehmend verknüpft und geordnet werden, wird es in die Lage versetzt, die Kohärenz der Organisation in Beziehung zu Variationen in der Umwelt aufrechtzuerhalten. In einer früheren Arbeit habe ich erläutert, dass emotionale Transaktionen, die synchronisierte Ordnungsmuster von Energie-Transmission beinhalten (direkter Energiefluss), den grundlegenden Kern der Bindungsdynamik repräsentieren (Schore 1994, 2000e).

Reziproke rechtshemisphärische emotionstransaktionale Bindungskommunikationen – informative Muster, die von dem Gesicht der Fürsorgeperson ausgehen (besonders bei niedrigen visuellen und auditiven Frequenzen) (Ornstein 1997) – verursachen metabolische Energieschwankungen im Säugling. Somit moduliert die Fürsorgeperson Veränderungen im energetischen Zustand des Kindes, da Erregungsebenen bekanntermaßen mit Änderungen in der metabolischen Energie einhergehen. Ein derart reguliertes Ansteigen im energetischen Metabolismus steht biosynthetischen Prozessen im sich im Wachstum befindenden Gehirn des Babys zur Verfügung. Ein Aufsatz in *Science* konnte belegen, dass »Mütter eine Extra-Energie in ihre Jungen investieren, um dadurch größere Gehirne herbeizuführen« (Gibbons 1998, S. 1347). Zudem löst dieser regulierte emotionale Austausch synchronisierte Energieschwankungen im sich entwickelnden rechten Gehirn des Säuglings aus, und dies ermöglicht die Kohärenz der Aktivität innerhalb seiner kortikalen und subkortikalen Schichten und die Organisation des emotionsverarbeitenden rechten Gehirns zu einem selbstregulierenden »integrierten Ganzen«. Auf diese Weise »vollzieht sich die Selbstorganisation des sich entwickelnden Gehirns im Kontext einer Beziehung mit einem anderen Selbst, mit einem anderen Gehirn« (Schore 1997b, 2000e).

Diese Beschreibung, auf welche Weise frühe affektive Erfahrungen eine Energie erzeugen, die wiederum die Organisation der sich entwickelnden inneren Struktur erleichtert, verweist auf psychoanalytische energetische metapsychologische Konstrukte – ein reiches Wissen, das lange ignoriert oder sogar seit den 1960er Jahren entwertet wurde. Im psychoanalytischen Schrifttum sprach sich Schulman (1999) dafür aus, dass energetisches »Binden« als Energie betrachtet werden kann, die in Strukturen eingebunden ist und zur »Transformation und Strukturierung des Ichs (und des Über-Ichs) benötigt wird«. Energetische Konzepte – so stellte er fest – werden zum Medium für »neue psychologische Entwicklungen«, wie z. B. »geordnetes Denken, zielgerichtetes Verhalten und kontrollierter Affekt« (S. 480). Freuds energetisches Konzept – lange als obsolet erachtet – sollte dringlich aktualisiert und wieder in die Psychoanalyse integriert werden (Schore 1994, 1997a; Shevrin 1997; Solms 1996).

Über die ganze Lebensspanne hinweg stellen Energieschwankungen die grundlegendsten Kennzeichen der Emotion dar; diskontinuierliche Zustände werden als Affektreaktionen erfahren, und nonlineare psychische Fragmentierungen werden als plötzliche affektive Schwankungen deutlich. Solche Zustandsübergänge resultieren aus der Aktivierung synchronisierter bioenergetischer Prozesse in Kreisläufen des ZNS und des limbischen Systems, die mit begleitender homöostatischer Anpassung an die Energie verbrauchenden sympathischen und Energie bewahrenden parasympathischen Bahnen des ANS einhergehen. Emotionale Bewusstsein-Körper-Zustände reflektieren somit das nonlineare Pulsieren der Energieströme zwischen den Komponenten eines selbstorganisierenden, dynamischen, rechtslateralisierten Bewusstsein-Körper-Systems. Die Tatsache, dass man heute weiß, dass affektiv besetzte psychobiologische Zustände ein Produkt des Ausgleichs zwischen Energie verbrauchenden und Energie bewahrenden Komponenten des ANS sind, ist vor allem für Freuds Betonung einer *dynamischen Konzeption* der Kräfte im mentalen System von Bedeutung, die zielstrebig mit- oder gegeneinander arbeiten.

Ein Hauptsatz der dynamischen Theorie ist, dass das nonlineare Selbst iterativ arbeitet, sodass geringfügige Veränderungen, die sich im richtigen Moment ereignen, im System integriert werden können, um in einen qualitativ anderen Zustand überzugehen. Als Beispiel für diesen Grundsatz kann das intersubjektiven Feld gelten, das durch Patient und Therapeut ko-kreiert wird. Nach Kohut (1971) ist der empathisch vertiefte Behandler mit dem fortwährenden Fluss und den Veränderungen der Gefühle und des Erlebens des Patienten abgestimmt. Diese Abstimmung involviert sowohl subkortikale als auch kortikale Prozesse im Gehirn des Klinikers (»rechtes mentales System«). Seine rechte Amygdala dient als ein Sensor für die unbewusste affektive Kommunikation, da man von dieser Struktur weiß, dass sie als ein »dynamisches, emotionales Reiz-Aufspürungssystem« fungiert (Wright et al. 2001).

Hinzu kommt, dass der rechte orbitale Kortex des empathischen Behandlers – ein vorbewusstes (Frank 1950) intrapsychisches System, das durch affektive Schwankungen aktiviert wird und das responsiv auf Fluktuationen der emotionalen Signifikanz von Stimuli reagiert (Dias et al. 1996) – für seine »oszillierende Aufmerksamkeit« (Schwaber 1995) für »kaum wahrnehmbare Zeichen, die eine Zustandsveränderung signalisieren« (sowohl im Patienten als auch im Therapeuten; Sander 1992), und für »nonverbales Verhalten und Schwankungen im Affekt« (McLaughlin

1996) verantwortlich ist. Es kommt zu einer »emotionalen Vorahnung« (Adolphs 2001). In Übereinstimmung mit dem Grundsatz, dass der Affekt als ein »analoger Verstärker« fungiert, der die Dauer (welcher Aktivität auch immer) verlängert (Tomkins 1984), erlaubt die Resonanz des Behandlers auf den Patienten eine Ausdehnung des Affektes innerhalb des intersubjektiven Feldes.

Diese interaktive Regulation des Zustandes ermöglicht es dem Patienten, die affektive Erfahrung verbal zu bezeichnen. In einem »genuinen Dialog« mit dem Therapeuten kommt der Patient zu einem inneren Wort, was dann zu einem verbalisierten wird, das er in einem besonderen Moment aussprechen muss – wofür er jedoch bis zu diesem Augenblick noch kein Wort besaß. Aber der Patient muss die Erfahrung machen, dass die verbale Beschreibung eines inneren Zustandes von einem empathischen Anderen gehört und mitgefühlt wird. Dies wiederum erleichtert die »Entwicklung der Affekte von ihrer frühesten Form, wo sie als körperliche Sensationen erlebt wurden, hin zu subjektiven Zuständen, die allmählich verbal artikuliert werden können« (Stolorow & Atwood 1992, S. 42).

Die affektiv belastete, aber jetzt regulierte rechtshemisphärische Erfahrung des Patienten kann daraufhin für eine weitere Verarbeitung an das linke Gehirn kommuniziert werden. Dieser Mechanismus, der einer rechtes-Hirn-dann-linkes-Hirn-temporalen Sequenz [right-brain-then-left-brain temporal sequence] folgen muss, erlaubt die Entwicklung sprachlicher Symbole, um die Bedeutung einer Erfahrung darzustellen, während man die Emotion, die durch eine Erfahrung hervorgerufen wird, fühlt und wahrnimmt. Die objektive linke Hemisphäre kann jetzt im Sinne eines Ko-Prozesses eine subjektive rechtshemisphärische Kommunikation eingehen, und dies erlaubt die Verknüpfung nonverbaler und verbaler repräsentationaler Gebiete.

Weiter habe ich dargelegt, dass – im Gegensatz zur verbalen linkshemisphärischen »linearen« konsekutiven Analyse von Informationen – der Verarbeitungsstil der visuo-spatialen rechten Hemisphäre am besten als »nonlinear« beschrieben wird, da er eher auf multiplen konvergenten Determinanten und nicht auf einer einzigen Kausalkette beruht (Schore 1997b, 2000e). Nach Ramachandran et al. (1996) zeigt der kognitive Stil der rechten Hemisphäre eine höchst sensible Abhängigkeit von initialen Bedingungen und Störungen – eine grundlegende Eigenschaft chaotischer Systeme. Diese unbedeutende (!) Hemisphäre benutzt das Denken in Bildern, d.h. eine holistische, synthetische Strategie, die adaptiv ist, wenn die Information »komplex, intern widersprüchlich und grundlegend nicht auf einen eindeutigen Kontext reduzierbar ist« (Rotenberg 1994, S. 489). Diese Charakterisierung entspricht auch der Primärprozess-Kognition, einer rechtshemisphärischen Funktion des Unbewussten (Dorpat & Miller 1992; Galin 1974; Joseph 1996; Schore 1994).

Neurobiologische Studien zeigen die größere Involviertheit der rechten Hemisphäre in die unbewusste Verarbeitung emotionsevozierender Stimuli (Wexler et al. 1992) und in konditionierte automatische Reaktionen nach subliminalen (dem rechten und nicht dem linken Kortex dargebotenen) Präsentationen von Gesichtern (Johnsen & Hugdahl 1991). Eine PET-Studie zeigt, dass die unbewusste Verarbeitung emotionaler Stimuli vor allem mit der Aktivierung der rechten und nicht der linken Hemisphäre einhergeht (Morris et al. 1998), was die Vorstellung unterstützt, dass »die linke Seite in bewusste Reaktionen und die rechte in das unbewusste mentale System involviert ist« (Mlot 1998, S. 1006). Diese und die oben erwähnten Forschungen weisen klar darauf hin, dass das emotionsverarbeitende rechte mentale System (Ornstein 1997) das neurobiologische Substrat von Freuds Unbewusstem ist.

Eine neuropsychoanalytische Revision der klassischen Konzepte zur intrapsychischen Struktur

Freuds Konzept eines dynamischen Unbewussten wird meist in Begriffen selbstregulatorischer Fähigkeiten eines unbewussten Systems definiert, das mittels des Prozesses der Verdrängung operiert, um sexuellen und aggressiven Wünschen den Zutritt ins Bewusstsein zu verwehren. Diese Charakterisierung beschreibt die linkshemisphärische, verbale, horizontale (kallosale) Hemmung rechtshemisphärischer kognitiv-emotionaler Repräsentationen (erinnern wir uns an die zuvor angeführte rechte Lateralisation körperlich basierten Ausdrucks sexuellen und aggressiven Verhaltens). Das heutige umfangreiche Wissen zur rechten Hemisphäre weist auf eine wesentliche Veränderung der Konzeptualisierung des Freud'schen Unbewussten hin – jenes inneren Struktursystems, das Informationen auf nicht-bewussten Ebenen verarbeitet.

In den letzten zwei Jahrzehnten des 20. Jahrhunderts gab es innerhalb der Psychoanalyse zwei theoretische Kräfte, die Freuds klassische Konzepte substanziell modifiziert und erweitert haben: die Selbstpsychologie und die Bindungsforschung. Beide Konzepte haben Ereignisse der frühen Entwicklung im Blick – in den ersten beiden Lebensjahren. Präödipale Erfahrungen werden vor den ödipalen Erfahrungen des dritten und vierten Lebensjahres gemacht. Diese Entwicklungsperspektive betont die unauslöschlichen Einflüsse der Beziehungsfaktoren auf die frühe Entwicklung der psychischen Struktur. Die Bindungstheorie hat die Konzepte der normalen Entwicklung und der Psychopathogenese wesentlich beeinflusst. Die Selbstpsychologie erwies sich als eine treibende Kraft für das Auftauchen relationaler intersubjektiver Behandlungsmodelle. Beide benutzen immer noch das Freud'sche Konzept der Verdrängung – und nicht das der Dissoziation – als Triebkraft der Psychopathogenese, und beide behalten Freuds ursprüngliche Definition des dynamischen Unbewussten als der zentrale Mechanismus des adaptiven menschlichen Funktionierens im Alltagsleben bei. In meinen Ausarbeitungen habe ich die Meinung vertreten, dass sowohl die Bindungstheorie (Schore 2000a, c) als auch die Selbstpsychologie (Schore 2002e) die soziale erfahrungsabhängige Reifung der sich früh entwickelnden rechten Hemisphäre beschreiben. Die rechte Hemisphäre verarbeitet unverzüglich exterozeptive und interozeptive Informationen auf Ebenen unterhalb der bewussten Wahrnehmung.

In den letzten Jahrzehnten vollzog sich eine andere zentrale Neu-Konzeptualisierung in der Psychoanalyse: weg von den Ich-Funktionen und hin zur zunehmenden Bedeutung der dynamischen Operationen des körperlich basierten Selbstsystems (Kohut 1971, 1977; Schore 1994, 2002e). Die neuropsychologische Forschung weist deutlich darauf hin, dass die rechte Hemisphäre auf die Generierung der Selbstwahrnehmung und Selbsterkenntnis und die Verarbeitung von »selbst-bezogenem Material spezialisiert ist« (Keenan et al. 2000, 2001; Kircher et al. 2001; Miller et al. 2001; Ruby & Decety 2001; Schore 1994). Neuropsychoanalytische Konzepte verlagern sich ebenfalls von den verbalen, bewussten, explizit linkshemisphärischen hin zu nonverbalen, nicht-bewussten und implizit rechtshemisphärischen Operationen.

Opatow (1997) beschäftigte sich mit Freuds traditioneller Definition und stellte dabei fest, dass das dynamische Unbewusste durch die Überlagerung und Hemmung der Primärprozess-Funktionen mittels Sekundärprozess errichtet wird. Diese Konzeptualisierung charakterisiert die linkshemisphärische explizite Hemmung des rechtshemisphärisch-impliziten Funktionierens, d.h. den Verdrängungsprozess. Dies steht in Übereinstimmung mit Forschungsergebnissen, die zeigen, dass die linke Hemisphäre bewusste verbale, die rechte hingegen nicht-bewusste nonverbale Operationen benutzt; zudem bremst die linke Hemisphäre rechtshemisphärische Affekte. Dies stimmt auch mit entwicklungsorientierten neuropsychologischen Befunden überein, die beweisen können, dass die linkshemisphärische kallosale Steuerungsfunktion des rechten Gehirns zwischen dem dritten und vierten Lebensjahres beginnt. Dabei wird jedoch die Tatsache übersehen, dass es dort noch andere Mechanismen der Hemmung gibt – früher ablaufende, die nicht nur mit der Kognition des Primärprozesses, sondern mit organismischem Überleben assoziiert sind.

Tatsächlich werden – lange bevor die linke Hemisphäre reift – die wesentlichen nicht-bewussten Verarbeitungsfunktionen des rechten Gehirns aufgebaut, und sie sind für die adaptive affektive Regulation, die Kognition und die Gedächtnisfähigkeiten des Kindes von größter Wichtigkeit. Diese Funktionen sind für die früheste Bildung des unbewussten mentalen Systems von grundlegender Bedeutung – eines Bereichs, dem die klinische Psychoanalyse intensives Interesse entgegenbringt. Nicht-bewusste innere Arbeitsmodelle der Bindung, die in der rechten Hemisphäre gespeichert werden, werden von der sich entwickelnden Psyche benutzt, um auf einer Basis von Augenblick zu Augenblick dynamisch mit der inneren Welt anderer Menschen zu interagieren. Diese interaktiven Repräsentationen leiten das Kind in seinen Interaktionen mit der externen sozialen Welt. Defizite in diesen Funktionen (und damit einhergehend ein adaptives Scheitern) sind nicht die Folge linkshemisphärischer Verdrängung (die noch gar nicht möglich ist), sondern rechtshemisphärischer dissoziativer Defizite.

Die klassischen Definitionen des dynamischen Unbewussten und der Verdrängung können nicht die frühesten Operationen der menschlichen Psyche erklären und auch nicht die scheinbar chaotischen Operationen des mentalen Systems, das in den frühesten Phasen an seiner Entwicklung gehindert und traumatisch zerstört wurde. In diesem Fall entwickelt die sich später ausformende linke Hemisphäre letztlich kompensatorische defensive Operationen; die wesentlichen motivationalen Kräfte, die überwältigende, schmerzliche frühe Erfahrungen des kindlichen Traumas versiegeln, liegen aber im unreifen, kaum entwickelten rechten Gehirn mit seinen primitiven Abwehrmechanismen der Dissoziation und projektiven Identifikation.

Diese Befunde führen zur Vermutung, dass Freuds zukunftsweisendes Konzept eines dynamischen, fortwährend aktiven Unbewussten die Moment-zu-Moment-Operationen eines hierarchischen, sich selbst organisierenden regulierenden Systems beschreiben, das in der rechten Hemisphäre – im »rechten mentalen System« – lokalisiert ist. Das Zentrum des psychischen Lebens verschiebt sich somit von Freuds Ich, das er links lokalisierte und »das die Sprachzone trägt« (Freud 1923, S. 254), und von den posterioren Arealen der linken Hemisphäre zu den höchsten Schichten der nonverbalen rechten Hemisphäre, dem Ort des körperlich basierten *Selbstsystems* (Mesulam & Geschwind 1978; Schore 1994), und dem unbewussten mentalen System (Joseph 1992; Schore 1994). Dieses System des Unbewussten ist mehr als eine eingefrorene Erinnerungsfunktion, die tief in der statischen intrapsychischen Struktur versteckt ist. Vielmehr fungiert es in stabilen Kontexten als ein aktiv kommunizierendes relationales Unbewusstes (Zeddies 2000) – eines, das schnell reagiert und das nonverbale, körperlich basierte, bildhafte und prosodische Informationen empfängt. In instabilen Kontexten – unter Stress – wird dieses dynamische rechte System (und nicht das linke) zur dominanten Hemisphäre.

Andere Wissenschaften beziehen den Begriff »Dynamik« auf motivationale Kräfte oder Veränderungen. Beim Menschen sind die Kräfte für Wachstum, Entwicklung und für die Zunahme an größerer Komplexität vor allem rechtshemisphärisch lokalisiert. Der grundsätzliche Wandel im zentralen Konzept des dynamischen Unbewussten spiegelt somit die signifikante Erweiterung des psychoanalytischen Konzeptes wider, was sowohl für die Entwicklung als auch für die Struktur gilt. Diese Fortschritte sind durch die wertvollen Beiträge der Selbstpsychologie, der Bindungstheorie, der Neuropsychoanalyse und durch Freuds bahnbrechende Erforschungen des Unbewussten möglich.

Zudem ist die rechte Hemisphäre – der Ort des körperlichen und emotionalen Selbst – dominant bei der Fähigkeit, den emotionalen Zustand anderer Menschen zu verstehen, d.h. bei Empathie (Devinsky 2000; Perry et al. 2001; Schore 1994, 2002a). Empathie – eine orbitofrontale Funktion (Eslinger 1998; Moll et al. 2002) – ist eine moralische Emotion, die mit Bindungsfunktionen einhergeht (Mikulincer et al. 2001), und somit beeinflussen Bindungserfahrungen unmittelbar das neurobiologische Substrat der moralischen Entwicklung (Schore 1994, 2002a). Die Wichtigkeit der rechtshemisphärischen emotional-bildhaften Prozesse in der moralischen Entwicklung wurde von Vitz (1990) betont. Ein Konzept der intrapsychischen Strukturen, die die moralischen Funktionen beeinflussen, wurde von Freud mit seinem topografischen Modell des hierarchischen Über-Ichs, das die niedrigeren Ich-Zentren reguliert, entworfen.

1991 wies ich darauf hin, dass ein Bestandteil des Über-Ichs – das Ich-Ideal (Hartmann & Loewenstein 1962) – als eine affektregulierende Struktur im rechten orbitalen präfrontalen Kortex identifiziert werden kann (Schore 1991); ich führte dabei Piers' und Singers (1953) Vermutung an, dass das Ich-Ideal »eine psychische Repräsentation aller Wachstums-, Reifungs- und Individualisierungsprozesse des Menschen« enthält (S.15). In meinem Buch (Schore 1994) bezog ich mich auf die klassische neurologische Arbeit von K. Kleist (1931; zitiert in Starkstein et al. 1988), der den orbitofrontalen Kortex als das Zentrum des emotionalen Lebens ansah, der grundlegend in ethisches und moralisches Verhalten involviert ist; ich verwies auch auf die spätere Beobachtung von Pribram (1981), der zu dem Schluss kam, dass die frontolimbische Funktion, die sich in einer zunehmend inneren Steuerung manifestiert, dann aktiviert wird, wenn sich der Mensch inwärts wendet, um ethische Überlegungen seines Verhaltens zu verarbeiten. Diese Vorstellungen werden von der neueren neurowissenschaftlichen Literatur gestützt, die ein »frontales moralisches Leitsystem« beschreibt und ein orbitofrontales System, das mit der »Neurologie der Moral« in Verbindung gebracht werden kann (Anderson et al. 1999; Dolan 1999). Insgesamt weisen diese Befunde darauf hin, dass das rechtslateralisierte Selbstsystem, mehr als das linkslateralisierte Ich, für die nicht-bewussten, jedoch wesentlichen Funktionen von Freuds Über-Ich verantwortlich ist.

Erinnern wir uns: Das hierarchische Konzept ist nicht nur für Freuds Strukturmodell (1923) von Bedeutung – mit einem Über-Ich und Ich, die rittlings auf dem Es sitzen –, sondern auch für sein topografisches Modell (1900) eines geschichteten bewussten, vorbewussten und unbewussten Systems. In früheren Beiträgen (Schore 1997a, 1999c) wies ich darauf hin, dass die hierarchische Position der orbitofrontalen Regionen im vertikal angelegten, rechtslateralisierten, limbischen System die strukturellen intrapsychischen Mechanismen repräsentiert, durch die höhere Schichten von Freuds vorbewusstem System die niedrigeren des Unbewussten regulieren. Mit anderen Worten, das orbitofrontale System fungiert als ein höheres vorbewusstes System, das adaptiv niedrigere unbewusste Zustände des Bewusstsein-Körper-Systems organisiert. Die klassische neuropsychoanalytische Forschung (Frank 1950) konnte feststellen, dass Patienten mit getrennten orbitalen Kortices Behinderungen in den vorbewussten Funktionen der Internalisierung und der symbolischen Ausführung aufwiesen.

Die neuere Forschung enthüllt, dass der orbitofrontale Kortex eine fundamentale Rolle bei einer anderen vorbewussten Funktion spielt – bei der Fähigkeit, das Denken und das Verhalten auf die jeweilige Realität zu beziehen. Hier wird gezeigt, dass der menschliche orbitofrontale Kortex »mentale Zuordnungen leistet, die die jeweilige Gegenwart betreffen … dieser Mechanismus erlaubt den freien Fluss der mentalen Assoziation, stellt aber sicher, dass das Denken und das Verhalten immer auf die aktuelle Realität zurückverwiesen werden können« (Schnider et al. 2000, S. 5884). Dieser wichtige Prozess ereignet sich schnell und auf Ebenen unterhalb der bewussten Wahrnehmung: »In dem Moment, in dem der Inhalt einer mentalen Assoziation erkannt und konsolidiert wird, hat die kortikale Repräsentation schon die Einschätzung geleistet, ob sie mit der momentanen Realität in Beziehung steht oder nicht« (Schnider et al. 2002, S. 54); und weiter: »die Unterdrückung von Erinnerungen, die nicht zur Realität gehören, stellt einen vorbewussten Prozess dar« (S. 59). Angesichts der erweiterten Rolle des orbitofrontalen Kortex bei rechtshemisphärischen Funktionen bestätigen diese Befunde die Vorstellung, dass »die Realitätsprüfung« – insbesondere die adaptive Fähigkeit, interozeptive Körperzustände mit exterozeptiven sozioemotionalen Informationen in unterschiedlichen zwischenmenschliche Kontexten zusammenzubringen – durch vorbewusste Aktivitäten des »rechten mentalen Systems« der nonverbalen rechten Hemisphäre mediiert wird und nicht durch das bewusste mentale System der verbal-analytischen linken.

Die rechte Hemisphäre spielt eine grundlegende Rolle bei der Aufrechterhaltung »eines kohärenten, beständigen und in sich stimmigen Selbstgefühls« (Devinsky 2000). Dabei ist es wichtig zu betonen, dass das Selbst hierarchisch organisiert ist. Das rechte Gehirn enthält ein dreigeschichtetes, vertikal organisiertes, hierarchisches limbisches System mit dem höheren rechten orbitalen präfrontalen Kortex, der als eine exekutive regulatorische Funktion für die rechte kortikale Hemisphäre und deren subkortikalen Vernetzungen fungiert, d.h. für das gesamte rechte Gehirn (Schore 2001b). Eine neuere Konzeptualisierung der kortikolimbischen Architektur zeigt ein Kern-und-Schale-Modell (Tucker 2001), bei dem die Schale durch das sensorische und motorische kortikale Netzwerk mit der Umgebung in Verbindung tritt, während der »limbische regulatorische Kern« direkte Verbindungen mit den Triebzentren des Hypothalamus und den Erregungszentren der Formatio reticularis hat (Tucker 2001). Ich möchte ergänzend hinzufügen, dass es drei limbische Schichten gibt, von denen jede in einer kaudal-rostralen Sequenz in postnatal wichtigen Perioden auftaucht und jede durch Bindungstransaktionen mit der frühen sozialen Umgebung beeinflusst wird (Schore 2001b).

Diese Befunde weisen darauf hin, dass das rechtslateralisierte Selbstsystem ein verschachteltes System darstellt – mit einem äußeren sich später entwickelnden orbitofrontal-limbischen regulierten Kern, einem inneren sich früher entwickelnden cingulären-limbischen regulierenden Kern und einem noch früher auftauchenden amygdala-limbischen regulierten Kern, der am tiefsten liegt – wie eine verschachtelte russische Puppe. Diese drei Organisationsebenen des rechten Gehirns repräsentieren drei Schichten des Unbewussten: das Vorbewusste, das Unbewusste und das tiefe Unbewusste. Die unbewussten Systeme des limbischen Kerns spiegeln somit die frühe Entwicklungsgeschichte des Selbst wider.

Emde (1983) identifizierte die ursprüngliche zentrale integrierende Struktur des entstehenden Selbst als einen auftauchenden »affektiven Kern«, der dahingehend funktioniert, dass er die positive Stimmung aufrechterhält und das interaktive Verhalten des Säuglings reguliert; und Weil stellte fest, dass »die angeborene Ausstattung des Säuglings in Interaktion mit frühester mütterlicher Abgestimmtheit zu einem Basiskern führt, der die Orientierung für alles spätere Funktionieren beinhaltet« (1985, S. 337). 1996 schrieb ich zu diesem »Basis-Kern«: »Ich stimme LeDoux' (1989) ›Kern des emotionalen System‹ zu, der die affektiven Bedeutungen der Umgebungsstimuli beurteilt; Tucker (1992) wählte die Bezeichnung ›paralimbischer Kern‹, der bei der Bewertung der Informationen der adaptiven Bedeutung und bei der kortikolimbischen Selbstregulation in Funktion tritt, und Joseph (1992) spricht vom ›kindlichen zentralen Kern‹, der in der rechten Hemisphäre und im limbischen System lokalisiert ist, das das Selbstbild und die damit einhergehenden Emotionen, Kognitionen und Erinnerungen bewahrt, die während der Kindheit geformt werden. Ich weise darauf hin, dass das orbitofrontale System eine wichtige Komponente des affektiven Kerns ist« (S. 73).

Einige Autoren beschreiben den Entwicklungsprozess der »zerebralen Reifung in der vertikalen Dimension« (Luu & Tucker 1996) und ein »rostrales limbisches System« – eine hierarchische Folge miteinander verbundener limbischer Areale im orbitofrontalen Kortex, im insularen Kortex, im anterioren Cingulum und in der Amygdala (Schore 1997b, 2000e, 2001b). Es gibt zahlreiche experimentelle, klinische und theoretische Beweise, wonach die Operationen des höheren rechten präfrontalen Kortex in die autonome Regulation integriert sind (Ryan et al. 1997; Schore 1994, 2001b).

Es ist wichtig zu betonen, dass neuere Konzepte die adaptive Natur der Verarbeitung »top down« und »bottom up« betonen. Diese Konzeption unterstützt Loewalds Beschreibung (1949/1980) – in der Mitte des letzten Jahrhunderts – der Notwendigkeit eines flexiblen bidirektionalen Informationstransfers zwischen den unbewussten und bewussten Domänen eines adaptiven Selbstfunktionierens: »Es ist nicht nur eine Frage des Fortbestands vorheriger Phasen der Integration von Ich und Realität, sondern es geht darum, dass sich der Mensch – von Tag zu Tag, zu unterschiedlichen Zeiten in seinem Leben, in unterschiedlichen Stimmungen und Situationen – in beachtlichem Umfang von einer solchen Ebene auf andere Ebenen bewegt. Je mehr er lebt, umso umfassender wird das Spektrum der Schichten seiner Ich-Realität sein (was nicht notwendigerweise Stabilität bedeuten muss). Vielleicht ist das so genannte voll entwickelte reife Ich nicht eines, das sich auf einer möglicherweise höchsten oder spätesten Stufe der Entwicklung etablierte und die anderen hinter sich gelassen hat; es ist ein Ich, das seine Realität dergestalt integriert, dass die früheren und tieferen Schichten der Integration von Ich und Realität als dynamische Quelle höherer Organisation lebendig werden« (S. 20). Ich weise darauf hin, dass Loewald nicht die dynamischen Operationen des Ich, sondern die des dreigeschichteten rechtshemisphärischen Selbstsystems beschrieb, das in der Entwicklung phasenabhängig verläuft.

Die wichtige Rolle des hierarchischen Apex des rechtslateralisierten Selbstsystems – »des rechten mentalen Systems« (Ornstein 1997) – wurde von Alexander und Stuss wie folgt beschrieben: »Eine wichtige Rolle des rechten Frontallappens ist das ›affektive Einbrennen‹ von Informationen, was bedeutet, dass der Erfahrung eine persönliche Qualität zukommt – wichtig für Humor, Aufmerksamkeit und episodisches Gedächtnis. Diese Gehirnregion, einst als funktionell »schweigsam« erachtet, scheint für das reifste menschliche Verhalten von Bedeutung zu sein« (2000, S. 434). Dieser Prozess des »affektiven Einbrennens« von Informationen läuft vor allem während wichtiger Perioden der Reifung des rechten Frontallappen, d. h. in den ersten beiden Lebensjahren, ab. Die Information, die in diese neurobiologische regulatorische Struktur eingebrannt ist, besteht – da sie als erste organisiert ist – vor allem aus sozial-emotionaler und körperlich basierter Information, die mit der Bindungskommunikation einhergeht. Der Begriff »Imprinting« – der Lernmechanismus des Bindungsprozesses – ist vom deutschen Wort *Prägung* abgeleitet, das »schmieden« oder »stempeln« beinhaltet, ein deutliches Analogon zu »einbrennen«. Bindungserfahrungen prägen unauslöschlich die sich entwickelnden limbischen Kreisläufe, die im Kern des keimenden unbewussten mentalen Systems liegen.

Epilog und Schlussfolgerungen für frühzeitige Interventionen und die weitere Forschung

Die Bindungstheorie, das vorherrschende Konzept der sozialen und emotionalen Entwicklung des Menschen, welches der Wissenschaft derzeit zur Verfügung steht, entwickelte sich aus der Psychoanalyse. Freud glaubte zeitlebens, dass sein Konzept eines dynamischen, fortwährend aktiven Unbewussten nicht nur beim einzelnen Menschen, sondern auch auf die menschliche Gesellschaft angewendet werden könnte. Er, wie Darwin vor ihm, betonte die grundlegende Bedeutung der Ereignisse zu Beginn des menschlichen Lebens für die gesamte emotionale und persönliche Entwicklung. Ich entwickelte diesen Gedankengang weiter und schrieb am Anfang meines 1994 veröffentlichten Buches: »Die Anfänge der lebenden Systeme liefern die Bühne, auf der sich während des ganzen weiteren Lebens alle Aspekte des Organismus mit seinem internen und externalen Funktionieren darstellen« (Schore 1994, S. 30). Diese Perspektive wird derzeit nicht nur durch Forschungsresultate der entwicklungsorientierten Psychoanalyse und Neuropsychoanalyse, sondern auch durch die entwicklungsorientierte Neuropsychiatrie und entwicklungsorientierte affektive Neurowissenschaft unterstützt (A. N. Schore 2003).

Forscher der zuletzt genannten Domäne kommen heute zu dem Schluss, dass »positive (Bildung einer emotionalen Bindung) oder negative (z. B. Trennung von der Mutter oder ihr Verlust) emotionale Erfahrungen bleibende Spuren im sich in Entwicklung befindenden neuronalen Netzwerk der unreifen synaptischen Verbindungen hinterlassen und dadurch die funktionale Kapazität des Gehirns während der späteren Stufen im Leben erweitern oder einschränken (Helmeke et al. 2001, S. 717). Diese Netzwerke liegen in der sich früh entwickelnden rechten Hemisphäre. Entwicklungsorientierte neurobiologische Studien zeigen zum einen, dass diese Hemisphäre »ab der 25. Schwangerschaftswoche an der Oberflächenstruktur weiter entwickelt ist als die linke, und dieser Vorsprung bleibt, bis die linke Hemisphäre einen postnatalen Wachstumsschub zeigt, der im zweiten Jahr beginnt« (Trevarthen 1996, S. 582); sie zeigen weiter, dass das Gehirnvolumen während der ersten zwei Jahre rapide wächst, dass das Erscheinungsbild eines Erwachsenengehirns im Alter von zwei Jahren vorhanden ist, alle Hauptnervenbahnen beim dreijährigen Kind identifiziert werden können und dass Kinder unter zwei Jahren ein größeres Volumen der rechten als der linken Hemisphäre aufweisen (Matsuzawa et al. 2001).

Diese neuen Befunde weisen klar darauf hin, dass die Entwicklungsspuren im rechten Gehirn – das biologische Substrat des menschlichen Unbewussten – unauslöschlich von den prä- und postnatalen zwischenmenschlichen Ereignissen geprägt werden, die während des Gehirnwachstums, das im zweiten Lebensjahr zu seinem Abschluss kommt, stattfinden. Das Ergebnis der Bindung ist das Produkt aus der genetisch kodierten biologischen (Temperament) Prädisposition des Kindes und seiner jeweiligen besonderen fürsorgenden Umwelt. In den letzten Jahren hat sich das Wesen der frühen Fürsorge in der westlichen Kultur dramatisch verändert. Am Ende meines 1994 geschriebenen Buches brachte ich – wobei ich das psychoneurobiologische Konzept der rechtshemisphärischen emotionalen Entwicklung im Sinn hatte – meine Beunruhigung in Bezug auf die Auswirkungen der Tagespflege zum Ausdruck, wie sie in den industrialisierten westlichen Gesellschaften gehandhabt wird.

Dieser beunruhigende Trend dauert an. Sagi et al. veröffentlichten eine Studie (2002) zur frühen Kleinkindbetreuung, und sie schilderten die mangelhafte Qualität der Unterbringungszentren; ein zahlenmäßig ungünstiges Verhältnis von Kleinkind und Erzieher vergrößert die Wahrscheinlichkeit, dass Kinder eine unsichere Bindung entwickeln. Diese Forscher stellten ebenfalls fest, dass »die Pflege durch einen Verwandten in einem 1:1-Verhältnis das beste Ergebnis hervorbrachte« (2002, S. 1183). Eine andere US-amerikanische Studie, die National Institute of Child Health and Human Development Study of Early Child Care, kam zu dem Ergebnis, dass sich – selbst wenn die Tagespflegequalität, die Qualität der häuslichen Unterbringung und die mütterlichen Sensitivität geregelt und gut sind – eine Berufstätigkeit der Mutter von 30 Stunden oder mehr pro Woche während der ersten 9 Monate im Leben des Kindes negativ auf dessen kognitive Entwicklung auswirkte (Brooks-Gunn et al. 2002). In einer Gesamtdarstellung zu Entwicklungsrisiken, die mit einer frühen Tagesbetreuung einhergehen, kam Belsky (2001) zu dem Schluss, dass eine frühe, zeitlich umfangreiche und andauernde nicht-mütterliche Pflege mit einer weniger harmonischen Eltern-Kind-Beziehung einhergeht und dass Aggressionen und Regelüberschreitungen vermehrt auftreten.

Die Weiterentwicklung der entwicklungsorientierten psychoanalytischen und neuropsychoanalytischen Regulationstheorie weist klar darauf hin, dass eine frühe nicht optimale soziale Umgebung und unsichere Bindungen nicht nur das spätere

Verhalten, die Kognition und den Affekt beeinträchtigen, sondern – noch grundsätzlicher – die Entwicklung der strukturellen Systeme des Gehirns, die alle diese Funktionen regulieren (Schore 1994, 1996, 1997b, 1998b, 2000a, d, e, 2001b, c, 2002c). Zeitgenössische Bindungskonzepte, wie sie von Fonagy und Target formuliert wurden, legen nahe, dass das Gesamt der kindlichen Entwicklung als eine »Erweiterung der Selbstregulation« (2002, S. 313; vgl. dt. 2004, S. 111) betrachtet werden kann und dass Bindungsbeziehungen prägend sind, »da sie die Entwicklung der wichtigsten hirnorganischen selbstregulatorischen Mechanismen ermöglichen« (2002, S. 328; vgl. dt. 2004, S. 127).

In zahlreichen Ausarbeitungen habe ich sehr viele interdisziplinäre Befunde zusammengetragen, die deutlich machen, dass sich die Fähigkeit zur Affekt- und daher Selbstregulation vor allem in der frühen kindlichen Entwicklung herausbildet und dass dieser Vorgang zunächst nicht-bewusst, nonverbal und unwillkürlich abläuft (Schore 1994, 1998a, b, 2000a, e, 2002a). Diese letztere Schlussfolgerung wird im Wesentlichen von der Psychologie anerkannt, und man geht davon aus, dass das meiste des psychologischen Lebens von Augenblick zu Augenblick nicht bewusst abläuft (Bargh & Chartrand 1999) und dass die Autoregulation der Aggression die Operation eines selbstregulatorischen Mechanismus involviert, der auf vorbewussten Ebenen arbeitet (Berkowitz 1990). Damit sind rechtshemisphärische Funktionen beschrieben, und ihre Entwicklung hängt von einer frühen zwischenmenschlichen Umgebung ab, die entwicklungsfördernd oder entwicklungshemmend sein kann. Diese ersten Interaktionen mit den primären Fürsorgepersonen beeinflussen unmittelbar die erfahrungsabhängige Reifung der rechtshemisphärisch gesteuerten Resilienz gegenüber Belastung oder die Prädisposition für eine Psychopathologie (Schore 1994, 2001b, c).

Diese psychoneurobiologische Perspektive, die in diesem und in dem ergänzenden Band entworfen wurde, zeigt deutlich, dass frühe (hirnorganisch basierte) Präventionsprogramme – orientiert an gesellschaftlichen Maßstäben (A. N. Schore 2003) – weitreichende Auswirkungen nicht nur auf den Einzelnen, sondern auch für die ganze Kultur haben können (Schore 2001a). Raine kam nach umfassender Forschung zu dem Schluss, dass »ein biologischer Risikofaktor (eine initiale rechtshemisphärische Dysfunktion), wenn er mit einem psychosozialen Risikofaktor zusammenkommt (schwerer früher physischer Missbrauch), die Disposition für Gewalt schafft« (2002, S. 319). Tatsächlich gibt es heute mittels EEG eine messbare Diagnostik zu rechtshemisphärischen Dysfunktionen bei Neugeborenen (Field et al. 2002). Verschiedene Autoren stellten fest, dass diese rechts lateralisierten Marker für nicht-optimale biochemische und behaviorale Profile als ein Risikoindex dienen könnten, um Neugeborene zu erfassen, die früher Intervention bedürfen.

Bindungsforscher und Kliniker haben psychologische (z.B. Cohen et al. 2000, 2002; van IJzendoorn et al. 1999) und psychobiologische (Field 1998) Behandlungsprotokolle von hoch risikoreichen Säugling-Mutter-Dyaden erstellt. Diese Behandlungen könnten – insbesondere wenn neurobiologisches Wissen mit einfließt – das rechtshemisphärische Wachstum im Moment der maximalen Plastizität beeinflussen, und sie hätten somit lebenslange Auswirkungen auf die weitere Entwicklung des dynamischen Unbewussten und des Selbst. Anstrengungen, die Berufe im Bereich der mentalen Gesundheit zu dieser frühen Vorbeugung zu bewegen, würden Bowlbys (1988) Vorschlag umsetzen, die Fürsorge für die psychologische Sicherheit als einen wichtigen Aspekt der öffentlichen Gesundheit zu betrachten.

In einer neuen Arbeit differenzierte der Neurowissenschaftler LeDoux ein implizites von einem expliziten »synaptischen Selbst«, und er stellte fest: Es ist keine besonders neue Idee, »dass es explizite und implizite Aspekte des Selbst gibt. Sie ist eng verwandt mit Freuds Aufteilung der Psyche in eine bewusste, eine vorbewusste (dem Bewusstsein zugängliche, im Augenblick aber nicht erfasste) und eine unbewusste (unzugängliche) Schicht« (2002, dt. 2003, S.45). Bei der Besprechung dieser Arbeit argumentierte Davidson – ein wichtiger Vertreter der affektiven Neurowissenschaft –, dass Selbst und Persönlichkeit, mehr als das Bewusstsein, die herausragenden Themen der gegenwärtigen Neurowissenschaft sind. Er kam zu dem Schluss: »Wer wir sind, ist nicht synonym mit dem, von dem wir bewusst denken, dass wir es sind. Das Erstere ist sehr viel fundamentaler, da es oft eine bessere Voraussage des Verhaltens ermöglicht als das Zweite« (2002, S.268).

Freuds Hauptbeitrag zur Wissenschaft war seine Entdeckung der einzigartigen Operationen des Unbewussten, das allen Funktionen eines anderen, leichter zugänglichen, bewussten mentalen Systems zugrunde liegt – und dieses jedoch ganz wesentlich beeinflusst. Das Ergebnis seiner Arbeit beweist, dass ein tieferes Verstehen der fundamentalen Probleme der menschlichen Emotion, der Motivation, des Verhaltens und der Kognition nur durch weitere Erforschungen dieses nicht-bewussten Bereiches erreicht werden kann. Im Augenblick gibt es – vielleicht mehr denn je – ein erhebliches Bedürfnis, die wesentlichen Kräfte, die die menschliche Natur organisieren oder desorganisieren, tiefer zu erfassen.

Zu Beginn des letzten Jahrhunderts, zwei Jahrzehnte nach dem *Entwurf*, verkündete Freud (1920), dass »das Unbewusste das infantile Seelenleben ist [übers. nach Strachey 1950],* und er beschrieb das Unbewusste (1916–17) als »ein besonderes

* Heißt im Original in S. Freud, GW, Bd.XIII, S.68: »Die Primärvorgänge sind auch die zeitlich früheren, zu Anfang des Seelenlebens gibt es keine anderen …« (Anm. d. Übers.).

seelisches Reich mit eigenen Wunschregungen, eigener Ausdrucksweise und ihm eigentümlichen seelischen Mechanismen, die sonst nicht in Kraft sind« (GW, Bd. XI, S. 216). Weitere klinische und experimentelle Studien zum sich früh entwickelnden dynamischen, rechtshemisphärischen System aus Bewusstsein, Körper und Selbst sind daher dringlich vonnöten.

Anhang:

Grundlagen für die Behandlung früh entstandener rechtshemisphärischer Selbstpathologien – beruhend auf dem Entwicklungskonzept der Regulationstheorie

1. Es handelt sich um eine Konzeptualisierung der Selbstpathologie, die sich in Defiziten der Affektregulation, die aus einer emotionalen Entwicklungsstagnation herrühren, darstellt; weiter geht es um die Beschreibung eines Behandlungsmodells, das der Entwicklungsebene des Patienten angepasst ist.
2. Das Konzept erachtet die rechtshemisphärische interaktive Affektregulation als grundlegenden Prozess sowohl der psychobiologischen Entwicklung als auch der psychotherapeutischen Behandlung.
3. Der Fokus liegt nicht auf der Identifikation und Integration bewusster mentaler Zustände, sondern auf nicht-bewussten psychobiologischen Zuständen des Bewusstsein-Körper-Systems, die den zustandsabhängigen affektiven, körperlichen, behavioralen und kognitiv-erinnerungsbetreffenden Funktionen zugrunde liegen.
4. Es geht um die Bedeutung der therapeutischen Einfühlung als ein wesentlicher Mechanismus der Behandlung (und weniger um einen linkshemisphärischen verbalen Erkenntnisprozess) und um eine rechtshemisphärisch-nonverbale psychobiologische Abstimmung und Verwendung affektsynchronisierter Transaktionen zur interaktiven Generierung und Ausdehnung positiver Affekte, die die Anbindung des Patienten an den Therapeuten verstärken.
5. Dargestellt wird eine operationale Definition der therapeutischen Arbeitsbeziehung einer nicht-bewussten, jedoch reziproken Beeinflussung, wodurch die Bindungsfähigkeit des Patienten mit dem kontingent responsiven fördernden Verhalten des Therapeuten zusammenwirkt, um die Entstehung einer Arbeitsbeziehung zu fördern.
6. Eine Voraussetzung ist, dass der Therapeut in einem Zustand vitalisierender Abstimmung mit dem Patienten erlebt wird; das dynamische Auf und Ab der rechtshemisphärisch gesteuerten autonomen Zustände des Therapeuten muss in Resonanz mit ähnlichen Zuständen (crossmodal) in der rechten Hemisphäre des Patienten stehen.

7. Die Betonung liegt auf dysregulierten rechtshemisphärischen »primitiven Affekten« wie Scham, Ekel, Hochgefühl, Aufregung, Schrecken, Wut und hoffnungslose Verzweiflung, d.h. auf der Identifikation unbewusster dissoziierter Affekte, die in der Entwicklung nie interaktiv reguliert wurden, und weniger auf der Analyse des unbewussten Widerstandes und der Verleugnung des unterdrückten Affekts.
8. Es dreht sich um eine Vorgehensweise, die ein Bewusstwerden der rechtshemisphärischen, die Gegenübertragung betreffenden viszeral-somatischen Reaktionen des Behandlers auf die in der Übertragung ausgedrückten automatischen, mimischen, prosodischen und somatischen Affekte des Patienten ermöglicht, sowie um eine Aufmerksamkeit bezüglich der Intensität, Dauer, Häufigkeit und Labilität des internen Zustandes des Patienten.
9. Von Bedeutung sind das Moment-zu-Moment-Nachspüren inhaltsassoziierter subtiler und dramatischer Veränderungen in der Erregung und im Zustand der Narrative des Patienten sowie die Identifikation von nicht-bewussten, »hochbesetzten, gefühlvollen« Kognitionen, die nonlineare Diskontinuitäten des rechten Gehirns hervorrufen und dadurch die Selbstfunktion dysregulieren.
10. Bedeutsam ist das Gewahrwerden einer dyadisch ausgelösten nonverbalen Scham-Dynamik und die Ko-Kreation eines interpersonalen Kontextes innerhalb der therapeutischen Arbeitsbeziehung, die nicht-bewusst vom Patienten als ausreichend Sicherheit gebend erfühlt wird, um eine tiefere Selbstenthüllung zu erlauben.
11. Beschrieben wird das Konzept von Abwehrmechanismen als nicht-bewusste Strategien zur emotionalen Regulation durch Affektvermeidung, Affektminimierung oder Konvertierung von Affekten, die unerträglich sind – besonders durch Dissoziation und projektive Identifikation; diese rechtshemisphärische Abwehr verhindert das Aufkommen »bedrohlicher Zustände«, die mit intensiven Affekten belastet sind, die potenziell und traumatisch das Selbstsystem desorganisieren.
12. Von Bedeutung ist das Gewahrwerden der unsicheren Bindungsbeziehung, die in das implizit-prozedurale Gedächtnis eingeprägt und rechtshemisphärisch als inneres Arbeitsmodell gespeichert ist, das die Strategien der Affektregulation kodiert und das Verhalten des Individuums in zwischenmenschlichen Interaktionen beeinflusst.
13. Es geht um die Identifikation früh entstandener, schnell ablaufender und dadurch nicht-bewusster rechtshemisphärischer perzeptueller Vorurteile gegenüber insgeheim aufgespürten, bedrohlichen sozialen Stimuli (Gegenübertragungs-Vorurteile); diese Anpassungsstrategien bei Stress, die die motivationalen

Erwartungen einer durch Missabstimmung induzierten Dysregulation des Selbst programmieren, werden offen in stressvollen Übertragungs-Gegenübertragungsbrüchen ausgedrückt, die sich in »Enactments« ereignen.

14. Von größter Wichtigkeit ist die Einsicht in die zentrale Bedeutung der interaktiven Reorganisation in der Therapie, welche die gegenseitige Regulation der affektiven Homöostase fördert; in der Kurzzeittherapie wird die Übertragungserwartung des Patienten, die der defensiven Vermeidung unterliegt, nicht bestätigt; eine Langzeitbehandlung erlaubt die Entwicklung eines rechtshemisphärischen Systems, das effektiver die Intensität, Häufigkeit und Dauer des negativen und positiven Affektes reguliert.
15. Wesentlich ist die Einsicht, dass die Affekttoleranz des Therapeuten ein wichtiger Faktor bezüglich der Einschätzung des Ausmaßes, der Ausprägung und der Intensität der Emotionen ist, die in der Übertragungs-Gegenübertragungsbeziehung und in der therapeutischen Allianz erforscht oder verleugnet werden.
16. Die Betonung liegt auf dem Prozess, und weniger auf der genetischen Interpretation, und auf der Aufmerksamkeit für die rechtshemisphärische prosodische (gefühlskommunizierende) Form, und weniger auf dem linkshemisphärischen sprachlichen Inhalt der Deutungen.
17. Es geht um die Ausrichtung der therapeutischen Technik zur Anhebung der Gefühle von einer primitiven, präsymbolischen, sensomotorischen Erfahrungsebene hin auf eine reife, symbolische, repräsentationale Ebene und zur Entwicklung einer selbstreflexiven Position, die die Wichtigkeit und die Bedeutung dieser Affekte beurteilen kann.
18. Von Bedeutung ist die Selbstorganisation in einer interaktiven, entwicklungsförderlichen therapeutischen Umgebung eines impliziten Selbstsystems, das in der Lage ist, in einem erweiterten Umfang Affekte wirksam zu modulieren, um diese unverbundenen Emotionen in verschiedene adaptive, motivationale Zustände zu integrieren, um dabei Affekte als Signale zu benutzen und um kohärente behaviorale Zustände mit entsprechenden sozialen Zusammenhängen zu verbinden.
19. Ein primäres Ziel der Behandlung ist die Restauration oder Erweiterung der Fähigkeit des Patienten zur Selbstregulation: der Fähigkeit, flexibel emotionale Zustände durch Interaktionen mit (interaktive Regulation in nicht-verbundenen Zusammenhängen) und ohne andere Menschen (Autoregulation in autonomen Zusammenhängen) zu regulieren wie auch der Fähigkeit zu Flexibilität, um adaptiv zwischen diesen beiden regulatorischen Modi zu wechseln.
20. Ein Langzeitziel besteht darin, ein unsicheres inneres Arbeitsmodell in ein sicheres Arbeitsmodell umzuwandeln, das komplexere Modi der intrapsy-

chischen Organisation und des zwischenmenschlichen Verhaltens ermöglicht; weiter geht es um die Entwicklung der Fähigkeit, in vielfältigen vertrauten oder neuen Kontexten ein kohärentes, fortdauerndes und stimmiges Gefühl mit sich selbst aufrechtzuerhalten – eine Funktion der rechten Hemisphäre, des biologischen Substrats des menschlichen Unbewussten.

Quellennachweise

Kapitel 1: »Interdisciplinary research as a source of clinical models« (Interdisziplinäre Forschung als eine Quelle klinischer Konzepte). Zuvor veröffentlicht in: Michael Moskowitz, Catherine Monk, Carol Kaye und Steven Ellman (Hrsg.): *The Neurobiological and Developmental Basis for Psychotherapeutic Intervention*. Northvale, NJ: Jason Aronson 1997, S. 1–71.

Kapitel 2: »Minds in the making: Attachment, the self-organizing brain, and developmentally-oriented psychoanalytic psychotherapy« (Wie das mentale System entsteht: Die Bindungsbeziehung, das sich selbst organisierende Gehirn und eine entwicklungsorientierte psychoanalytische Psychotherapie). Zuvor veröffentlicht in: *British Journal of Psychotherapy*, 17, S. 299–328 (2001).

Kapitel 3: »Clinical implications of a psychoneurobiological model of projective identification« (Klinische Auswirkungen eines psychoneurobiologischen Konzeptes der projektiven Identifikation). Zuvor veröffentlicht in: Shelley Alhanati (Hrsg.): *Primitive Mental States*, Bd. 3: *Pre- and Peri-natal Influences on Personality Development*. New York: Other Press 2002, S. 1–65.

Kapitel 4: »Advances in neuropsychoanalysis, attachment theory and trauma research: Implications für self psychology« (Erkenntnisfortschritte in Neuropsychoanalyse, Bindungstheorie und Traumaforschung: Implikationen für die Selbstpsychologie). Zuvor veröffentlicht in: *Psychoanalytic Inquiry*, 22 (3) (2002), S. 433–484.

Kapitel 5: »A century after Freud's Project: Is a rapprochement between psychoanalysis and neurobiology at hand?« (Hundert Jahre nach Freuds »Entwurf«: Ist eine Annäherung zwischen Psychoanalyse und Neurobiologie absehbar?). Zuvor veröffentlicht in: *Journal of the American Psychoanalytic Association*, 45 (1997), S. 841–867.

Kapitel 6: »The right brain, the right mind, and psychoanalysis« (Die rechte Hemisphäre, das rechte mentale System und die Psychoanalyse). Zuvor veröffentlicht in: *Neuro-Psychoanalysis*, 1, (1999), Internet-Version: www.neuro-psa.com/schore.htm.

Kapitel 7: »The right brain as the neurobiological substratum of Freud's dynamic unconscious (Die rechte Hemisphäre: Das neurobiologische Substrat von Freuds dynamischem Unbewussten). Zuvor veröffentlicht in: David E. Scharff (Hrsg.): *The Psychoanalytic* Century: Freud's Legacy for the Future. New York: Other Press 2001, S. 61–88.

Literatur

Abelin, E. (1971). The role of the father in the separation-individuation process. In: J.B. McDevitt & C.F. Settlage (Hrsg.), *Separation-individuation* (S.229–252). New York: International University Press.

Acerra, F., Burnod, Y. & de Schonen, S. (2002). Modelling aspects of face processing in early infancy. *Developmental Science,* 5, 98–117.

Adamec, R. (1997). Transmitter systems involved in neural plasticity underlying increased anxiety and defense – implications for understanding anxiety following traumatic stress. *Neuroscience and Biobehavioral Reviews,* 21, 755–765.

Adams, K.M., Gilman, S., Koeppe, R., Kluin, K., Junck, L., Lohman, M., Johnson-Greene, D., Berent, S., Dede, D. & Kroll, P. (1995). Correlation of neuropsychological function with cerebral metabolic rate in subdivisions of the frontal lobes of older alcoholic patients measured with [^{18}F] fluorodeoxyglucose and positron emission tomography. *Neuropsychology,* 9, 275–280.

Ad-Dab'Bagh, Y. & Greenfield, B. (2001). Multiple complex developmental disorder: the »multiple and complex« evolution of the »childhood borderline syndrome« construct. *Journal of the Academy of Child and Adolescent Psychiatry,* 40, 951–964.

Adler, G. & Buie, D.H.J. (1979). Aloneness and borderline psychopathology: The possible relevance of child development issues. *International Journal of Psycho-Analysis,* 60, 83–96.

Adler, G. & Rhine, M.W. (1992). The selfobject function of projective identification. In: N.G. Hamilton (Hrsg.), *From inner sources: New directions in object relations psychotherapy* (S. 139–162). Northvale, NJ: Jason Aronson.

Adolphs, R. (2001). The neurobiology of social cognition. *Current Opinion in Neurobiology,* 11, 231–239.

Adolphs, R., Damasio, H., Tranel, D. & Damasio, A.R. (1996). Cortical systems for the recognition of emotion in facial expressions. *Journal of Neuroscience,* 23, 7678–7687.

Adolphs, R., Damasio, H., Tranel, D., Cooper, G. & Damasio, A.R. (2000). A role for somatosensory cortices in the visual recognition of emotion as revealed by threedimensional lesion mapping. *Journal of Neuroscience,* 20, 2683–2690.

Aftanas, L.I., Koshkarov, V.I., Pokrovskaja, V.L., Lotova, N.V. & Mordvintsev, Y.N. (1996). Event-related desynchronization (ERD) patterns to emotion-related feedback stimuli. *International Journal of Neuroscience,* 87, 151–173.

Ahern, G.L., Sollers, J.J., Lane, R.D., Labiner, D.M., Herring, A.M., Weinand, M.E., Hutzier, R. & Thayer, J.F. (2001). Heart rate and heart rate variability changes in the intracarotid sodium amobarbital test. *Epilepsia,* 42, 912–921.

Ainsworth, M.D.S. (1967). *Infancy in Uganda: Infant care and the growth of love.* Baltimore: Johns Hopkins University Press.

Ainsworth, M.D.S. (1969). Object relations, dependency and attachment: A theoretical review of the infant-mother relationship. *Child Development,* 40, 969–1025.

Ainsworth, M.D.S. & Bell, S.M. (1974). Mother-infant interaction and the development of competence. In: K. Connolly & J. Bruner (Hrsg.), *The growth of competence* (S.97–118). New York: Academic Press. Dt.: Die Interaktion von Mutter und Säugling und die Entwicklung von Kompetenz. In: K.E. & K. Grossmann (Hrsg.), *Bindung und menschliche Entwicklung. John Bowlby, Mary Ainsworth und die Grundlagen der Bindungstheorie* (S. 217–241). Stuttgart: Klett-Cotta 2003.

Ainsworth, M.D.S., Blehar, M.C., Waters, E. & Wall, S. (1978). *Patterns of attachment.* Hillsdale, NJ: Erlbaum.

Aldrich, C.K. (1987). Acting out and acting up: The superego lacuna revisited. *American Journal of Orthopsychiatry,* 57, 402–406.

Alexander, M.P. & Stuss, D.T. (2000). Disorders of frontal lobe functioning. *Seminars in Neurology,* 20, 427–437.

Allen, J.G. & Coyne, L. (1995). Dissociation and vulnerability to psychotic experience. The Dissociative Experiences Scale and the MMPI-2. *Journal of Nervous & Mental Disease,* 183, 615–622.

Alpert, M., Cohen, N.L., Martz, M. & Robinson, C. (1980). Electorencephalographic analysis: A methodology for evaluating psychotherapeutic process. *Psychiatry Research,* 2, 323–329.

Alvarez, A. (1997). Projective identification as a communication: Its grammer in borderline psychotic children. *Psychoanalytic Dialogues,* 7, 753–768.

Alvarez, A. (1999). Widening the bridge. Commentary on papers by Stephen Seligman, Robin C. Silverman, and Alicia F. Lieberman. *Psychoanalytic Dialogues,* 9, 205–217.

American Psychiatrie Association (1987). *The diagnostic and statistical manual of mental disorders (DSM-III-R).* Washington, DC: APA. Dt.: *Diagnostisches und statistisches Manual psychischer Störungen – DSM III.* Weinheim: Beltz 1984.

Amini, F., Lewis, T., Lannon, R., et al. (1996). Affect, attachment, memory: Contributions toward pscychobiologic integration. *Psychiatry,* 59, 213–239.

Amsterdam, B. (1972). Mirror self-image reactions before age two. *Developmental Psychobiology,* 5, 297–305.

Amsterdam, B. & Levitt, M. (1980). Consciousness of self and painful self-consciousness. *Psychoanalytic Study of the Child,* 35, 67–83.

Anaki, D., Faust, M. & Kravetz, S. (1998). Cerebral hemispheric asymmetries in processing lexical metaphors. *Neuropsychologia,* 36, 691–700.

Anders, T.F. & Zeanah, C.H. (1984). Early infant development from a biological point of view. In: J.D. Call, E. Galenson & R.L. Tyson (Hrsg.), *Frontiers of infant psychiatry* (Bd.2, S.55–69). New York: Basic Books.

Andersen, S.M., Reznik, I. & Manzella, L.M. (1996). Eliciting facial affect, motivation, and expectancies in transference: Significant-other representations in social relations. *Journal of Personality and Social Psychology,* 71, 1108–1129.

Anderson, S.W., Bechara, A., Damasio, H., Tranel, D. & Damasio, A.R. (1999). Impairment of social and moral behavior related to early damage in human prefrontal cortex. *Nature Neuroscience,* 2, 1032–1037.

Anderson, S.W., Damasio, H., Tranel, D. & Damasio, A.R. (2000). Long-term sequelae of prefrontal cortex damage acquired in early childhood. *Developmental Neuropsychology,* 18, 281–296.

Andreasen, N.C. (2001). *Brave new brain.* New York: Oxford University Press.

Andreason, P.J., Zametkin, A.J., Guo, A.C., Baldwin, P. & Cohen, R.M. (1994). Gender-related differences in regional cerebral glucose metabolism in normal volunteers. *Psychiatry Research,* 51, 175–183.

Andreason, P.J., O'Leary, D.S., Cizadlo, T., Arndt, S., Rezai, K., Watkins, G.L., Boles Ponto, L.L. & Hichwa, R.D. (1995). Remembering the past: Two facets of episodic memory explored with positron emission tomography. *American Journal of Psychiatry,* 152, 1576–1585.

Anthi, P.R. (1983). Reconstruction of preverbal experience. *Journal of the American Psychoanalytic Association,* 31, 33–58.

Anthony, E.J. (1981). Shame, guilt, and the feminine self in psychoanalysis. In: S. Tuttman (Hrsg.), *Object and self: A developmental approach* (S. 191–234). New York: International Universities Press.

Aoki, C. & Stekevitz, P. (1988). Plasticity and brain development. *Scientific American,* 259, 56–68.

Arnow, B.A., Desmond, J.E., Banner, L.L., Glover, G.H., Solomon, A., Polan, M.L., Lue, T.F. & Atlas, S.W. (2002). Brain activation and sexual arousal in healthy, heterosexual males. *Brain,* 125, 1014–1023.

Arntz, A. & Veen, G. (2001). Evaluations of others by borderline patients. *Journal of Nervous & Mental Disease,* 189, 513–521.

Aron, L. (1998). The clinical body and the reflexive mind. In: L. Aron & F. Sommer Anderson (Hrsg.), *Relational perspectives on the body* (S. 3–37). Hillsdale, NJ: Analytic Press.

Aron, L. & Anderson, F.S. (1998). *Relational perspectives on the body.* Hillsdale, NJ: Analytic Press.

Atchley, R.A. & Atchley, P. (1998). Hemispheric specialization in the detection of subjective objects. *Neuropsychologia,* 36, 1373–1386.

Auerbach, J.S. (1990). Narcissism: Reflections on others' images of an elusive concept. *Psychoanalytic Psychology,* 7, 545–564.

Augustine, J.R. (1996). Circuitry and functional aspects of the insular lobe in primates including humans. *Brain Research Reviews,* 22, 229–244.

Austin, J.H., *Zen and the brain.* Cambridge, MA: MIT Press.

Bach, S. (1985). *Narcissistic states and the therapeutic process.* New York: Jason Aronson.

Bach, S. (1998). On treating the difficult patient. In: C.S. Ellman, S. Grand, M. Silvan &

S.J. Ellman (Hrsg.), *The modern Freudians: Contemporary psychoanalytic technique* (S. 185–195). Northvale, NJ: Jason Aronson.

Baker, S.C., Frith, C.D. & Dolan, R.J. (1997). The interaction between mood and cognitive function studied with PET. *Psychological Medicine,* 27, 565–578.

Balint, M. (1968): *The Basic Fault. Therapeutic Aspects of Regression.* London: Tavistock Publications Limited. Dt.: *Therapeutische Aspekte der Regression. Die Theorie der Grundstörung.* Übers. v. K. Hügel. Stuttgart: Klett 1970.

Balter, L, Lothane, Z. & Spencer, J.H., Jr. (1980). On the analyzing instrument. *Psychoanalytic Quarterly,* 49, 474–504.

Bandura, A. & Walters, R.H. (1963). *Social learning and personality development.* New York: Holt, Rinehart & Winston.

Barach, P.M.M. (1991). Multiple personality disorder as an attachment disorder. *Dissociation,* IV, 117–123.

Barbas, H. (1995). Anatomic basis of cognitive-emotional interactions in the primate prefrontal cortex. *Neuroscience and Biobehavioral* Reviews, 19, 499–510.

Barbas, H. & De Olmos, J. (1990). Projections from the amygdala to basoventral and mediodorsal prefrontal regions in the rhesus monkey. *Journal of Comparative Neurology,* 301, 1–23.

Bargh, J.A. & Chartrand, T.L. (1999). The unbearable automaticity of being. *American Psychologist,* 54, 462–479.

Barlow, H.B. (1980). Nature's joke: A conjecture on the biological role of consciousness. In: B.D. Josephson & V.S. Ramachandran (Hrsg.), *Consciousness and the physical world* (S. 81–94). Oxford, UK: Pergamon Press.

Baron-Cohen, S. (1995). *Mindblindness: An essay on autism and theory of mind.* Cambridge, MA: MIT Press.

Baron-Cohen, S., Ring, H., Moriarty, J., Schmitz, B., Costa, D. & Ell, P. (1994). Recognition of mental state terms: Clinical findings in children with autism and a functional neuroimaging study of normal adults. *British Journal of Psychiatry,* 165, 640–649.

Basch, M.F. (1976). The concept of affect: A re-examination. *Journal of the American Psychoanalytic Association,* 24, 759–777.

Basch, M.F. (1983). The perception of reality and the disavowal of meaning. *Annual of Psychoanalysis,* 11, 125–154.

Basch, M.F. (1985a). Interpretation: Toward a developmental model. In: A. Goldberg (Hrsg.), *Progress in self psychology* (Bd. 1, S. 33–42). New York: Guilford Press.

Basch, M.F. (1985b). New directions in psychoanalysis. *Psychoanalytic Psychology,* 2, 1–19.

Basch, M.F. (1988). *Understanding psychotherapy.* New York: Basic Books. Dt.: *Die Kunst der Psychotherapie: Neueste theoretische Zugänge zur psychotherapeutischen Praxis.* Übers. v. A. Werner. München: Pfeiffer 1988.

Basch, M.F. (1992). *Practicing psychotherapy: A casebook.* New York: Basic Books.

Basch, M.F. (1995). Kohut's contribution. *Psychoanalytic Dialogues,* 5, 367–373.

Baxter, M.G., Parker, A., Lindner, C.C.G., Izquierdo, A.D. & Murray, E.A. (2000). Control of response selection by reinforcer value requires interaction of amygdala and orbital prefrontal cortex. *Journal of Neuroscience,* 20, 4311–4319.

Beard, D.K. (1992). *Somatic knowing with the psychosomatic patient: An answer in kind.* Unveröffentlichte Diss., California School of Professional Psychology, Los Angeles.

Beauregard, M., Levesque, J. & Bourgouin, P. (2001). Neural correlates of conscious self-regulation of emotion. *Journal of Neuroscience,* 21, RC165.

Bechara, A., Damasio, A.R., Damasio, H. & Anderson, S.W. (1994). Insensitivity to future consequences following damage to human prefrontal cortex. *Cognition,* 50, 7–15.

Bechara, A., Damasio, H., Tranel, D. & Damasio, A.R. (1997). Deciding advantageously before knowing the advantageous strategy. *Science,* 275, 1293–1295.

Beebe, B. (2000). Coconstructing mother-infant distress: The microsychrony of maternal impingement and infant avoidance in the face-to-face encounter. *Psychoanalytic Inquiry,* 20, 412–440.

Beebe, B. & Lachman, F.M. (1988a). Mother-infant mutual influence and precursors of psychic structure. In: A. Goldberg (Hrsg.), *Progress in self psychology* (Bd.3, S.3–25). Hillsdale, NJ: Analytic Press.

Beebe, B. & Lachmann, F.M. (1988b). The contribution of mother-infant mutual influence to the origins of self- and object relationships. *Psychoanalytic Psychology,* 5, 305–337.

Beebe, B. & Lachmann, F.M. (1994). Representations and internalization in infancy: Three principles of salience. *Psychoanalytic Psychology,* 11, 127–165.

Beebe, B. & Lachmann, F.M. (2002). *Infant research and adult treatment.* Hillsdale, NJ: Analytic Press. Dt.: *Säuglingsforschung und die Psychotherapie Erwachsener.* Übers. v. H. Haase. Stuttgart: Klett-Cotta 2004.

Beebe, B., Jaffe, J., Lachmann, F., Feldstein, S., Crown, C & Jasnow, J. (2000). Systems models in development and psychoanalysis: The case of vocal rhythm coordination and attachment. *Infant Mental Health Journal,* 21, 99–122.

Beeman, M. (1998). Coarse semantic coding and discourse comprehension. In: M. Beeman & C. Chiarello (Hrsg.), *Right hemisphere language comprehension* (S.255–284). Mahwah, NJ: Erlbaum.

Beers, S.R. & De Bellis, M.D. (2002). Neuropsychological function in children with maltreatment-related posttraumatic stress disorder. *American Journal of Psychiatry,* 159, 483–486.

Bell, S.M. (1970). The development of the concept of object as related to infant-mother attachment. *Child Development,* 41, 291–311.

Belsky, J. (2001). Emanuel Miller lecture: Developmental risks (still) associated with early child care. *Journal of Child Psychology and Psychiatry,* 42, 845–859.

Benowitz, L.I., Bear, D.M., Rosenthal, R., Mesulam, M.-M., Zaidel, E. & Sperry, R.W. (1983). Hemispheric specialization in nonverbal communication. *Cortex,* 19, 5–11.

Bergman, A. (1999). *Ours, yours, mine: Mutuality and the emergence of the separate self.* Northvale, NJ: Analytic Press. Dt.: *Ich und Du. Die Individuations- und Separationstheorie in psychoanalytischer Forschung und Praxis.* Übers. v. E. Vorspohl. Stuttgart: Klett-Cotta 2001.

Berkowitz, L. (1990). On the formation and regulation of anger and aggression. *American Psychologist,* 45, 494–503.

Bertenthal, B., Campos, J. & Barrett, K. (1984). Self-produced locomotion: An organizer of emotional, cognitive, and social development in infancy. In: R. Emde & R.J. Harmon (Hrsg.), *Continuities and discontinuities in development* (S.175–210). New York: Plenum.

Berthier, M.L., Posada, A. & Puentes, C. (2001). Dissociative flashbacks after right frontal injury in a Vietnam veteran with combat-related posttraumatic stress disorder. *Journal of Neuropsychiatry and Clinical Neuroscience,* 13, 101–105.

Berthier, M., Starkstein, S. & Leiguarda, R. (1987). Behavioral effects of damage to the right insula and surrounding regions. *Cortex,* 23, 673–678.

Best, C.T. (1988). The emergence of cerebral asymmetries in early human development: A literature review and a neuroembryological model. In: S. Segalowitz & D.L. Molfese (Hrsg.), *Developmental implications of brain lateralization* (S.5–34). New York: Guilford Press.

Bever, T.G. (1975). Cerebral asymmetries in humans are due to the differentation of two incompatible processes: Holistic and analytic. *Annales of the New York Academy of Sciences,* 263, 251–262.

Bigler, E.D., Johnson, S.C., Anderson, C.V., Blatter, D.D., Gale, S.D., Russo, A.A., Ryser, D.K., MacNamara, S.E., Bailey, B.J., Hopkins, R.O. & Abildskov, T.J. (1996). Traumatic brain injury and memory: The role of hippocampal atrophy. *Neuropsychology,* 10, 333–342.

Bigler, E.D., Raine, A., LaCasse, L. & Colletti, P. (2001). Frontal lobe pathology and antisocial personality disorder. *Archives of General Psychiatry,* 58, 609–611.

Binder, J. & Strupp, H.H. (1997). »Negative process«: A recurrently discovered and underestimated facet of therapeutic process and outcome in the individual psychotherapy of adults. *Clinical Psychology Science & Practice,* 4, 121–139.

Binder, J.R., Rao, S.M., Hammeke, T.A., Frost, J.A., Bandettini, P.A., Jesmanowicz, A. & Hyde, J.S. (1995). Lateralized human brain language systems demonstrated by task subtraction functional magnetic resonance imaging. *Archives of Neurology,* 52, 593–601.

Bion, W.R. (1959). Attacks on linking. *International Journal of Psycho-Analysis,* 4, 308–315. Dt.: Angriffe auf Verbindungen. Übers. v. E. Vorspohl. In: E. Bott Spillius (Hrsg.). *Melanie Klein Heute.* Bd.1: *Beiträge zur Theorie* (S.110–129). München: Verlag Internationale Psychoanalyse. 3. Auflage Stuttgart: Klett-Cotta 2002.

Bion, W.R. (1962a). *Learning from experience.* London: Heinemann. Dt.: *Lernen durch Erfahrung.* Übers. v. E. Krejci. Frankfurt am Main: Suhrkamp 1990.

Bion, W.R. (1962b). The psychoanalytic study of thinking: II. A theory of thinking. *International Journal of Psycho-Analysis,* 43, 306–310. Dt.: Eine Theorie des Denkens. Übers. v. H.A. Thorner. In: E. Bott Spillius (Hrsg.). *Melanie Klein Heute.* Bd.1: *Beiträge zur*

Theorie (S. 225–235). München: Verlag Internationale Psychoanalyse. 3. Auflage Stuttgart: Klett-Cotta 2002.

Bion, W. R. (1967). *Second thoughts.* New York: Jason Aronson.

Bion, W. R. (1977). *Seven servants.* New York: Jason Aronson.

Bisazza, A., Rodgers, L. J. & Vallortigara, G. (1998). The origins of cerebral asymmetry: A review of evidence of behavioural and brain lateralization in fishes, reptiles and amphibians. *Neuroscience and Biobehavioral* Reviews, 22, 411–426.

Blair, R. J. R., Morris, J. S., Frith, C. D., Perrett, D. I. & Dolan, R. J. (1999). Dissociable neural responses to facial expressions of sadness and anger. *Brain,* 122, 883–893.

Blank, H. R. (1975). Reflection on the special senses in relation to the development of affect with special emphasis on blindness. *Journal of the American Psychoanalytic Association,* 23, 32–50.

Blatt, S. J., Quinlan, D. M. & Chevron, E. (1990). Empirical investigations of a psychoanalytic theory of depression. In: J. Masling (Hrsg.), *Empirical studies of psychoanalytic theories* (Bd. 3, S. 89–147). Hillsdale, NJ: Analytic Press.

Bleiberg, E. (1987). Stages in the treatment of narcissistic children and adolescents. *Bulletin of the Menninger Clinic,* 51, 296–313.

Blonder, L. X., Bowers, D. & Heilman, K. M. (1991). The role of the right hemisphere in emotional communication. *Brain,* 114, 1115–1127.

Blonder, L. X., Burns, A. F., Bowers, D., Moore, R. W. & Heilman, K. M. (1993). Right hemisphere facial expressivity during natural conversation. *Brain and Cognition,* 21, 44–56.

Blonder, L. X., Burns, A. F., Bowers, D., Moore, R. W. & Heilman, K. M. (1995). Spontaneous gestures following right hemisphere infarct. *Neuropsychologia,* 33, 203–213.

Blood, A. J., Zatorre, R. J., Bermudez, P. & Evans, A. C. (1999). Emotional responses to pleasant and unpleasant music correlate with activity in paralimbic brain regions. *Nature Neuroscience,* 2, 382–387.

Blos, P. (1974). The genealogy of the ego ideal. *Psychoanalytic Study of the Child,* 29, 43–88.

Bogen, J. E. (1997). Does cognition in the disconnected right hemisphere require right hemisphere possession of language? *Brain and Language,* 57, 12–21.

Bohart, A. C. (1993). Experiencing: The basis of psychotherapy. *Journal of Psychotherapy Integration,* 3, 51–68.

Bohart, A. C. & Greenberg, L. (1997). *Empathy reconsidered: New directions in psychotherapy.* Washington, DC: American Psychological Association.

Bollas, C. (1987). *The shadow of the object: Psychoanalysis and the unthought known.* London: Free Association. Dt.: *Der Schatten des Objekts.* Stuttgart: Klett-Cotta, 2. Aufl. 2005.

Bordin, E. (1979). The generalizability of the psychoanalytic concept of the working alliance. *Psychotherapy: Theory, Research and Practice,* 16, 252–260.

Bornstein, R. F. (1993a). Implicit perception, implicit memory, and the recovery of unconscious material in psychotherapy. *Journal of Nervous and Mental Disease,* 181, 337–344.

Bornstein, R. F. (1993b). Parental representations and psychopathology: A critical review of the empirical literature. In: J. M. Masling & R. F. Bornstein (Hrsg.), *Psychoanalytic perspectives on psychopathology* (S. 1–41). Washington, DC: American Psychological Association.

Bornstein, R. F. (1999). Source amnesia, misattribution, and the power of unconscious perceptions and memories. *Psychoanalytic Psychology,* 16, 155–178.

Borod, J. (2000). *The neuropsychology of emotion.* New York: Oxford University Press.

Borod, J. C., Andelman, F., Obler, L. K., Tweedy, J. R. & Welkowitz, J. (1992). Right hemisphere specialization for the identification of emotional words and sentences: Evidence from stroke patients. *Neuropsychologia,* 30, 827–844.

Borod, J. C., Haywood, C. S. & Koff, E. (1997). Neuropsychological aspects of facial asymmetry during emotional expression: A review of the adult literature. *Neuropsychology Review,* 7, 41–60.

Borod, J., Cicero, B. A., Obler, L. K., Welkowitz, J., Erhan, H. M., Santschi, C, Grunwald, I. S., Agosti, R. M. & Whalen, J. R. (1998). Right hemisphere emotional perception: Evidence across multiple channels. *Neuropsychology,* 12, 446–458.

Bowden, D. M., Goldman, P. S., Rosvold, H. E. & Greenstreet, R. L. (1971). Free behavior of rhesus monkeys following lesions of the dorsolateral and orbital prefrontal cortex in infancy. *Experimental Brain Research,* 12, 265–274.

Bowden, E. M. & Beeman, M. J. (1998). Getting the right idea: Semantic activation in the right hemisphere may help solve insight problems. *Psychological Science,* 9, 435–440.

Bower, G. H. (1981). Mood and memory. *American Psychologist,* 36, 129–148.

Bowers, D., Bauer, R. M. & Heilman, K. M. (1993). The nonverbal affect lexicon: Theoretical perspectives from neuropsychological studies of affect perception. *Neuropsychology,* 7, 433–444.

Bowlby, J. (1969). *Attachment and loss.* Bd. 1: *Attachment.* New York: Basic Books. Dt.: *Bindung. Eine Analyse der Mutter-Kind-Beziehung.* Übers. v. G. Mander. Frankfurt am Main: Fischer 1984.

Bowlby, J. (1973). *Attachment and loss.* Bd. 2: *Separation, anxiety and anger.* New York: Basic Books. Dt.: *Trennung. Psychische Schäden als Folgen der Trennung von Mutter und Kind.* Übers. v. E. Nosbüsch. München: Kindler 1976.

Bowlby, J. (1978). Attachment theory and its therapeutic implications. In: S. C. Feinstein & P. L. Giovacchini (Hrsg.), *Adolescent psychiatry: Developmental and clinical studies.* Chicago: University of Chicago Press.

Bowlby, J. (1981). *Attachment and loss. Vol.* 3: *Loss, sadness, and depression.* New York: Basic Books. Dt.: *Verlust, Trauer und Depression.* Übers. v. E. Scheidt. Frankfurt am Main: Fischer 1983.

Bowlby, J. (1988). Attachment, communication, and the therapeutic process. In: J. Bowlby (Hrsg.), *A secure base: Clinical applications of attachment theory* (S. 137–157). London: Routledge.

Bowlby, J. (1991a). *Charles Darwin.* New York: Norton.

Bowlby, J. (1991b). The role of the psychotherapist's personal resources in the therapeutic situation. *Tavistock Gazette.*

Boyer, L.B. (1990). Countertransference and technique. In: L.B. Boyer & P.L. Giovacchini (Hrsg.), *Master clinicians on treating the regressed patient* (S.303–324). Northvale, NJ: Jason Aronson.

Bradley, S. (2000). *Affect regulation and the development of psychopathology.* New York: Guilford Press.

Braun, K., Lange, E., Metzger, M. & Poeggel, G. (2000). Maternal separation followed by early social deprivation affects the development of monoaminergic fiber systems in the medial prefrontal cortex of *octodon degus. Neuroscience,* 95, 309–318.

Braun, K. & Poeggel, G. (2001). Recognition of mother's voice evokes metabolic activation in the medial prefrontal cortex and lateral thalamus of *octodon degus* pups. *Neuroscience,* 103, 861–864.

Brazelton, T.B., Koslowski, B. & Main, M. (1974). The origins of reciprocity: The early mother-infant interaction. In: M. Lewis & L. Rosenblum (Hrsg.), *The effect of the infant on its caregiver.* New York: Wiley.

Breese, G.R., Smith, R.D., Mueller, R.A., Howard, J. L, Prange, A.J., Lipton, M.A., Young, L.D., McKinney, W.T. & Lewis, J.K. (1973). Induction of adrenal catecholamine synthesizing enzymes following mother-infant separation. *Nature New Biology,* 246, 94–96.

Brende, J.O. (1982). Electrodermal responses in post-traumatic syndromes: A pilot study of cerebral hemisphere functioning in Vietnam veterans. *Journal of Nervous and Mental Disorders,* 170, 353–361.

Brenner, C. (1980). A psychoanalytic theory of affects. In: R. Plutchik & H. Kellerman (Hrsg.), *Emotion: Theory, research, and experience* (Bd.1). New York: Academic Press.

Brenner, C. (1982). *The mind in conflict.* Madison, CT: International Universities Press. Dt.: *Elemente des seelischen Konflikts. Theorie und Praxis der modernen Psychoanalyse.* Übers. v. B. Eckert. Frankfurt am Main: Fischer 1986.

Brent, L. & Resch, R.C. (1987). A paradigm of infant-mother reciprocity: A reexamination of »emotional refueling«. *Psychoanalytic Psychology,* 4, 15–31.

Bretherton, I. (1985). Attachment theory: Retrospect and prospect. *Monographs of the Society for Research in Child Development,* 50, 3–35.

Bretherton, I., McNew, S. & Beeghly, M. (1981). Early person knowledge in gestural and verbal communication: When do infants acquire a »theory of mind«? In: M. Lamb & L. Sherrod (Hrsg.), *Infant social sognition* (S.335–373). Hillsdale, NJ: Erlbaum.

Breuer, J. & Freud, S. (1893–1895): *Studien über Hysterie.* In: Freud: GW, Bd.1, S.75–312.

Brickman, A.S. (1983). Pre-oedipal development of the superego. *International Journal of Psycho-Analysis,* 64, 83–92.

Broca, P. (1861). *Sur le siège de la faculté du langage articulé avec deux observations d'aphémie (perte de la parole).* Paris: Victor Masson et fils.

Brody, S. (1982). Psychoanalytic theories of infant development and disturbances: A critical evaluation. *Psychoanalytic Quarterly,* 51, 526–597.

Bromberg, P. (1991). On knowing one's patient inside out: The aesthetics of unconscious communication. *Psychoanalytic Dialogues,* 1, 399–422.

Bromberg, P. (1994). »Speak! That I may see you«; some reflections on dissociation, reality, and psychoanalytic listening. *Psychoanalytic Dialogues,* 4, 517–547.

Bromberg, P. (1995). Psychoanalysis, dissociation and personality organization. In: *Standing in the spaces: Essays on clinical process, trauma, and dissociation* (S. 189–204). Hillsdale, NJ: The Analytic Press.

Bromberg, P. (1996). Standing in the spaces: The multiplicity of self and the psychoanalytic relationship. *Contemporary Psychoanalysis,* 32, 509–535.

Bronson, G. (1963). A neurological perspective on ego development in infancy. *Journal of the American Psychoanalytic Association,* 11, 55–65.

Brooks-Gunn, J., Han, W-J. & Waldfogel, J. (2002). Maternal employment and child cognitive outcomes in the first three years of life: The NICHD study of early child care. *Child Development,* 73, 1052–1072.

Brothers, L. (1990). The social brain: A project for integrating primate behavior and neurophysiology in a new domain. *Concepts in Neuroscience,* 1, 27–51.

Brothers, L. (1995). Neurophysiology of the perception of intentions by primates. In: M. S. Gazzaniga (Hrsg.), *The cognitive neurosciences* (S. 1107–1115). Cambridge, MA: MIT Press.

Brothers, L. (1997). *Friday's footprint.* New York: Oxford University Press.

Brothers, L. & Ring, B. (1992). A neuroethological framework for the representation of minds. *Journal of Cognitive Neuroscience,* 4, 107–118.

Broucek, F. J. (1982). Shame and its relationship to early narcissistic developments. *International Journal of Psycho-Analysis,* 63, 369–378.

Broverman, D. M., Klaiber, E. L, Kobayashi, Y. & Vogel, W. (1968). Roles of activation and inhibition in sex differences in cognitive abilities. *Psychological Review,* 75, 23–50.

Brown, D. (1993). Affective development, psychopathology, and adaptation. In: S. L. Ablon, D. Brown, E. J. Khantzian & J. E. Mack (Hrsg.), *Human feelings: Explorations in affect development and meaning* (S. 5–66). Hillsdale, NJ: Analytic Press.

Brown, M. R., Fisher, L. A., Rivier, J., Spiess, J., Rivier, C. & Vale, W. (1982). Corticotropin-releasing factor: Effects on the sympathetic nervous system and oxygen consumption. *Life Sciences,* 30, 207–219.

Bruner, J. (1994). The view from the heart's eye: A commentary. In: P. M. Niedentahl & S. Kiyayama (Hrsg.), *The heart's eye: Emotional influences in perception and attention* (S. 269–286). San Diego: Academic Press.

Bryan, K. L. & Hale, J. B. (2001). Differential affects of left and right cerebral vascular accidents on language competency. *Journal of the International Neuropsychological Society, 7,* 655–664.

Buber, M. (1957). Elemente des Zwischenmenschlichen. In: M. Buber, *Das dialogische Prinzip* (S. 269–298). Gerlingen: Lambert Schneider 7. Aufl. 1994.

Bucci, W. (1993). The development of emotional meaning in free association: A multiple code theory. In: A. Wilson & J.E. Gedo (Hrsg.), *Hierarchical concepts in psychoanalysis* (S. 3–47). New York: Guilford Press.

Buck, R. (1993). Spontaneous communication and the foundation of the interpersonal self. In: U. Neisser (Hrsg.), *The perceived self: Ecological and interpersonal sources of self-knowledge* (S. 216–236). New York: Cambridge University Press.

Buck, R. (1994). The neuropsychology of communication: Spontaneous and symbolic aspects. *Journal of Pragmatics,* 22, 265–278.

Buck, R.W., Parke, R.D. & Buck, M. (1970). Skin conductance, heart rate, and attention to the environment in two stressful situations. *Psychonomic Science,* 18, 95–96.

Buechler, S. & Izard, C.E. (1983). On the emergence, functions, and regulation of some emotion expressions in infancy. In: R. Plutchik & H. Kellerman (Hrsg.), *Emotion, theory, research, and experience* (Vol. 3, S. 292–313). New York: Academic Press.

Burnand, G. (2002). Hemisphere specialization as an aid in early infancy. *Neuropsychology Review,* 12, 233–251.

Burstein, R. & Potrebic, S. (1993). Retrograde labeling of neurons in the spinal cord that project directly to the amygdala or the orbital cortex in the rat. *Journal of Comparative Neurology,* 335, 469–485.

Bursten, B. (1973). Some narcissistic personality types. *International Journal of Psycho-Analysis,* 54, 287–300.

Cabib, S., Puglisi-Allegra, S. & D'Amato, F.R. (1993). Effects of postnatal stress on dopamine mesolimbic responses to aversive experiences in adult life. *Brain Research,* 604, 232–239.

Cacioppo, J.T. & Berntson, G.G. (1992). Social psychological contributions to the decade of the brain: Doctrine of multilevel analysis. *American Psychologist,* 47, 1019–1028.

Cahill, L., Haier, R.J., Fallon, J., Alkire, M.T., Tang, C., Keator, D., Wu, J. & McGaugh, J.L. (1996). Amygdala activity at encoding correlated with long-term, free recall of emotional information. *Proceedings of the National Academy of Sciences of the United States of America, 93,* 8016–8021.

Campbell, B.A. & Mabry, P.D. (1972). Ontogeny of behavioral arousal: A comparative study. *Journal of Comparative and Physiological Psychology,* 81, 371–379.

Campos, J.J., Barrett, K.C., Lamb, M.C., Goldsmith, H.H. & Stenberg, C. (1983). Socioemotional development. In: P.H. Mussen (Hrsg.), *Handbook of child psychology* (4. Aufl., S. 783–915). New York: Wiley.

Caplan, R., Chugani, H.T., Messa, C., Guthrie, D., Sigman, M., De Traversay, J. & Mundy, P. (1993). Hemispherectomy for intractible seizures: Presurgical cerebral glucose metabolism and post-surgical non-verbal communication. *Developmental Medicine and Child Neurology,* 35, 582–592.

Caplan, R. & Dapretto, M. (2001). Making sense during conversation: An fMRI study. *NeuroReport,* 12, 3625–3632.

Cappella, J.N. (1993). The facial feedback process in human interaction: Review and speculation. Special issue: emotional communication, culture, and power. *Journal of Language and Social Psychology,* 12, 13–29.

Carlson, V., Cicchetti, D., Barnett, D. & Braunwald, K. (1989). Disorganized/disoriented attachment relationships in maltreated infants. *Developmental Psychology,* 25, 525–531.

Carmichael, S.T. & Price, J.L. (1995). Limbic connections of the orbital and medial prefrontal cortex in macaque monkeys. *Journal of Comparative Neurology,* 363, 615–641.

Carmon, A., Harishanu, Y., Lowinger, E. & Lavy, S. (1972). Asymmetries in hemispheric blood volume and cerebral dominance. *Behavioral Biology,* 7, 853–859.

Carpy, D.V. (1989). Tolerating the countertransference: A mutative process. *International Journal of Psycho-Analysis,* 70, 287–294.

Carrey, N.J., Butter, H.J., Persinger, M.A. & Bialek, R.J. (1995). Physiological and cognitive correlates of child abuse. *Journal of the Academy of Child and Adolescent Psychiatry, 34,* 1067–1075.

Carrion, V.G., Weems, C.F., Eliez, S, Patwardhan, A., Brown, W. & Ray, R.D. (2001). Attenuation of frontal asymmetry in pediatric posttraumatic stress disorder. *Biological Psychiatry, 50,* 943–951.

Carrion, V.G., Weems, C.F., Ray, R.D., Glaser, B., Hessl, D. & Reiss, A.L. (2002). Diurnal salivary cortisol in pediatric posttraumatic stress disorder. *Biological Psychiatry, 51,* 575–582.

Casey, B.J., Trainor, R., Giedd, J., Vauss, Y., Vaituzis, C.K., Hamburger, S., Kozuch, P. & Rapoport, J.L. (1997). The role of the anterior cingulate in the automatic and controlled processes: A developmental neuroanatomical study. *Developmental Psychobiology,* 30, 61–69.

Cassidy, J. & Shaver, P.R. (Hrsg.) (1999). *Handbook of attachment: Theory, research, and clinical applications.* New York: Guilford Press.

Castelnuovo-Tedesco, P. (1974). Toward a theory of affects (panel discussion). *Journal of the American Psychoanalytic Association,* 22, 612–625.

Cavada, C., Company, T., Tejedor, J., Cruz-Rizzolo, R.N. & Reinoso-Suarez, F. (2000). The anatomical connections of the macaque monkey orbitofrontal cortex. A review. *Cerebral Cortex,* 10, 220–242.

Cavada, C. & Schultz, W. (2000). The mysterious orbitofrontal cortex. Foreword. *Cerebral Cortex,* 10, 205.

Champoux, M., Byrne, E., Delizio, R. & Suomi, S.J. (1992). Motherless mothers revisited: Rhesus maternal behavior and rearing history. *Primates, 33,* 251–255.

Chapple, E.D. (1970). Experimental production of transients in human interaction. *Nature,* 228, 630–633.

Chasseguet-Smirgel, J. (1985). *The ego ideal.* London: Free Association Books.

Cheshire, N.M. (1996). The empire of the ear: Freud's problem with music. *International Jounal of Psycho-Analysis,* 77, 1127–1168.

Chiron, C., Jambaque, I., Nabbout, R., Lounes, R., Syrota, A. & Dulac, O. (1997). The right brain hemisphere is dominant in human infants. *Brain,* 120, 1057–1065.

Chu, J.E. & Dill, D.L. (1990). Dissociative symptoms in relation to childhood physical and sexual abuse. *American Journal of Psychiatry,* 147, 887–892.

Chugani, H.T. (1996). Neuroimaging of developmental nonlinearity and developmental pathologies. In: R.W. Thatcher, G. Reid Lyon, J. Rumsey & N. Krasnegor (Hrsg.), *Developmental neuroimaging: Mapping the development of brain and behavior* (S.187–195). San Diego: Academic Press.

Churchland, P.S. (2002). Self-representation in nervous systems. *Science,* 296, 308–310.

Chused, J.F. (2000). Discussion: A clinician's view of attachment theory. *Journal of the American Psychoanalytic Association,* 48, 1175–1187.

Cicone, M., Wapner, W. & Gardner, H. (1980). Sensitivity to emotional expressions and situation in organic patients. *Cortex,* 16, 145–158.

Cimino, C.R., Verfaellie, M., Bowers, D. & Heilman, K.M. (1991). Autobiographical memory: Influence of right hemisphere damage on emotionality and specificity. *Brain and Cognition,* 15, 106–118.

Clarke, A.S., Hedecker, D.R., Ebert, M.H., Schmidt, D.E., McKinney, W.T. & Kraemer, G.W. (1996). Rearing experience and biogenic amine activity in infant rhesus monkeys. *Biological Psychiatry,* 40, 338–352.

Cofer, C.N. & Appley, M.H. (1964). *Motivation: Theory and research.* New York: Wiley.

Coghill, R.C., Gilron, I. & Iadorola, M.J. (2001). Hemispheric lateralization of somatosensory processing. *Journal of Neurophysiology,* 85, 2602–2612.

Cohen, M.J., Riccio, C.A. & Flannery, A.M. (1994). Expressive aprosodia following stroke to the right basal ganglia: A case report. *Neuropsychology,* 8, 242–245.

Cohen, N.J., Muir, E., Lojkasek, M., Muir, R., Parker, C.J., Barwick, M. & Brown, M. (1999). Watch, wait, and wonder: Testing the effectiveness of a new approach to mother-infant psychotherapy. *Infant Mental Health Journal,* 20, 429–451.

Cohen, N.J., Lojkasek, M., Muir, E., Muir, R. & Parker, C.J. (2002). Six-month follow-up of two mother-infant psychotherapies: Convergence of therapeutic outcomes. *Infant Mental Health Journal,* 23, 361–380.

Cohn, J.F. & Tronick, E.Z. (1987). Mother-infant face-to-face interaction: The sequence of dyadic states at 3, 6, and 9 months. *Developmental Psychology,* 23, 68–87.

Cole, J. (1998). *About face.* Cambridge, MA: MIT Press.

Cole, P.M., Michel, M.K. & O'Donnell Teti, L. (1994). The development of emotion regulation and dysregulation: A clinical perspective. *Monographs of the Society for Research in Child Development,* 59, 73–100.

Cooper, A.M. (1985). Will neurobiology influence psychoanalysis? *American Journal of Psychiatry,* 142, 1395–1402.

Cooper, A.M. (1987). Changes in psychoanalytic ideas: Transference interpretation. *Journal of the American Psychoanalytic Association, 35,* 77–98.

Cooper, A.M. (1994). Formulations to the patient: Explicit and implicit. *International Journal of Psycho-Analysis,* 75, 1107–1120.

Coplan, J.D., Andrews, M.W., Rosenblum, L.A., Owens, M.J., Friedman, S., Gorman, J.M.

& Nemeroff, C.B. (1996). Persistent elevations of cerebrospinal fluid concentrations of corticotropin-releasing factor in adult nonhuman primates exposed to early-life stressors: Implications for the pathophysiology of mood and anxiety disorders. *Proceedings of the National Academy of Sciences of the United States of America, 93*, 1619–1623.

Coule, J.T., Frith, C.D., Frackowiak, R.S.J. & Grasby, P.M. (1996). A frontoparietal network for rapid visual information processing: A PET study of sustained attention and working memory. *Neuropsychologia*, 34, 1085–1095.

Cox, M. & Theilgaard, A. (1997). *Mutative metaphors in psychotherapy: The aeolian mode.* London: Jessica Kingsley.

Craig, A.D. (2002). How do you feel? Interoception: The sense of the physiological condition of the body. *Nature Reviews Neuroscience*, 3, 655–666.

Craik, F.I.M., Moroz, T.M., Moscovitch, M., Stuss, D.T., Winocur, G., Tulving, E. & Kapur, S. (1999). In search of self: A positron emission tomography study. *Psychological Science*, 10, 26–34.

Critchley, H., Daly, E., Philips, M., Brammer, M., Bullmore, E., Williams, S., Van Amelsvoort, T., Robertson, D., David, A. & Murphy, D. (2000a). Explicit and implicit neural mechanisms for processing of social information from facial expressions: A functional magnetic resonance imaging study. *Human Brain Mapping, 9*, 93–105.

Critchley, H., Elliott, R., Mathias, C.J. & Dolan, R.J. (2000b). Neural activity relating to generation and representation of galvanic skin conductance responses: A functional magnetic resonance imaging study. *Journal of Neuroscience*, 20, 3033–3040.

Crittenden, P.M. & Ainsworth, M.D.S. (1989). Child maltreatment and attachment theory. In: D. Cicchetti & V. Carlson (Hrsg.), *Child maltreatment: Theory and research on the causes and consequences of child abuse and neglect* (S.432–463). New York: Cambridge University Press.

Crucian, G.P., Hughes, J.D., Barrett, A.M., Williamson, D.J.G., Bauer, R.M., Bowres, D. & Heilman, K.M. (2000). Emotional and physiological responses to false feedback. *Cortex*, 36, 623–647.

Cubelli, R., Caselli, M. & Neri, M. (1984). Pain endurance in unilateral cerebral lesions. *Cortex*, 20, 369–375.

Cutting, J. (1992). The role of right hemisphere dysfunction in psychiatric disorders. *British Journal of Psychiatry*, 160, 583–588.

Daly, M. de Burgh (1991). Some reflex cardioinhibitory responses in the cat and their modulaton by central inspiratory activity. *Journal of Physiology*, 422, 463–480.

Damasio, A.R. (1994). *Descartes' error.* New York: Grosset/Putnam. Dt.: *Descartes' Irrtum. Fühlen, Denken und das menschliche Gehirn.* Übers. v. H. Kober. Berlin: List 2006.

Damasio, A.R. (1995). Toward a neurobiology of emotion and feeling: Operational concepts and hypotheses. *The Neuroscientist*, 1, 19–25.

Damasio, H. (1995). *Human brain anatomy in computerized images.* New York: Oxford University Press.

Dareste, M.C. (1891). *Recherches sur la production artificielle des monstruosités.* Paris: C. Reinwald.

Darwin, C. (1872). *The expression of emotion in man and animals.* New York: Philosophical Library. Dt.: *Der Ausdruck der Gefühle bei Mensch und Tier.* Düsseldorf: Rau 1964.

Darwin, C.B. (1873). Blushing. In: *The expression of emotions in man and animals.* Chicago: University of Chicago Press 1965 (S. 309–346).

Davidson, R.J. (1994). Asymmetrie brain function, affective style, and psychopathology: The role of early experience and plasticity. *Development and Psychopathology,* 6, 741–758.

Davidson, R.J. (1998a). Affective style and affective disorders: Perspectives from affective neuroscience. *Cognition and Emotion,* 12, 307–330.

Davidson, R.J. (1998b). Anterior electrophysiological asymmetries, emotion, and depression: Conceptual and methodological conundrums. *Psychophysiology, 35,* 607–614.

Davidson, R.J. (2002). Synaptic substrates of the implicit and explicit self (book review of *Synaptic Self* by J. LeDoux). *Science,* 296, 268.

Davidson, R.J., Marshall, J.R., Tomarken, A.J. & Henriques, J.B. (2000). While a phobic waits: Regional brain electical and autonomic activity in social phobics during anticipation of public speaking. *Biological Psychiatry,* 47, 85–95.

Davidson, R.J., Putnam, K.M. & Larson, C.L. (2000). Dysfunction in the neural circuitry of emotion regulation – a possible prelude to violence. *Science,* 289, 591–594.

Davies, J.M. (1996). Dissociation, repression and reality: Testing in the countertransference. The controversey over memory and false memory in the psychoanalytic treatment of adult survivors of childhood sexual abuse. *Psychoanalytic Dialogues,* 6, 189–218.

Davies, J.M. (1999). Getting cold feet, defining »safe-enough« borders: Dissociation, multiplicity, and integration in the analyst's experience. *Psychoanalytic Quarterly,* 68, 184–208.

Davies, J.M. & Frawley, M.G. (1994). *Treating the adult survivor of childhood sexual abuse: A psychoanalytic perspective.* New York: Basic Books.

Davis, M. & Hadiks, D. (1994). Nonverbal aspects of therapist attunement. *Journal of Clinical Psychology,* 50, 393–405.

Dawson, G. (1994). Development of emotional expression and emotion regulation in infancy. In: G. Dawson & K.W. Fischer (Hrsg.), *Human behavior and the developing brain* (S. 346–379). New York: Guilford Press.

Dawson, G., Panagiotides, H., Klinger, L.G. & Hill, D. (1992). The role of frontal lobe functioning in the development of infant self-regulatory behavior. *Brain and Cognition,* 20, 152–175.

Day, R. & Wong, S. (1996). Anomalous perceptual asymmetries for negative emotional stimuli in the psychopath. *Journal of Abnormal Psychology,* 105, 648–652.

De Armond, S.J., Fusco, M.M. & Dewey, M.M. (1989). *Structure of the human brain. A photographic atlas,* 3. Auflage. New York: Oxford University Press.

De Bellis, M.D. (2001). Developmental traumatology: The psychobiological development of maltreated children and its implications for research, treatment, and policy. *Development and Psychopathology,* 13, 539–564.

De Bellis, M.D., Baum, A.S., Birmaher, B., Keshavan, M.S., Eccard, C.H., Boring, A.M., Jenkins, F.J. & Ryan, N.D. (1999). Developmental traumatology, Part I: Biological stress systems. *Biological Psychiatry,* 45, 1259–1270.

De Bellis, M.D., Casey, B.J., Dahl, R.E., Birmaher, B., Williamson, D.E., Thomas, K.M., Axelson, D.A., Frustaci, K., Boring, A.M., Hall, J. & Ryan, N.D. (2000a). A pilot study of amygdala volume in pediatric generalized anxiety disorder. *Biological Psychiatry,* 48, 51–57.

De Bellis, M.D., Keshaven, M.S., Spencer, S. & Hall, J. (2000b). N-acetylaspartate concentration in anterior cingulate with PTSD. *American Journal of Psychiatry,* 157, 1175–1177.

De Bellis, M.D., Keshavan, M.S., Shifflett, H., Iyengar, S., Beers, S.R., Hall, J. & Moritz, G. (2002). Brain structures in pediatric maltreatment-related posttraumatic stress disorder: A sociodemographically matched study. *Biological Psychiatry,* 52, 1066–1078.

DeBruin, J.P.C., Van Oyen, H.G.M. & Vande Poll, N.E. (1983). Behavioral changes following lesions of the orbital prefrontal cortex in male rats. *Behavioral and Brain Research,* 10, 209–232.

De Jonghe, F., Rijnierse, P. & Janssen, R. (1992). The role of support in psychoanalysis. *Journal of the American Psychoanalytic Association,* 40, 475–499.

Demb, J.B., Desmond, J.E., Wagner, A.D., Vaidya, C.J., Glover, G.H. & Gabrieli, J.D.E. (1995). Semantic encoding and retrieval in the left inferior prefrontal cortex: A functional MRI study of task difficulty and process specificity. *Journal of Neuroscience,* 15, 5870–5878.

Demos, V. (1991). Resiliency in infancy. In: T.F. Dugan & R. Coles (Hrsg.), *The child in our times: Studies in the development of resiliency* (S.3–22). New York: Brunner/Mazel.

Demos, V. (1992). The early organization of the psyche. In: J.W. Barron, M.N. Eagle & D.L. Wolitsky (Hrsg.), *Interface of psychoanalysis and psychology* (S.200–232). Washington, DC: American Psychological Association.

Demos, V. & Kaplan, S. (1986). Motivation and affect reconsidered: Affect biographies of two infants. *Psychoanalysis and Contemporary Thought,* 9, 147–221.

Denenberg, V.H., Garbanti, J., Sherman, G., Yutzey, D.A. & Kaplan, R. (1978). Infantile stimulation induces brain lateralization in rats. *Science,* 201, 1150–1152.

De Paola, H.F.B. (1990). Countertransference and reparative processes within the analyst. In: L.B. Boyer & P.L. Giovacchini (Hrsg.), *Master clinicians on treating the regressed patient* (S.325–337). Northvale, NJ: Jason Aronson.

Deri, S. (1990). Changing concepts of the ego in psychoanalytic theory. *Psychoanaltic Review,* 77, 512–518.

Derryberry, D. & Tucker, D.M. (1992). Neural mechanisms of emotion. *Journal of Clinical and Consulting Psychology,* 60, 329–338.

Derryberry, D. & Tucker, D.M. (1994). Motivating the focus of attention. In: P.M. Niedentahl & S. Kiyayama (Hrsg.), *The heart's eye: Emotional influences in perception and attention.* San Diego: Academic Press.

Deruelle, C. & de Schonen, S. (1998). Do the right and left hemispheres attend to the same visuospatial information within a face in infancy? *Developmental Neuropsychology,* 14, 535–554.

Devinsky, O. (2000). Right cerebral hemisphere dominance for a sense of corporeal and emotional self. *Epilepsy & Behavior,* 1, 60–73.

Devinsky, O., Morrell, M.J. & Vogt, B.A. (1995). Contributions of anterior cingulate cortex to behaviour. *Brain,* 118, 279–306.

Devinsky, O., Mesad, S. & Alper, K. (2001). Nondominant hemisphere lesions and conversion nonepileptic seizures. *Journal of Neuropsychiatry and Clinical Neuroscience,* 13, 367–373.

Dewarja, R. & Sasaki, Y. (1990). A right to left callosal transfer deficit of nonlinguistic information in alexithymia. *Psychotherapy and Psychosomatics,* 54, 201–207.

Diamond, A. & Doar, B. (1989). The performance of human infants on a measure of frontal cortex function, the delayed response task. *Developmental Psychobiology,* 22, 271–294.

Diamond, D. & Blatt, S.J. (1999). Attachment research and psychoanalysis. 1. Research considerations. *Psychoanalytic lnquiry,* 19, 423–667.

Diamond, M.C., Krech, D. & Rosenzweig, M.R. (1963). The effects of an enriched environment on the histology of the rat cerebral cortex. *Journal of Comparative Neurology,* 123, 111–120.

Dias, R., Robbins, T.W. & Roberts, A.C. (1996). Dissociation in prefrontal cortex of affective and attentional shifts. *Nature,* 380, 69–72.

Dienstbier, R.A. (1989). Arousal and physiological toughness: Implications for mental and physical health. *Psychological Review,* 96, 84–100.

Dimberg, U. & Ohman, A. (1996). Behold the wrath: Psychophysiological responses to facial stimuli. *Motivation and Emotion,* 20, 149–182.

Dimberg, U. & Petterson, M. (2000). Facial reactions to happy and angry facial expressions: Evidence for right hemispheric dominance. *Psychophysiology,* 37, 693–696.

Dimberg, U., Thunberg, M. & Elmehed, K. (2000). Unconscious facial reactions to emotional facial expressions. *Psychological Science,* 11, 86–89.

Dixon, A.K. (1998). Ethological strategies for defense in animals and humans: Their role in some psychiatric disorders. *British Journal of Medical Psychology,* 71, 417–445.

Dixon, J.C. (1957). Development of self-recognition. *Journal of Genetic Psychology,* 91, 251–256.

Dobbing, J. & Sands, J. (1973). Quantitative growth and development of human brain. *Archives of Disease in Childhood, 48,* 757–767.

Doidge, N., Simon, B., Gillies, L.A. & Ruskin, R. (1994). Characteristics of psychoanalytic patients under a nationalized health plan: DSM-III-R diagnoses, previous treatment, and childhood trauma. *American Journal of Psychiatry,* 151, 586–590.

Dolan, R.J. (1999). On the neurology of morals. *Nature Neuroscience,* 2, 927–929.

Dorpat, T.L. (1981). Basic concepts and terms in object relations theories. In: S. Tuttman, C. Kaye & M. Zimmerman (Hrsg.), *Object and self: A developmental approach* (S. 149–178). New York: International Universities Press.

Dorpat, T. & Miller, M. (1992). *Clinical interaction and the analysis of meaning.* NJ: Analytic Press.

Dosamantes, I. (1992). The intersubjective relationship between therapist and patient: A key to understanding denied and denigrated aspects of the patient's self. *The Arts & Psychotherapy,* 19, 359–365.

Dosamantes-Beaudry, I. (1997). Somatic experience in psychoanalysis. *Psychoanalytic Psychology,* 14, 517–530.

Doucet, P. (1992). The analyst's transference imagery. *International Journal of Psycho-Analysis,* 73, 647–659.

Dozier, M., Cue, K.L. & Barnett, L. (1994). Clinicians as caregivers: Role of attachment organization in treatment. *Journal of Consulting and Clinical Psychology,* 62, 793–800.

Drevets, W.C., Price, J.L., Simpson, J.R., Jr., Todd, R.B., Reich, T., Vannier, M. & Raichle, M.E. (1997). Subgenual prefrontal cortex abnormalities in mood disorders. *Nature,* 386, 824–826.

Druck, A.B. (1998). Deficit and conflict: An attempt at integration. In: C.S. Ellman, S. Grand, M. Silvan & S.J. Ellman (Hrsg.), *The modern Freudians: Contemporary psychoanalytic technique* (S. 209–233). New York: Jason Aronson.

Dunn, J. (1995). Intersubjectivity in psychoanalysis: A critical review. *International Journal of Psycho-Analysis,* 76, 723–738.

Easser, R. (1974). Empathic inhibition and psychoanalytic technique. *Psychoanalytic Quarterly,* 43, 557–580.

Edelman, G. (1987). *Neural Darwinism.* New York: Basic Books. Dt.: *Unser Gehirn: ein dynamisches System.* München: Piper 1993.

Edelman, G. (1989). *The remembered present: A biological theory of consciousness.* New York: Basic Books.

Eisenberg, L. (1995). The social construction of the human brain. *American Journal of Psychiatry,* 152, 1563–1575.

Eisenstein, S., Levy, N.A. & Marmor, J. (1994). *The dyadic transaction: An investigation into the nature of the psychotherapeutic process.* New Brunswick, NJ: Transaction Publishers.

Eisnitz, A.J. (1988). Some superego issues. *Journal of the American Psychoanalytic Association,* 36, 137–163.

Ekman, P. (1992). Are there basic emotions? *Psychological Review,* 99, 550–553.

Elliott, R., Dolan, R.J. & Frith, C.D. (2000). Dissociable functions in the medial and lateral orbitofrontal cortex: Evidence from human neuroimaging studies. *Cerebral Cortex,* 10, 308–317.

Elliott, R., Frith, C.D. & Dolan, R.J. (1997). Differential neural response to positive and negative feedback in planning and guessing tasks. *Neuropsychologia,* 35, 1395–1404.

Elliott, R., Rees, G. & Dolan, R. J. (1999). Ventromedial prefrontal cortex mediates guessing. *Neuropsychologia,* 37, 403–411.

Ellman, S. J. (1991). *Freud's technique papers: A contemporary perspective.* New York: Jason Aronson.

Emde, R. N. (1983). The pre-representational self and its affective core. *Psychoanalytic Study of the Child,* 38, 165–192.

Emde, R. N. (1988). Development terminable and interminable. I. Innate and motivational factors from infancy. *International Journal of Psycho-Analysis,* 69, 23–42. Dt.: Die endliche und die unendliche Entwicklung. I. Angeborene und motivationale Faktoren aus der frühen Kindheit. Übers. von T. Brandt. *Psyche,* 45, 745–779 (1991).

Emde, R. N. (1989). The infant's relationship experience: Developmental and affective aspects. In: A. J. Sameroff & R. N. Emde (Hrsg.), *Relationship disturbances in early childhood* (S. 33–51). New York: Basic Books.

Emde, R. N. (1990). Mobilizing fundamental modes of development: Empathic availability and therapeutic action. *Journal of the American Psychoanalytic Association, 38,* 881–913.

Engel, G. L. & Schmale, A. H. (1972). Conservation-withdrawal: A primary regulatory process for organismic homeostasis. In: Ciba Foundation, *Physiology, emotion, and psychosomatic illness* (S. 57–85). Amsterdam: Elsevier.

Epstein, R. S. (1994). *Keeping boundaries: Maintaining safety and integrity in the psychotherapeutic process.* Washington, DC: American Psychiatrie Press.

Epstein, S. (1983). The unconscious, the preconscious, and the self coneept. In: J. Suls & A. G. Greenwald (Hrsg.), *Psychological perspectives on the self* (Bd. 2, S. 219–247). Mahwah, NJ: Lawrence Erlbaum.

Erdelyi, M. H. (1985). *Psychoanalysis: Freud's cognitive psychology.* New York: Freeman.

Erickson, M. F., Egeland, B. & Pianta, R. (1989). The effects of maltreatment on the development of young children. In: D. Cicchetti & V. Carlson (Hrsg.), *Child maltreatment: Theory and research on the causes and consequences of child abuse and neglect* (S. 647–684). New York: Cambridge University Press.

Erikson, E. (1950). *Childhood and society.* New York: Norton. Dt.: *Kindheit und Gesellschaft.* Übers. v. M. v. Eckard-Jaffé. Stuttgart: Klett 1961.

Eslinger, P. J. (1998). Neurobiological and neuropsychological bases of empathy. *European Neurology,* 39, 193–199.

Falk, D., Hildebolt, C., Cheverud, J., Vannier, M., Helmkamp, R. C. & Konigsberg, L. (1990). Cortical asymmetries in frontal lobes of Rhesus monkeys *(Macaca mulatta). Brain Research,* 512, 40–45.

Famularo, R., Kinscherff, R. & Fenton, T. (1992). Posttraumatic stress disorder among children clinically diagnosed as borderline personality disorder. *Journal of Nervous & Mental Disease,* 179, 428–431.

Fast, I. (1979). Developments in gender identity: Gender differentiation in girls. *International Journal of Psycho-Analysis,* 60, 443–453.

Fast, I. (1984). *Gender identity: A differentiation model.* Hillsdale, NJ: Analytic Press.

Federmeier, K.D. & Kutas, M. (1999). Right words and left words: Electrophysiological evidence for hemispheric differences in meaning processes. *Cognitive Brain Research,* 8, 373–392.

Federmeier, K.D. & Kutas, M. (2002). Picture the difference: Electrophysiological investigations of picture processing in the two cerebral hemispheres. *Neuropsychologica,* 40, 730–747.

Feldman, M. (1997). Projective identification: The analyst's involvement. *International Journal of Psycho-Analysis,* 78, 227–241.

Feldman, R. & Greenbaum, C.W. (1997). Affect regulation and synchrony in mother-infant play as precursors to the development of symbolic competence. *Infant Mental Health Journal,* 18, 4–23.

Feldman, R., Greenbaum, C.W., Yirmiya, N. & Mayes, L.C. (1996). Relations between cyclicity and regulation in mother-infant interaction at 3 and 9 months and cognition at two years. *Journal of Applied Developmental Psychology,* 17, 347–365.

Feldman, R., Greenbaum, C.W. & Yirmiya, N. (1999). Mother-infant affect synchrony as an antecedent of the emergence of self-control. *Developmental Psychology,* 35, 223–231.

Ferenczi, S. (1916): *Bausteine zur Psychoanalyse.* Bd. 1: *Theorie.* Bern: Huber 1964.

Ferenczi, S. (1926). *Bausteine zur Psychoanalyse.* Bd. II: *Praxis.* Bern: Huber 1964.

Ferenczi, S. (1928). *Bausteine zur Psychoanalyse.* Bd. III: *Arbeiten aus den Jahren 1908–1933.* Bern: Huber 1964.

Fernald, A. (1989). Intonation and communicative interest in mother's speech to infants: Is the melody the message? *Child Development,* 60, 1497–1510.

Field, T. (1981). Infant arousal, attention and affect during early interactions. *Advances in Infancy Research,* 1, 58–96.

Field, T. (1982). Affective displays of high-risk infants during early interactions. In: T. Field & A. Fogel (Hrsg.), *Emotion and early interaction* (S. 101–125). Hillsdale, NJ: Erlbaum.

Field, T. (1985a). Attachment as psychobiological attunement: Being on the same wavelength. In: M. Reite & T. Field (Hrsg.), *The psychobiology of attachment and separation* (S. 415–454). Orlando: Academic Press.

Field, T. (1985b). Coping with separation stress by infants and young children. In: T. Field, P.M. McCabe & N. Schneiderman (Hrsg.), *Stress and coping* (S. 197–219). Hillsdale, NJ: Erlbaum.

Field, T. (1998). Maternal depression effects on infants and early interventions. *Preventive Medicine,* 27, 200–203.

Field, T. & Fogel, A. (1982). *Emotion and early interaction.* Hillsdale, NJ: Erlbaum.

Field, T., Diego, M., Hernandez-Reif, M., Schanberg, S. & Kuhn, C. (2002). Relative right versus left frontal EEG in neonates. *Developmental Psychobiology,* 41, 147–155.

Fink, G.R., Markowitsch, H.J., Reinkemeier, M., Bruckbauer, T., Kessler, J. & Heiss, W.-D. (1996). Cerebral representation of one's own past: Neural networks involved in autobiographical memory. *Journal of Neuroscience,* 16, 4275–4282.

Fischer, H., Andersson, J.L.R., Furmark, T. & Fredrikson, M. (2000). Fear conditioning and brain activity: A positron emission tomography study in humans. *Behavioral Neuroscience,* 114, 671–680.

Fischer, H., Andersson, J.L.R., Furmark, T., Wik, G. & Fredrikson, M. (2002). Right-sided human prefrontal brain activation during activation of conditioned fear. *Emotion,* 2, 233–241.

Fischer, K.W. & Pipp, S.L. (1984). Development of the structures of unconscious thought. In: K.S. Bowers & D. Meichenbaum (Hrsg.), *The unconscious reconsidered* (S.88–148). New York: Wiley.

Fleming, A.S., O'Day, D.H. & Kraemer, G.W. (1999). Neurobiology of mother-infant interactions: Experience and central nervous system plasticity across development and generations. *Neuroscience and Biobehavioral Reviews,* 23, 673–685.

Fogel, A. (1982). Affect dynamics in early infancy: Affective tolerance. In: T. Field & A. Fogel (Hrsg.), *Emotion and early interaction.* Hillsdale, NJ: Erlbaum.

Fogel, A. (2003). Remembering infancy: Accessing our earliest experiences. In: G. Bremner & A. Slater (Hrsg.), *Theories of infant development.* Cambridge, England: Blackwell.

Fonagy, P. & Target, M. (1996). Playing with reality. I. Theory of mind and the normal development of psychic reality. *International Journal of Psycho-Analysis,* 77, 217–233.

Fonagy, P. & Target, M. (1997). Attachment and reflective function: Their role in self-organization. *Development and Psychopathology,* 9, 679–700.

Fonagy, P. & Target, M. (2002). Early intervention and the development of self-regulation. *Psychoanalytic Inquiry,* 22, 307–335. Dt.: *Frühe Interaktion und die Entwicklung der Selbstregulation.* In: Streeck-Fischer, A. (Hrsg.): *Adoleszenz – Bindung – Destruktivität* (S.105–135). Stuttgart: Klett-Cotta 2004.

Fonagy, P., Leigh, T., Kennedy, R., Matoon, G., Steele, H., Target, M., Steele, M. & Higgitt, A. (1995). Attachment, borderline states and the representation of the emotions and cognitions in self and other. In: D. Cicchetti & S.L. Toth (Hrsg.), *Emotion, cognition, and representation* (S.371–414). Rochester, NY: University of Rochester Press.

Fonagy, P., Leigh, T., Steele, M., Steele, H., Kennedy, R., Matoon, G., Target, M. & Garber, A. (1996). The relation of attachment status, psychiatric classification, and response to psychotherapy. *Journal of Consulting and Clinical Psychology,* 64, 22–31.

Fonagy, P., Steele, M., Steele, H., Moran, G.S. & Higgitt, A.C. (1991). The capacity for understanding mental states: The reflective self in parent and child and its significance for security of attachment. *Infant Mental Health Journal,* 12, 201–218.

Fossati, A., Maddeddu, F. & Maffei, C. (1999). Childhood sexual abuse and BPD: A meta-analysis. *Journal of Personality Disorders,* 13, 268–280.

Fosshage, J.L. (1994). Toward reconceptualising transference: Theoretical and clinical considerations. *International Journal of Psycho-Analysis,* 75, 265–280.

Fox, N.A. & Davidson, R.J. (1984). Hemispheric substrates of affect: A developmental model. In: N.A. Fox & R.J. Davidson (Hrsg.), *The psychobiology of affective development* (S.353–381). Hillsdale, NJ: Erlbaum.

Fraiberg, S. (1969). Libidinal object constancy and mental representation. *Psychoanalytic Study of the Child,* 24, 9–47.

Fraiberg, S. & Freedman, D.A. (1964). Studies in the ego development of the congenitally blind. *Psychoanalytic Study of the Child,* 19, 113–169.

Francis, S., Rolls, E.T., Bowtell, R., McGlone, F., O'Doherty, J., Browning, A., Clare, S. & Smith, E. (1999). The representation of pleasant touch in the brain and its relationship with taste and olfactory areas. *Cognitive Neuroscience,* 10, 453–459.

Frank, J. (1950). Some aspects of lobotomy (prefrontal leucotomy) under psychoanalytic scrutiny. *Psychiatry,* 13, 35–42.

Frayn, D.H. (1996). Enactments: An evolving dyadic concept of acting out. *American Journal of Psychotherapy,* 50, 194–207.

Freedman, N. & Lavender, J. (1997). On receiving the patient's transference: The symbolizing and desymbolizing countertransference. *Journal of the American Psychoanalytic Association,* 45, 79–103.

Freeman, T.W. & Kimbrell, T. (2001). A »cure« for chronic combat-related posttraumatic stress disorder secondary to a right frontal lobe infaret: A case report. *Journal of Neuropsychiatry and Clinical Neuroscience,* 13, 106–109.

Freeman, W.J. (2000). Emotion is essential to all intentional behaviors. In: M.D. Lewis & I. Granic (Hrsg.), *Emotion, development, and self-organization* (S.209–235). New York: Cambridge University Press.

Freud, A. (1968). Notes on the connection between the states of negativism and psychic surrender. In: *The writings of Anna Freud* (Bd.4, S.256–259). New York: International Universities Press (erstmals veröffentlicht 1951).

Freud, A. (1969). Comments on psychic trauma. In: *The writings of Anna Freud* (Bd.4, S.221–241). New York: International Universities Press (erstmals veröffentlicht 1964).

Freud, S. (1887–1902): *Aus den Anfängen der Psychoanalyse.* Frankfurt am Main: Fischer 1962.

Freud, S. (1891). *Zur Auffassung der Aphasien. Eine kritische Studie.* Frankfurt am Main: Fischer 1992.

Freud, S. (1893). Quelques considérations pour une étude comparative des paralysies motrices organiques ét hystériques. In: GW, Bd.I, S.37–55.

Freud, S (1894) Die Abwehr-Neuropsychosen. Versuch einer psychologischen Theorie der akquirierten Hysterie, vieler Phobien und Zwangsvorstellungen und gewisser halluzinatorischer Psychosen. GW, Bd.1, 57–74.

Freud, S. (1895). Entwurf einer Psychologie. In: GW, Nachtragsband, S.387–486.

Freud, S. (1900). Die Traumdeutung. GW, Bd.II/III.

Freud, S. (1901). Zur Psychopathologie des Alltagslebens. GW, Bd.IV.

Freud, S. (1905). Drei Abhandlungen zur Sexualtheorie. In: GW, Bd.V, S.27–145.

Freud, S. (1912). Ratschläge für den Arzt bei der psychoanalytischen Behandlung. In: GW, Bd.VIII, S.375–387.

Freud, S. (1913). Das Interesse an der Psychoanalyse. In: GW, Bd. VIII, S. 389–420.

Freud, S. (1913). Zur Einleitung der Behandlung. In: GW, Bd. VIII, S. 453–478.

Freud, S. (1914). Zur Einführung des Narzißmus. In: GW, Bd. X, S. 137–170.

Freud, S. (1914). Zur Geschichte der psychoanalytischen Bewegung. In: GW, Bd. X, S. 43–113.

Freud, S. (1915). Das Unbewusste. In: GW, Bd. X, S. 263–303.

Freud, S. (1915). Triebe und Triebschicksale. In: GW, Bd. X, 209–232.

Freud, S. (1915). Die Verdrängung. In: GW, Bd. X, S. 247–261.

Freud, S. (1916–1917). Vorlesungen zur Einführung in die Psychoanalyse. GW, Bd. XI.

Freud, S. (1920). Jenseits des Lustprinzips. In: GW, Bd. XIII, S. 1–69.

Freud, S. (1923). Das Ich und das Es. In: GW, Bd. XIII, S. 235–289.

Freud, S. (1926). Hemmung, Symptom und Angst. In: GW, Bd. XIV, S. 111–205.

Freud, S. (1937). Die endliche und die unendliche Analyse. In: GW, Bd. XVI, S. 59–99.

Freud, S. (1940). Abriß der Psychoanalyse. In: GW, Bd. XVII, S. 63–138.

Frey, S. & Petrides, M. (2000). Orbitofrontal cortex: A key prefrontal region for encoding information. *Proceedings of the National Academy of Sciences of the United States of America*, 97, 8723–8727.

Freyd, J. J. (1987). Dynamic mental representations. *Psychological Reviews*, 94, 427–438.

Fridlund, A. (1991). Evolution and facial action in reflex, social motive, and paralanguage. *Biological Psychology*, 32, 3–100.

Friedman, N. & Lavender, J. (1997). On receiving the patient's transference: The symbolizing and desymbolizing countertransference. *Journal of the American Psychoanalytic Association*, 45, 79–103.

Friedman, N. & Moskowitz, M. (1997). Introduction. In: M. Moskowitz, C. Monk, C. Kaye & S. Ellman (Hrsg.), *The neurobiological and developmental basis for psychotherapeutic intervention* (S. XIII–XXVl). Northvale, NJ: Jason Aronson.

Friedman, R. C., Bucci, W., Christian, C., Drucker, P. & Garrison, W. B. (1998). Private psychotherapy patients of psychiatrist psychoanalysts. *American Journal of Psychiatry*, 155, 1772–1774.

Frijda, N. H. (1988). The laws of emotion. *Amerian Psychologist*, 43, 349–358.

Furmark, T., Tillfors, M., Marteindottir, I., Fischer, H., Pissiota, A., Langstrom, B. & Fredrikson, M. (2002). Common change in cerebral blood flow in patients with social phobia treated with citalopram or cognitive-behavioral therapy. *Archives of General Psychiatry*, 59, 425–433.

Fuster, J. M. (1980). *The prefrontal cortex: Anatomy, physiology, and neurophysiology of the frontal lobe.* New York: Raven Press.

Fuster, J. M. (1985). The prefrontal cortex and temporal integration. In: A. Peters & E. G. Jones (Hrsg.), *Cerebral cortex.* Bd. 4: *Association and auditory cortices* (S. 151–171). New York: Plenum Press.

Gabbard, G. O. (1994). Mind and brain in psychiatric treatment. *Bulletin of the Menninger Clinic*, 58, 427–446.

Gabbard, G.O. (1995). Countertransference: The emerging common ground. *International Journal of Psycho-Analysis,* 76, 475–485.

Gabbard, G.O. (2001). A contemporary psychoanalytic model of countertransference. In: *Session: Psychotherapy in Practice,* 57, 983–991.

Gaensbauer, T. (1982). Regulation of emotional expression in infants from two contrasting caretaking environments. *Journal of the American Academy of Child Psychiatry,* 21, 163–171.

Gaensbauer, T. (2002). Representations of trauma in infancy: Clinical and theoretical implications for the understanding of early memory. *Infant Mental Health Journal,* 23, 259–277.

Gaensbauer, T. & Mrazek, D. (1981). Differences in the patterning of affective expression in infants. *Journal of the American Academy of Child Psychiatry,* 20, 673–691.

Gaensbauer, T. & Sands, K. (1979). Distorted affective communications in abused/neglected infants and their potential impact on caretakers. *Journal of the American Academy of Child Psychiatry,* 18, 238–250.

Gaensbauer, T., Connell, J.P. & Schultz, L.A. (1983). Emotion and attachment: Interrelationships in a structural laboratory paradigm. *Developmental Psychobiology,* 19, 815–831.

Gaensbauer, T., Harmon, R.J., Cytryn, L. & McKnew, D.H. (1984). Social and affective development in infants with a manic-depressive parent. *American Journal of Psychiatry,* 141, 223–229.

Gainotti, G. (1996). Lateralization of brain mechanisms underlying automatic and controlled forms of spatial orienting and attention. *Neuroscience and Biobehavioral Reviews,* 20, 617–622.

Gainotti, G. (2000). Neuropsychological theories of emotion. In: J. Borod (Hrsg.), *The neuropsychology of emotion* (S. 214–236). New York: Oxford University Press.

Gainotti, G. (2001). Disorders of emotional behavior. *Journal of Neurology,* 248, 743–749.

Galderisi, S., Bucci, P., Mucci, A., Bernardo, A., Koenig, T. & Maj, M. (2001). Brain electrical microstates in subjects with panic disorder. *Psychophysiology,* 54, 427–435.

Galenson, E. & Roiphe, H. (1976). Some suggested revisions concerning early female development. *Journal of the American Psychoanalytic Association,* 24 (Suppl.), 29–57.

Galin, D. (1974). Implications for psychiatry of left and right cerebral specialization: A neurophysiological context for unconscious processes. *Archives of General Psychiatry,* 31, 572–583.

Galletly, C., Clark, C.R., McFarlane, A.C. & Weber, D.L. (2001). Working memory in posttraumatic stress disorder – an event-related potential study. *Journal of Traumatic Stress,* 14, 295–309.

Gans, J.S. (1994). Indirect communication as a therapeutic technique: A novel use of countertransference. *American Journal of Psychotherapy,* 48, 120–140.

Garavan, H., Ross, T.J. & Stein, E.A. (1999). Right hemisphere dominance of inhibitory control: An event-related functional MRI study. *Proceedings of the National Academy of Sciences of the United States of America,* 96, 8301–8306.

Garza-Guerrero, A.C. (1981). The superego concept: Part I: Historical review; object relations approach. *Psychoanalytic Review,* 68, 321–342.

Gay, P. (Hrsg.). (1989). *The Freud reader.* New York: Norton.

Gazzaniga, M.S. (1985). *The social brain: Discovering the networks of the mind.* New York: Basic Books.

Gazzaniga, M.S. (1995). *The cognitive neurosciences.* Cambridge, MA: MIT Press.

Gedo, J. (1979). *Beyond interpretation.* New York: International Universities Press.

Gedo, J. (1991). *The biology of clinical encounters: Psychoanalysis as a science of the mind.* Hillsdale, NJ: Analytic Press.

Gedo, J. (1995a). Encore. *Journal of the American Psychoanalytic Association,* 43, 384–392.

Gedo, J. (1995b). Working through as metaphor and as a modality of treatment. *Journal of the American Psychoanalytic Association,* 43, 339–356.

Gedo, J. (1999). *The evolution of psychoanalysis: Contemporary theory and practice.* New York: Other Press.

Geis, G.S. & Wurster, R.D. (1980). Cardiac responses during stimulation of the dorsal motor nucleus and nucleus ambiguus in the cat. *Circulation Research,* 46, 606–611.

Gendlin, E.T. (1970). A theory of personality change. In: J.T. Hart & T.H. Tomlinson (Hrsg.), *New directions in client-centered therapy* (S.129–174). Boston: Houghton Mifflin.

Gendlin, E.T. (1981). *Focusing* (2. Aufl.). New York: Bantam Books.

George, M.S., Parekh, P.I., Rosinsky, N., Ketter, T.A., Kimbrell, T.A., Heilman, K.M., Herscovitch, P. & Post, R.M. (1996). Understanding emotional prosody activates right hemispheric regions. *Archives of Neurology,* 53, 665–670.

Geschwind, N. & Galaburda, A.M. (1987). *Cerebral lateralization: Biological mechanisms, associations, and pathology.* Boston: MIT Press.

Giannitrapani, D. (1967). Developing concepts of lateralization of cerebral functions. *Cortex,* 3, 353–370.

Gibbons, A. (1998). Solving the brain's energy crisis. *Science,* 280, 1345–1347.

Gilboa, E. & Revelle, W. (1994). Personality and the structure of affective responses. In: S.H.M. Van Goozen, N.E. van de Poll & J.A. Sergeant (Hrsg.), *Emotions: Essays on emotion theory* (S.135–159). Hillsdale, NJ: Erlbaum.

Gill, M.M. (1982). *Analysis of transference.* New York: International Universities Press. Dt.: *Die Übertragungsanalyse. Theorie und Technik.* Übers. v. E. Vorspohl. Frankfurt am Main: Fischer 1996.

Gill, M.M. (1994). Transference: A change in conception or only in emphasis? *Psychoanalytic Inquiry,* 4, 489–523.

Giovacchini, P. (1979). *Treatment of primitive mental states.* New York: Jason Aronson.

Giovacchini, P. (1981). Object relations, deficiency states, and the acquisition of psychic structure. In: S. Tutman, C. Kaye & M. Zimmerman (Hrsg.), *Object and self. A developmental approach* (S. 397–427). New York: International Universities Press.

Giovacchini, P. (1986). *Developmental disorders. The transitional space in mental breakdown and creative integration.* Northvale, NJ: Jason Aronson.

Glassman, M. (1988). A test of competing psychoanalytic modeis of narcissism. *Journal of the American Psychoanalytic Association,* 36, 597–625.

Gleik, J. (1987). *Chaos, making a new science.* New York: Viking Penguin.

Goel, V. & Dolan, R. J. (2000). Anatomical segregarion of component processes in an inductive inference task. *Journal of Cognitive Neuroscience,* 12, 110–119.

Goldberg, E. (1995). Rise and fall of modular orthodoxy. *Journal of Clinical and Experimental Neuropsychology,* 17, 193–208.

Goldberger, L. (1982). Sensory deprivation and overload. In: L. Goldberger & S. Breznitz (Hrsg.), *Handbook of stress: Theoretical and clinical aspects* (S. 410–418). New York: Free Press.

Goldenberg, G., Podreka, I., Uhl, F., Steiner, M., Willmes, K. & Deecke, L. (1989). Cerebral correlates of imagining colours, faces and a map – I. SPECT of regional cerebral blood flow. *Neuropsychologia,* 27, 1315–1328.

Goldstein, R. G. (1995). The higher and lower in mental life: An essay on J. Hughlings Jackson and Freud. *Journal of the American Psychoanalytic Association,* 43, 495–515.

Goleman, D. (1995). *Emotional intelligence.* New York: Bantam Books. Dt.: *Emotionale Intelligenz.* Übers. v. F. Griese. München/Wien: Carl Hanser 1996.

Golynkina, K. & Ryle, A. (1999). The identification and characteristics of the partially dissociated states of patients with borderline personality disorder. *British Journal of Medical Psychology,* 71, 429–435.

Gonzalez-Lima, F. & Scheich, H. (1985). Ascending reticular activating system in the rat: A 2-deoxyglucose study. *Brain Research,* 344, 70–88.

Goodenough, F. L. (1931). *Anger in young children.* Institute of Child Welfare Monographs. Minneapolis: University of Minnesota Press.

Goplerud, E. & Depue, R. A. (1985). Behavioral response to naturally occurring stress in cyclothymia and dysthymia. *Journal of Abnormal Psychology,* 94, 128–139.

Gordon, P. C. & Holyoak, K. J. (1983). Implicit learning and generalization of the mere exposure effect. *Journal of Personality and Social Psychology,* 45, 492–500.

Gorney, J. E. (1979). The negative therapeutic reaction. *Contemporary Psychoanalysis,* 15, 288–337.

Gorno-Tempini, M. L., Pradelli, S., Serafini, M., Pagnoni, G., Baraldi, P., Porro, C, Nicoletti, R., Umita, C. & Nichelli, P. (2001). Explicit and incidental facial expression processing: An fMRI study. *NeuroImage,* 14, 465–473.

Goyer, P. F., Konicki, P. E. & Schulz, S. C. (1994). Brain imaging in personality disorders. In: K. R. Silk (Hrsg.), *Biological and neurobehavioral studies of borderline personality disorders* (S. 109–125). Washington, DC: American Psychiatric Press.

Graham, Y.P., Heim, C., Goodman, S.H., Miller, A.H. & Nemeroff, C.B. (1999). The effects of neonatal stress on brain development: Implications for psychopathology. *Development and Psychopathology,* 11, 545–565.

Greenberg, J.R. & Mitchell, S.A. (1983). *Object relations in psychoanalytic theory.* Cambridge, MA: Harvard University Press.

Greenberg, L.S. & Safran, J.D. (1984). Hot cognition: Emotion coming in from the cold. A reply to Rachman and Mahooney. *American Psychologist,* 44, 19.

Greenough, W.T. (1986). What's special about development? Thoughts on the bases of experience-sensitive synaptic plasticity. In: W.T. Greenough & J.M. Juraska (Hrsg.), *Developmental neuropsychology* (S.195–221). Orlando: Academic Press.

Greenspan, S.I. (1981). *Psychopathology and adaptation in infancy and early childhood.* New York: International Universities Press.

Griffin, M.G., Resick, P.A. & Mechanic, M.B. (1997). Objective assessment of peritraumatic dissociation: Psychophysiological indicators. *American Journal of Psychiatry,* 154, 1081–1088.

Grigsby, J. & Hartlaub, G. (1994). Procedural learning and the development and stability of character. *Perceptual and Motor Skills,* 79, 355–370.

Grinberg, L. (1995). Nonverbal communication in the clinic with borderline patients. *Contemporary Psychoanalysis,* 31, 92–105.

Groddeck, G. (1977). *The meaning of illness.* London: The Institute of Psychoanalysis/ Hogarth Press.

Grotstein, J.S. (1981). *Splitting and projective identification.* New York: Jason Aronson.

Grotstein, J.S. (1983). Some perspectives on self psychology. In: A. Goldberg (Hrsg.), *The future of psychoanalysis* (S.165–203). New York: International Universities Press.

Grotstein, J.S. (1986). The psychology of powerlessness: Disorders of self-regulation and interactional regulation as a newer paradigm for psychopathology. *Psychoanalytic Inquiry,* 6, 93–118.

Grotstein, J.S. (1987). The borderline as a disorder of self-regulation. In: J.S. Grotstein, J. Lang & M. Solomon (Hrsg.), *The borderline patient: Emerging concepts in diagnosis* (S.347–383). London: Analytic Press.

Grotstein, J.S. (1990). Invariants in primitive emotional disorders. In: L.B. Boyer & P.L. Giovacchini (Hrsg.), *Master clinicians on treating the regressed patient* (S.139–163). Northvale, NJ: Jason Aronson.

Grunbaum, A. (1986). Precis of *The foundations of psychoanalysis: A philosophical critique. Behavioral and Brain Sciences,* 9, 217–284.

Gunnar-Vongnechten, M.R. (1978). Changing a frightening toy into a pleasant toy by allowing the infant to control its actions. *Developmental Psychology,* 14, 157–162.

Gur, R.C., Schroeder, L., Turner, T., McGrath, C., Chan, R.M., Turetsky, B.I., Alsop, D., Maldjian, J. & Gur, R.E. (2002). Brain activation during facial emotion processing. *NeuroImage,* 16, 651–662.

Haber, S.N., Kunishio, K., Mizobuchi, M & Lynd-Balta, E. (1995). The orbital and medial prefrontal circuit through the primate basal ganglia. *Journal of Neuroscience,* 15, 4851–4867.

Hadley, J. (1989). The neurobiology of motivational systems. In: J.L. Lichtenberg (Hrsg.), *Psychoanalysis and motivation* (S.337–372). Hillsdale, NJ: Analytic Press.

Haith, M.M., Bergman, T. & Moore, M. (1979). Eye contact and face scanning in early infancy. *Science,* 218, 179–181.

Halligan, P.W., Athwal, B.S., Oakley, D.A., Frackowiak, R.S.J. (2000). Imaging hypnotic paralysis: Implications for conversion hysteria. *Lancet,* 355, 986–987.

Hamilton, N.G. (1992). Introduction. In: N.G. Hamilton (Hrsg.), *From inner sources: New directions in object relations psychotherapy* (S.xi-xxi). Northvale, NJ: Jason Aronson.

Hamilton, V. (1996). *The analyst's preconscious.* Hillsdale, NJ: Analytic Press.

Hammer, E. (1990). *Reaching the affect: Style in the psychodynamic therapies.* Northvale, NJ: Jason Aronson.

Hansen, C.H. & Hansen, R.D. (1994). Automatic emotion: Attention and facial efference. In: P.M. Niedenthal & S. Kitayama (Hrsg.), *The heart's eye: Emotional influences in perception and attention* (S.217–243). San Diego: Academic Press.

Hari, R., Portin, K., Kettenmann, B., Jousmaki, V. & Kobal, G. (1997). Right hemisphere preponderance of responses to painful CO_2 Stimulation of the human nasal mucosa. *Pain,* 72, 145–151.

Hariri, A.R., Bookheimer, S.Y. & Mazziotta, J.C. (2000). Modulating emotional responses: Effects of a neocortical network on the limbic system. *NeuroReport,* 11, 43–48.

Harold, F.M. (1986). *The vital force. A study of bioenergetics.* New York: W.H. Freeman.

Harrington, A. (1985). Nineteenth-century ideas on hemisphere differences and »duality of mind.« *Behavioral and Brain Sciences,* 8, 617–634.

Hartikainen, K.M., Ogawa, K.H. & Knight, R.T. (2000). Transient interference of right hemispheric function due to automatic emotional processing. *Neuropsychologia,* 38, 1576–1580.

Hartmann, H. (1939). *Ego psychology and the problem of adaptation.* New York: International Universities Press. Dt.: *Ich-Psychologie und Anpassungsproblem.* Stuttgart: Klett 1960.

Hartmann, H. & Loewenstein, R.M. (1962). Notes on the superego. *Psychoanalytic Study of the Child,* 17, 42–81.

Hartocollis, P. (1980). Affective disturbances in borderline and narcissistic patients. *Bulletin of the Menninger Clinic,* 44, 135–146.

Hatfield, E., Cacioppo, J.T. & Rapson, R.L. (1992). Primitive emotional contagion. In: M.S. Clark (Hrsg.), *Emotion and social behavior* (S.151–171). Newbury Park, CA: Sage.

Havens, L. (1979). Explorations in the uses of language in psychotherapy: Complex empathic statements. *Psychiatry,* 42, 40–48.

Hecaen, H. & Albert, M.L. (1978). *Human neuropsychology.* New York: Wiley.

Heilman, K.M., Schwartz, H. & Watson, R.T. (1977). Hypoarousal in patients with the neglect syndrome and emotional indifference. *Neurology,* 38, 229–232.

Heilman, K.M. & van den Abell, T. (1979). Right hemispheric dominance for mediating cerebral activation. *Neuropsychologia,* 17, 315–321.

Heimann, P. (1950). On counter-transference. *International Journal of Psycho-Analysis,* 31, 60–76.

Hellige, J.B. (1993). *Hemispheric asymmetry: What's right and what's left.* Cambridge, MA: Harvard University Press.

Helmeke, C., Ovtscharoff, W., Jr., Poeggel, G. & Braun, K. (2001). Juvenile emotional experience alters synaptic inputs on pyramidal neurons in the anterior cingulate cortex. *Cerebral Cortex,* 11, 717–727.

Helmeke, C., Poeggel, G. & Braun, K. (2001). Differential emotional experience induces elevated spine densities on basal dendrites of pyramidal neurons in the anterior cingulate cortex of *octodon degus. Neuroscience,* 104, 927–931.

Henry, G.M., Weingartner, H. & Murphy, D.L. (1971). Idiosyncratic patterns of learning and word association during mania. *American Journal of Psychiatry,* 128, 564–574.

Henry, J.P. (1993). Psychological and physiological responses to stress: The right hemisphere and the hypothalamo-pituitary-adrenal axis, an inquiry into problems of human bonding. *Integrative Physiological and Behavioral Science,* 28, 369–387.

Henry, J.P. & Wang, S. (1998). Effects of early stress on adult affiliative behavior. *Psychoneuroendocrinology,* 23, 863–875.

Henson, R.N.A., Shallice, T. & Dolan, R.J. (1999). Right prefrontal cortex and episodic memory retrieval: A functional MRI test of the monitoring hypothesis. *Brain,* 122, 1367–1381.

Herman, J.L. & van der Kolk, B.A. (1987). Traumatic antecedents of borderline personality disorder. In: B.A. van der Kolk (Hrsg.), *Psychological trauma* (S. 111–126). Washington, DC: American Psychiatrie Press.

Herman, J.L., Perry, J. & van der Kolk, B.A. (1989). Childhood trauma in borderline personality disorder. *American Journal of Psychiatry,* 146, 490–495.

Herpetz, S., Kunert, H.J., Schwenger, U.B. & Sass, H. (1999). Affective response in borderline personality disorder – a psychophysiological approach. *American Journal of Psychiatry,* 156, 1550–1556.

Herpetz, S., Dietrich, T.M., Wenning, B., Krings, T., Erberich, S.G., Wilmes, K., Thron, A. & Sass, H. (2001). Evidence of abnormal amygdala functioning in borderline personality disorder: A functional MRI study. *Biological Psychiatry,* 50, 292–298.

Hess, E.H. (1975a). The role of pupil size in communication. *Scientific American,* 233, 110–119.

Hess, E.H. (1975b). *The tell-tale eye.* New York: Van Nostrand Reinhold.

Hess, W.R. (1954). *Diencephalon, autonomic and extrapyramidal functions.* New York: Grune & Stratton.

Hesse, E. & Main, M.M. (1999). Second-generation effects of unresolved trauma in nonmaltreating parents: Dissociated, frightened, and threatening parental behavior. *Psychoanalytic Inquiry,* 19, 481–540.

Hietanen, J.K., Surrakka, V. & Linnankoski, I. (1998). Facial electromyographic responses to vocal affect expressions. *Psychophysiology,* 35, 530–536.

Himwich, W.A. (1975). Forging a link between basic and clinical research: Developing brain. *Biological Psychiatry,* 10, 125–139.

Hinshaw-Fuselier, S., Boris, N.W. & Zeanah, C.H. (1999). Reactive attachment disorder in maltreated twins. *Infant Mental Health Journal,* 20, 42–59.

Hinshelwood, R.D. (1994). *Clinical Klein: From theory to practice.* New York: Basic Books. Dt.: *Die Praxis der kleinianischen Psychoanalyse.* Übers. v. E. Vorspohl. Stuttgart: VIP 1997.

Hobson, R.P. (1993). Through feeling and site through self and symbol. In: U. Neisser (Hrsg.), *The perceived self: Ecological and interpersonal sources of self-knowledge* (S. 254–279). New York: Cambridge University Press.

Hofer, M. (1983). On the relationship between attachment and separation processes in infancy. In: R. Plutchik & H. Kellerman (Hrsg.), *Emotion: Theory, research and experience* (Bd. 2, S. 199–219). New York: Academic Press.

Hofer, M.A. (1984a). Early stages in the organization of cardiovascular control. *Proceedings of the Society of Experimental and Biological Medicine,* 175, 147–157.

Hofer, M.A. (1984b). Relationships as regulators: A psychobiologic perspective on bereavement. *Psychosomatic Medicine,* 46, 183–197.

Hofer, M.A. (1990). Early symbiotic processes: Hard evidence from a soft place. In: R.A. Glick & S. Bone (Hrsg.), *Pleasure beyond the pleasure principle* (S. 55–78). New Haven, CT: Yale University Press.

Hofer, M.A. (1994). Hidden regulators in attachment, separation, and loss. *Monographs of the Society for Research in Child Development,* 59, 192–207.

Hoffman, E. & Goldstein, L. (1981). Hemispheric quantitative EEG changes following emotional reactions in neurotic patients. *Acta Psychiatrica Scandinavica,* 63, 153–164.

Hoffman, H.S. (1987). Imprinting and the critical period for social attachments: Some laboratory investigations. In: M.H. Bornstein (Hrsg.), *Sensitive periods in development: Interdisciplinary studies* (S. 99–121). Hillsdale, NJ: Erlbaum.

Hofstatter, L., Smolik, E.A. & Busch, A.K. (1945). Prefrontal lobotomy in treatment of chronic psychoses with special reference to section of the orbital areas only. *Archives of Neurology Psychiatry,* 53, 125–130.

Hollinger, P.C. (1999). Noninterpretive interventions in psychoanalysis and psychotherapy. A developmental perspective. *Psychoanalytic Psychology,* 16, 233–253.

Holmes, J. (1993a). Attachment theory: A biological basis for psychotherapy? *British Journal of Psychiatry,* 163, 430–438.

Holmes, J. (1993b). *John Bowlby and attachment theory.* London: Routledge.

Holmes, J. (1996). *Attachment, intimacy, autonomy. Vsing attachment theory in adult psychotherapy.* Northvale, NJ: Jason Aronson.

Holmes, J. (1998). The changing aims of psychoanalytic psychotherapy. An integrative perspective. *International Journal of Psycho-Analysis,* 79, 227–240.

Holmes, J. (2000): Attachment theory and psychoanalysis. A rapprochement. *British Journal of Psychotherapy,* 17, 157–197.

Holowka, S. & Petitto, L.A. (2002). Left hemisphere cerebral specialization for babies while babbling. *Science,* 297, 1515.

Holt, R.R. (1989). *Freud reappraised. A fresh look at psychoanalytic theory.* New York: Guilford Press.

Holzman, P. & Aronson, G. (1992). Psychoanalysis and its neighboring sciences: Paradigms and opportunities. *Journal of the American Psychoanalytic Association,* 40, 63–88.

Hoppe, K.D. (1977). Split brains and psychoanalysis. *Psychoanalytic Quarterly,* 46, 220–244.

Hornak, J., Rolls, E.T. & Wade, D. (1996). Face and voice expression identification in patients with emotional and behavioural changes following ventral frontal lobe damage. *Neuropsychologia,* 34, 247–261.

Horner, A.J. (1991). *Psychoanalytic object relations therapy.* Northvale, NJ: Jason Aronson.

Horowitz, M.J. (1983). *Image formation and psychotherapy.* New York: Jason Aronson.

Horowitz, M.J. (1987). *States of mind: Configurational analysis of individual psychology.* New York: Plenum Medical Book Company.

Horton, P.C. (1995). The comforting substrate and the right brain. *Bulletin of the Menninger Clinic,* 59, 480–486.

Horvath, A.O. & Greenberg, L.S. (1994). *The working alliance: Theory, research, and practice.* New York: Wiley.

Howell, E.F. (2002). Back to the »states«. Victim and abuser states in borderline personality disorder. *Psychoanalytic Dialogues,* 12, 921–957.

Hsieh, J.C., Hannerz, J. & Ingvar, M. (1996). Right lateralised central processing for pain of nitroglycerin-induced cluster headache. *Pain,* 67, 59–68.

Hsieh, J.C., Belfrage, M., Stone-Elander, S., Hannson, P. & Ingvar, M. (1995). Central representation of chronic ongoing neuropathic pain studied by positron emission tomography. *Pain,* 64, 303–314.

Hugdahl, K. (1995). Classical conditioning and implicit learning: The right hemisphere hypothesis. In: R.J. Davidson & K. Hugdahl (Hrsg.), *Brain asymmetry* (S.235–267). Cambridge, MA: MIT Press.

Hugdahl, K., Berardi, A., Thompson, W.L., Kosslyn, S.M., Macy, R., Baker, D.P., Alpert, N.M. & LeDoux, J.E. (1995). Brain mechanisms in human classical conditioning: A PET blood flow study. *NeuroReport,* 6, 1723–1728.

Hunt, J.M. (1965). Traditional personality theory in light of recent evidence. *American Scientist,* 53, 80–96.

Hurvich, M. (1989). Traumatic moment, basic dangers and annihilation anxiety. *Psychoanalytic Review,* 6, 309–323.

Izard, C.E. (1978). On the ontogenesis of emotions and emotion-cognition relationships in infancy. In: M. Lewis & L. Rosenblum (Hrsg.), *The development of affect* (S.389–413). New York: Plenum.

Izard, C. E. (1991). *The psychology of emotions.* New York: Plenum Press.

Izard, C. E. (1992). Basic emotions, relations amongst emotions, and emotion-cognition relations. *Psychological* Review, 99, 561–565.

Izard, C. E., Hembree, E. A. & Huebner, R. R. (1987). Infants' emotion expressions to acute pain: Developmental change and stability of individual differences. *Developmental Psychology,* 23, 105–113.

Jackson, J. H. (1931). *Selected writings of John Hughlings Jackson.* Bd. 1 und 2. London: Hodder & Stoughton.

Jacobi, J. (1967). *Die Psychologie von C. G. Jung.* Olten: Walter.

Jacobs, T. J. (1991). *The use of the self: Countertransference and communication in the analytic situation.* Madison, CT: International Universities Press.

Jacobs, T. J. (1994). Nonverbal communications: Some reflections on their role in the psychoanalytic process and psychoanalytic education. *Journal of the American Psychoanalytic Association,* 42, 741–762.

Jacobson, E. (1954). *The self and the object world.* New York: International Universities Press. Dt.: *Das Selbst und die Welt der Objekte.* Übers. v. K. Kennel. Frankfurt am Main: Suhrkamp 1973.

Jacobson, E. (1971). *Depression.* New York: International Universities Press. Dt.: *Depression.* Übers. v. H. Deserno. Frankfurt am Main: Suhrkamp 1978.

Jaenicke, C. (1987). Kohut's concept of cure. *Psychoanalytic* Review, 74, 537–548.

Janet, P. (1889). *L'Automatisme psychologique.* Paris: Alcan.

Janszky, J., Szües, A., Halász, P., Borbély, C., Holló, A., Barsi, P. & Mirnics, Z. (2002). Orgasmic aura originates from the right hemisphere. *Neurology,* 58, 302–304.

Jessimer, M. & Markham, R. (1997). Alexithymia: A right hemisphere dysfunction specific to recognition of certain facial expressions. *Brain and Cognition,* 34, 246–258.

Johnsen, B. H. & Hugdahl, K. (1991). Hemispheric asymmetry in conditioning to facial emotional expressions. *Psychophysiology,* 28, 154–162.

Johnson, M. H. & Magaro, P. A. (1987). Effects of mood and severity on memory processes in depression and mania. *Psychological Bulletin,* 101, 28–40.

Johnson, M. K. & Multhaup, K. S. (1992). Emotion and MEM. In: S.-A. Christianson (Hrsg.), *The handbook of emotion and memory: Research and theory* (S. 33–66). Mahwah, NJ: Lawrence Erlbaum Associates.

Johnson, S. M. (1987). *Humanizing the narcissistic style.* New York: Norton.

Johnston, A. N. B. & Rogers, L. J. (1998). Right hemisphere involvement in imprinting memory revealed by glutamate treatment. *Pharmacology, Biochemistry, and Behavior,* 60, 863–871.

Jones, E. (1953). *The life and work of Sigmund Freud.* Bd. 1: *The formative years and the great discoveries, 1856–1900.* New York: Basic Books. Dt.: *Das Leben und Werk von Sigmund Freud.* Bd. 1: *Die Entwicklung zur Persönlichkeit und die großen Entdeckungen.* Übers. v. K. Jones. Bern: Hans Huber 1978.

Jones-Gottman, M. & Zatorre, R.J. (1993). Odor recognition memory in humans: Role of right temporal and orbitofrontal regions. *Brain and Cognition,* 22, 182–198.

Joseph, B. (1988). Projective identification. Some clinical aspects. In: J. Sandler (Hrsg.), *Projection, identification, projective identification* (S. 65–76). London: Karnac. Dt.: Projektive Identifizierung: Klinische Aspekte. In: *Psychisches Gleichgewicht und psychische Veränderung* (S. 249–267). Hrsg. v. E. Bott Spillius und M. Feldmann. Übers. v. E. Vorspohl. Stuttgart: Klett Cotta 1994.

Joseph, B. (1997). Projective identification. In: R. Schafer (Hrsg.), *The contemporary Kleinians of London* (S. 100–116). Madison, CT: International Universities Press.

Joseph, R. (1982). The neuropsychology of development: Hemispheric laterality, limbic language, and the origin of thought. *Journal of Clinical Psychology,* 38, 4–33.

Joseph, R. (1988). The right cerebral hemisphere: Emotion, music, visual-spatial skills, body-image, dreams, and awareness. *Journal of Clinical Psychology,* 44, 630–673.

Joseph, R. (1992). *The right brain and the unconscious: Discovering the stranger within.* New York: Plenum Press.

Joseph, R. (1996). *Neuropsychiatry, neuropsychology, and clinical neuroscience* (2. Aufl.). Baltimore: Williams & Wilkins.

Josephs, L. (1989). Self psychology and the analysis of the superego. *Psychoanalytic Psychology,* 6, 73–86.

Jouandet, M. & Gazzaniga, M.S. (1979). The frontal lobes. In: M.S. Gazzaniga (Hrsg.), *Handbook of behavioral neurobiology* (Bd. 2, S. 25–59). New York: Plenum Press.

Jung, C.G. (1943). *Two essays on analytical psychology.* Cleveland: Meridian Books (erstmals veröffentlicht 1928).

Kagan, J. (1976). Emergent themes in human development. *American Scientist,* 64, 186–196.

Kagan, J. (1979). The form of early development. *Archives of General Psychiatry,* 36, 1047–1054.

Kalin, N.H., Shelton, S.E. & Lynn, D.E. (1995). Opiate Systems in mother and infant primates coordinate intimate contact during reunion. *Psychoneuroendocrinology,* 20, 735–742.

Kalogeras, K.T., Nieman, L.K., Friedman, T.C., Doppman, J.L., Cutler, G.B., Chrousos, G.P., Wilder, R.L., Gold, P.W. & Yanovski, J.A. (1996). Inferior petrosal sinus sampling in healthy human subjects reveals a unilateral corticotropin-releasing hormone-induced arginine vasopressin release associated with ipsilateral adrenocorticotropin secretion. *Journal of Clinical Investigation,* 97, 2045–2050.

Kandel, E. (1983). From metapsychology to molecular biology: Explorations into the nature of anxiety. *American Journal of Psychiatry,* 140, 1277–1293.

Kandel, E.R. (1998). A new intellectual framework for psychiatry. *American Journal of Psychiatry,* 155, 457–469.

Kandel, E.R. (1999). Biology and the future of psychoanalysis: A new intellectual framework for psychiatry revisited. *American Journal of Psychiatry,* 156, 505–524.

Kantrowitz, J.L. (1999). The role of the preconscious in psychoanalysis. *Journal of the American Psychoanalytic Association,* 47, 65–89.

Kaplan, J.T. & Zaidel. E. (2001). Errors monitoring in the hemispheres: The effect of lateralized feedback on lexical decision. *Cognition,* 82, 157–178.

Kaplan-Solms, K. & Solms, M. (1996). Psychoanalytic observations on a case of frontal-limbic disease. *Journal of Clinical Psychoanalysis,* 5, 405–438.

Karow, C.M., Marquardt, T.P. & Marshall, R.C. (2001). Affective processing in left and right hemisphere brain-damaged subjects with and without subcortical involvement. *Aphasiology,* 15, 715–729.

Karr-Morse, R. & Wiley, M.S. (1997). *Ghosts from the nursery.* New York: Atlantic Monthly Press.

Katz, G.A. (1998). Where the action is: The enacted dimension of analytic process. *Journal of the American Psychoanalytic Association,* 46, 1129–1167.

Kaufman, G. (1974). The meaning of shame: Toward a self-affirming identity. *Journal of Counseling Psychology,* 21, 568–574.

Kaufman, G. (1985). *Shame: The power of caring.* Boston: Schenkman.

Kaufman, I.C. & Rosenblum, L.A. (1967). The reaction to separation in infant monkeys: Anaclitic depression and conservation-withdrawal. *Psychosomatic Medicine,* 40, 649–675.

Kaufman, I.C. & Rosenblum, L.A. (1969). Effects of separation from mother on the emotional behavior of infant monkeys. *Annals of the New York Academy of Science,* 159, 681–695.

Kaufmann, S.A. (1993). *The origins of order. Self-organization and selection in evolution.* New York: Oxford University Press.

Kawashima, R., O'Sullivan, B.T. & Roland, P.E. (1995). Positron-emission tomography studies of cross-modality inhibition in selective attentional tasks: Closing the »mind's eye.« *Proceedings of the National Academy of Sciences of the United States of America,* 92, 5969–5972.

Kawashima, R., Sugiura, M., Kato, T., Nakamura, A., Hatano, K., Ito, K., Fukuda, H., Kojima, S. & Nakamura, K. (1999). The human amygdala plays an important role in gaze monitoring: A PET study. *Brain,* 122, 779–783.

Keeler, W.R. (1958). Autistic patients and defective communication in blind children with retrolental fibroplasia. In: P.H. Hoch & J. Zubin (Hrsg.), *Psychopathology of communication* (S. 64–83). New York: Grune & Stratton.

Keenan, J.P., McCutcheon, B., Freund, S., Gallup, G.C., Jr., Sanders, G. & Pascual-Leone, A. (1999). Left hand advantage in a self-face recognition task. *Neuropsychologia,* 37, 1421–1425.

Keenan, J.P., Wheeler, M.A., Gallup, G.G., Jr. & Pascual-Leone, A. (2000). Self-recognition and the right prefrontal cortex. *Trends in Cognitive Science,* 4, 338–344.

Keenan, J.P., Nelson, A., O'Connor, M. & Pascual-Leone, A. (2001). Self-recognition and the right hemisphere. *Nature,* 409, 305.

Kehoe, P., Shoemaker, M.J., Triano, L., Hoffman, J. & Arons, C. (1996). Repeated isolation in the neonatal rat produces alterations in behavior and ventral striatal dopamine release in the juvenile after amphetamine challenge. *Behavioral Neuroscience,* 110, 1435–1444.

Keil, A., Müller, M.M., Gruber, T., Wienbruch, C., Stolarova, M. & Elbert, T. (2001). Effects of emotional arousal in the cerebral hemispheres: A study of oscillatory brain activity and event-related potentials. *Clinical Neurophysiology,* 112, 2057–2068.

Keil, A., Bradley, M.M., Hauk, O., Rockstroh, B., Elbert, T. & Lang, P.J. (2002). Large-scale neural correlates of affective picture processing. *Psychophysiology,* 39, 641–649.

Kennard, M.A. (1955). The cingulate gyrus in relation to consciousness. *Journal of Nervous and Mental Disease,* 121, 34–39.

Kernberg, O. (1976). *Object relations and clinical psychoanalysis.* New York: Jason Aronson. Dt.: *Objektbeziehungen und Praxis der Psychoanalyse.* Übers. v. H. Steinmetz-Schünemann. Stuttgart: Klett-Cotta 1981.

Kernberg, O. (1980). *Internal world and external reality.* New York: Jason Aronson. Dt.: *Innere Welt und äußere Realität.* Übers. v. M. Looser. Stuttgart: Klett-Cotta 1997.

Kernberg, O. (1984). *Severe personality disorders: Psychotherapeutic strategies.* New Haven: Yale University Press.

Kernberg, O. (1988a). Interview with the developer of an object relations psychoanalytic therapy for borderline personality disorder. *American Journal of Psychotherapy,* 52 (2) Spring.

Kernberg, O. (1988b). Object relations theory in clinical practice. *Psychoanalytic Quarterly,* 57, 481–504.

Kestenberg, J. (1985). The flow of empathy and trust between mother and child. In: E.J. Anthony & G.H. Pollack (Hrsg.), *Parental influences in health and disease* (S.137–163). Boston: Little, Brown.

Khan, M.M.R. (1974). Ego-distortion, cumulative trauma and the role of reconstruction in the analytic situation. In: M.M.R. Khan, *The privacy of the self: Papers on psychoanalytic theory and technique* (S.59–68). New York: International Universities Press.

Kiersky, S. & Beebe, B. (1994). The reconstruction of early nonverbal relatedness in the treatment of difficult patients. A special form of empathy. *Psychoanalytic Dialogues,* 4, 389–408.

Kim, J.J., Andreasen, N. C, O'Leary, D.S., Wiser, A.K., Boles Ponto, L. L, Watkins, G.L. & Hichwa, R.D. (1999). Direct comparison of the neural substrates of recognition memory for words and faces. *Brain,* 122, 1069–1083.

Kinney, H.C., Brody, B.A., Kloman, A.S. & Gilles, F.H. (1988). Sequence of central nervous system myelination in human infancy. II. Patterns of myelination in autopsied infants. *Journal of Neuropathology and Experimental Neurology,* 47, 217–234.

Kinston, W. (1983). A theoretical context for shame. *International Journal of Psycho-Analysis,* 64, 213–226.

Kircher, T.T.J., Senior, C., Phillips, M.L., Rabe-Hesketh, S., Benson, P.J., Bullmore, E.T.,

Brammer, M., Simmons, A., Bartels, M. & David, A.S. (2001). Recognizing one's own face. *Cognition,* 78, B1–B5.

Kirsner, K. & Brown, H. (1981). Laterality and recency effects in working memory. *Neuropsychologia,* 19, 249–261.

Klauber, J. (1987). *Illusion and spontaneity.* London: Free Association Books.

Klein, M. (1946). Notes on some schizoid mechanisms. *International Journal of Psycho-Analysis,* 27, 99–110. Dt.: Bemerkungen über einige schizoide Mechanismen. Übers. v. E. Vorspohl. In: *Melanie Klein. Gesammelte Schriften,* Bd.3 (S.1–41). Hrsg. von R. Cycon. Stuttgart: frommann-holzboog 2000.

Klein, M. (1952a). On observing the behaviour of young infants. In: J. Riviere (Hrsg.), *Developments in psycho-analysis* (S.237–230). London: Hogarth Press (erstmals veröffentlicht 1943–1944).

Klein, M. (1952b). Some theoretical conclusions regarding the emotional life of the infant. In: J. Riviere (Hrsg.), *Developments in psycho-analysis* (S.198–236). London: Hogarth Press. (erstmals veröffentl. 1943–1944) Dt.: Theoretische Betrachtungen über das Gefühlsleben des Säuglings. In: *Gesammelte Schriften.* Bd.3 (S. 105–155). Hrsg. von R. Cycon unter Mitarbeit von H. Erb. Übers. v. E. Vorspohl. Stuttgart-Bad Cannstatt: frommann-holzboog 2000.

Klein, M. (1975). On identification. In: *Envy and gratitude and other works 1946–1963* (S.141–175). London: Hogarth Press (erstmals veröffentlicht 1955).

Klein, M. (1981). Love, guilt, and reparation. In: R.E. Money-Kyrle (Hrsg.), *The writings of Melanie Klein* (Bd.1, S.306–343). London: Hogath Press (erstmals veröffentlicht 1937). Dt.: Liebe, Schuldgefühle und Wiedergutmachung. In: M. Klein & J. Riviere: *Seelische Urkonflikte.* Übers. v. G. Vorkamp. München: Kindler 1974.

Knapp, P.H. (1967). Purging and curbing: An inquiry into disgust, satiety and shame. *Journal of Nervous & Mental Disease,* 144, 514–544.

Knapp, P.H. (1992). Emotion and the psychoanalytic encounter. In: T. Shapiro & R.N. Emde (Hrsg.), *Affect: Psychoanalytic perspectives* (S.239–264). Madison, CT: International Universities Press.

Kobak, R.R. & Sceery, A. (1988). Attachment in late adolescence: Working models, affect regulation, and representations of self and others. *Child Development,* 59, 135–146.

Koenen, K.C., Driver, K.L., Oscar-Berman, M., Wolfe, J., Folsom, S., Huang, M.T. & Schlessinger, L. (2001). Measures of prefrontal system dysfunction in posttraumatic stress disorder. *Brain and Cognition,* 45, 64–78.

Kohut, H. (1971). *The analysis of the self.* New York: International Universities Press. Dt.: *Narzißmus. Eine Theorie der psychoanalytischen Behandlung narzißtischer Persönlichkeitsstörungen.* Übers. v. L. Rosenkötter. Frankfurt am Main: Suhrkamp 1973.

Kohut, H. (1977). *The restoration of the self.* New York: International Universities Press. Dt.: *Die Heilung des Selbst.* Übers. v. E. vom Scheidt. Frankfurt am Main: Suhrkamp 1979.

Kohut, H. (1978a). Forms and transformations of narcissism. In: P. Ornstein (Hrsg.), *The search for the self* (S. 427–460). New York: International Universities Press. Dt.: Formen und Umformungen des Narzißmus. Übers. v. K. Hügel. In: *Die Zukunft der Psychoanalyse* (S. 140–172). Frankfurt am Main: Suhrkamp 1975.

Kohut, H. (1978b). Thoughts on narcissism and narcissistic rage. In: P. Ornstein (Hrsg.), *The search for the self* (S. 615–658). New York: International Universities Press. Dt.: Überlegungen zum Narzißmus und zur narzißtischen Wut. Übers. v. L. Köhler. In: *Die Zukunft der Psychoanalyse* (S. 205–251). Frankfurt am Main: Suhrkamp 1975.

Kohut, H. (1981). On empathy. In: P. Ornstein (Hrsg.), *The search for the self* (Bd. 4, S. 525–535). New York: International Universities Press. Dt.: Empathie. Übers. v. E. Vorspohl. In: *Selbstpsychologie,* Heft 4, 2/2001, 129–138.

Kohut, H. (1984). *How does analysis cure?* Chicago: University of Chicago Press. Dt.: *Wie heilt die Psychoanalyse?* Übers. v. E. vom Scheidt. Frankfurt am Main: Suhrkamp 1987.

Kolb, B. & Whishaw, I. Q. (1996). *Fundamentals of human neuropsychology* (4. Aufl.). New York: W. H. Freeman.

Koopman, C., Classen, C. & Spiegel, D. (1994). Predictors of posttraumatic stress symptoms among survivors of the Oakland/Berkeley, Calif, firestorm. *American Journal of Psychiatry,* 151, 888–894.

Kosslyn, M., Ganis, C. & Thompson, W. L. (2001). Neural foundations of imagery. *Nature Reviews Neuroscience,* 2, 635–642.

Kosslyn, S. M., Maljkovic, V., Hamilton, S. E., Horowitz, G. & Thompson, W. L. (1995). Two types of image generation: Evidence for left and right hemisphere processes. *Neuropsychologia,* 33, 1485–1510.

Krause, R. & Lutolf, P. (1988). Facial indicators of transference processes within psychoanalytic treatment. In: H. Dahl & H. Kächele (Hrsg.), *Psychoanalytic process research strategies* (S. 258–272). New York: Springer-Verlag.

Kreiman, C., Koch, C. & Fried, C. (2000). Imagery neurons in the human brain. *Nature,* 408, 357–361.

Krimer, L. S., Mully, C., Williams, G. V. & Goldman-Rakic, P. S. (1998). Dopaminergic regulation of cortical microcirculation. *Nature Neuroscience,* 1, 286–289.

Krystal, H. (1978). Trauma and affects. *Psychoanalytic Study of the Child,* 33, 81–116.

Krystal, H. (1988). *Integration and self-healing: Affect – trauma – alexithymia.* Hillsdale, NJ: Analytic Press.

Krystal, H. (1992). Psychoanalysis as a »normal science«. *Journal of the American Academy of Psychoanalysis,* 20, 395–412.

Krystal, H. (1997). Desomatization and the consequences of infantile psychic trauma. *Psychoanalytic lnquiry,* 17, 126–150.

Kutas, M. & Federmeier, K. D. (1998). Minding the body. *Psychophysiology,* 35, 135–150.

Lachmann, F. & Beebe, B. (1996). Three principles of salience in the organization of the patient-analyst interaction. *Psychoanalytic Psychology,* 13, 1–22.

Lachmann, F. & Beebe, B. (1997). Trauma, interpretation, and self-state transformation. *Psychoanalysis & Contemporary Thought,* 20, 269–291.

Ladavas, E., Nicoletti, R., Umilta, C. & Rizzolatti, G. (1984). Right hemisphere interference during negative affect: A reaction time study. *Neuropsychologia,* 22, 479–485.

Ladd, C.O., Owens, M.J. & Nemeroff, C.B. (1996). Persistent changes in corticotropin-releasing factor neuronal systems induced by maternal deprivation. *Endocrinology,* 137, 1212–1218.

Lane, R.D. & Jennings, J.R. (1995). Hemispheric asymmetry, autonomic asymmetry, and the problem of sudden cardiac death. In: R.J. Davidson & K. Hugdahl (Hrsg.), *Brain asymmetry* (S.271–304). Cambridge, MA: MIT Press.

Lane, R.D., Chua, P.M.-L. & Dolan, R.J. (1999). Common effects of emotional valence, arousal and attention on neural activation during visual processing of pictures. *Neuropsychologia,* 37, 989–997.

Langdon, D. & Warrington, E.K. (2000). The role of the left hemisphere in verbal and spatial reasoning tasks. *Cortex,* 36, 691–702.

Langs, R. (1976). *The bipersonal field.* New York: Jason Aronson.

Langs, R. (1995). Psychoanalysis and the science of evolution. *American Journal of Psychotherapy,* 49, 47–58.

Langs, R. (1996). Mental Darwinism and the evolution of the emotion-processing mind. *American Journal of Psychotherapy,* 50, 103–124.

Langs, R. & Badalamenti, A. (1992). The three modes of the science of psychoanalysis. *American Journal of Psychotherapy,* 46, 163–182.

Lansky, M.R. (1995). *Posttraumatic nightmares: Psychodynamic explorations.* New York: Analytic Press.

Lapierre, D., Braun, C.M.J. & Hodgins, S. (1995). Ventral frontal deficits in psychopathy: Neuropsychological test findings. *Neuropsychologia,* 33, 139–151.

Larson, V.A. (1987). An exploration of psychotherapeutic resonance. *Psychotherapy,* 24, 321–324.

Laub, D. & Auerhahn, N. (1993). Knowing and not knowing massive psychic trauma: Forms of traumatic memory. *International Journal of Psycho-Analysis,* 74, 287–302.

Lazarus, R.S. (1991). Progress on a cognitive-motivational-relational theory of emotion. *American Psychologist,* 46, 819–834.

Lazarus, R.S. & McCleary, R.A. (1951). Autonomie discrimination without awareness: A study of subception. *Psychological Review,* 58, 113–122.

Leavitt, L.A. & Donovan, W.L. (1979). Perceived infant temperament, locus of control, and maternal physiological response to infant gaze. *Journal of Research in Personality,* 13, 267–278.

Lecours, A.R. (1982). Correlates of developmental behavior in brain maturation. In: T.G. Bever (Hrsg.), *Regressions in mental development: Basic phenomena and theories* (S.267–298). Hillsdale, NJ: Erlbaum.

LeDoux, J. (1989). Cognitive-emotional interactions in the brain. *Cognition and Emotion,* 3, 267–289.

LeDoux, J. (2002). *Synaptic self: How our brains become who we are.* New York: Viking. Dt.:

Das Netz der Persönlichkeit. Wie unser Selbst entsteht. Übers. v. Ch. Trunk. Düsseldorf/ Zürich: Walter 2003.

Lee, D.H., Severin, K., Yokobayashi, Y. & Reza Ghadiri, M. (1997). Emergence of symbiosis in peptide self-replication through a hypercyclic network. *Nature,* 390, 591–594.

Lehky, S.R. (2000). Fine discrimination of faces can be performed rapidly. *Journal of Cognitive Neuroscience,* 12, 848–855.

Leiman, M. (1994). Projective identification as early joint action sequences: A Vygotskian addendum to the procedural sequence object relations model. *British Journal of Medical Psychology,* 67, 97–106.

Leisjssen, M. (1990). On focusing and the necessary conditions of therapeutic personality change. In: G. Lietar, J. Rombauts & R. van Baien (Hrsg.), *Client-centered and experiential psychotherapy in the Nineties* (S.225–250). Leuven, Belgium: Leuven University Press.

Lester, B.M., Hoffman, J. & Brazelton, T.B. (1985). The rhythmic structure of mother-infant interaction in term and preterm infants. *Child Development,* 56, 15–27.

Lester, E.P. (1983). Separation-individuation and cognition. *Journal of the American Psychoanalytic Association,* 31, 127–156.

Levin, F. (1991). *Mapping the mind.* Mahwah, NJ: Analytic Press.

Levin, S. (1967). Some metapsychological considerations on the differentiation between shame and guilt. *International Journal of Psycho-Analysis,* 48, 267–276.

Levine, B., Black, S.E., Cabeza, R., Sinden, M., Mcintosh, A.R., Toth, J.P., Tulving, E. & Stuss, D.T. (1998). Episodic memory and the self in a case of isolated retrograde amnesia. *Brain,* 121, 1951–1973.

Levine, B., Freedman, M., Dawson, D., Black, S. & Stuss, D.T. (1999). Ventral frontal contribution to self-regulation: Convergence of episodic memory and inhibition. *Neurocase,* 5, 263–275.

Levine, D., Marziali, E. & Hood, J. (1997). Emotion processsing in borderline personality disorders. *Journal of Nervous & Mental Disease,* 185, 240–246.

Levine, S. (1983). A psychobiological approach to the ontogeny of coping. In: N. Garmezy & M. Rutter (Hrsg.), *Stress, coping, and development in children* (S.107–131). New York: McGraw-Hill.

Levy, J., Heller, W., Banich, M.T. & Burton, L.A. (1983). Are variations among right-handed individuals in perceptual asymmetries caused by characteristic arousal differences between hemispheres? *Journal of Experimental Psychology: Human Perception and Performance,* 9, 329–359.

Lewicki, P. (1986). *Nonconscious social information processing.* San Diego: Academic Press.

Lewis, H.B. (1971). *Shame and guilt in neurosis.* New York: International Universities Press.

Lewis, H.B. (1978). Sex differences in superego mode as related to sex differences in psychiatric illness. *Social Science and Medicine,* 12B, 199–205.

Lewis, H.B. (1979). Shame in depression and hysteria. In: C.E. Izard (Hrsg.), *Emotions in personality and psychopathology* (S.399–414). New York: Plenum Press.

Lewis, H.B. (1980). »Narcissistic personality« or »Shame-prone superego mode«. *Comprehensive Psychotherapy,* 1, 59–80.

Lewis, H.B. (1985). Depression vs. paranoia: Why are there sex differences in mental illness? *Journal of Personality and Social Psychology,* 53, 150–178.

Lewis, J.M. (2000). Repairing the bond in important relationships: A dynamic for personality maturation. *American Journal of Psychiatry,* 157, 1375–1378.

Lewis, M. (1982). Origins of self-knowledge and individual differences in early self-recognition. In: J. Suls (Hrsg.), *Psychological perspectives on the self* (Bd. 1, S. 55–78). Hillsdale, NJ: Erlbaum.

Lewis, M. (1995). Cognition-emotion feedback and the self-organization of developmental paths. *Human Development,* 38, 71–102.

Lewis, M. & Granic, I. (2000). *Emotion, development, and self-organization.* New York: Cambridge University Press.

Lichtenberg, J.D. (1983). *Psychoanalysis and infant research.* Hillsdale, NJ: Analytic Press. Dt.: *Psychoanalyse und Säuglingsforschung.* Berlin/Heidelberg/New York: Springer 1991.

Lichtenberg, J.D. (1989). *Psychoanalysis and motivation.* Hillsdale, NJ: Analytic Press.

Lichtenberg, J.D., Lachmann, F.M. & Fosshage, J.L. (1992). *Self and motivational systems: Toward a theory of psychoanalytic technique.* Mahwah, NJ: Analytic Press. Dt.: *Das Selbst und die motivationalen Systeme.* Übers. v. H. Fehlhaber. Frankfurt am Main: Brandes & Apsel 2000.

Lichtenberg, J.D., Lachmann, F.M. & Fosshage, J.L. (1996). *The clinical exchange.* Mahwah, NJ: Analytic Press.

Lickliterl, R. & Gottlieb, G. (1986). Visually imprinted maternal preference in ducklings is redirected by social interaction with siblings. *Developmental Psychobiology,* 19, 265–277.

Lieberman, A. (1996). Aggression and sexuality in relation to toddler attachment: Implications for the caregiving system. *Infant Mental Health Journal,* 17, 276–292.

Lieberman, A. (1997). Toddler's internalization of maternal attributions as a factor in quality of attachment. In: L. Atkinson & K.J. Zucker (Hrsg.), *Attachment and psychopathology* (S. 277–291). New York: Guilford Press.

Lieberman, A.F. & Zeanah, C.H. (1999). Contributions of attachment theory to infant-parent psychotherapy and other interventions with infants and young children. In: J. Cassidy & P. Shaver (Hrsg.), *Handbook of attachment theory and research* (S. 555–574). New York: Guilford.

Lieberman, M.D. (2000). Intuition: A social neuroscience approach. *Psychological Bulletin,* 126, 109–137.

Likierman, M. (1988). Maternal love and positive projective identification. *Journal of Child Psychotherapy,* 14, 29–46.

Lindy, J.D. (1996). Psychoanalytic psychotherapy of posttraumatic stress disorder. The nature of the therapeutic relationship. In: B.A. van der Kolk, A.C. McFarlane &

L. Weisaeth (Hrsg.), *Traumatic stress: The effects of overwhelming experience on mind, body, and society* (S. 525–536). New York: Guilford Press.

Liotti, G. (1992). Disorganized /disoriented attachment in the etiology of the dissociative disorders. *Dissociation,* 5, 196–204.

Liotti, G. (1999). Understanding the dissociative processs: The contribution of attachment theory. *Psychoanalytic Inquiry,* 19, 757–783.

Lipsitt, L. P. (1976). Developmental psychology comes of age: A discussion. In: L. P. Lipsitt (Hrsg.), *Developmental psychology: The significance of infancy* (S. 109–127). Hillsdale, NJ: Erlbaum.

Lipton, P. A., Alvarez, P. & Eichenbaum, H. (1999). Crossmodal associative memory representations in rodent orbitofrontal cortex. *Neuron,* 22, 349–359.

Liu, D., Diorio, J., Tannenbaum, B., Caldji, C., Francis, D., Freedman, A., Sharma, S., Pearson, D., Plotsky, P. M. & Meaney, M. J. (1997). Maternal care, hippocampal glucocorticoid receptors, and hypothalamic-pitiutary-adrenal responses to stress. *Science,* 277, 1659–1662.

Locke, J. L. (1997). A theory of language development. *Brain and Language,* 58, 265–326.

Loewald, H. (1970). Psychoanalytic theory and psychoanalytic process. *Psychoanalytic Study of the Child,* 25, 45–68.

Loewald, H. (1978). Instinct theory, object relations, and psychic structure formation. *Journal of the American Psychoanalytic Association,* 26, 493–506.

Loewald, H. (1980). The ego and reality. In: *Papers on psychoanalysis* (S. 3–20). New Haven, CT: Yale University Press (erstmals veröffentlicht 1949).

Loewald, H. (1986). Transference-countertransference. *Journal of the American Psychoanalytic Association,* 34, 275–287.

Lorberbaum, J. P., Newman, J. D., Horwitz, A. R., Dubno, J. R., Lydiard, R. B., Hamner, M. B., Bohning, D. E. & George, M. S. (2002). A potential role for thalamocingulate circuitry in human maternal behavior. *Biological Psychiatry,* 51, 431–445.

Lundqvist, L. O. (1995). Facial EMG reactions to facial expressions: A case of facial emotional contagion? *Scandanavian Journal of Psychology,* 36, 130–141.

Lundqvist, L. O. & Dimberg, U. (1995). Facial expressions are contagious. *Journal of Psychophysiology,* 9, 203–211.

Lurija, A. R. (1973). *The working brain.* New York: Basic Books. Dt.: *Das Gehirn in Aktion.* Übers. v. A. Métraux u. S. Schwab. Reinbek bei Hamburg: Rowohlt 1995.

Lurija, A. R. (1980). *Higher cortical functions in man* (2. Aufl.). New York: Basic Books.

Luu, P. &Tucker, D. M. (1996). Self-regulation and cortical development: Implications for functional studies of the brain. In: R. W. Thatcher, G. Reid Lyon, J. Rumsey & N. Krasnegor (Hrsg.), *Developmental neuroimaging: Mapping the development of brain and behavior* (S. 297–305). San Diego, CA: Academic Press.

Lynd, H. M. (1958). *On shame and the search for identity.* New York: Harcourt, Brace & Company.

Lyons-Ruth, K. (2000). »I sense that you sense that I sense …«: Sander's recognition process and the specificity of relational moves in the psychotherapeutic setting. *Infant Mental Health Journal*, 21, 85–98.

Lyons-Ruth, K. & Jacobvitz, D. (1999). Attachment disorganization. Unresolved loss, relational violence, and lapses in behavioral and attentional strategies. In: J. Cassidy & P.R. Shaver (Hrsg.), *Handbook of attachment: Theory, research, and clinical applications* (S. 520–554). New York: Guilford Press.

Lyons-Ruth, K., Bruschweiler-Stern, N., Harrison, A.M., Morgan, A.C., Nahum, J.P., Sander, L., Stern, D.N. & Tronick, E.Z. (1998). Implicit relational knowing: Its role in development and psychoanalytic treatment. *Infant Mental Health Journal*, 19, 282–289.

MacCurdy, J.T. (1930). The biological significance of blushing and shame. *British Journal of Psychology*, 21, 174–182.

MacFarlane, A. (1977). *The psychology of childbirth.* Cambridge, MA: Harvard University Press.

MacLean, P.D. (1985). Evolutionary psychiatry and the triune brain. *Psychological Medicine*, 15, 219–221.

MacLean, P.D. (1993). Perspectives on cingulate cortex in the limbic system. In: B.A. Vogt & M. Gabriel (Hrsg.), *Neurobiology of cingulate cortex and limbic thalamus.* Boston: Birkhauser.

MacLean, P.D. & Newman, J.D. (1988). Role of midline frontolimbic cortex in production of the isolation call of squirrel monkeys. *Brain Research*, 450, 111–123.

Mahler, M.S. (1958). Autism and symbiosis: Two extreme disturbances of identity. *International Journal of Psycho-Analysis*, 39, 77–83.

Mahler, M.S. (1968). *On human symbiosis and the vicissitudes of individuation.* New York: International Universities Press. Dt.: *Symbiose und Individuation.* Übers. v. H. Weller. Stuttgart: Ernst Klett 1972.

Mahler, M.S. (1979). Notes on the development of basic moods: The depressive affect. In: M.S. Mahler, *The selected papers of Margaret S. Mahler* (S. 59–75). New York: Jason Aronson. Dt.: *Studien über die drei ersten Lebensjahre.* Übers. v. H. Weller. Stuttgart: Klett-Cotta 1985.

Mahler, M.S. (1980). Rapprochement subphase of the separation-individuation process. In: R. Lax, S. Bach & J.A. Burland (Hrsg.), *Rapprochement: The critical subphase of separation-individuation* (S. 3–19). New York: Jason Aronson.

Mahler, M.S. & Kaplan, L. (1977). Developmental aspects in the assessment of narcissistic and so-called borderline personalities. In: P. Hartocollos (Hrsg.), *Borderline personality disorders* (S. 71–85). New York: International Universities Press.

Mahler, M.S., Pine, F. & Bergman, A. (1975). *The psychological birth of the human infant.* New York: Basic Books. Dt.: *Die psychische Geburt des Menschen.* Übers. v. H. Weller. Frankfurt am Main: Fischer 1978.

Main, M. (1993). Discourse, prediction, and recent studies in attachment: Implications for psychoanalysis. *Journal of the American Psychoanalytic Association*, 41 Supplement, 209–244.

Main, M. & Solomon, J. (1986). Discovery of an insecure-disorganized/disoriented attachment pattern: Procedures, findings and implications for the classification of behavior. In: T.B. Brazelton & M.W. Yogman (Hrsg.), *Affective development in infancy* (S.95–124). Norwood, NJ: Ablex.

Main, M., Kaplan, N. & Cassidy, J. (1985). Security in infancy, childhood and adulthood: A move to the level of representation. *Monographs of the Society for Research in Child Development,* 50, 66–104.

Malatesta-Magai, C. (1991). Emotional socialization: Its role in personality and developmental psychopathology. In: D. Cicchetti & S.L. Toth (Hrsg.), *Internalizing and externalizing expressions of dysfunction: Rochester symposium on developmental psychopatholgy* (Bd.2, S.203–224). Hillsdale, NJ: Erlbaum.

Malmo, R.B. (1959). Activation: A neurophysiological dimension. *Psychological Review,* 66, 367–386.

Manning, J.T. & Chamberlain, A.T. (1991). Left-side cradling and brain lateralisation. *Ethology and Sociobiology,* 12, 237–244.

Manning, J.T., Trivers, R.L., Thornhill, R., Singh, D., Denman, J., Eklo, M.H. & Anderton, R.H. (1997). Ear asymmetry and left-side cradling. *Evolution and Human Behavior,* 18, 327–340.

Maquet, P., DeGueldre, C., Delfiore, G., Aerts, J., Peters, J.-M., Luxen, A. & Franck, G. (1997). Functional neuroanatomy of human slow wave sleep. *Journal of Neuroscience,* 17, 2807–2812.

Marcus, D.M. (1997). On knowing what one knows. *Psychoanalytic Quarterly,* 66, 219–241.

Marshall, J.C., Halligan, P.W., Fink, G.R., Wade, D.T. & Frackowiak, R.S.J. (1997). The functional anatomy of a hysterical paralysis. *Cognition,* 64, B1–B8.

Marsolek, C.J., Schacter, D. L & Nicholas, C.D. (1996). Form-specific visual priming for new associations in the right cerebral hemisphere. *Memory and Cognition,* 24, 539–556.

Martin, E., Kikinis, R., Zuerrer, M., Boesch, C., Briner, J., Kewitz, G. & Kaelin, P. (1988). Developmental stages of human brain: An MR study. *Journal of Computer Assisted Tomography,* 12, 917–922.

Martin, J.H. (1989). *Neuroanatomy: Text and atlas.* New York: Elsevier.

Martin, R.A., Berry, G.E., Dobranski, T. & Home, M. (1996). Emotion perception threshold: Individual differences in emotional sensitivity. *Journal of Research in Personality,* 30, 290–305.

Mason, A. (2000). Bion and binocular vision. *International Journal of Psycho-Analysis,* 81, 983–989.

Massana, G., Gastó, C., Junqué, C., Mercader, J-M., Gomez, B., Massana, J., Torres, X. & Salamero, M. (2002). Reduced levels of creatine in the right medial temporal lobe region of panic disorder patients detected with ^{1}H magnetic resonance spectroscopy. *NeuroImage,* 16, 836–842.

Masterson, J.F. (1981). *The narcissistic and borderline personality disorders.* New York: Brunner/Mazel.

Masterson, J.F. (2000). *The personality disorders: A new look at the developmental self and object relations approach.* Phoenix, AZ: Zeig, Tucker & Co.

Masterson, J.F. & Rinsley, D.B. (1975). The borderline syndrome: The role of the mother in the genesis of psychic structure of the borderline personality. *International Journal of Psychiatry,* 56, 163–178.

Matsui, M., Gur, R.C., Turetsky, B.I., Yan, M.X.-H. & Gur, R.E. (2000). The relation between tendency for psychopathology and reduced frontal brain volume in healthy people. *Neuropsychiatry, Neuropsychology & Behavioral Neurology,* 13, 155–162.

Matsuzawa, J., Matsui, M., Konishi, T., Noguchi, K., Gur, R.C., Bilker, W. & Miyawaki, T. (2001). Age-related changes of brain gray and white matter in healthy infants and children. *Cerebral Cortex,* 11, 335–342.

Maunder, R.G. & Hunter, J.J. (2001). Attachment and psychosomatic medicine: Developmental contributions to stress and disease. *Psychosomatic Medicine,* 63, 556–567.

Mayberg, H.S., Lewis, P.J., Regenold, W. & Wagner, H.N., Jr. (1994). Paralimbic hypoperfusion in unipolar depression. *Journal of Nuclear Medicine,* 35, 929–934.

McCabe, P.M. & Schneiderman, N. (1985). Psychophysiologic reactions to stress. In: N. Schneiderman & J.T. Tapp (Hrsg.), *Behavioral medicine: The biophysical approach* (S.99–131). Hillsdale, NJ: Erlbaum.

McCarley, R.W. & Hobson, A.J. (1977). The neurobiological origins of psychoanalytic dream theory. *American Journal of Psychiatry,* 134, 1211–1221.

McDevitt, J. (1975). Separation-individuation and object constancy. *Journal of the American Psychoanalytic Association,* 23, 713–742.

McDevitt, J. (1980). The role of internalization in the development of object relations during the separation-individuation phase. In: R.F. Lax, S. Bach & J.A. Burland (Hrsg.), *Rapprochement: The critical subphase of separation-individuation* (S.135–149). New York: Jason Aronson.

McDougall, J. (1978). Countertransference and primitive communication. In: J. McDougall, *Plea for a measure of abnormality* (S.247–298). New York. International Universities Press.

McDougall, J. (1989). The dead father: On early psychic trauma and its relation to disturbance in sexual identity and in creative activity. *International Journal of Psycho-Analysis,* 70, 205–219.

McFarlane, A.C. & Yehuda, R. (2000). Clinical treatment of posttraumatic stress disorder: Conceptual challenges raised by recent research. *Australian and New Zealand Journal of Psychiatry,* 34, 896–902.

McGregor, I.S. & Atrens, D.M. (1991). Prefrontal cortex self-stimulation and energy balance. *Behavorial Neuroscience,* 105, 870–883.

McKenna, C. (1994). Malignant transference: A neurobiologic model. *Journal of the American Academy of Psychoanalysis,* 22, 111–127.

McLaughlin, J.T. (1978). Primary and secondary processes in the context of cerebral hemispheric specialization. *Psychoanalytic Quarterly*, 47, 237–266.
McLaughlin, J.T. (1981). Transference, psychic reality and countertransference. *Psychoanalytic Quarterly*, 50, 639–644.
McLaughlin, J.T. (1991). Clinical and theoretical aspects of enactment. *Journal of the American Psychoanalytic Association*, 39, 595–614.
McLaughlin, J.T. (1996). Power, authority, and influence in the analytic dyad. *Psychoanalytic Quarterly*, 63, 201–235.
Mega, M.S. & Cummings, J.L. (1994). Frontal-subcortical circuits and neuropsychiatric disorders. *Journal of Neuropsychiatry and Clinical Neuroscience*, 6, 358–370.
Mender, D. (1994). *The myth of neuropsychiatry: A look at paradoxes, physics, and the human brain.* New York: Plenum Press.
Merten, J., Anstadt, T., Ullrich, B., Krause, R. & Buchheim, P. (1996). Emotional experience and facial behavior during the psychotherapeutic process and its relation to treatment outcome: A pilot study. *Psychotherapy Research*, 6, 198–212.
Mesulam, M.-M. (1990). Large-scale neurocognitive networks and distributed processing for attention, language, and memory [Review]. *Annals of Neurology*, 28, 597–613.
Mesulam, M.-M. (1998). From sensation to cognition. *Brain*, 121, 1013–1052.
Mesulam, M.-M. & Geschwind, N. (1978). On the possible role of neocortex and its limbic connections in the process of attention in schizophrenia: Clinical cases of inattention in man and experimental anatomy in monkey. *Journal of Psychiatric Research*, 14, 249–259.
Mesulam, M.-M. & Mufson, E.J. (1982). Insula of the old world monkey. I. Architectonics in the insulo-orbito-temporal component of the paralimbic brain. *Journal of Comparative Neurology*, 212, 1–22.
Meyersburg, H.A. & Post, R.M. (1979). An holistic developmental view of neural and psychological processes: A neurobiologic-psychoanalytic integration. *British Journal of Psychiatry*, 135, 139–155.
Migone, P. (1995). Expressed emotion and projective identification: A bridge between psychiatric and psychoanalytic coneepts? *Contemporary Psychoanalysis*, 31, 617–640.
Mikulincer, M., Gillath, O., Halevy, V., Avihou, N., Avidan, S. & Eshkoli, N. (2001). Attachment theory and reactions to others' needs: Evidence that activation of the sense of attachment security promotes empathic responses. *Journal of Personality and Social Psychology*, 81, 1205–1224.
Miller, B.L., Seeley, W.W., Mychack, P., Rosen, H.J Mena, I. & Boone, K. (2001). Neuroanatomy of the self. Evidence from patients with frontotemporal dementia. *Neurology*, 57, 817–821.
Miller, J.P. (1965). The psychology of blushing. *International Journal of Psycho-Analysis*, 146, 188–199.
Miller, L. (1986). Some comments on cerebral hemispheric models of consciousness. *Psychoanalytic Review*, 73, 129–144.

Miller, L. (1991). *Freud's brain: Neuropsychodynamic foundations of psychoanalysis.* New York: Guilford Press.

Miller, S. (1985). *The shame experience.* Hillsdale, NJ: Analytic Press.

Miller, S. (1988). Humiliation and shame. Comparing two affect states as indicators of narcissistic stress. *Bulletin of the Menninger Clinic,* 52, 40–51.

Miller, S. (1989). Shame as an impetus to the creation of conscience. *International Journal of Psycho-Analysis,* 70, 231–243.

Min, S.K. & Lee, B.O. (1997). Laterality in somatization. *Psychosomatic Medicine,* 59, 236–240.

Mlot, C. (1998). Probing the biology of emotion. *Science,* 280, 1005–1007.

Modell, A.H. (1980). Affects and their non-communication. *International Journal of Psycho-Analysis,* 61, 259–267.

Modell, A.H. (1984). *Psychoanalysis in a new context.* New York: International Universities Press.

Modell, A.H. (1993). *The private self.* Cambridge, MA: Harvard University Press.

Modell, A.H. (1994). Fairbairn's structural theory and the communication of affects. In: J. Grotstein & D. B. Rinsley (Hrsg.), *Fairbairn and the origins of object relations* (S. 195–207). New York: Guilford Press.

Mogenson, G.J., Jones, D.L. & Yim, C.Y. (1980). From motivation to action: Functional interface between the limbic system and the motor system. *Progress in Neurobiology,* 14, 69–97.

Moll, J., Oliveira-Souza, R., Bramati, I.E. & Grafman, J. (2002). Functional networks in emotional moral and nonmoral social judgments. *NeuroImage,* 16, 696–703.

Mollon, P. (1996). *Multiple selves, multiple voices: Working with trauma, violation and dissociation.* Chichester, UK: Wiley.

Mollon, P. (2001). *Releasing the self: The healing legacy of Heinz Kohut.* London: Whurr Publishers.

Money, J. & Ehrhardt, A. (1968). *Man, woman, boy, and girl.* Baltimore: Johns Hopkins University Press.

Moorcroft, W.H. (1971). Ontogeny of forebrain inhibition of behavioral arousal in the rat. *Brain Research,* 35, 513–522.

Mordecai, E.M. (1995). Negative therapeutic reactions: Developing a new stance. *Psychoanalytic Psychology,* 12, 483–493.

Morgan, M.A. & LeDoux, J.E. (1995). Differential contribution of dorsal and ventral medial prefrontal cortex to the acquisition and extinction of conditioned fear in rats. *Behavioral Neuroscience,* 109, 681–688.

Morris, J.S., Ohman, A. & Dolan, R.J. (1998). Conscious and unconscious emotional learning in the human amygdala. *Nature,* 393, 467–470.

Morris, J.S., Ohman, A. & Dolan, R.J. (1999). A subcortical pathway to the right amygdala mediating »unseen« fear. *Proceedings of the National Academy of Sciences of the United States of America,* 96, 1680–1685.

Morris, W.N. (1989). *Mood: The frame of mind.* New York: Springer-Verlag.

Morrison, A.P. (1984). Working with shame in psychoanalytic treatment. *Journal of the American Psychoanalytic Association,* 32, 479–505.

Morrison, A.P. (1986). On projective identification in couples' group. *International Journal of Group Psychotherapy,* 36, 55–73.

Morrison, A.P. (1989). *Shame, the underside of narcissism.* Hillsdale, NJ: Erlbaum.

Morrison, N.K. (1985). Shame in the treatment of schizophrenia: Theoretical considerations with clinical illustrations. *Yale Journal of Biological Medicine,* 58, 289–297.

Muir, R.C. (1995). Transpersonal processes: A bridge between object relations and attachment theory in normal and psychopathological development. *British Journal of Medical Psychology,* 68, 243–257.

Muller, M.M., Keil, A., Gruber, T. & Elbert, T. (1999). Processing of affective pictures modulates right hemispheric gamma band EEG activity. *Clinical Neurophysiology,* 110, 1913–1920.

Munder-Ross, J. (1999). Once more on the couch: Consciousness and preconscious defenses in psychoanalysis. *Journal of the American Psychoanlytic Association,* 47, 91–111.

Murphy, S.T., Monahan, J.L. & Zajonc, R.B. (1995). Additivity of nonconscious affect: Combined effects of priming and exposure. *Journal of Personality and Social Psychology,* 69, 589–602.

Murray, L. (1991). Intersubjectivity, object relations theory and empirical evidence from mother-infant interactions. *Infant Mental Health Journal,* 12, 219–232.

Mussen, P.H., Conger, J.J., Kagan, J. & Huston, A.C. (1969). *Child development and personality.* New York: Harper & Row. Dt.: *Lehrbuch der Kinderspsychologie.* Stuttgart: Klett-Cotta 1993.

Nagae, S. & Moscovitch, M. (2002). Cerebral hemispheric differences in memory of emotional and non-emotional words in normal individuals. *Neuropsychologia,* 40, 1601–1607.

Nagera, H. & Colonna, A. (1965). Aspects of the contribution of sight to ego and drive development – a comparison of the development and some blind and sighted children. *Psychoanalytic Study of the Child,* 20, 267–287.

Nakamura, K., Kawashima, R., Ito, K., Sugiura, M., Kato, T., Nakamura, A., Hatano, K., Nagumo, S., Kubota, K., Fukuda, H. & Kojima, S. (1999). Activation of the right inferior frontal cortex during assessment of facial emotion. *Journal of Neurophysiology,* 82, 1610–1614.

Nakamura, K., Kawashima, R., Ito, K., Sato, N., Nakamura, A., Sugiura, M., Kato, T., Hatano, K., Fukuda, H., Schorman, T. & Zilles, K. (2000). Functional delineation of the human occipito-temporal areas related to face and scene processing. A PET study. *Brain,* 123, 1903–1912.

Narumoto, J., Yamada, H., Iidaka, T. et al. (2000). Brain regions involved in verbal and non-verbal aspects of facial recognition. *NeuroReport,* 11, 2571–2576.

Nathanson, D. L. (1987). A timetable for shame. In: D. L. Nathanson (Hrsg.), *The many faces of shame* (S. 1–63). New York: Guilford Press.

Natterson, J. (1991). *Beyond countertransference: The therapist's subjectivity in the therapeutic process.* Northvale, NJ: Jason Aronson.

Nauta, W. J. H. (1971). The problem of the frontal lobe: A reinterpretation. *Journal of Psychiatrie Research,* 8, 167–187.

Neafsey, E. J. (1990). Prefrontal cortical control of the autonomic nervous system: Anatomical and physiological observations. *Progress in Brain Research,* 85, 147–166.

Neininger, B. & Pulvermüller, F. (2003). Word-category deficits after lesions in the right hemisphere. *Neuropsychologia,* 41, 53–70.

Neisser, U. (1967). *Cognitive psychology.* New York: Appleton-Century-Crofts.

Nelson, C. A. (1987). The recognition of facial expressions in the first two years of life: Mechanisms of development. *Child Development,* 58, 889–909.

Newman, J. P. & Wallace, J. F. (1993). Diverse pathways to deficient self-regulation: Impliations for disinhibitory psychopathology in children. *Clinical Psychology Review,* 13, 699–720.

Nicholls, M. E. R., Wolfgang, B. J., Clode, D. & Lindell, A. K. (2002). The effect of left and right poses on the expression of facial emotion. *Neuropsychologia,* 40, 1662–1665.

Niedenthal, P. M. (1990). Implicit perception of affective information. *Journal of Experimental Social Psychology,* 26, 505–527.

Nieuwenhuys, R., Voogd, J. & van Huijzen, C. (1981). *The human central nervous sytem: A synopsis and atlas.* New York: Springer-Verlag.

Nijenhuis, E. R. S. (2000). Somatoform dissociation: major symptoms of dissociative disorders. *Journal of Trauma & Dissociation,* 1, 7–32.

Nijenhuis, E. R. S., Vanderlinden, J. & Spinhoven, P. (1998). Animal defensive reactions as a model for trauma-induced dissociative reations. *Journal of Traumatic Stress,* 11, 242–260.

Nishihara, K., Horiuchi, S., Eto, H. & Uchida, S. (2002). The development of infants' circadian rest-activity rhythm and mother's rhythm. *Physiology & Behavior,* 77, 91–98.

Nobre, A. C, Coull, J. T., Frith, C. D. & Mesulam, M. M. (1999). Orbitofrontal cortex is activated during breaches of expectation in tasks of visual attention. *Nature Neuroscience,* 2, 11–12.

Noebels, J. L. (1989). Introduction to structure-function relationships in the developing brain. In: P. Kellaway & J. L. Noebels (Hrsg.), *Problems and concepts in developmental neurophysiology* (S. 151–160). Baltimore: Johns Hopkins University Press.

Nolde, S. F., Johnson, M. K. & Raye, C. L. (1998). The role of prefrontal cortex during tests of episodic memory. *Trends in Cognitive Sciences,* 2, 399–405.

Oatley, K. & Jenkins, J. M. (1992). Human emotions: Function and dysfunction. *Annual Review of Psychology,* 43, 55–85.

Ogawa, J.R., Sroufe, L.A., Weinfield, N.S., Carlson, E.A. & Egeland, B. (1997). Development and the fragmented self: Longitudinal study of dissociative symptomatology in a nonclinical sample. *Development and Psychopathology,* 9, 855–879.

Ogden, T.H. (1979). On projective identification. *International Journal of Psycho-Analysis,* 60, 357–373.

Ogden, T.H. (1990a). On the structure of experience. In: L.B. Boyer & P.L. Giovacchini (Hrsg.), *Master clinicians on treating the regressed patient* (S. 69–95). Northvale, NJ: Jason Aronson.

Ogden, T.H. (1990b). *The matrix of the mind.* Northvale, NJ: Jason Aronson.

Ogden, T.H. (1994). *Subjects of analysis.* Northvale, NJ: Aronson.

Ogden, T.H. (2001). Re-minding the body. *American Journal of Psychotherapy,* 55, 92–104.

Olnick, S. (1969). On empathy and regression in the service of the other. *British Journal of Medical Psychology,* 42, 41–49.

Opatow, B. (1997). The real unconscious: Psychoanalysis as a theory of consciousness. *Journal of the American Psychoanalytic Association,* 45, 865–890.

Orlinsky, D.E. & Howard, K.I. (1986). Process and outcome in psychotherapy. In: S.L. Garfield & A.E. Bergin (Hrsg.), *Handbook of psychotherapy and behavior change* (3. Aufl., S. 311–381). New York: Wiley.

Ornstein, R. (1997). *The right mind: Making sense of the hemispheres.* New York: Harcourt Brace.

Ostow, M. (1954). A psychoanalytic contribution to the study of brain function: I. The frontal lobes. *Psychoanalytic Quarterly,* 23, 317–328.

Ostrowsky, K., Magnin, M., Ryvlin, P., Isnard, J., Guenot, M. & Maugiere, F. (2002). Representation of pain and somatic sensation in the human insula: A study of responses to direct electrical cortical stimulation. *Cerebral Cortex,* 12, 376–385.

Otto, M.W., Yeo, R.A. & Dougher, M.J. (1987). Right hemisphere involvement in depression: Toward a neuropsychological theory of negative affective experience. *Biological Psychiatry,* 22, 1201–1215.

Ovtscharoff, W., Jr. & Braun, K. (2001). Maternal separation and social isolation modulate the postnatal development of synaptic composition in the infralimbic cortex of *octodon degus. Neuroscience,* 104, 33–40.

Pally, R. (1998). Emotional processing: The mind-body connection. *International Journal of Psycho-Analysis,* 79, 349–362.

Palombo, J. (1992). Narratives, self-cohesion, and the patient's search for meaning. *Clinical Social Work Journal,* 20, 249–270.

Pandya, D.N. & Barnes, C.L. (1987). Architecture and connections of the frontal lobes. In: E. Perecman (Hrsg.), *The frontal lobes revisited* (S. 41–72). Mahwah, NJ: Erlbaum.

Pandya, D.N. & Yeterian, E.H. (1985). Architecture and connections of cortical association areas. In: A. Peters & E.G. Jones (Hrsg.), *Cerebral cortex. Association and auditory cortices* (Bd. 4, S. 3–61). New York: Plenum Press.

Pandya, D.N. & Yeterian, E.H. (1990). Prefrontal cortex in relation to other cortical areas in rhesus monkey: Architecture and connections. *Progress in Brain Research*, 85, 63–94.

Panksepp, J. (1991). Affective neuroscience: A conceptual framework for the neurobiological study of emotions. In: K. Strongman (Hrsg.), *International reviews of studies in emotions* (Bd. 1, S. 59–99). New York: Wiley.

Panksepp, J. (1998). *Affective neuroscience: The foundations of human and animal emotions.* New York: Oxford University Press.

Panksepp, J. (1999). Emotions as viewed by psychoanalysis and neuroscience: An exercise in consilience. *Neuro-Psychoanalysis*, 1, 15–38.

Panksepp, J., Siviy, S.M. & Normansell, L.A. (1985). Brain opioids and social emotions. In: M. Reite & T. Field (Hrsg.), *The psychobiology of attachment and separation* (S. 3–49). Orlando, FL: Academic Press.

Pao, P. (1971). Elation, hypomania, and mania. *Journal of the American Psychoanalytic Association*, 19, 787–798.

Pao, P. (1979). *Schizophrenie disorders.* New York: International Universities Press.

Papoušek, H. & Papoušek, M. (1979). Early ontogeny of human social interaction: Its biological roots and social dimensions. In: M. von Cranach, K. Foppa, W. Lepenies & D. Ploog (Hrsg.), *Human ethology: Claims and limits of a new discipline* (S. 456–478). New York: Cambridge University Press.

Papoušek, H. & Papoušek, M. (1995). Intuitive parenting. In: M.H. Bornstein (Hrsg.), *Handbook of parenting.* Bd. II: *Ecology and biology of parenting.* Hillsdale, NJ: Erlbaum.

Papoušek, H. & Papoušek, M. (1997). Fragile aspects of early social integration. In: L. Murray & P.J. Cooper (Hrsg.), *Postpartum depression and child development* (S. 35–53). New York: Guilford Press.

Papoušek, J. & Schulter, G. (2001). Associations between EEG asymmetries and electrodermal lability in low vs. high depressive and anxious normal individuals. *International Journal of Psychophysiology*, 41, 105–117.

Pardo, J.V., Pardo, P.J. & Raichle, M.E. (1993). Neural correlates of self-induced dysphoria. *American Journal of Psychiatry*, 150, 713–718.

Parens, H. (1980). An exploration of the relations of instinctual drives and the symbiosis/separation-individuation process. *Journal of the American Psychoanalytic Association*, 28, 89–114.

Paris, J. (1995). Memories of abuse in borderline patients: True or false? *Harvard Review of Psychiatry*, 3, 10–17.

Park, L.C. & Park, T.J. (1997). Personal intelligence. In: M. McCallum & W.E. Piper (Hrsg.), *Psychological mindedness: A contemporary understanding* (S. 133–167). Mahwah, NJ: Erlbaum.

Parker, J.D.A., Taylor, G.L. & Bagby, R.M. (1992). Relationship between conjugate lateral eye movements and alexithymia. *Psychotherapy and Psychosomatics*, 57, 94–101.

Parker Lewis, P.P. (1992). The creative arts in transference/countertransference relationships. *The Arts in Psychotherapy*, 19, 317–323.

Parkin, A. (1985). Narcissism: Its structures, systems and affects. *International Journal of Psycho-Analysis,* 66, 143–156.

Parsons, L.M. & Osherson, D. (2001). New evidence for distinct right and left brain systems for deductive versus probabilistic reasoning. *Cerebral Cortex,* 11, 954–965.

Paus, T., Petrides, M., Evans, A.C. & Meyer, E. (1993). Role of the human anterior cingulate cortex in the control of oculomotor, manual, and speech responses: A positron emission tomography study. *Journal of Neurophysiology,* 70, 453–469.

Perna, P.A. (1997). Reflections on the therapeutic system as seen from the science of chaos and complexity: Implications for research and treatment. In: F. Masterpasqua & P.A. Perna (Hrsg.), *The psychological meaning of chaos: Translating theory into practice* (S. 253–272). Washington, DC: American Psychological Association.

Perry, B.D., Pollard, R.A., Blakely, T. L, Baker, W.L. & Vigilante, D. (1995). Childhood trauma, the neurobiology of adaptation, and »use-dependent« development of the brain. How »states« become »traits.« *Infant Mental Health Journal,* 16, 271–291.

Perry, R.J., Rosen, H.R., Kramer, J.H., Beer, J.S., Levenson, R.L. & Miller, B.L. (2001). Hemispheric dominance for emotions, empathy, and social behavior: Evidence from right and left handers with frontotemporal dementia. *Neurocase,* 7, 145–160.

Petrovic, P., Petersson, K.M., Ghatan, P.H., Sone-Elander, S. & Ingvar, M. (2000). Pain-related cerebral activation is altered by a distracting cognitive task. *Pain,* 85, 19–30.

Petrovich, S.B. & Gewirtz, J.L. (1985). The attachment learning process and its relation to cultural and biological evolution: Proximate and ultimate considerations. In: M. Reite & T. Field (Hrsg.), *The psychobiology of attachment and separation.* Orlando: Academic Press.

Pettersson, M., Hulting, A.-L. & Uvnäs-Moberg, K. (1999). Oxytocin causes a sustained decrease in plasma levels of corticosterone in rats. *Neuroscience Letters,* 264, 41–44.

Phelps, J.L., Belsky, J. & Crnic, K. (1998). Earned security, daily stress, and parenting: A comparison of five alternative models. *Development and Psychopathology,* 10, 21–38.

Phillips, M.L., Young, A.W., Senior, C., Brammer, M., Andrew, C., Calder, A.J., Bullmore, E.T., Perrett, D.I., Rowland, D., Williams, S.C.R., Gray, J.A. & David, A.S. (1997). A specific neural substrate for perceiving facial expressions of disgust. *Nature,* 389, 495–498.

Piaget, J. (1967). *Six psychological studies.* New York: Random House.

Pick, I.B. (1985). Working through in the countertransfernce. *International Journal of Psycho-Analysis,* 66, 157–166.

Piers, G. & Singer, M.B. (1953). *Shame and guilt.* Springfield, IL: Charles C. Thomas.

Pine, F. (1980). On the expansion of the affect array: A developmental description. In: R. Lax, S. Bach & J.A. Burland (Hrsg.), *Rapprochement: The critical subphase of separation-individuation* (S. 217–233). New York: Jason Aronson.

Pine, F. (1985). *Developmental theory and clinical process.* New Haven, CT: Yale University Press.

Pipp, S. (1993). Infant's knowledge of self, other, and relationship. In: U. Neisser (Hrsg.), *The perceived self* (S. 185–204). New York: Cambridge University Press.

Pipp, S. & Harmon, R. J. (1987). Attachment as regulation: A commentary. *Child Development*, 58, 648–652.

Pistole, M. C. (1995). Adult attachment style and narcissistic vulnerability. *Psychoanalytic Psychology*, 12, 115–126.

Pizzagalli, D., Regard, M. & Lehmann, D. (1999). Rapid emotional face processing in the human right and left brain hemispheres: An ERP study. *NeuroReport*, 10, 2691–2698.

Pizzagalli, D. A., Lehmann, D., Hendrick, A. M., Regard, M., Pascual-Marqui, R. D. & Davidson, R. J. (2002). Affective judgments of faces modulate early activity (~ 160 ms) within the fusiform gyri. *NeuroImage*, 16, 663–677.

Pizzagalli, D. A., Greischar, L. L. & Davidson, R. J. (2003). Spatio-temporal dynamics of brain mechanisms in aversive classical conditioning: High-density event-related potential and brain electrical tomography analyses. *Neuropsychologia*, 41, 184–194.

Plakun, E. M. (1999). Sexual misconduct and enactment. *Journal of Psychotherapy Practice and Research*, 8, 284–291.

Plakun, E. M. (2001). Making the alliance and taking the transference in work with suicidal patients. *Journal of Psychotherapy Practice and Research*, 10, 269–276.

Plooij, F. X. & van de Plooij, H. (1989). Vulnerable periods during infancy: Hierarchically reorganized systems. Control, stress, and disease. *Ethology and Sociobiology*, 10, 279–286.

Plutchik, R. (1983). Emotion in early development: A psychoevolutionary approach. In: R. Plutchik & H. Kellerman (Hrsg.), *Emotion, theory, research, and experience* (S. 221–257). New York: Academic Press.

Poeggel, G. & Braun, K. (1996). Early auditory filial learning in degus *(Octodon degus):* Behavioral and autoradiographic studies. *Brain Research*, 743, 162–170.

Poeggel, G., Lange, E., Hase, C., Metzger, M., Gulyaeva, N. & Braun, K. (1999). Maternal separation and early social deprivation in *Octodon degus:* Quantitative changes in nicotinamide adenine dinucleotide phosphate diaphorase-reactive neurons in the prefrontal cortex and nucleus accumbers. *Neuroscience*, 94, 497–504.

Polan, H. J. & Hofer, M. A. (1999). Psychobiological origins of infant attachment and separation responses. In: J. Cassidy & P. R. Shaver (Hrsg.), *Handbook of attachment: Theory, research, and clinical applications* (S. 162–180). New York: Guilford Press.

Pollak, S. D. & Kistler, D. J. (2002). Early experience is associated with the development of categorical representations for facial expressions of emotion. *Proceedings of the National Academy of Sciences of the United States of America*, 99, 9072–9076.

Popper, K. (1962). *Conjectures and refutations.* New York: Basic Books. Dt.: *Vermutungen und Widerlegungen.* Tübingen: Mohr 1994.

Porges, S. W. (1976). Peripheral and neurochemical parallels of psychopathology: A psychophysiological model relating autonomic imbalance to hyperactivity, psychopathy, and autism. *Advances in Child Development and Behavior*, 11, 35–65.

Porges, S. W. (1997). Emotion: An evolutionary by-product of the neural regulation of the autonomic nervous system. *Annals of the New York Academy of Sciences*, 807, 62–77.

Porges, S.W. (2001). The polyvagal theory: Phylogenetic substrates of a social nervous system. *International Journal of Psychophysiology,* 42, 29–52.

Porges, S.W., Doussard-Roosevelt, J.A. & Maiti, A.K. (1994). Vagal tone and the physiological regulation of emotion. *Monograph of the Society for Research in Child Development,* 59, 167–186.

Porter, R.H. & Winberg, J. (1999). Unique salience of maternal breast odors for newborn infants. *Neuroscience and Biobehavioral Reviews,* 23, 439–449.

Posner, M.I. & Rothbart, M.K. (1998). Attention, self-regulation and consciousness. *Philosophical Transactions of the Royal Society of London B,* 353, 1915–1927.

Post, R.M., Weiss, S.R.B. & Leverich G.S. (1994). Recurrent affective disorder: Roots in developmental neurobiology and illness progression based on changes in gene expression. *Development and Psychopathology,* 6, 781–813.

Potter-Effron, R.T. (1989). *Shame, guilt, and alcoholism: Treatment issues in clinical practice.* New York: The Haworth Press.

Povinelli, D. & Preuss, T.M. (1995). Theory of mind: Evolutionary history of a cognitive specialization. *Trends in Neuroscience,* 18, 418–424.

Powles, W.E. (1992). *Human development and homeostasis,* Madison, CT: International Universities Press.

Pratto, F. (1994). Consciousness and automatic evaluation. In: P.M. Niedentahl & S. Kiyayama (Hrsg.), *The heart's eye: Emotional influences in perception and attention* (S. 116–143). San Diego, CA: Academic Press.

Preisler, G.M. (1995). The development of communication in blind and in deaf infants – similarities and differences. *Child: Care, Health and Development,* 21, 79–110.

Pribram, K.H. (1960). The intrinsic systems of the forebrain. In: *Handbook of Physiology* (Bd. II, S. 1323–1344). Washington, DC: American Physiological Society.

Pribram, K.H. (1981). Emotions. In: S.B. Filskov & T.J. Boll (Hrsg.), *Handbook of clinical neuropsychology* (S. 102–134). New York: Wiley.

Pribram, K.H. (1987). The subdivisions of the frontal cortex revisited. In: E. Perecman (Hrsg.), *The frontal lobes revisited* (S. 11–39). Hillsdale, NJ: Erlbaum.

Pribram, K.H. (1991). *Brain and perception: Holonomy and structure in figural processing.* Hillsdale, NJ: Lawrence Erlbaum.

Pribram, K.H. & Gill, M.M. (1976). *Freud's »project« re-assessed.* New York: Basic Books.

Price, J.L., Carmichael, S.T. & Drevets, W.C. (1996). Networks related to the orbital and medial prefrontal cortex; a substrate for emotional behavior? *Progress in Brain Research,* 107, 523–536.

Prigogine, I. & Stengers, I. (1984). *Order out of chaos.* New York: Bantam Books.

Pulver, S.E. (1970). Narcissism. The term and the concept. *Journal of the American Psychoanalytic Association,* 18, 319–341.

Putnam, F.W. (1989). *Diagnosis and treatment of multiple personality disorder.* New York: Guilford Press.

Putnam, F.W. (1997). *Dissociation in children and adolescents: A developmental perspective.* New York: Guilford Press.

Pyszczynski, T. & Greenberg, J. (1987). Self-regulatory perseveration and the depressive self-focusing style: A self-awareness theory of reactive depression. *Psychological Bulletin,* 102, 122–138.

Racker, H. (1968). *Transference and countertransference.* New York: International Universities Press. Dt.: *Übertragung und Gegenübertragung. Studien zur psychoanalytischen Technik.* München/Basel: Ernst Reinhardt 1978.

Radke-Yarrow, M. & Zahn-Waxler, C. (1984). Roots, motives and patterns in children's prosocial behavior. In: E. Staub, D. Bar-Tal, J. Karylowski & J. Reykowski (Hrsg.), *Development and maintenance of prosocial behavior* (S. 81–99). New York: Plenum Press.

Raichle, M.E. (1994). Images of the mind: Studies with modern imaging techniques. *Annual Review of Psychology,* 45, 333–356.

Raine, A. (2002). Biosocial studies of antisocial and violent behavior in children and adults: A review. *Journal of Abnormal Child Psychology,* 30, 311–326.

Raine, A., Park, S., Lencz, T., Bihrle, S., LaCasse, L., Widom, C.S., Al-Dayeh, L. & Singh, M. (2001). Reduced right hemisphere activation in severely abused violent offenders during a working memory task: An fMRI study. *Aggressive Behavior,* 27, 111–129.

Ramachandran, V.S., Levi, L., Stone, L., Rogers-Ramachandran, D., McKinney, R., Stalcup, M., Arcilla, G., Zweifler, R., Shatz, A. & Flippin, A. (1996). Illusions of body image: What they reveal about human nature. In: R. Llinas & P.S. Churchland (Hrsg.), *The mind-brain continuum: Sensory processes* (S. 29–60). Cambridge, MA: MIT Press.

Ramon y Cajal, S. (1995). *Histology of the nervous system of man and vertebrates* (N. Swanson & L.W. Swanson, Übers.) New York: Oxford University Press (erstmals veröffentlicht 1899).

Rangell, L. (1997). The unitary theory of Leo Rangell, M.D. *Journal of Clinical Psychoanalysis,* 6, 453–592.

Rapaport, D. (1960). The structure of psychoanalytic theory [*Psychological lssues,* Monograph 6]. New York: International Universities Press.

Rashid, N. & Andrew, R.J. (1989). Right hemisphere advantage for topographical orientation in the domestic chick. *Neuropsychologia,* 27, 937–943.

Rauch, S.C., Savage, C.R., Alpert, N.M., Miguel, E. C, Baer, L., Breiter, H. C, Fischman, A., Manzo, P.A., Moretti, C. & Jenike, M.A. (1995). A positron emission tomographic study of simple phobic symptom provocation. *Archives of General Psychiatry,* 52, 20–28.

Rauch, S.L., van der Kolk, B.A., Fisler, R.E., Alpert, N.M., Orr, S.P., Savage, C.R., Fischman, A.J., Jenike, M.A. & Pitman, R.K. (1996). A symptom provocation study of posttraumatic stress disorder using positron emission tomography and scriptdriven imagery. *Archives of General Psychiatry,* 53, 380–387.

Rauschecker, J.P. & Marler, P. (1987). Cortical plasticity and imprinting: Behavioral and physiological contrasts and parallels. In: J.P. Rauscheker & P. Marler (Hrsg.), *Imprinting and cortical plasticity: Comparative aspects of sensitive periods* (S. 349–366). New York: Wiley.

Reich, A. (1960). Pathologic forms of self-esteem regulation. *Psychoanalytic Study of the Child,* 15, 215–234.

Reiser, M. F. (1985). Converging sectors of psychoanalysis and neurobiology: Mutual challenge and opportunity. *Journal of the American Psychoanalytic Association,* 33, 11–34.

Reiser, M. F. (1997). The art and science of dream interpretation: Isakower revisited. *Journal of the American Psychoanalytic Association,* 45, 891–905.

Reite, M. & Capitanio, J. P. (1985). On the nature of social separation and attachment. In: M. Reite & T. Field (Hrsg.), *The psychobiology of attachment and separation* (S. 223–255). Orlando, FL: Academic Press.

Reite, M., Kaufman, I. C., Pauley, J. D. & Stynes, A. J. (1974). Depression in infant monkeys: Physiological correlates. *Psychosomatic Medicine,* 36, 363–367.

Renik, O. (1998). The analyst's subjectivity and the analyst's objectivity. *International Journal of Psycho-Analysis,* 79, 487–497.

Renik, O. (1999). Playing one's cards face up in analysis. An approach to the problem of self-disclosure. *Psychoanalytic Quarterly, LXVIII,* 521–539.

Rheingold, H. L. & Eckerman, C. O. (1970). The infant separates himself from his mother. *Science,* 168, 78–83.

Ribble, M. A. (1944). Infantile experience in relation to personality development. In: J. McV. Hunt (Hrsg.) *Personality and the behaviour disorders* (Bd. II, S. 621–651). New York: Ronald Press.

Ricciardelli, P., Ro, T. & Driver, J. (2002). A left visual field advantage in perception of gaze direction. *Neuropsychologia,* 40, 769–777.

Rinsley, D. B. (1989). *Developmental pathogenesis and treatment of borderline and narcissistic Personalities.* Northvale, NJ: Jason Aronson.

Robbins, M. (1996). The mental organization of primitive personalities and its treatment implications. *Journal of the American Psychoanalytic Association,* 44, 755–784.

Rogers, R. D., Owen, A. M., Middleton, H. C., Williams, E. J., Pickard, J. D., Sahakian, B. J. & Robbins, T. W. (1999). Choosing betweeen small, likely rewards and large, unlikely rewards activates inferior and orbital prefrontal cortex. *Journal of Neuroscience,* 20, 9029–9038.

Rolls, E. T. (1986). Neural systems involved in emotion in primates. In: R. Plutchik & H. Kellerman (Hrsg.), *Emotion: Theory, research, and practice* (Bd. 3, S. 125–143). Orlando, FL: Academic Press.

Rolls, E. T. (1996). The orbitofrontal cortex. *Philosophical Transactions of the Royal Society of London* B, 351, 1433–1444.

Rolls, E. T. (2000). The orbitofrontal cortex and reward. *Cerebral Cortex,* 10, 284–294.

Rolls, E. T., Hornak, J., Wade, D. & McGrath, J. (1994). Emotion-related learning in patients with social and emotional changes associated with frontal lobe damage. *Journal of Neurology, Neurosurgery, and Psychiatry,* 57, 1518–1524.

Rosenblum, L.A., Coplan, J.D., Friedman, S., Bassoff, T., Gorman, J.M. & Andrews, M.W. (1994). Adverse early experiences affect noradrenergic and serotonergic functioning in adult primates. *Biological Psychiatry,* 35, 221–227.

Rosenfeld, H. (1971). Contribution to the psychopathology of psychotic states; the importance of projective identification in the ego structure and the object relations of the psychotic patient. In: P. Doucet & C. Laurin (Hrsg.), *Problems of psychosis* (S. 115–128). The Hague: Excerpta Medica. Dt.: Zur Psychopathologie psychotischer Zustände: Die Bedeutung der projektiven Identifizierung für die Ich-Struktur und die Objektbeziehungen des psychotischen Patienten. Übers. v. E. Vorspohl. In: E. Bott Spillius (Hrsg.), *Melanie Klein Heute.* Bd. 1: *Beiträge zur Theorie* (S. 148–173). München/Wien: Verlag Internationale Psychoanalyse 1990 (Stuttgart: Klett-Cotta 3. Aufl. 2002).

Rosenzweig, M.R. (1996). Aspects of the search for neural mechanisms of memory. *Annual Review of Psychology,* 47, 1–32.

Rosenzweig, M.R., Bennet, E.L. & Diamond, M.C. (1972). Brain changes in response to experience. *Scientific American,* 226, 22–29.

Ross, E.D. (1984). Right hemisphere's role in language, affective behavior and emotion. *Trends in Neuroscience,* 7, 342–346.

Ross, E.D., Homan, R.W. & Buck, R. (1994). Differential hemispheric lateralization of primary and social emotions. Implications for developing a comprehensive neurology for emotions, repression, and the subconscious. *Neuropsychiatry, Neuropsychology, and Behavioral Neurology,* 7, 1–19.

Ross, J.M. (1999). Once more onto the couch: Consciousness and preconscious defenses in psychoanalysis. *Journal of the American Psychoanalytic Association,* 47, 91–111.

Rossi, E.L. (1993). *The psychobiology of mind-body healing.* New York: Norton.

Rotenberg, V.S. (1994). An integrative psychobiological approach to brain hemisphere functions in schizophrenia. *Neuroscience and Biobehavioral Reviews,* 18, 487–495.

Rotenberg, V.S. (1995). Right hemisphere insufficiency and illness in the context of search activity concept. *Dynamic Psychiatry,* 150/151, 54–63.

Rotenberg, V.S. & Weinberg, I. (1999). Human memory, cerebral hemispheres, and the limbic system: A new approach. *Genetic, Social, and General Psychology Monographs,* 125, 45–70.

Rothbart, M.K., Taylor, S.B. & Tucker, D.M. (1989). Right-sided facial asymmetry in infant emotional expression. *Neuropsychologia,* 27, 675–687.

Rubin, S.S. & Niemeier, D.L. (1992). Non-verbal affective communication as a factor in psychotherapy. *Psychotherapy,* 29, 596–602.

Ruby, P. & Decety, J. (2001). Effect of subjective perspective taking during simulation of action: A PET investigation of agency. *Nature Neuroscience,* 4, 546–550.

Rueckert, L. & Grafman, J. (1996). Sustained attention deficits in patients with right frontal lesions. *Neuropsychologia,* 34, 953–963.

Rutter, M. (1987). Temperament, personality and personality disorder. *British Journal of Psychiatry,* 150, 443–458.

Ryan, R. M., Kuhl, J. & Deci, E. L. (1997). Nature and autonomy: An organizational view of social and neurobiological aspects of self-regulation in behavior and development. *Development and Psychopathology,* 9, 701–728.

Ryle, A. (1994). Projective identification: A particular form of reciprocal role procedure. *British Journal of Medical Psychology,* 67, 107–114.

Sable, P. (2000). *Attachment and adult psychotherapy.* New York: Jason Aronson.

Sabshin, M. (1984). Psychoanaylsis and psychiatry: Models for potential future relations. *Journal of the American Psychoanalytic Association,* 41, 473–491.

Sacks, H. S. (1998). Presidential address: New challenges for proven values. *American Journal of Psychiatry,* 155, 1479–1482.

Safran, J. D. & Muran, J. C. (2000). *Negotiating the therapeutic alliance: A relational treatment guide.* New York: Guilford Press.

Sagi, A., Koren-Karie, N., Gini, M, Ziv, Y. & Joels, T. (2002). Shedding further light on the effects of various types and quality of early child care on infant-mother attachment relationship: The Haifa study of early child care. *Child Development,* 73, 1166–1186.

Sander, L. (1977). Regulation of exchange in the infant caretaker system: A viewpoint on the ontogeny of structures. In: N. Freedman & S. Grand (Hrsg.), *Communicative structures and psychic structures* (S. 13–34). New York: Plenum Press.

Sander, L. (1991). *Recognition process: Specificity and organization in early human development.* Paper presented at University of Massachussetts Conference on The Psychic Life of the Infant.

Sander, L. (1992). Letter to the editor. *International Journal of Psycho-Analysis,* 73, 582–584.

Sandler, J. (1976). Countertransference and role responsiveness. *International* Review *of Psychoanalysis,* 3, 43–47. Dt.: Gegenübertragung und Bereitschaft zur Rollenübernahme. *Psyche,* 30, 769–785, 1976.

Sandler, J. & Sandler, A.-M. (1978). On the development of object relationships and affects. *International Journal of Psycho-Analysis,* 59, 285–296.

Sandler, J. & Sandler, A.-M. (1996). Psychiatric footnotes on love. In: L. Rangell & R. Moses-Hrushovski (Hrsg.), *Psychoanalysis at the political border: Essays in honor of Rafael Moses* (S. 23–33). Madison, CT: International Universities Press.

Sands, S. (1994). What is dissociated? *Dissociation,* 7, 145–152.

Sands, S. (1997a). Self psychology and projective identification – whither shall they meet? A reply to the editors (1995). *Psychoanalytic Dialogue,* 7, 651–668.

Sands, S. (1997b). Protein or foreign body? Reply to commentaries. *Psychoanalytic Dialogues,* 7, 691–706.

Sar, V., Unal, S. N., Kiziltan, E., Kundakci, T. & Ozturk, E. (2001). HMPAO SPECT study of regional cerebral blood flow in dissociative identity disorder. *Journal of Trauma and Dissociation,* 2, 5–25.

Sartre, J.-P. (1943). *Das Sein und das Nichts.* Hamburg: Rowohlt 1952.

Saugstad, L. F. (1998). Cerebral lateralization and rate of maturation. *International Journal of Psychophysiology,* 28, 37–62.

Scaer, R. C. (2001). *Trauma, dissociation, and disease: The body bears the burden.* New York: Haworth Press.

Scalaidhe, S. P., Wilson, F. A. W. & Goldman-Rakic, P. S. (1997). Areal segregation of face-processing neurons in prefrontal cortex. *Science,* 278, 1135–1138.

Schafer, R. (1968). *Aspects of internalization.* New York: International Universities Press.

Scharff, J. S. (1992). *Projective and introjective identification and the use of the therapist's self.* Northvale, NJ: Jason Aronson.

Scharff, J. S. & Scharff, D. E. (1998). *Object relations: Individual therapy.* Northvale, NJ: Jason Aronson.

Scheff, T. J. (1988). Shame and conformity: The deference-emotion system. *American Sociological Review,* 53, 395–406.

Scheflen, A. E. (1981). *Levels of schizophrenia.* New York: Brunner/Mazel.

Schiffer, F., Teicher, M. H. & Papanicolaou, A. C. (1995). Evoked potential evidence for right brain activity during recall of traumatic memories. *Journal of Neuropsychiatry,* 7, 169–175.

Schmahl, C. G., Glzinga, B. M. & Bremner, J. D. (2002). Individual differences in psychophysiological reactivity in adults with childhood abuse. *Clinical Psychology and Psychotherapy,* 9, 271–276.

Schneider, C. D. (1977). *Shame, exposure and privacy.* Boston: Beacon Press.

Schneiderman, N. & McCabe, P. M. (1985). Biobehavioral responses to stress. In: T. M. Field, P. M. McCabe & N. Schneiderman (Hrsg.), *Stress and coping* (S. 13–61). Hillsdale, NJ: Erlbaum.

Schnider, A. & Ptak, R. (1999). Spontaneous confabulators fail to suppress currently irrelevant memory traces. *Nature Neuroscience,* 2, 677–681.

Schnider, A., Treyer, V. & Buck, A. (2000). Selection of currently relevant memories by the human posterior medial orbitofrontal cortex. *Journal of Neuroscience,* 20, 5880–5884.

Schnider, A., Valenza, N., Morand, S. & Michel, C. M. (2002). Early cortical distinction between memories that pertain to ongoing reality and memories that don't. *Cerebral Cortex,* 12, 54–61.

Schoenbaum, G., Chiba, A. A. & Gallagher, M. (2000). Changes in functional connectivity in orbitofrontal cortex and basolateral amygdala during learning and reversal training. *Journal of Neuroscience,* 20, 5179–5189.

Schore, A. N. (1991). Early superego development: The emergence of shame and narcissistic affect regulation in the practicing period. *Psychoanalysis and Contemporary Thought,* 14, 187–250.

Schore, A. N. (1994). *Affect regulation and the origin of the self: The neurobiology of emotional development.* Mahwah, NJ: Erlbaum.

Schore, A. N. (1996). The experience-dependent maturation of a regulatory system in the orbital prefrontal cortex and the origin of developmental psychopathology. *Development and Psychopathology*, 8, 59–87.

Schore, A.N. (1997a). A century after Freud's Project – is a rapprochement between psychoanalysis and neurobiology at hand? *Journal of the American Psychoanalytic Association*, 45, 1–34.

Schore, A.N. (1997b). Early organization of the nonlinear right brain and development of a predisposition to psychiatric disorders. *Development and Psychopathology*, 9, 595–631.

Schore, A.N. (1997c). Interdisciplinary developmental research as a source of clinical models. In: M. Moskowitz, C. Monk, C. Kaye & S. Ellman (Hrsg.), *The neurobiological and developmental basis for psychotherapeutic intervention* (S. 1–71). Northvale, NJ: Aronson.

Schore, A.N. (1997d). *The relevance of recent research on the infant brain to clinical psychiatry.* Vortrag: Columbia University School of Medicine, New York.

Schore, A.N. (1998a). Early shame experiences and infant brain development. In: P. Gilbert & B. Andrews (Hrsg.), *Shame: Interpersonal behavior, psychopathology, and culture* (S. 57–77). New York: Oxford University Press.

Schore, A.N. (1998b). The experience-dependent maturation of an evaluative system in the cortex. In: K.H. Pribram (Hrsg.), *Fifth Appalachian Conference on Behavioral Neurodynamics, »Brain and Values«* (S. 337–358). Mahwah, NJ: Erlbaum.

Schore, A.N. (1998c). *Projective identification: An intrapsychic mechanism of right brain communication.* Vortrag: Annual memorial lecture at the New York University Postdoctoral Program in Psychoanalysis and Psychotherapy, New York.

Schore, A.N. (1998d). *Affect regulation: A fundamental process of psychobiological development, brain organization, and psychotherapy.* Vortrag: Baby Brains: Psychobiological Development of the Infant and Its Implications for Therapy Practice Conference, Tavistock Clinic, London.

Schore, A.N. (1998e). *Early trauma and the development of the right brain.* Vortrag: Royal Australian and New Zealand College of Psychiatrists, Faculty of Child and Adolescent Psychiatry 11th Annual Conference, Sydney, Australia.

Schore, A.N. (1998f). *The relevance of recent research on the infant brain to pediatrics.* Vortrag: Annual Meeting of the American Academy of Pediatrics, Scientific Section on Developmental and Behavioral Pediatrics, Section Program on Translating Neuroscience: Early Brain Development and Pediatric Practice, San Francisco, CA.

Schore, A.N. (1998g). *The right brain as a neurobiological substrate of Freud's dynamic unconscious.* Vortrag bei: Conference »Freud at the Millennium,« Georgetown University, Washington, DC.

Schore, A.N. (1998h). *The relevance of recent research on the infant brain to clinical psychiatry.* Vortrag: Royal Australian and New Zealand College of Psychiatrists Annual Conference, Sydney.

Schore, A.N. (1998i). *Early trauma and the development of the right brain.* Vortrag bei: C.M.

Hincks Institute Conference on Traumatized Parents and Infants: The Long Shadow of Early Childhood Trauma, Toronto, Canada.

Schore, A.N. (1999a). Commentary on emotions: Neuro-psychoanalytic views. *Neuro-Psychoanalysis,* 1, 49–55.

Schore, A.N. (1999c). The right brain, the right mind, and psychoanalysis. [Online]. Available: http:www.neuro-psa.com/schore.htm

Schore, A.N. (1999d). *Affect regulation: A fundamental process of psychobiological development, brain organization, and psychotherapy.* Vortrag: New York Freudian Society, New York.

Schore, A.N. (1999e). *The development of a predisposition to violence: The critical roles of attachment disorders and the maturation of the right brain.* Vortrag: Children's Institute International Conference on Understanding the Roots of Violence: Kids Who Kill, Los Angeles.

Schore, A.N. (1999f). *Early trauma and the development of the right brain.* Vortrag: Boston University School of Medicine Conference on Psychological Trauma: Maturational Processes and Therapeutic Interventions, Boston.

Schore, A.N. (1999g). *The enduring effects of early trauma on the right brain.* Vortrag: Annual Meeting of the American Academy of Child and Adolescent Psychiatry, Symposium on Attachment, Trauma, and the Developing Mind, Chicago.

Schore, A.N. (1999h). *Psychoanalysis and the development of the right brain.* Vortrag bei: The First North American International Psychoanalytic Association Regional Research Conference, »Neuroscience, Development & Psychoanalysis,« Mount Sinai Hospital, New York.

Schore, A.N. (1999i). *Parent-infant communication and the neurobiology of emotional development.* Vortrag: Zero to Three 14th Annual Training Conference, Los Angeles.

Schore, A.N. (2000a). Attachment and the regulation of the right brain. *Attachment & Human Development,* 2, 23–47.

Schore, A.N. (2000b). Attachment, the right brain, and empathic processes within the therapeutic alliance. *Psychologist Psychoanalyst,* XX (4), 8–11.

Schore, A.N. (2000c). Vorwort zu: J. Bowlby, *Attachment and loss,* Bd. 1: *Attachment.* New York: Basic Books.

Schore, A.N. (2000d). Plenary address: Parent-infant communications and the neurobiology of emotional development. In: *Proceedings of Head Start's Fifth National Research Conference, Developmental and Contextual Transitions of Children and Families. Implications for Research, Policy, and Practice* (S. 49–73). Department of Health and Human Services, Washington, DC.

Schore, A.N. (2000e). The self-organization of the right brain and the neurobiology of emotional development. In: M.D. Lewis & I. Granic (Hrsg.), *Emotion, development, and self-organization* (S. 155–185). New York: Cambridge University Press.

Schore, A.N. (2000f). *Early relational trauma and the development of the right brain.* Vortrag: Anna Freud Centre, London, England.

Schore, A. N. (2000g). *Projective identification – an interface of developmental psychoanalysis, neuropsychoanalysis, and clinical psychoanalysis.* Vortrag: Scientific Meeting, Tavistock Society of Psychotherapists, Tavistock Clinic, London.

Schore, A. N. (2000h). *Healthy childhood and the development of the human brain.* Vortrag: Healthy Children Foundation Conference, Luxembourg and World Health Organization.

Schore, A. N. (2000i). Special section: Attachment research and psychoanalytic process. *Psychologist Psychoanalyst,* XX, No. 3, 20.

Schore, A. N. (2001a). Contributions from the decade of the brain to infant mental health: An overview. *Infant Mental Health Journal,* 22, 1–6.

Schore, A. N. (2001b). The effects of a secure attachment relationship on right brain development, affect regulation, and infant mental health. *Infant Mental Health Journal,* 22, 7–66.

Schore, A. N. (2001c). The effects of relational trauma on right brain development, affect regulation, and infant mental health. *Infant Mental Health Journal,* 22, 201–269.

Schore, A. N. (2001d). The Seventh Annual John Bowlby Memorial Lecture. Minds in the making: Attachment, the self-organizing brain, and developmentally-oriented psychoanalytic psychotherapy. *British Journal of Psychotherapy,* 17, 299–328.

Schore, A. N. (2001e). *Early relational trauma and the development of the right brain.* Vortrag: Joint Annual Conference, Australian Centre for Posttraumatic Mental Health and The Australasian Society for Traumatic Stress Studies, Canberra, Australia.

Schore, A. N. (2001f). *Regulation of the right brain – a primary mechanism of attachment development and psychotherapy.* Vortrag: Joint Annual Conference, Australian Centre for Posttraumatic Mental Health and The Australasian Society for Traumatic Stress Studies, Canberra, Australia.

Schore, A. N. (2001g). *Regulation of the right brain: A fundamental mechanism of attachment, trauma, dissociation, and psychotherapy,* Teil 1 & 2. Vorträge: Conference on Attachment, Trauma, and Dissociation: Developmental, Neuropsychological, Clinical, and Forensic Considerations, University College of London Attachment Research Unit and the Clinic for the Study of Dissociative Disorders, Sponsors, London.

Schore, A. N. (2001h). Special section:The relevance of developmental neuropsychoanalysis to the clinical models of Sandor Ferenczi and Wilfred Bion. Introduction. *Psychologist Psychoanalyst,* XXI (l), 12–13.

Schore, A. N. (2001i). The right brain as the neurobiological substratum of Freud's dynamic unconscious. In: D. Scharff (Hrsg.), *The psychoanalytic century: Freud's legacy for the future* (S. 61–88). New York: The Other Press.

Schore, A. N. (2002a). The neurobiology of attachment and early personality organization. *Journal of Prenatal & Perinatal Psychology and Health,* 16, 249–263.

Schore, A. N. (2002b). Clinical implications of a psychoneurobiological model of projective identification. In: S. Alhanati (Hrsg.), *Primitive mental states,* Bd. 3: *Pre- and perinatal influences on personality development* (S. 1–65). New York: Other Press.

Schore, A.N. (2002c). Dysregulation of the right brain: A fundamental mechanism of traumatic attachment and the psychopathogenesis of posttraumatic stress disorder. *Australian & New Zealand Journal of Psychiatry,* 36, 9–30.

Schore, A.N. (2002d). Neurobiology and psychoanalysis: Convergent findings on the subject of projective identification. In: J. Edwards (Hrsg.), *Being alive: Building on the work of Anne Alvarez* (S. 57–74). London: Brunner-Routledge.

Schore, A.N. (2002e). Advances in neuropsychoanalysis, attachment theory, and trauma research: Implications for self psychology. *Psychoanalytic Inquiry,* 22, 433–484.

Schore, A.N. (2002f). *The role of the emotional brain: Attachment, trauma, and clinical implications.* Vortrag: 8th Annual Self Psychology Conference of the Institute of Contemporary Psychotherapy and Psychoanalysis, Washington, DC.

Schore, A.N. (2002g). Early relational trauma, disorganized attachment, and the development of a predisposition to violence. In: D.J. Siegel & M. Solomon (Hrsg.), *Healing trauma: Attachment, mind, body, and brain* (S. 107–167). New York: Norton.

Schore, A.N. (2002h). The human unconscious: The development of the right brain and its role in early emotional development. In: V. Green (Hrsg.), *Emotional development in psychoanalysis, attachment theory, and neuroscience.* London: Brunner-Routledge. Dt.: Das menschliche Unbewusste: die Entwicklung des rechten Gehirns und seine Bedeutung für das frühe Gefühlsleben. Übers. v. E. Vorspohl. In: Green, V. (Hrsg.): *Emotionale Entwicklung in Psychoanalyse, Bindungstheorie und Neurowissenschaften.* Frankfurt am Main: Brandes & Apsel 2005.

Schore, A.N. (2002i). Implications of recent advances in developmental neuroscience and attachment theory. *American Academy of Pediatrics UPDATE,* audiotape and publication. Port Washington, NY: Medical Information Systems.

Schore, A.N. (2003). *Affect dysregulation and disorders of the self.* New York: W.W. Norton.

Schore, J.R. (1983). *A study of the superego: The relative proneness to shame or guilt as related to psychological masculinity and femininity in women.* Unveröffentl. Dissertation, California Institute for Clinical Social Work, Berkeley.

Schore, J.R. (2003). The development of affect regulation in infancy and childhood with possible clues to psychological gender. In: J.B. Sanville & E.B. Ruderman (Hrsg.), *Therapies with women in transition: Toward relational perspectives with today's women* (S. 77–89). Madison, CT: International Universities Press.

Schuengel, C., Bakersmans-Kranenburg, M.J. & van IJzendoorn, M.H. (1999). Frightening maternal behavior linking unresolved loss and disorganized infant attachment. *Journal of Consulting and Clinical Psychology,* 67, 54–63.

Schulman, M.A. (1999). Book review of *Freud's model of the mind,* by J. Sandler, A. Holder, C. Dare & A.U. Dreher. *Psychoanalytic Psychology,* 16, 477–480.

Schumann, J.H. (1997). *The neurobiology of affect in language.* Malden, MA: Blackwell.

Schwaber, E.A. (1990). Interpretation and the therapeutic action of psychoanalysis. *International Journal of Psycho-Analysis,* 71, 229–240.

Schwaber, E.A. (1992). Countertransference: The analyst's retreat from the patient's vantage point. *International Journal of Psycho-Analysis*, 73, 349–362.

Schwaber, E.A. (1995). A particular perspective on impasses in the clinical situation: Further reflections on psychoanalytic listening. *International Journal of Psycho-Analysis*, 76, 711–722.

Schwaber, E.A. (1998). The non-verbal dimension in psychoanalysis: »State« and its clinical vicissitudes. *International Journal of Psycho-Analysis*, 79, 667–679.

Schwaber, J.S., Wray, S. & Higgins, G.A. (1979). Vagal cardiac innervation: Contributions of the dorsal motor nucleus and the nucleus ambiguus determined by liquid scintillation counting. *Society of Neuroscience Abstracts*, 4, 809.

Schwartz, A. (1992). Not art but science: Applications of neurobiology, experimental psychology, and ethology to psychoanalytic technique. I. Neuroscientifically guided approaches to interpretive »what's« and »when's.« *Psychoanalytic lnquiry*, 12, 445–474.

Schwartz, J.M., Stoessel, P.W., Baxter, L.R., Jr., Martin, K.M. & Phelps, M.E. (1996). Systematic cerebral glucose metabolic rate changes after successful behavior modification treatment of obsessive-compulsive disorder. *Archives of General Psychiatry*, 53, 109–113.

Segalowitz, S.J. (1994). Developmental psychology and brain development: A historical perspective. In: G. Dawson & K.W. Fischer (Hrsg.), *Human behavior and the developing brain* (S.67–92). New York: Guilford Press.

Seidman, L.J., Oscar-Berman, M., Kalinowski, A.G., Ajilore, O., Kremen, W.S., Faraone, S.V. & Ming, T.T. (1995). Experimental and clinical neuropsychological measures of prefrontal dysfunction in schizophrenia. *Neuropsychology*, 9, 481–490.

Seinfeld, J. (1990). *The bad object: Handling the negative therapeutic reaction in psychotherapy.* Northvale, NJ: Jason Aronson.

Seligman, S. (1999). Integrating Kleinian theory and intersubjective research. Observing projective identification. *Psychoanalytic Dialogues*, 9, 129–159.

Semple, W.E., Goyer, P., McCormick, R., Morris, E., Compton, B., Berridge, M., Miraldi, F. & Schulz, S.C. (1992). Increased orbital frontal cortex blood flow and hippocampal abnormality in PTSD: A pilot PET study. *Biological Psychiatry*, 31, 129A.

Semrud-Clikeman, M. & Hynd, G.W. (1990). Right hemisphere dysfunction in nonverbal learning disabilities: Social, academic, and adaptive functioning in adults and children. *Psychological Bulletin*, 107, 196–209.

Settlage, C. (1977). The psychoanalytic understanding of narcissistic and borderline personality disorders: Advances in developmental theory. *Journal of the American Psychoanalytic Association*, 25, 805–833.

Settlage, C.F., Curtis, J., Lozoff, M., Lozoff, M., Silberschatz, G. & Simburg, E.J. (1988). Conceptualizing adult development. *Journal of the American Psychoanalytic Association*, 36, 347–369.

Severino, S., McNutt, E. & Feder, S. (1987). Shame and the development of autonomy. *Journal of the American Academy of Psychoanalysis*, 15, 93–106.

Seyle, H. (1956). *The stress of life.* New York: McGraw-Hill.

Shalev, A.Y., Peri, T. Canetti, L. & Schreiber, S. (1996). Predictors of PTSD in injured trauma survivors: A prospective study. *American Journal of Psychiatry,* 153, 219–225.

Shane, P. (1980). Shame and learning. *American Journal of Orthopsychiatry,* 50, 348–355.

Share, L. (1994). *If someone speaks, it gets lighter: Dreams and the reconstruction of infant trauma.* Mahwah, NJ: Analytic Press.

Sherwood, V.R. (1989). Object constancy: The illusion of being seen. *Psychoanalytic Psychology,* 6, 15–30.

Shevrin, H. (1997). Psychoanalysis as the patient: High in feeling, low in energy. *Journal of the American Psychoanalytic Association,* 45, 841–867.

Shiller, V.M., Izard, C.E. & Hembree, E.A. (1986). Patterns of emotion expression during separation in the strange-situation procedure. *Developmental Psychology,* 22, 378–382.

Shin, L.M., Kosslyn, S.M., McNally, R.J., Alpert, N.M., Thompson, W.L, Rauch, S.L., Macklin, M.L & Pitman, R.K. (1997). Visual imagery and perception in posttraumatic stress disorders. *Archives of General Psychiatry,* 54, 233–241.

Shin, L.M., McNally, R., Kosslyn, S.M., Thompson, W.L., Rauch, S.L, Alpert, N.M., Metzger, L.J., Lasko, N.B., Orr, S.P. & Pitman, R.K. (1999). Regional cerebral blood flow during script-driven imagery in childhood sexual abuse-related PTSD: A PET investigation. *American Journal of Psychiatry,* 156, 575–584.

Shuren, J.E. & Grafman, J. (2002). The neurology of reasoning. *Archives of Neurology,* 59, 916–919.

Siegel, A.M. (1996). *Heinz Kohut and the psychology of the self.* London: Routledge. Dt.: *Einführung in die Selbstpsychologie. Das psychonalytische Konzept von Heinz Kohut.* Übers. v. S. Holler. Stuttgart/Berlin/Köln: Kohlhammer 2000.

Siegel, D.J. (1995). Memory, trauma, and psychotherapy: A cognitive science view. *Journal of Psychotherapy Practice and Research,* 4, 93–122.

Siegel, D.J. (1996). Cognition, memory and dissociation. In: D.O. Lewis & F. Putnam (Hrsg.), *Child and adolescent psychiatric clinics of North America on dissociative disorders* (S.509–536). New York: W.B. Saunders.

Siegel, D.J. (1999). *The developing mind: Toward a neurobiology of interpersonal experience.* New York: Guilford Press.

Sifneos, P.E. (1988). Alexithymia and its relationship to hemispheric specialization, affect, and creativity. *Psychiatric Clinics of North America,* 3, 287–292.

Silberman, E.K. & Weingartner, H. (1986). Hemispheric lateralization of functions related to emotion. *Brain and Cognition,* 5, 322–353.

Singer, J.L. (1985). Transference and the human condition: A cognitive-affective perspective. *Psychoanalytic Psychology,* 2, 189–219.

Slap, J.W. & Slap-Shelton, L.J. (1994). The schema model: A proposed replacement paradigm for psychoanalysis. *Psychoanalytic Review,* 81, 677–693.

Smith, C.G. (1981). *Serial dissection of the human brain.* Baltimore: Urban & Schwarzenberg.

Smith, H.F. (1990). Cues: The perceptual edge of the transference. *International Journal of Psycho-Analysis,* 71, 219–227.

Snow, D. (2000). The emotional basis of linguistic and nonlinguistic intonation: Implications for hemispheric specialization. *Developmental Neuropsychology,* 17, 1–28.

Sobótka, S., Grabowska, A., Grodzicka, Wasilewski, R. & Budohoska, W. (1992). Hemispheric asymmetry in event relevant potentials associated with positive and negative emotions. *Acta Neurobiologiae Experimentalis,* 52, 251–260.

Solms, M. (1995). New findings on the neurological organization of dreaming: Implications for psychoanalysis. *Psychoanalytic Quarterly,* 64, 43–67.

Solms, M. (1996). Towards an anatomy of the unconscious. *Journal of Clinical Psychoanalysis,* 5, 331–367.

Solms, M. & Nersessian, E. (1999). Freud's theory of affect: Questions for neuroscience. *Neuro-Psychoanalysis,* 1, 5–14.

Solms, M. & Saling, M. (1986). On psychoanalysis and neuroscience: Freud's attitude to the localizationist tradition. *International Journal of Psychoanalysis,* 67, 397–416.

Solomon, R.C. (1974). Freud's neurological theory of mind. In: R. Wollheim (Hrsg.), *Freud: A collection of critical essays* (S. 25–52). Garden City, NY: Anchor Press.

Soufer, R., Bremner, J.D., Arrighi, J.A., Cohen, I., Zaret, B.L., Burg, M.M. & Goldman-Rakic, P. (1998). Cerebral cortical hyperactivation in response to mental stress in patients with coronary artery disease. *Proceedings of the National Academy of Sciences of the United States of America,* 95, 6454–6459.

Spence, S., Shapiro, D. & Zaidel, E. (1996). The role of the right hemisphere in the physiological and cognitive components of emotional processing. *Psychophysiology,* 33, 112–122.

Spero, M.H. (1984). Shame: An object-relational formulation. *Psychoanalytic Study of the Child,* 39, 259–282.

Spezzano, C. (1993). *Affect in psychoanalysis: A clinical synthesis.* Hillsdale, NJ: Analytic Press.

Spiegel, L.A. (1966). Affects in relation to self and object: A model for the derivation of desire, longing, pain, anxiety, humiliation, and shame. *Psychoanalytic Study of the Child,* 21, 69–92.

Spitz, R.A. (1958). On the genesis of superego components. *Psychoanalytic Study of the Child,* 13, 375–404.

Spitz, R.A. (1965). *The first year of life: A psychoanalytic study of normal and deviant development of object relations.* New York: International Universities Press. Dt.: *Vom Säugling zum Kleinkind.* Übers. v. G. Theusner-Stampa. Stuttgart: Ernst Klett 1974.

Sroufe, L.A. (1979). Socioemotional development. In: J.D. Osofsky (Hrsg.), *Handbook of infant development* (S. 462–516). New York: Wiley.

Sroufe, L.A. (1996). *Emotional development: The organization of emotional life in the early years.* New York: Cambridge University Press.

Sroufe, L.A. & Waters, E. (1977). Attachment as an organizational construct. *Child Development,* 48, 1184–1189.

Stark, M. (1999). *Modes of therapeutic action: Enhancement of knowledge, provision of experience, and engagement in relationship.* New York: Jason Aronson.

Starkstein, S.E. & Robinson, R.G. (1997). Mechanism of disinhibition after brain lesions. *Journal of Nervous and Mental Disease,* 185, 108–114.

Starkstein, S.E., Boston, J.D. & Robinson, R.F. (1988). Mechanisms of mania after brain injury: 12 case reports and review of the literature. *Journal of Nervous and Mental Disease,* 176, 87–100.

Starkstein, S.E., Mayberg, H.S., Berthier, M.L., Federoff, P., Price, T.R., Dannals, R.F., Wagner, H.N., Leiguarda, R. & Robinson, R.G. (1990). Mania after brain injury: Neuroradiological and metabolic findings. *Annals of Neurology,* 27, 652–659.

Stechler, G. & Halton, A. (1987). The emergence of assertion and aggression during infancy: A psychoanalytic systems approach. *Journal of the American Psychoanalytic Association,* 35, 821–838.

Stein, R. (1990). A new look at the theory of Melanie Klein. *International Journal of Psycho-Analysis,* 71, 499–511.

Steklis, H.D. & Kling, A. (1985). Neurobiology of affiliative behavior in nonhuman primates. In: M. Reite & T. Field (Hrsg.), *The psychobiology of attachment and separation* (S.93–134). Orlando, FL: Academic Press.

Stellar, E. (1954). The physiology of emotion. *Psychological Review,* 61, 5–22.

Stenberg, G., Wiking, S. & Dahl, M. (1998). Judging words at face value: Interference in a word processing task reveals automatic processing of affective facial stimuli. *Cognition and Emotion,* 12, 755–782.

Stern, D. (1977). *The first relationship.* Cambridge, MA: Harvard University Press. Dt.: *Mutter und Kind. Die erste Beziehung.* Übers. v. U. Stopfel. Stuttgart: Klett-Cotta 1979.

Stern, D.N. (1983). Early transmission of affect: Some research issues. In: J. Call, E. Galenson & R. Tyson (Hrsg.), *Frontiers of infant psychiatry* (S.52–69). New York: Basic Books.

Stern, D.N. (1985). *The interpersonal world of the infant.* New York: Basic Books. Dt.: *Die Lebenserfahrung des Säuglings.* Übers. v. W. Krege. Stuttgart: Klett-Cotta 1992.

Stern, D.N. (1989). The representation of relational patterns: Developmental considerations. In: A.J. Sameroff & R.N. Emde (Hrsg.), *Relationship disturbances in early childhood* (S.52–69). New York: Basic Books.

Stern, D.N. (2000). Vorwort zu J. Bowlby, *Attachment and loss,* Bd.III: *Loss: Sadness and depression.* New York: Basic Books.

Stern, D.N., Morgan, A. C, Nahum, J.P., Sander, L. & Tronick, E.Z. (1998a). The process of therapeutic change involving implicit knowledge: Some implications of developmental observations for adult psychotherapy. *Infant Mental Health Journal,* 19, 300–308.

Stern, D.N., Sander, L, Nahum, J.P., Harrison, A.M., Lyons-Ruth, K., Morgan, A.C., Bruschweiler-Stern, N. &, Tronick, E.Z. (1998b). Non-interpretive mechanisms in psychoanalytic therapy. *International Journal of Psycho-Analysis,* 79, 903–921. Dt.: (2002) Nichtdeutende Mechanismen in der psychoanalytischen Therapie. Das »Etwas-Mehr« als Deutung. Übers. v. E. Vorspohl. *Psyche,* 56 (Sonderheft), S. 974–1006.

Stern, D. N., Bruschweiler-Stern, N., Harrison, A. M., Lyons-Ruth, K., Morgan, A. C, Nahum, J. P., Sander, L. & Tronick, E. Z. (1998c). The process of therapeutic change involving implicit knowledge: Some implications of developmental observations for adult psychotherapy. *Infant Mental Health Journal,* 19, 300–308.

Stoll, M., Hamann, G. F., Mangold, R., Huf, O. & Winterhof-Spurk, P. (1999). Emotionally evoked changes in cerebral hemodynamics measured by transcranial Doppler sonography. *Journal of Neurology,* 246, 127–133.

Stolorow, R. D. (1996). The intersubjective perspective. *Psychoanalytic Review,* 82, 181–194.

Stolorow, R. D. & Atwood, G. E. (1992). *Contexts of being: The intersubjective foundations of psychological life.* Hillsdale, NJ: Analytic Press.

Stolorow, R. D. & Atwood, G. E. (1996). The intersubjective perspective. *Psychoanalytic Review,* 83, 181–194.

Stolorow, R. D. & Lachmann, F. M. (1980). *Psychoanalysis of developmental arrests.* New York: International Universities Press.

Stolorow, R. D., Brandchaft, B. & Atwood, G. (1987). *Psychoanalytic treatment: An intersubjective approach.* Hillsdale, NJ: Analytic Press. Dt.: *Psychoanalytische Behandlung: Ein intersubjektiver Ansatz.* Übers. v. W. F. Ross. Frankfurt am Main: Fischer 1996.

Stolorow, R. D., Orange, D. M. & Atwood, G. E. (1998). Projective identification begone! Commentary on paper by Susan H. Sands. *Psychoanalytic Dialogues,* 8, 719–725.

Stone, M. H. (1977). Dreams, free association, and the nondominant hemisphere: An integration of psychoanalytical, neurophysiological, and historical data. *Journal of the American Academy of Psychoanalysis,* 5, 255–284.

Stone, M. H. (1992). The borderline patient: Diagnostic concepts and differential diagnosis. In: D. Silver & M. Rosenbluth (Hrsg.), *Handbook of borderline disorders* (S. 3–28). Madison, CT: International Universities Press.

Stone, V. E., Baron-Cohen, S. & Knight, R. T. (1998). Frontal lobe contributions to theory of mind. *Journal of Cognitive Neuroscience,* 10, 640–656.

Strachey, J. (1934). The nature of the therapeutic action of psychoanalysis. *International Journal of Psycho-Analysis,* 15, 117–126.

Strachey, J. (Hrsg.) (1955–1966). *The Standard edition of the complete psychological works of Sigmund Freud* (24 Bde.). London: Hogarth Press.

Strupp, H. H. (1989). Psychotherapy: Can the practitioner learn from the researcher? *American Psychologist,* 44, 717–724.

Sturm, W. & Wilness, K. (2001). On the functional neuroanatomy of intrinsic and phasic alertness. *NeuroImage,* 14, 576–584.

Stuss, D. T. & Alexander, M. P. (1999). Affectively burnt in: One role of the right frontal lobe? In: E. Tulving (Hrsg.), *Memory, consciousness, and the brain: The Talin conference* (S. 215–227). Philadelphia: Psychology Press.

Stuss, D.T. & Levine, B. (2002). Adult clinical neuropsychology: Lessons from studies of the frontal lobes. *Annual Review of Psychology,* 53, 401–433.

Stuss, D.T., Gow, C.A. & Hetherington, C.R. (1992). »No longer Gage«: Frontal lobe dysfunction and emotional changes. *Journal of Consulting and Clinical Psychology,* 60, 349–359.

Stuss, D.T., Kaplan, E.F., Benson, D.F., Weir, W.S., Chiulli, S. & Sarazin, F.F. (1982). Evidence for the involvement of orbitofrontal cortex in memory functions: An interference effect. *Journal of Comparative Physiological Psychology,* 96, 913–925.

Suberi, M. & McKeever, W.F. (1977). Differential right hemispheric memory storage of emotional and non-emotional faces. *Neuropsychologia,* 15, 757–768.

Suler, J.R. (1989). Mental imagery in psychoanalytic treatment. *Psychoanalytic Psychology,* 6, 343–366.

Sullivan, R.M. & Gratton, A. (1999). Lateralized effects of medial prefrontal cortex lesions on neuroendocrine and autonomic stress responses in rats. *Journal of Neuroscience,* 19, 2834–2840.

Sullivan, R.M. & Gratton, A. (2002a). Behavioral effects of excitoxic lesions of ventral medial prefrontal cortex in the rat are hemisphere-dependent. *Brain Research,* 927, 69–79.

Sullivan, R.M. & Gratton, A. (2002b). Prefrontal cortical regulation of hypothalamic-pituitary-adrenal function in the rat and implications for psychopathology: Side matters. *Psychoneuroendocrinology,* 27, 99–114.

Sulloway, F.S. (1979). *Freud, biologist of the mind: Beyond the psychoanalytic legend.* New York: Basic Books. Dt.: *Freud, Biologe der Seele. Jenseits der psychoanalytischen Legende.* Übers. v. H.-H. Henschen. Hohenstein: Edition Maschke 1982.

Suomi, J.J. (1995). Influence of attachment theory on ethological studies of biobehavioral development in nonhuman primates. In: S. Goldberg, R. Muir & J. Kerr (Hrsg.), *Attachment theory: Social, developmental, and clinical perspectives* (S. 185–201). Hillsdale, NJ: Analytic Press.

Szatkowska, I., Grabowska, A. & Szymanska, O. (2001). Evidence for the involvement of the ventromedial prefrontal cortex in a short-term storage of visual images. *NeuroReport,* 12, 1187–1190.

Tansey, M.J. & Burke, W.F. (1989). *Understanding countertransference: From projective identification to empathy.* Hillsdale, NJ: Analytic Press.

Tataranni, P.A., Gautier, J.-F., Chen, K., Uecker, A., Bandy, D., Salbe, A.D., Pratley, R.E., Lawson, M., Reiman, E.M. & Ravussin, E. (1999). Neuroanatomical correlates of hunger and satiation in humans using positron emission tomography. *Proceedings of the National Academy of Sciences of the United States of America,* 96, 4569–4574.

Taylor, D.C. (1969, July). Differential rates of cerebral maturation between sexes and between hemispheres. *Lancet,* S. 140–142.

Taylor, G. (1987). *Psychosomatic medicine and contemporary psychoanalysis.* Madison, CT: International Universities Press.

Taylor, G. J., Bagby, R. M. & Parker, J. D. A. (1997). *Disorders of affect regulation: Alexithymia in medical and psychiatric illness.* Cambridge, UK: Cambridge University Press.

Teasdale, J. D., Howard, R. J., Cox, S. G., Ha, Y., Brammer, M. J., Williams, S. C. R. & Checkley, S. A. (1999). Functional MRI study of the cognitive generation of affect. *American Journal of Psychiatry,* 156, 209–215.

Thatcher, R. W. (1991). Maturation of the human frontal lobes: Physiological evidence for staging. *Developmental Neuropsychology,* 7, 397–419.

Thatcher, R. W. (1993). The self born in intersubjectivity: The psychology of an infant communicating. In: U. Neisser (Hrsg.), *The perceived self: Ecological and interpersonal sources of self-knowledge* (S. 121–173). New York: Cambridge University Press.

Thatcher, R. W. (1994). Cyclical cortical reorganization: Origins of human cognitive development. In: G. Dawson & K. W. Fischer (Hrsg.), *Human behavior and the developing brain* (S. 232–266). New York: Guilford Press.

Thatcher, R. W. (1996). Neuroimaging of cyclic cortical reorganization during human development. In: R. W. Thatcher, G. R. Lyon, J. Rumsey & N. Krasnegor (Hrsg.), *Developmental neuroimaging: Mapping the development of brain and behavior* (S. 91–106). San Diego, CA: Academic Press.

Thatcher, R. W. & Aitken, K. (1994). Brain development, infant communication, and empathy disorders: Intrinsic factors in child mental health. *Development and Psychopathology,* 6, 597–633.

Thatcher, R. W., Aitken, K., Papoudi, D. & Robarts, J. (1998). *Children with autism: Diagnosis and interventions to meet their needs.* London: Jessica Kingsley.

Thatcher, R. W. & John, E. R. (1977). Neurophysiology and emotion. In: R. W. Thatcher & E. R. John (Hrsg.), *Functional neuroscience 1. Foundations of cognitive processes* (S. 117–134). New York: Erlbaum.

Thatcher, R. W., Walker, R. A. & Giudice, S. (1987). Human cerebral hemispheres develop at different rates and ages. *Science,* 236, 1110–1113.

Thatcher, R. W., Lyon, G. R., Rumsey, J. & Krasnegor, N. (Hrsg.) (1996). *Developmental neuroimaging: Mapping the development of brain and behavior.* San Diego, CA: Academic Press.

Thorpe, S. J., Rolls, E. T. & Maddison, S. (1983). The orbitofrontal cortex: Neuronal activity in the behaving monkey. *Experimental Brain Research,* 49, 93–115.

Tomkins, S. (1962). *Affect/imagery/consciousness.* Bd. 1: *The positive affects.* New York: Springer.

Tomkins, S. (1963). *Affect/imagery/consciousness.* Bd. 2: *The negative affects.* New York: Springer.

Tomkins, S. (1984). Affect theory. In: P. Ekman (Hrsg.), *Approaches to emotion* (S. 165–195). Mahwah, NJ: Erlbaum.

Tomkins, S. (1987). Shame. In: D. L. Nathanson (Hrsg.), *The many faces of shame* (S. 133–161). New York: Guilford Press.

Trad, P. V. (1986). *Infant depression.* New York: Springer-Verlag.

Tremblay, L. & Schultz, W. (1999). Relative reward preference in primate orbitofrontal cortex. *Nature*, 398, 704–708.

Trevarthen, C. (1990). Growth and education of the hemispheres. In: C. Trevarthen (Hrsg.), *Brain circuits and functions of the mind* (S. 334–363). Cambridge, UK: Cambridge University Press.

Trevarthen, C. (1993). The self born in intersubjectivity: The psychology of an infant communicating. In: U. Neisser (Hrsg.), *The perceived self: Ecological and interpersonal sources of self-knowledge* (S. 121–173). New York: Cambridge University Press.

Trevarthen, C. (1996). Lateral asymmetries in infancy: Implications for the development of the hemispheres. *Neuroscience and Biobehavioral Reviews*, 20, 571–586.

Trevarthen, C, Aitken, K., Papoudia, D. & Robards, J. (1998). *Children with autism: Diagnosis and interventions to meet their needs.* London: Jessica Kingsley.

Tronick, E. Z. (1989). Emotions and emotional communication in infants. *American Psychologist*, 44, 112–119.

Tronick, E. Z. & Cohn, J. F. (1989). Infant-mother face-to-face interaction: Age and gender differences in coordination and occurrence of miscoordination. *Child Development*, 60, 85–92.

Tronick, E. Z. & Weinberg, M. K. (1997). Depressed mothers and infants: Failure to form dyadic states of consciousness. In: L. Murray & P. J. Cooper (Hrsg.), *Postpartum depression and child development* (S. 54–81). New York: Guilford Press.

Tronick, E. Z., Bruschweiler-Stern, N., Harrison, A. M., Lyons-Ruth, K., Morgan, A. C, Nahum, J. P., Sander, L. & Stern, D. N. (1998). Dyadically expanded states of consciousness and the process of therapeutic change. *Infant Mental Health Journal*, 19, 290–299.

Truex, R. & Carpenter, B. A. (1964). *Strong and Elwyn's human neuroanatomy* (5. Aufl.). Baltimore: Williams & Wilkins.

Tucker, D. M. (1981). Lateral brain function, emotion, and conceptualization. *Psychological Bulletin*, 89, 19–46.

Tucker, D. M. (1992). Developing emotions and cortical networks. In: M. R. Gunnar & C. A. Nelson (Hrsg.), *Minnesota Symposium on child psychology.* Bd. 24: *Developmental behavioral neuroscience* (S. 75–128). Mahwah, NJ: Erlbaum.

Tucker, D. M. (2001). Motivated anatomy: A core-and-shell model of corticolimbic architecture. In: G. Gainoti (Hrsg.), *Handbook of neuropsychology* (2. Aufl.). San Diego, CA: Elsevier.

Tucker, D. M., Roth, R. S., Arneson, B. A. & Buckingman, V. (1977). Right hemisphere activation during stress. *Neuropsychologia*, 15, 697–700.

Tucker, D. M., Luu, P. & Pribram, K. H. (1995). Social and emotional self-regulation. *Annals of the New York Academy of Science*, 769, 213–239.

Tulving, E. (1972). Episodic and semantic memory. In: E. Tulving & W. Donaldson (Hrsg.), *Organization of memory* (S. 381–403). New York: Academic Press.

Turiell, E. (1967). An historical analysis of the Freudian conception of the superego. *Psychoanalytic* Review, 54, 118–140.

Tustin, F. (1981). Psychological birth and psychological catastrophe. In: J. Grotstein (Hrsg.), *Do I dare disturb the universe: A memorial to W.R. Bion* (S.181–196). London: Karnac.

Tyson, P. & Tyson, R.L. (1984). Narcissism and superego development. *Journal of the American Psychoanalytic Association,* 32, 75–98.

Tzourio-Mazoyer, N., de Schonen, S., Crivello, F., Reutter, B., Aujard, Y. & Mazoyer, B. (2002). Neural correlates of woman face processing by 2-month-old infants. *NeuroImage,* 15, 454–461.

Ungerleider, L.G. & Haxby, J.V. (1994). »What« and »where« in the human brain. *Current Opinions in Neurobiology,* 4, 157–165.

U.S. Department of Health and Human Services. (2000). *Child maltreatment 1998: Reports from the states to the National Child Abuse and Neglect Data System.* Washington, DC: U.S. Government Printing Office.

Uvnäs-Moberg, K. (1997). Oxytocin linked antistress effects – the relaxation and growth response. *Acta Physiologica Scandinavica,* 640 (Suppl.), 38–42.

Valent, P. (1998). *From survival to fulfillment: A framework for the life-trauma dialectic.* Philadelphia: Brunner/Mazel.

Valent, P. (1999). *Trauma and fulfillment therapy: A wholist framework.* Philadelphia: Brunner/Mazel.

Vallortigara, G. (1992). Right hemisphere advantage for social recognition in the chick. *Neuropsychologia,* 30, 761–768.

Vanaerschot, G. (1997). Empathic resonance as a source of experience-enhancing interventions. In: A.C. Bohart & L. Greenberg (Hrsg.), *Empathy reconsidered: New directions in psychotherapy* (S.141–165). Washington, DC: American Psychological Association.

Van der Kolk, B.A. (1996). The body keeps the score. Approaches to the psychobiology of posttraumatic stress disorder. In: B.A. van der Kolk, A.C. McFarlane & L. Weisaeth (Hrsg.), *Traumatic stress: The effects of overwhelming experience on mind, body, and society* (S. 214–241). New York: Guilford Press.

Van der Kolk, B.A. & Fisler, R.E. (1994a). Childhood abuse and neglect and loss of self-regulation. *Bulletin of the Menninger Clinic,* 58, 145–168.

Van der Kolk, B.A., Hostetler, A., Heron, N. & Fisler, R. (1994b). Trauma and the development of borderline personality disorder. *Psychiatrie Clinics of North America,* 17, 715–730.

Van der Kolk, B.A., McFarlane, A.C. & Weisaeth, L. (1996a). *Traumatic stress: The effects of overwhelming experience on mind, body, and society.* New York: Guilford Press.

Van der Kolk, B.A., van der Hart, O. & Marmar, C.R. (1996b). Dissociation and information processing in posttraumatic stress disorder. In: B.A. van der Kolk, A.C. MacFarlane & L. Weisaeth (Hrsg.), *Traumatic stress: The effects of overwhelming experience on mind, body, and society* (S.303–327). New York: Guilford Press.

Van der Kolk, B.A., Weisaeth, L. & van der Hart, O. (1996c). History of trauma in psychiatry.

In: B. A. van der Kolk, A. C. MacFarlane & L. Weisaeth (Hrsg.), *Traumatic stress: The effects of overwhelming experience on mind, body, and society* (S. 47–74). New York: Guilford Press.

Van IJzendoorn, M. H., Juffer, F. & Duyvesteyn, M. G. F. (1995). Breaking the intergenerational cycle of insecure attachment: A review of the effects of attachment-based interventions on maternal sensitivity and infant security. *Journal of Child Psychology and Psychiatry,* 36, 225–248.

Van IJzendoorn, M. H., Schuengel, C. & Bakermans-Kranenburg, M. J. (1999). Disorganized attachment in early childhood: Meta-analysis of precursors, concomitants, and sequelae. *Development and Psychopathology,* 11, 225–249.

Van Kleeck, M. H. (1989). Hemispheric differences in global versus local processing of hierarchical visual stimuli by normal subjects: New data and a meta-analysis of previous studies. *Neuropsychologia,* 27, 1165–1178.

Van Lancker, D. (1991). Personal relevance and the human right hemisphere. *Brain and Cognition,* 17, 64–92.

Van Lancker, D. (1997). Rags to riches: Our increasing appreciation of cognitive and communicative abilities of the human right cerebral hemisphere. *Brain and Language,* 57, 1–11.

Van Lancker, D. & Cummings, J. L. (1999). Expletives: Neurolingusitic and neurobehavioral perspectives on swearing. *Brain Research Reviews,* 31, 83–104.

Van Toller, S. & Kendal-Reed, M. (1995). A possible protocognitive role for odor in human infant development. *Brain and Cognition,* 29, 275–293.

Vaslamatzis, G. (1999). On the therapist's reverie and containing function. *Psychoanalytic Quarterly,* LXVIIJ, 431–440.

Verfaellie, M., Bowers, D. & Heilman, K. M. (1988). Hemispheric asymmetries in mediating intention, but not selective attention. *Neuropsychologia,* 26, 521–531.

Vergopoulo, T. (1996). Panel report on Bion's contribution to psychoanalytic theory and technique. 39th Congress of IPA (1995). *International Journal of Psycho-Analysis,* 11, 575–577.

Vida, J. E. (1997). The voice of Ferenczi: Echoes from the past. *Psychoanalytic Inquiry,* 17, 404–415.

Vitz, P. C. (1990). The use of stories in moral development. *American Psychologist,* 45, 709–720.

Voeller, K. K. S. (1986). Right hemisphere deficit syndrome in children. *American Journal of Psychiatry,* 143, 1004–1009.

Volkow, N. D., Fowler, J. S., Wolf, A. P., Hitzeman, R., Dewey, S., Bendriem, B., Alpert, R. O. & Hoff, A. (1991). Changes in brain glucose metabolism in cocaine dependence and withdrawal. *American Journal of Psychiatry,* 148, 621–626.

Wagner, H. & Fine, H. (1981). A developmental overview of object relations and ego psychology. In: L. Saretsky, G. D. Goldman & D. S. Milman (Hrsg.), *Integrating ego psychology and object relations theory.* Dubuque, LA: Kendall/Hunt.

Walker, J.P., Daigle, T. & Buzzard, M. (2002). Hemispheric specialisation in processing prosodic structures: Revisited. *Aphasiology,* 16, 1155–1172.

Wallace, L. (1963). The mechanism of shame. *American Journal of Psychoanalysis,* 32, 62–73.

Waller, G., Hamilton, K., Elliott, P., Lewendon, J., Stopa, L., Waters, A., Kennedy, F., Lee, G., Pearson, D., Kennerley, H., Hargreaves, I., Bashford, V. & Chalkey, J. (2000). Somatoform dissociation, psychological dissociation, and specific forms of trauma. *Journal of Trauma & Dissociation,* 1, 81–98.

Wallerstein, R. (1990). Psychoanalysis: The common ground. *International Journal of Psycho-Analysis,* 11, 3–19.

Wallerstein, R.S. (1998). The new American psychoanalysis: A commentary. *Journal of the American Psychoanalytic Association,* 46, 1021–1043.

Wang, S. (1997). Traumatic stress and attachment. *Acta Physiologica Scandinavica,* 640 (Suppl.), 164–169.

Ward, H.P. (1972). Shame – a necessity for growth in therapy. *American Journal of Psychotherapy,* 26, 232–243.

Watanabe, S., Miki, K. & Kakigi, R. (2002). Gaze direction affects face perception in humans. *Neuroscience Letters,* 325, 163–166.

Waters, E. (1978). The reliability and stability of individual differences in infant-mother attachment. *Child Development,* 49, 483–494.

Watson, C. (1977). *Basic human neuroanatomy, an introductory atlas* (2. Aufl.). Boston: Little, Brown.

Watt, D.F. (1986). Transference: A right hemispheric event? An inquiry into the boundary between psychoanalytic metapsychology and neuropsychology. *Psychoanalysis and Contemporary Thought,* 9, 43–77.

Watt, D.F. (1990). Higher cortical functions and the ego: Explorations of the boundary between behavioral neurology, neuropsychology, and psychoanalysis. *Psychoanalytic Psychology,* 7, 487–527.

Watt, D.F. (1998). Affect and the limbic system: Some hard problems. *Journal of Neuropsychiatry,* 10, 113–116.

Watt, D.F. (2000). The dialogue between psychoanalysis and neuroscience: Alienation and reparation. *Neuro-Psychoanalysis,* 2, 183–192.

Weil, A.P. (1985). Thoughts about early pathology. *Journal of American Psychoanalytic Association,* 33, 335–352.

Weinberg I. (2000). The prisoners of despair: Right hemisphere deficiency and suicide. *Neuroscience and Biobehavioral Reviews,* 24, 799–815.

Westen, D. (1997). Towards a clinically and empirically sound theory of motivation. *International Journal of Psycho-Analysis,* 78, 521–548.

Westen, D., Muderrisoglu, S., Fowler, C, Shedler, J. & Koren, D. (1997). Affect regulation and affective experience: Individual differences, group differences, and measurement using a Q-sort procedure. *Journal of Consulting and Clinical Psychology,* 65, 429–439.

Wexler, B.E., Warrenburg, S., Schwartz, G.E. & Janer, L.D. (1992). EEG and EMG responses to emotion-evoking stimuli processed without conscious awareness. *Neuropsychologia,* 30, 1065–1079.

Wheeler, M.A., Stuss, D.T. & Tulving, E. (1997). Toward a theory of episodic memory: The frontal lobes and autonoetic consciousness. *Psychological Bulletin,* 121, 331–354.

Whitaker, H.A. (1978). Is the right left over? Commentary on Corballis and Morgan, »On the biological basis of laterality.« *Behavioral and Brain Sciences,* 1, 1–4.

White, L.E., Lucas, G., Richards, A. & Purves, D. (1994). Cerebral asymmetry and handedness. *Nature,* 368, 197 f.

White, R. (1960). Competence and the psychosexual stages of development. In: M. Jones (Hrsg.), *Nebraska symposium on motivation* (S. 97–143). Lincoln: University of Nebraska Press.

White, R. (1963). Ego and reality in psychoanalytic theory. *Psychological Issues* [Monograph 11]. New York: International Universities Press.

Wicker, B., Michel, F., Henaff, M.A. & Decety, J. (1998). Brain regions involved in the perception of gaze in PET study. *NeuroImage,* 8, 221–227.

Wiedemann, G., Pauli, P., Dengler, W., Lutzenberger, W., Birbaumer, N. & Buchkremer, G. (1999). Frontal brain asymmetry as a biological substrate of emotions in patients with panic disorders. *Archives of General Psychiatry,* 56, 78–84.

Willock, B. (1986). Narcissistic vulnerability in the hyperaggressive child: The disregarded (unloved-uncared for) self. *Psychoanalytic Psychology,* 3, 59–80.

Wilson, A. (1995). Mapping the mind in relational perspectives: Some critiques, questions, and conjectures. *Psychoanalytic Psychology,* 12, 9–29.

Wilson, A., Passik, S.D. & Faude, J.P. (1990). Self-regulation and its failures. In: J. Masling (Hrsg.), *Empirical studies of psychoanalytic theory* (Bd. 3, S. 149–213). Hillsdale, NJ: Analytic Press.

Winner, E. & Gardner, H. (1977). The comprehension of metaphor in brain-damaged patients. *Brain,* 100, 717–729.

Winnicott, D. (1956). Primary maternal preoccupation. In: J.D. Sutherland (Hrsg.), *Through pediatrics to psychoanalysis* (S. 300–305). London: Hogarth (The International Psycho-Analytical Library).

Winnicott, D. (1958a). The capacity to be alone. *International Journal of Psycho-Analysis,* 39, 416–420. Dt.: Die Fähigkeit zum Alleinsein. Übers. v. G. Theusner-Stampa. In: *Reifungsprozesse und fördernde Umwelt* (S. 36–46). Frankfurt am Main: Fischer 1974.

Winnicott, D. (1958b). *Through paediatrics to psycho-analysis.* New York: Basic Books.

Winnicott, D. (1960). The theory of the parent-infant relationship. In: D. Winnicott, *The maturational processes and the facilitating environment* (S. 37–55). New York: International Universities Press. Dt.: Die Theorie von der Beziehung zwischen Mutter und Kind. Übers. v. G. Theusner-Stampa. In: *Reifungsprozesse und fördernde Umwelt* (S. 47–71). Frankfurt am Main: Fischer 1974.

Winnicott, D. (1965). On communicating and not communicating leading to a study of certain opposites. In: D. Winnicott, *The maturational processes and the facilitating environment* (S. 179–192). New York: International Universities Press. Dt.: Die Frage des Mitteilens und des Nicht-Mitteilens führt zu einer Untersuchung gewisser Gegensätze. In: *Reifungsprozesse und fördernde Umwelt,* S. 234–248. Übers. v. G. Theusner-Stampa. Frankfurt am Main: Fischer 1974.

Winnicott, D. (1971a). *Playing and reality.* New York: Basic Books. Dt.: *Vom Spiel zur Kreativität.* Übers. v. M. Ermann. Stuttgart: Ernst Klett 1973.

Winnicott, D. (1971b). *Therapeutic consultations in child psychiatry.* New York: Basic Books.

Winnicott, D. (1986). *Home is where we start from.* New York: Norton.

Winson, J. (1990). The meaning of dreams. *Scientific American,* S. 86–96.

Winston, J. S., Strange, B. A., O'Doherty, J. O. & Dolan, R. J. (2002). Automatic and intentional brain responses during evaluation of trustworthiness of faces. *Nature Neuroscience,* 5, 277–283.

Wittling, W. (1997). The right hemisphere and the human stress response. *Acta Physiologica Scandinavica,* 640 (Suppl.), 55–59.

Wittling, W. & Pfluger, M. (1990). Neuroendocrine hemisphere asymmetries: Salivary cortisol secretion during lateralized viewing of emotion-related and neutral films. *Brain and Cognition,* 14, 243–265.

Wittling, W. & Roschmann, R. (1993). Emotion-related hemisphere asymmetry: Subjective emotional responses to laterally presented films. *Cortex,* 29, 431–448.

Wittling, W. & Schweiger, E. (1993). Neuroendocrine brain asymmetry and physical complaints. *Neuropsychologia,* 31, 591–608.

Wittling, W., Block, A., Schweiger, E. & Genzel, S. (1998). Hemisphere asymmetry in sympathetic control of the human myocardium. *Brain and Cognition,* 38, 17–35.

Wolf, E. S. (1988). *Treating the self: Elements of clinical self psychology.* New York: Guilford Press. Dt.: *Theorie und Praxis der psychoanalytischen Selbstpsychologie.* Übers. v. W. Milch u. I. Hilke. Frankfurt am Main: Suhrkamp 1996.

Wolf, E. S. (1991). Advances in self psychology: The evolution of psychoanalytic treatment. *Psychoanalytic Inquiry,* 11, 123–146.

Woodman, C. L. & Tabatabai, F. (1998). New-onset panic disorder after right thalamic infarct. *Psychosomatics,* 39, 165–167.

Wright, C. I., Fisher, H., Whalen, P. J., Mclnerney, S. C, Shin, L. M. & Rauch, S. L. (2001). Differential prefrontal cortex and amygdala habituation to repeatedly presented emotional stimuli. *NeuroReport,* 12, 379–383.

Wright, K. (1991). *Vision and separation: Between mother and baby.* Northvale, NJ: Jason Aronson.

Wrye, H. K. (1998). The embodiment of desire: Rethinking the bodymind within the analytic dyad. In: L. Aron & F. Sommer Anderson (Hrsg.), *Relational perspectives on the body* (S. 97–116). Hillsdale, NJ: Analytic Press.

Wurmser, L. (1981). *The mask of shame.* Baltimore: Johns Hopkins University Press. Dt.: *Die Maske der Scham*. Berlin/Heidelberg/New York: Springer 1997.

Yakovlev, P.I. & Lecours, A.R. (1967). The myelogenetic cycles of regional maturation of the brain. In: A. Minkow (Hrsg.), *Regional development of the brain in early life* (S.3–70). Oxford, UK: Blackwell.

Yamada, H., Sadato, N., Konishi, Y., Kimura, K., Tanaka, M., Yonekura, Y. & Ishii, Y. (1997). A rapid brain metabolic change in infants detected by fMRI. *NeuroReport,* 8, 3775–3778.

Yamada, H., Sadato, N., Konishi, Y., Muramoto, S., Kimura, K., Tanaka, M., Yonekura, Y., Ishii, Y. & Itoh, H. (2000). A milestone for normal development of the infantile brain detected by functional MRI. *Neurology,* 55, 218–223.

Yoon, B.-U., Morillo, C.A., Cechetto, D.F. & Hachinski, V. (1997). Cerebral hemispheric lateralization in cardiac autonomic control. *Archives of Neurology,* 54, 741–744.

Zagon, A. (2001). Does the vagus nerve mediate the sixth sense? *Trends in Neuroscience,* 24, 671–673.

Zaidel, D.W., Esiri, M.M. & Beardsworth, E.D. (1998). Observations on the relationship between verbal explicit and implicit memory and density of neurons in the hippocampus. *Neuropsychologia,* 36, 1049–1062.

Zald, D.H. & Kim, S.W. (1996). Anatomy and function of the orbital frontal cortex, II: Function and relevance to obessive-compulsive disorder. *Journal of Neuropsychiatry,* 8, 249–261.

Zald, D.H., Lee, J.T., Fluegel, K.W. & Pardo, J.V. (1998). Aversive gustatory stimulation activates limbic circuits in humans. *Brain,* 121, 1143–1154.

Zanarini, M.C., Williams, A.A., Lewis, R.E., Reich, R.B., Vera, S. C, Marino, M.F., Levin, A., Yong, L. & Frankenburg, F.R. (1997). Reported pathological childhood experiences associated with the development of borderline personality disorder. *American Journal of Psychiatry,* 154, 1101–1106.

Zeddies, T.J. (2000). Within, outside, and in between. The relational unconscious. *Psychoanalytic Psychology,* 17, 467–487.

Zelazo, P.R. (1982). The year-old infant: A period of major cognitive change. In: T.G. Beyer (Hrsg.), *Regressions in mental development: Basic phenomena and theories* (S.47–79). Hillsdale, NJ: Erlbaum.

Zelkowitz, P., Paris, J., Guzder, J. & Feldman, R. (2001). Diatheses and stressors in borderline pathology of childhood: The role of neuropsychological risk and trauma. *Journal of the American Academy of Child and Adolescent Psychiatry,* 40, 100–105.

Zetzel, E.R. (1956). Current concepts of transference. *International Journal of Psycho-Analysis,* 37, 369–376.

Zhang, L.-X., Levine, S., Dent, G., Zhan, Y., Xing, G., Okimoto, D., Gordon, M.K., Post, R.M. & Smith, M.A. (2002). Maternal deprivation increases cell death in the infant rat brain. *Brain Research,* 133, 1–11.

Zillman, D. & Bryant, J. (1974). Effects of residual excitation on the emotional response to provocation and delayed aggressive behavior. *Journal of Personality and Social Psychology*, 30, 782–791.

Zukier, H. (1985). Freud and development: The developmental dimensions of psychoanalytic theory. *Social Research*, 52, 3–41.

Personenregister

Sachregister